BIBLIOTHÈQUE DE THÉRAPEUTIQUE

PUBLIÉE SOUS LA DIRECTION DE

A. GILBERT & P. CARNOT

MÉDICAMENTS MICROBIENS

BACTÉRIOTHÉRAPIE, VACCINATION, SÉROTHÉRAPIE

BIBLIOTHÈQUE DE THÉRAPEUTIQUE

PUBLIÉE SOUS LA DIRECTION DE

A. GILBERT & **P. CARNOT**

Professeur de Clinique médicale
à la Faculté de médecine de Paris.

Professeur agrégé de Thérapeutique
à la Faculté de médecine de Paris.

MÉDICAMENTS MICROBIENS

BACTÉRIOTHÉRAPIE, VACCINATION
SÉROTHÉRAPIE

PAR LES DOCTEURS

**METCHNIKOFF, SACQUÉPÉE, REMLINGER, Louis MARTIN,
VAILLARD, DOPTER, BESREDKA, DUJARDIN-BEAUMETZ,
SALIMBENI, CALMETTE**

Avec 45 figures dans le texte.

DEUXIÈME ÉDITION ENTIÈREMENT RÉVISÉE

PARIS

LIBRAIRIE J.-B. BAILLIÈRE ET FILS
19, RUE HAUTEFEUILLE, 19

1912

Bibliothèque de Thérapeutique

PUBLIÉE SOUS LA DIRECTION DE

A. GILBERT   &   **P. CARNOT**

Professeur de Clinique Médicale   Professeur agrégé de Thérapeutique
à la Faculté de médecine de Paris.   à la Faculté de médecine de Paris.

1900-1912, 28 volumes in-8, avec figures, cartonnés.

LISTE DES COLLABORATEURS

MM.

ACHARD (CH.) — Professeur à la Faculté de médecine de Paris, médecin de l'hôpital Necker.

APERT (E.) — Médecin de l'hôpital Andral.

AUBERTIN — Chef de laboratoire à la Faculté de médecine de Paris.

AUDRY (CH.) — Professeur de clinique des maladies cutanées et syphilitiques à la Faculté de Toulouse.

BALTHAZARD — Professeur agrégé à la Faculté de médecine de Paris.

BERGONIÉ — Professeur à la Faculté de médecine de Bordeaux.

BESREDKA (A.) — Professeur à l'Institut Pasteur.

BONNAMOUR — Chef de laboratoire à la Faculté de médecine de Lyon.

BOUCHARD (CH.) — Membre de l'Institut et de l'Académie de médecine.

BOURCART — Privat-docent à la Faculté de médecine de Genève.

CALMETTE (A.) — Directeur de l'Institut Pasteur de Lille, professeur à la Faculté de médecine de Lille.

CARNOT (PAUL) — Professeur agrégé à la Faculté de médecine de Paris, médecin de l'hôpital Tenon.

CASTAIGNE (J.) — Professeur agrégé à la Faculté de médecine de Paris, médecin des hôpitaux.

CAUTRU (F.) — Ancien interne des hôpitaux de Paris.

CHAUFFARD — Professeur à la Faculté de médecine de Paris, médecin de l'hôpital Saint-Antoine, membre de l'Académie de médecine.

CLAUDE (HENRI) — Professeur agrégé à la Faculté de médecine de Paris, médecin de l'hôpital Saint-Antoine.

COMBE (A.) — Professeur de Clinique infantile à la Faculté de médecine de Lausanne.

CONSTENSOUX — Ancien chef de clinique adjt des maladies nerveuses à la Faculté de médecine de Paris.

COYON — Médecin des hôpitaux de Paris.

DAGRON — Ancien interne des hôpitaux de Paris.

DEJERINE — Professeur à la Faculté de médecine de Paris, médecin de la Salpêtrière, membre de l'Académie de médecine.

DELAGENIÈRE — Chirurgien de l'hôpital et de l'asile d'aliénés du Mans.

DOPTER — Professeur agrégé au Val-de-Grâce.

DUCROQUET (C.) — Chargé du service d'orthopédie de la polyclinique Rothschild.

DUJARDIN-BEAUMETZ — Chef de laboratoire à l'Institut Pasteur.

DUPUY-DUTEMPS — Ophtalmologiste des hôpitaux de Paris.

DURAND — Professeur agrégé à la Faculté de médecine de Lyon, chirurgien des hôpitaux.

FERRAND (MARCEL) — Chef de laboratoire à l'hospice des Enfants-Assistés.

FRAIKIN — Ancien chef de clinique à la Faculté de médecine de Bordeaux.

GARNIER (MARCEL) — Médecin des hôpitaux de Paris.

GAUTIER (ARMAND) — Professeur à la Faculté de médecine de Paris, membre de l'Institut et de l'Académie de médecine.

PRÉFACE

La Thérapeutique est la synthèse et la conclusion de la Médecine. Si Platon admettait que la plus belle Science est la plus inutile, il nous apparaît, au contraire, qu'une Science est d'autant plus belle qu'elle est plus féconde et qu'elle a pour but le soulagement des misères humaines. De fait, les plus éclatantes recherches de Médecine expérimentale, les plus subtiles analyses cliniques valent surtout par l'effort curateur auquel elles aboutissent.

Aussi la Thérapeutique, malgré ses incertitudes et ses tâtonnements, demeure-t-elle l'obsession du Chercheur et du Praticien. Aussi les Savants, même les plus illustres, les Cliniciens, même les plus réputés, à qui nous avons fait appel, nous ont-ils chaleureusement donné leur concours : qu'ils en soient tous remerciés ici !

La Thérapeutique peut être envisagée différemment, suivant que l'on prend pour point de départ de son étude le Médicament, le Symptôme ou la Maladie. La Bibliothèque de Thérapeutique sera donc divisée en trois Séries convergentes, dans lesquelles seront étudiés les AGENTS THÉRAPEUTIQUES, les MÉDICATIONS, les TRAITEMENTS. Chaque série comprendra un certain nombre de volumes, indépendants les uns des autres et paraissant en ordre dispersé, mais dont la place est nettement déterminée dans le plan d'ensemble de l'ouvrage.

I

La première Série est relative aux AGENTS THÉRAPEUTIQUES.

Elle comprend, comme une sorte d'introduction générale, l'*Art de formuler*, dont l'importance s'accroît par la publication d'un nouveau Codex et par les Conventions Internationales relatives aux Médicaments héroïques. Elle comprend aussi l'étude des *Techniques thérapeutiques médicales* et des *Techniques thérapeutiques chirurgicales*.

L'étude des *Agents physiques* a pris, depuis quelques années, un développement considérable. Les diverses branches de la *Physiothérapie* offrent, par là même, au Praticien, une série de ressources nouvelles. Qu'il s'agisse de *Kinésithérapie*, de *Massage*, d'*Hydrothérapie*, d'*Électrothérapie*, de *Radiothérapie*, etc., tout médecin doit savoir appliquer, lui-même, les méthodes usuelles et connaître le principe, les indications et les résultats des méthodes plus compliquées, qui restent, nécessairement, confiées aux Spécialistes.

L'étude des *Médicaments chimiques* a fait, elle aussi, de grands progrès. Les Médicaments minéraux, dont on aurait pu croire la liste épuisée, ont récemment revêtu des formes nouvelles (combinaisons organiques, métaux colloïdaux), douées de nouvelles propriétés thérapeutiques. Quant aux Médicaments organiques, leur nombre s'accroît tous les jours ; déjà quelques lois de pharmacodynamie permettent de prévoir leur action thérapeutique, suivant l'introduction de tel noyau ou de tel radical ; qu'il s'agisse des sulfones et de leurs propriétés hypnotiques, des ecgonines et de leurs propriétés anesthésiques, des anthraquinones et de leurs propriétés purgatives, le chimiste commence à jongler avec les molécules et fabrique méthodiquement des médicaments synthétiques, comme il fabriquait déjà des couleurs ou des parfums.

Si les *Médicaments d'origine végétale* sont, de plus en plus, obtenus par synthèse, par contre de nouvelles plantes entrent, à leur tour, dans la matière médicale. La flore tropicale tient probablement encore en réserve bien des médicaments utiles.

Les *Médicaments d'origine animale*, fort employés jadis, puis fort oubliés, ont été surtout étudiés depuis Brown-Séquard. Qu'il s'agisse de thyroïdine ou d'adrénaline, de pepsine ou de sécrétine, l'*Opothérapie* utilise des produits fabriqués par l'organisme même et supplée à l'insuffisance glandulaire, en fournissant artificiellement au malade les substances qu'il ne fabrique plus. Il y a là tout un monde de corps et d'anticorps, qui, vraisemblablement, feront la base de la Thérapeutique de demain.

Les *Médicaments d'origine microbienne* ont métamorphosé le traitement et la prophylaxie des maladies infectieuses. Ils peuvent conférer une immunité active grâce aux méthodes Pastoriennes de *Vaccination*, ou passive grâce aux méthodes de *Sérothérapie*, par lesquelles, après Ch. Richet, après Behring et Roux, on utilise les humeurs d'animaux chez qui l'on a provoqué préalablement la formation d'anticorps. On peut aussi, avec Metchnikoff, faire de la *Bactériothérapie*, en opposant aux microbes nocifs d'autres microbes domestiqués et inoffensifs, dont le développement gêne celui des premiers.

L'étude des Agents Thérapeutiques comprend encore la *Crénothérapie*, la *Thalassothérapie*, la *Climatothérapie*. Sous le nom de Crénothérapie (κρήνη, source), on peut grouper, avec Landouzy, les méthodes thérapeutiques, si complexes mais si puissantes, relatives aux Eaux Minérales. Les richesses naturelles de notre pays en Stations Thermales, Maritimes ou Climatériques, sont, d'ailleurs, telles qu'aucun pays n'en possède d'équivalentes et ne peut aussi complètement se suffire à lui-même.

L'étude de la *Diététique* et des *Régimes* s'est beaucoup précisée : on peut, actuellement, doser l'énergie nutritive nécessaire à un organisme et la lui fournir sous telle ou telle forme isodyname, suivant l'état de ses viscères. Le régime, ainsi scientifiquement établi, fait, de plus en plus, partie de l'ordonnance et du traitement.

Enfin l'étude des *Agents psychiques* a pris, elle aussi, une grande importance : si l'influence du moral sur le physique est telle qu'il suffit parfois pour modifier l'évolution d'une maladie, de remonter les courages et d'imposer une volonté ferme, combien plus efficace encore est une direction morale méthodiquement graduée, suivant les règles précises de la *Psychothérapie* !

Tels sont les principaux Agents Thérapeutiques que le Praticien peut utiliser. Il est maintenant nécessaire de les grouper et de les combiner, en vue d'une Médication ou d'un Traitement.

II

La deuxième Série est relative à l'étude des MÉDICATIONS.

Étant donné un symptôme clinique, le premier problème thérapeutique qui se pose est de savoir si l'on doit agir sur lui, le favoriser ou le combattre ; or, ce n'est pas toujours une question facile à résoudre. Si certains symptômes sont, dans tel cas déterminé, manifestement défavorables et doivent être combattus (tels l'asphyxie, la putridité, etc.), d'autres, par contre, indiquent un effort réactionnel de l'organisme, que l'on doit respecter et même favoriser : tels les processus de l'inflammation mis en jeu par l'organisme contre l'infection, et qui doivent être respectés tant que leur excès même ne devient pas nuisible ; tel l'épistaxis d'un hypertendu, soupape de sûreté qui préserve parfois d'une hémorragie cérébrale. Mais, si tel symptôme doit être combattu et tel autre favorisé, beaucoup ont une signification variable ou douteuse : telle la fièvre. Aussi, bien souvent, en Thérapeutique, le difficile est-il non pas d'agir, mais de savoir s'il faut agir et dans quel sens.

En second lieu, pour ou contre un symptôme donné, on peut utiliser plusieurs méthodes thérapeutiques. Chacune a ses indications et ses contre-indications, et l'on ne traitera pas l'insomnie d'un cardiaque comme celle d'un fébricitant ou d'un douloureux.

On voit, par là, toute l'importance pratique que présente l'étude des Médications Symptomatiques. Ce sont, d'ailleurs, celles dont on doit, le plus souvent, se contenter, faute de mieux, lorsqu'on ne peut atteindre la cause même du mal.

III

Enfin la troisième Série comprend l'étude des ᴛʀᴀɪᴛᴇᴍᴇɴᴛs.

Le Traitement d'une Maladie, lorsqu'il n'est pas pathogénique, est fait, le plus souvent, de la juxtaposition d'une série de Médications symptomatiques. Il devra se modifier incessamment, en se modelant sur la marche même de l'affection. Par exemple, le Traitement d'une fièvre typhoïde sera représenté par une série de Médications dirigées non seulement contre l'infection éberthienne, mais aussi contre la fièvre, contre l'adynamie, contre la faiblesse cardiaque, contre les hémorragies intestinales, etc., suivant les symptômes successifs que l'examen clinique révélera.

Beaucoup de traitements sont devenus, dans ces dernières années, médico-chirurgicaux, qu'il s'agisse de sténose pylorique, de gangrène pulmonaire, de lithiase biliaire, de tuberculose rénale, etc. La partie médicale doit donc être complétée par une partie chirurgicale, de telle sorte que l'on puisse envisager, sous leurs différentes faces, les multiples traitements d'une même maladie.

C'est dans cet esprit qu'une série de volumes sont consacrés aux Traitements des Maladies Générales (Infections, Intoxications, Maladies de la Nutrition), des Maladies de chaque organe (Maladies nerveuses, digestives, circulatoires, pulmonaires, génito-urinaires), ainsi que des Spécialités (Maladies cutanées et vénériennes ; Maladies de la bouche, du nez, du larynx, des oreilles et des yeux).

A. Gilbert et P. Carnot.

MÉDICAMENTS MICROBIENS

BACTÉRIOTHÉRAPIE — VACCINATIONS — SÉROTHÉRAPIE

AVANT-PROPOS

Depuis Pasteur, la Thérapeutique s'est enrichie d'admirables médicaments qui laissent loin derrière eux les remèdes empiriques de l'ancienne Pharmacopée. Ils ont sur eux l'avantage d'être issus de méthodes scientifiques précises, qui permettent de les perfectionner, de les généraliser et d'en prévoir, pour l'avenir, l'extension féconde.

Les principales méthodes thérapeutiques, issues de la Microbiologie, sont la *Bactériothérapie*, la *Toxinothérapie*, les *Vaccinations*, la *Sérothérapie*, méthodes distinctes, mais qui sont reliées entre elles par de nombreux intermédiaires, et qui peuvent, d'ailleurs, être combinées l'une à l'autre.

1° La B*actériothérapie* emploie, comme médicaments, les micro-organismes vivants, dont elle utilise les effets antagonistes ou empêchants.

Si beaucoup d'essais thérapeutiques ont déjà été tentés (bactériothérapie du lupus, du cancer par le streptocoque ; bactériothérapie du furoncle, de la pneumonie par la levure de bière, etc.), bien peu sont, actuellement, assis sur une base scientifique solide ou ont donné des résultats pratiques incontestables.

Aussi ne sera-t-il parlé, dans ce volume, que de la Bactériothérapie des Maladies intestinales, scientifiquement la mieux étudiée et pratiquement la plus employée.

2° La *Toxinothérapie* constitue, elle aussi, une méthode thérapeutique générale à qui l'on doit faire une place parmi les Médicaments d'origine microbienne. Cette méthode a été principalement appliquée au traitement de la Tuberculose par les diverses Tuberculines ; ce traitement, trop vanté d'abord, trop abandonné peut-être ensuite, a pris depuis quelques années, une nouvelle importance. Aussi fera-t-il, dans cette deuxième édition, l'objet d'un article nouveau conjointement aux autres méthodes thérapeutiques antituberculeuses d'origine microbienne.

3° *Les Vaccinations* ont pour but de conférer une immunité active en déterminant une maladie bénigne par l'inoculation d'un virus atténué.

On avait, fort anciennement, constaté la rareté des récidives pour beaucoup de maladies infectieuses, même légères.

Un pas de plus avait été franchi lorsque, pour préserver de la Variole, on l'inocula à des sujets sains, en choisissant dans ce but les formes les plus légères ; mais il s'agissait là d'un virus peu fixe, qui récupérait parfois brusquement une grande virulence et provoquait alors de terribles accidents.

Aussi la méthode de la Variolisation fut-elle entièrement abandonnée après la découverte de Jenner, et céda-t-elle le pas à la méthode, pratiquement plus constante et mieux réglée, mais scientifiquement plus obscure, de la Vaccination Jennérienne : l'immunité contre la Variole est alors obtenue par le développement d'une autre infection, le Cow-pox, dont on ignore encore les relations avec la Variole elle-même.

Mais la méthode des vaccinations ne devait prendre toute son ampleur scientifique que beaucoup plus tard, avec Toussaint et Pasteur. Toussaint prépara des vaccins anticharbonneux par atténuation au moyen de la chaleur : une grande part lui revient donc dans la méthode des vaccinations. Avec Pasteur, enfin, naissaient les admirables méthodes qui conduisirent à la constitution de vaccins fixes et gradués dans leur virulence : ces méthodes furent appliquées d'abord à la vaccination de diverses épizooties, du Rouget des porcs, du Choléra des poules, du Charbon, et bientôt, à la vaccination humaine de la Rage.

Les vaccinations constituent des méthodes thérapeutiques extrêmement puissantes. L'immunité active, ainsi provoquée, dure bien plus longtemps que l'immunité passive ; mais elle exige, pour se constituer, un certain temps et, par là même, ne peut être utilisée qu'à titre préventif (comme vis-à-vis de la Variole, de la Peste, de la Fièvre typhoïde, etc.), ou à titre curatif dans les maladies à très lente incubation (comme vis-à-vis de la Rage).

Pratiquement, les Vaccinations (et principalement les vaccinations jennériennes et antirabiques) représentent des méthodes thérapeutiques d'une importance capitale.

4° La *Sérothérapie* confère, non plus une immunité active, mais une immunité passive. Le principe de cette méthode consiste à provoquer artificiellement, chez l'animal, par inoculation de microorganismes, de toxines, etc., une réaction défensive, caractérisée par la production d'anticorps, et à fournir ensuite, thérapeutiquement, à l'organisme malade, les anticorps ainsi formés.

Dérivée des recherches de Ch. Richet et Héricourt, la Sérothérapie fut surtout développée par Behring et Kitasato; elle est entrée triomphalement dans la Pratique thérapeutique, avec la Sérothérapie antidiphtérique de Roux et Martin.

Actuellement, la Sérothérapie a complètement modifié la prophylaxie et le traitement de la Diphtérie, du Tétanos, de la Dysenterie, de la Méningite cérébro-spinale; elle a déjà sauvé beaucoup de vies humaines.

5° Les *Méthodes mixtes* sont principalement applicables aux affections pour lesquelles ni les Vaccinations, ni la Sérothérapie n'ont donné de résultats définitifs.

On peut, notamment, provoquer une immunité active particulièrement intense et rapide, grâce à la protection d'une immunité passive antérieure, en combinant la Sérothérapie préventive à la Vaccination.

On peut, dans une autre méthode mixte, obtenir des anticorps à la fois bactéricides et antitoxiques, en combinant l'inoculation de microorganismes vivants, de microorganismes morts et de toxines microbiennes.

Dans beaucoup d'infections (Choléra, Peste, Fièvre typhoïde, Streptococcies, etc.), où les méthodes d'immunisation active ou passive n'ont pas entièrement réussi, les méthodes mixtes pourront peut-être perfectionner les résultats thérapeutiques et leur donner enfin la sécurité de la Vaccination jennérienne ou de la Sérothérapie antidiphtérique.

Enfin, en dehors même des Maladies Microbiennes proprement dites, la Sérothérapie a été brillamment appliquée à certaines intoxications; elle a notamment donné, avec Calmette, dans le traitement antivénimeux des Morsures de Serpents, de très beaux résultats. Bien qu'il s'agisse ici d'une intoxication non microbienne, il nous a paru impossible de séparer la Sérothérapie antivénimeuse des autres Sérothérapies dont elle applique la méthode.

Si les Sérothérapies donnent des résultats thérapeutiques admirables, on doit, par contre, se rappeler que l'injection de sérums étrangers à l'organisme présente certains inconvénients (maladie du sérum) qui peuvent même devenir graves lorsqu'il s'agit d'injections réitératives (anaphylaxie sérique). De ces faits nouveaux résultent des indications et contre-indications nouvelles qui doivent avoir leur place dans la description des Médicaments Microbiens. Contre ces accidents sériques, on connaît aujourd'hui des méthodes prophylactiques et curatives, dérivées, elles-mêmes, de nos connaissances générales sur l'immunité et dont la place est tout indiquée dans cette nouvelle Édition.

Enfin, à côté des Médicaments Microbiens, qui ont, d'ores et déjà, acquis droit de cité en Thérapeutique, on ne doit pas perdre de vue le grand nombre de théories intéressantes, d'expériences suggestives, de résultats cliniques encourageants qui sont encore à la phase de gestation, et qui, demain peut-être, aboutiront à la découverte de nouveaux Médicaments Microbiens et à la guérison d'autres Maladies.

BACTÉRIOTHÉRAPIE INTESTINALE

PAR

ÉLIE METCHNIKOFF,
Sous-directeur de l'Institut Pasteur.

I. — Rôle étiologique des microbes dans les maladies intestinales.

Tandis que la science microbiologique a éclairé le problème de tant de maladies infectieuses des plus diverses, elle s'est trouvée impuissante à répondre aux questions touchant la plupart des affections du tube digestif. A côté du charbon, de la diphtérie, de la tuberculose, des pneumonies, de l'érysipèle, du tétanos, et de toute une grande série d'autres infections dont l'étiologie est définitivement établie, en fait de maladies intestinales, nous ne voyons que le choléra asiatique, la dysenterie bacillaire, les fièvres typhoïde et paratyphoïdes dont on connaît assez suffisamment la cause. Mais, au sujet du choléra nostras, des choléras infantiles et de tant d'autres maladies aiguës ou chroniques des organes de la digestion (entérites, appendicites, colites), nos connaissances restent dans un état étonnant d'imperfection. Et cependant ces affections présentent une importance très grande, car l'état du tube digestif se répercute sur l'organisme entier et influence la peau, les appareils de la circulation et de l'excrétion, et même exerce une action manifeste sur le système nerveux et sur la vie psychique.

La principale cause de notre ignorance réside dans ce fait que le tube digestif est rempli d'une quantité de microbes qui masquent la recherche de ceux d'entre eux qui engendrent les infections intestinales.

Aussitôt après la découverte du vibrion cholérique par Koch, Escherich, le pédiatre bien connu, s'efforça d'appliquer les méthodes bactériologiques les plus perfectionnées de son époque à la recherche de la cause de la diarrhée infantile, cette maladie qui tient le premier rang comme facteur de la mortalité humaine. Ses recherches l'ont conduit à la découverte du colibacille et du *Bacillus lactis aero-*

gènes dans les matières fécales des nourrissons; mais il lui a été impossible de révéler la nature du microbe supposé comme agent étiologique de l'athrepsie.

Depuis, un nombre infini de chercheurs ont continué dans la même voie, sans jamais aboutir à des résultats précis et bien démontrés. On s'est mis à incriminer le colibacille auquel on attribuait une quantité de maladies intestinales et autres. Mais, après une période de vogue, le rôle de ce microbe est descendu à un niveau très bas et aujourd'hui on ne lui attribue qu'une importance secondaire.

La découverte du principal microbe de la flore intestinale des nourrissons, *Bacillus bifidus*; découverte faite par Tissier, a paru pendant un certain temps faciliter d'une façon toute particulière la solution du problème de l'étiologie des diarrhées infantiles; mais jusqu'à présent cette espérance n'a pas été réalisée. Il a été établi que, dans ces maladies, l'aspect de la flore intestinale change d'une façon plus ou moins complète. Le *Bacillus bifidus* manifeste dans ces cas des formes anormales, dégénérées, et souvent il disparaît même complètement, pour ne réapparaître qu'au moment de la convalescence. Mais on n'a pas réussi à déterminer lesquels parmi les microbes de cette flore modifiée jouent un rôle étiologique dans les diarrhées. On a bien décrit des entérites des enfants et des adultes que l'on attribue à l'invasion des streptocoques et des staphylocoques pathogènes, se basant sur la fréquence de ces microbes dans les matières fécales des maladies en question. Mais on est loin d'avoir prouvé le rôle pathogène de ces microbes. Escherich, qui s'est beaucoup occupé de la microbiologie des maladies intestinales des nourrissons, distingue une forme particulière de diarrhée qu'il désigne sous le nom de « bacillose bleue » à cause de la grande fréquence dans les matières fécales d'un bacille prenant la coloration bleue par la méthode de Gram. Mais il manque encore la preuve du rôle étiologique de ce microbe.

Soumettant à sa critique les affirmations nombreuses sur le pouvoir pathogène des colibacilles, Escherich (1) s'est arrêté sur une forme de colite infantile particulière qu'il désigne sous le nom de « colicolite », pensant que cette diarrhée est la seule dans laquelle le colibacille joue le rôle d'agent infectieux. Mais il est bien certain que cette affection n'est qu'une variété de la dysenterie bacillaire avec le bacille de la dysenterie comme cause.

Nous pouvons encore citer le bacille de la diarrhée verte des

(1) *Deutsche medic. Wochenschrift*, 1898, n° 40.

enfants, étudié par Lesage (1), les cas nombreux où c'est le *Proteus vulgaris* qui est considéré comme agent étiologique de certaines diarrhées fétides, et les entérites, attribuées au microbe du phlegmon gazeux ou *Bacillus Welchii* (*Bacillus aerogenes capsulatus* de Welch et Nuttall), comme exemples de maladies intestinales qui seraient dues à l'intervention de bactéries particulières.

Dans cet ordre d'idées, nous devons mentionner le travail de Tissier (2) qui a étudié le rôle étiologique du bacille de Welch dans la diarrhée verte spumeuse des nourrissons. Il s'agit d'un enfant qui a pris le sein d'une nourrice dont l'enfant a été atteint de cette diarrhée. Le premier ne tarda pas, en s'infectant par l'intermédiaire du tétin, d'attraper la même maladie. Eh bien! chez les deux nourrissons, le bacille de Welch (que les auteurs français désignent le plus souvent sous le nom de *Bacillus perfringens*) se trouvait en abondance dans les matières pendant toute la durée de la diarrhée et ne disparut qu'après la guérison.

On conçoit que, dans ces conditions d'incertitude, plusieurs auteurs aient émis l'opinion que la prédominance de certaines espèces bactériennes dans les matières fécales ne constitue qu'un épiphénomène, incapable d'éclaircir l'étiologie des maladies intestinales. C'est ainsi que, dans leur revue sur les états bactériens des fèces des nourrissons à l'état normal et pathologique du tube digestif, Nobécourt et Rivet (3) arrivent à la conclusion que les modifications de la flore bactériologique des selles dans les affections gastro-intestinales banales des nourrissons ne peuvent être considérées que comme des *témoins*, des symptômes des troubles gastro-intestinaux, au même titre que la diarrhée. Il n'est pas permis de conclure autre chose de l'examen des faits, à moins d'en forcer l'interprétation. « La modification de la flore intestinale dans le cours des maladies », ces auteurs l'attribuent aux « conditions physiologiques » pendant la guérison et « aux conditions pathologiques » pendant l'état malade. D'après eux, les états bactériens des selles « sont la conséquence de facteurs qui règlent la composition du milieu intestinal, de l'alimentation, d'une digestion régulière ou troublée ».

Nous pensons que Nobécourt et Rivet poussent trop loin leur scepticisme. Ils constatent eux-mêmes, dans le courant de leur publication, des cas de fétidité des matières fécales, manifeste pendant la maladie et disparue pendant la guérison. Or, cette propriété des selles est incontestablement due aux microbes, capables de produire

(1) *Revue de médecine*, 1887 et 1888.
(2) *Annales de l'Institut Pasteur*, 1908, p. 273.
(3) *Semaine médicale*, 30 octobre 1907, p. 517.

des substances toxiques. Il y a donc tout lieu d'admettre que des bactéries, ayant provoqué des putréfactions anormales, ont aussi amené l'état morbide qui a cessé en même temps que la disparition des microbes, producteurs de substances fétides.

Après quelques tentatives infructueuses pour établir l'étiologie des diarrhées des nourrissons, certains auteurs allemands, et notamment Finkelstein, ont émis l'opinion que cette maladie n'était point d'origine microbienne et que sa cause devait être cherchée plutôt dans une intoxication alimentaire ou même dans l'influence de la chaleur estivale.

Tout le monde sait bien que les diarrhées infantiles sont liées aux causes extérieures et que le chauffage du lait et l'entretien propre des biberons constituent un des meilleurs moyens pour les éviter. D'un autre côté, il est établi d'une façon certaine qu'il existe des microbes causant la diarrhée, tels que le vibrion du choléra asiatique et quelques-uns de ses congénères, les bacilles typhiques et paratyphiques ; de même qu'il y en a d'autres qui amènent la constipation, comme c'est le cas du bacille du botulisme. Il est donc extrêmement probable que, dans un très grand nombre de maladies intestinales, leurs symptômes principaux, diarrhée et constipation, ont leur cause dans quelque microbe installé dans le tube digestif. Seulement, pour le moment, la nature de ces microbes ainsi que leur rôle pathogène sont loin d'être connus d'une façon tant soit peu satisfaisante.

II. — Théorie des auto-intoxications intestinales.

Dans l'impossibilité de retrouver les agents infectieux dans la plupart des maladies du tube digestif, on s'est arrêté sur l'hypothèse d'intoxications intestinales. Les diarrhées infantiles, a-t-on supposé, tiennent leur cause, non dans quelque microbe particulier, mais bien dans les poisons microbiens, développés dans le tube digestif et absorbés par l'organisme.

Depuis longtemps, les cliniciens ont été frappés par certains symptômes morbides, rappelant ceux des empoisonnements par les poisons minéraux et organiques, et venant certainement du tube digestif. L'évacuation intestinale suffit souvent pour obtenir la guérison complète.

De ces faits, pour ainsi dire journaliers en clinique, est née la théorie des auto-intoxications de l'organisme, parmi lesquelles celles qui ont pour cause le contenu intestinal occupent une place prépondérante. Bouchard (1) a eu le mérite de développer cette hypothèse d'une façon étendue, en tâchant de l'argumenter par des observations et des expériences. De la toxicité du contenu intestinal il juge surtout d'après le résultat des injections des matières fécales à des animaux. Il croit « que la putréfaction joue un rôle dans la toxicité des matières fécales, mais moindre qu'on ne le suppose » (p. 100). Il attribue une importance plus grande à la potasse et à l'ammoniaque, ainsi « qu'à quelque chose qui est soluble dans l'alcool et qui n'est ni la potasse ni l'ammoniaque » (p. 101).

Les tentatives nombreuses, faites pour déterminer d'une façon plus précise les poisons qui occasionnent les auto-intoxications d'origine intestinale, n'ont pas donné de grands résultats. Onze ans après la publication des leçons de Bouchard, le Congrès de médecine interne de Wiesbaden s'est occupé d'une façon particulière du même problème qui jusqu'alors avait été négligé en Allemagne. Le principal rapporteur, Friedrich Müller (2), a insisté sur la difficulté de déterminer le cadre exact des auto-intoxications, tellement variables sont les conditions dans lesquelles elles se produisent. Un grand nombre de cas de cet empoisonnement doivent être attribués à l'infection par des microbes pathogènes venant du dehors. Quant au rôle du contenu normal du tube digestif, rien n'indique la possibilité de quelque influence toxique. Müller admet d'un côté que « les phénomènes de fermentation et de putréfaction, qui ont lieu dans l'estomac et dans les intestins, donnent lieu à la formation de substances incontestablement nuisibles : acide butyrique, acide acétique, phénol, indol, hydrogène sulfuré, ammoniaque et autres. Et encore l'indol et le scatol ne paraissent posséder qu'un faible pouvoir toxique » (p. 156). Dans un autre passage de son rapport, Müller range aussi les phénols dans la catégorie des substances inoffensives (p. 162). Pour lui, les microbes de la flore intestinale normale ne doivent pas jouer un rôle important dans les auto-intoxications, surtout parce que « l'organisme est déjà habitué et adapté à leurs produits, vis-à-vis desquels il a acquis l'immunité » (p. 161).

A la fin de son rapport, Müller avoue que « la somme des données précises, jusqu'à présent fournies par l'étude des auto-intoxications intestinales, a donné un résultat honteusement insignifiant » (p. 175).

Le second rapporteur, Brieger, signale les résultats négatifs de recherches nombreuses dans le but de préciser la nature des poisons intestinaux. Tout ce qui a été entrepris pour élucider le rôle des

(1) Leçons sur les auto-intoxications dans les maladies. Paris, 1887.
(2) Verhandlungen des Congresses für innere Medicin. Wiesbaden, 1895.

ptomaïnes ou des toxalbumines dans les auto-intoxications, n'a abouti qu'à un échec complet.

C'est probablement en vue de cette difficulté que les chercheurs de ces derniers temps se sont mis à étudier la toxicité du contenu intestinal en bloc, sans se préoccuper des substances mêmes capables de la provoquer. Ainsi Charrin et Le Play (1) prélèvent le contenu des diverses parties du tube digestif, en font des extraits qu'ils injectent à des animaux. Roger (2) a suivi la même voie qui l'a amené à des résultats auxquels il ne s'attendait pas. Il a établi, en effet, que, chez le chien, « malgré la putréfaction, la toxicité des extraits est moins élevée quand on opère avec le contenu du gros intestin, que lorsqu'on se sert du contenu de l'intestin grêle » (p. 404). Mais c'est surtout Falloise (3) qui a communiqué des données qui lui paraissent appelées à modifier totalement les notions courantes sur les auto-intoxications intestinales.

Vu l'importance des conclusions que Falloise tire de ses expériences, il est nécessaire d'examiner celles-ci de plus près. Après avoir critiqué les méthodes de ses précurseurs, Falloise expose celles auxquelles il a eu recours. « La composition du contenu de l'intestin humain — dit-il (p. 163) — est bien différente, suivant que l'on envisage l'intestin grêle ou le gros intestin. Il faudra donc étudier, au point de vue de la toxicité, le contenu de ces deux segments du tube digestif. Mais, tandis qu'il est très facile de se procurer en abondance le contenu du gros intestin, puisqu'il suffit pour cela de recourir aux matières fécales, il n'est que tout à fait exceptionnellement possible de se procurer le contenu de l'intestin grêle. »

On voit, d'après ces lignes, que la méthode de Falloise pèche par sa base, car les matières fécales ne peuvent être identifiées avec le contenu du gros intestin. Il leur manque précisément les substances qui se résorbent dans le gros intestin. Voici, par exemple, le phénol qui le plus souvent ne se trouve pas du tout dans les fèces ou ne s'y rencontre qu'en quantité de traces impondérables. Or, cette substance est produite dans le gros intestin, d'où elle se résorbe pour être excrétée avec l'urine. Même chez des malades dont l'urine contient des quantités relativement très grandes de phénol, les matières fécales peuvent en être complètement dépourvues. Ainsi une malade du Dʳ Ury (4), dont l'urine renfermait des quantités

(1) *Comptes rendus de l'Acad. des Sciences*, 1906, vol. CXLII, p. 324.
(2) *Alimentation et digestion*, 1907.
(3) *Archives internationales de physiologie*, août 1907.
(4) *Deutsche medizinische Wochenschrift*, 1904, p. 790.

anormalement considérables de phénol, n'en avait pas de traces dans ses matières fécales. Or, le phénol est un poison qui se résorbe avec la plus grande facilité par la paroi du gros intestin, ainsi que le prouvent les cas nombreux d'empoisonnement à la suite de lavements avec de l'eau phéniquée. La même règle s'applique aux acides gras volatils qui sont plus abondants dans l'urine que dans les matières fécales.

Les faits, que je viens de résumer, démontrent bien que les conclusions de Falloise sur la toxicité du contenu du gros intestin ne peuvent être acceptées comme correspondant à la réalité.

Falloise pense que la thèse classique en médecine clinique, d'après laquelle c'est principalement aux produits putrides que sont dus les phénomènes de l'auto-intoxication intestinale, est erronée, parce que, d'après ses expériences, la toxicité, au point de vue quantitatif, est notablement plus prononcée dans l'intestin grêle que dans le gros intestin. D'après lui, ce fait prouverait, « à l'encontre des idées généralement admises, que les effets toxiques ne doivent pas être attribués aux produits qui se forment au cours de la putréfaction » (p. 163).

Bien que Falloise répète à plusieurs reprises dans son mémoire que la détermination de la nature des poisons intestinaux n'était pas dans son programme; il admet néanmoins « qu'il est éminemment probable que les substances vénéneuses sont les mêmes dans les deux segments » (p. 164), c'est-à-dire dans l'intestin grêle et le gros intestin. Les objections que nous avons formulées contre la méthode de Falloise suffisent pour démontrer l'inexactitude de cette supposition. Le phénol est un poison du contenu du gros intestin qui, d'après des constatations nombreuses, ne se fabrique pas dans l'intestin grêle. Inversement, les sécrétions digestives, si abondantes dans l'intestin grêle, ne passent pas du tout, ou ne passent qu'en faible quantité dans le gros intestin et y subissent des modifications.

Falloise insiste sur ce fait que le contenu de l'intestin grêle, très toxique, ne contient pas de produits de putréfaction qui ne se fabriquent que dans le gros intestin, dont le contenu est moins toxique. La putréfaction intestinale ne doit donc pas être considérée comme la source des auto-intoxications. Cette conclusion ne peut également être admise, car, dans l'empoisonnement d'origine intestinale, il s'agit de substances qui sont résorbées par l'intestin et transportées dans la circulation. Nous avons vu que c'est le cas pour les phénols et les acides volatils, préparés par les microbes, poisons du gros intestin. Les poisons connus de l'intestin grêle, tels que les sucs digestifs, préparés par l'organisme même, ne se résorbent pas dans les conditions normales. Il y a donc sous ce rapport une grande différence entre les poisons du gros intestin et ceux de l'intestin grêle.

Pour affermir davantage sa thèse principale, Falloise essaie de démontrer que les matières fécales, soumises à la putréfaction en dehors de l'organisme, perdent une partie de leur toxicité. Voici en quoi consiste sa méthode. Il prélève « les matières fécales fournies par un adulte normal, soumis à une alimentation mixte » (p. 10), les additionne d'eau salée et les place à l'étuve à 37° pendant vingt-quatre ou quarante-huit heures, « de façon à permettre à la putréfaction de continuer » (p. 173). Dans ces conditions, il constate que la toxicité, « loin de s'exalter, s'est, au contraire, affaiblie » (*Ibid.*).

Falloise formule les résultats de ses expériences dans la proposition suivante : « De l'ensemble des recherches sur la toxicité du contenu de l'intestin humain, on peut déduire un fait d'une importance capitale : c'est que, à l'encontre de la théorie classique, *la toxicité n'est nullement en rapport avec les phénomènes de putréfaction* » (p. 184). Ici encore sa base expérimentale ne peut point être admise comme exacte. En effet, le séjour des matières fécales (provenant d'une personne normale) dans l'étuve à 37°, pendant un ou deux jours, n'amène nullement leur putréfaction, comme l'admet Falloise. Dans ces conditions, ce sont surtout les colibacilles qui se développent aux dépens d'autres microbes. Adolf Schmidt (1), qui s'est occupé du sort des matières fécales, a démontré qu'une selle normale, maintenue à 37°, subit d'abord la *fermentation précoce* qui dure précisément de vingt-quatre à quarante-huit heures. C'est une fermentation acide avec production d'acide carbonique, qui se fait aux dépens des matières hydrocarbonées. Cette fermentation, non seulement n'est point la putréfaction proprement dite, mais elle est plutôt antagoniste de cette dernière. La putréfaction ou la *fermentation tardive* de Schmidt ne commence que le troisième jour ; c'est alors que la réaction acide change en alcaline et que commence le dégagement d'ammoniaque et d'autres produits de putréfaction.

On pourrait donc conclure des expériences de Falloise que la fermentation précoce des matières fécales, empêchant la putréfaction, amène par cela la diminution du pouvoir toxique de leurs extraits. La toxicité des matières fécales serait donc proportionnelle à la putréfaction. Nous sommes loin de faire cette déduction, car nous savons à quel point les phénomènes dont il est question ici sont compliqués et difficiles à interpréter. Nous insistons seulement sur ceci, que toutes

---

(1) *Zeitschrift für physiologische Chemie*, vol. X, p. 236.

les expériences de Falloise sont incapables de justifier ses conclusions et sa prétention de renverser les idées courantes sur les auto-intoxications intestinales.

Cybulski et Tarchanoff (1) se sont déjà prononcés contre les conclusions paradoxales de Falloise. Bien qu'ayant confirmé la plus grande toxicité du contenu de l'intestin grêle par rapport à celle du contenu du gros intestin, ils n'acceptent pas la thèse de l'identité des poisons des deux parties du tube digestif. D'après leurs expériences, la forte toxicité du contenu de l'intestin grêle est due principalement au suc pancréatique dont l'injection dans les veines en quantité suffisante est capable d'amener la mort au bout de deux à trois minutes. Le suc pancréatique putréfié serait encore plus toxique, démontrant ainsi le rôle nuisible de la putréfaction. Or, comme le suc pancréatique n'arrive pas dans le gros intestin ou n'y passe qu'en très faible quantité, il est tout naturel de voir l'abaissement de la toxicité du contenu du gros intestin.

A la fin de leur mémoire, Cybulski et Tarchanoff insistent sur l'inconvénient de la méthode qui consiste à injecter le contenu intestinal dans la circulation des animaux d'expérience. « Malgré tous les soins avec lesquels on exécute la filtration des extraits (des contenus intestinaux), on les obtient toujours sous forme de liquide trouble.... Les symptômes que l'on observe à la suite de leur injection peuvent être dus, non seulement à des effets d'intoxication, mais aussi à des embolies que l'on provoque dans les vaisseaux des différents organes. Outre cela, la lenteur avec laquelle se fait la filtration de ces extraits du contenu de l'intestin et l'impossibilité d'y appliquer le filtre Chamberland-Pasteur, amènent la décomposition de ces extraits, ce qui complique encore la question » (p. 260).

Somme toute, les méthodes, employées jusqu'à présent dans l'étude du mécanisme intime des auto-intoxications, sont incapables de résoudre le problème d'une façon suffisante. La meilleure preuve en est fournie par les expériences de Falloise sur la toxicité des extraits de matières fécales des nourrissons. « La dose toxique mortelle est ici beaucoup moins élevée que pour les extraits aqueux des matières fécales d'adulte, c'est-à-dire que la toxicité est beaucoup plus forte » (p. 179). « Le fait est intéressant — conclut Falloise — parce que, dans les fèces de nourrissons *les produits de putréfaction sont extrêmement peu abondants* » (ibid.). Il s'agit, dans ces expériences, d'un « nourrisson sain, âgé de six mois, et nourri exclusivement au lait maternel » (ibid.). On sait que ce sont là les

(1) *Archives internationales de physiologie*, novembre 1907, p. 257.

meilleures conditions pour éviter l'auto-intoxication intestinale. Si donc les extraits des matières fécales d'un pareil enfant, injectés dans les veines des animaux (lapins et chiens), se sont montrés très toxiques, cela prouve seulement que cette méthode expérimentale est absolument incapable de renseigner sur les poisons qui jouent un rôle dans les auto-intoxications.

Korentchevsky [1] a démontré l'inexactitude des résultats obtenus par Falloise et les auteurs français au sujet de la plus grande toxicité du contenu de l'intestin grêle par rapport à celle du gros intestin. Mais, même en admettant cette thèse, il n'y aurait qu'à conclure que la toxicité du contenu de l'intestin grêle, provenant des sucs digestifs et des produits de la digestion normale, ne pouvant pas être combattue, il faut diriger tout l'effort pour combattre la toxicité du contenu du gros intestin, comme d'origine microbienne.

Du reste, toute cette polémique a perdu beaucoup de son intérêt depuis qu'il a été démontré que certains produits de la putréfaction intestinale occasionnent des troubles de la santé de la plus haute importance.

J'ai constaté [2] d'abord que le paracrésol, un des produits microbiens élaborés dans le gros intestin, provoque chez les animaux de laboratoire la sclérose de l'aorte et des altérations chroniques dans le cerveau, le foie et les reins. Ce résultat a été étendu par Okoubo sur l'indol. Tout récemment Dratchinski a démontré que l'indol occasionne à la longue des lésions importantes des artères, ainsi que la néphrite interstitielle et la cirrhose du foie.

Le doute ne peut donc plus être maintenu. Le tube digestif et surtout le gros intestin constituent une source constante d'auto-intoxication par des produits de la putréfaction d'origine microbienne.

III. — Premiers essais de bactériothérapie des maladies intestinales.

Si l'humanité souffrante et les médecins qui cherchent à la soulager devaient attendre, avant d'entreprendre quelques mesures pratiques, que les savants aient résolu les problèmes médicaux d'une façon définitive et qu'ils se soient entendus entre eux, la thérapeutique se trouverait dans un état encore plus imparfait qu'elle ne l'est aujourd'hui. Aussi depuis longtemps a-t-on cherché toutes sortes de remèdes contre les maladies du tube digestif en général, et contre

[1] Contribution à la théorie de l'auto-intoxication gastro-intestinale, Moscou, 1899 (en russe).
[2] *Annales de l'Institut Pasteur*, 1910, p. 736.

les intoxications d'origine intestinale en particulier. L'arsenal des médicaments et des mesures hygiéniques pour guérir la constipation, la diarrhée et le ballonnement du ventre, ces symptômes principaux des maladies intestinales, est vraiment colossal. Le succès de cette thérapeutique laissant souvent beaucoup à désirer, il a été tout naturel de chercher quelque autre voie pour remédier au mal.

L'idée que, dans les maladies du tube digestif, les microbes intestinaux doivent avoir leur part importante, a suggéré des tentatives pour empêcher ou guérir ces affections à l'aide des microbes bienfaisants. L'auteur des premiers travaux systématiques sur la flore intestinale de l'enfant, Escherich (1), a attiré l'attention sur les fermentations acides comme antagonistes des putréfactions ou « fermentations alcalines ». Pour combattre ces dernières, il a proposé d'administrer des substances hydrocarbonées, *telles que le lactose, ou d'ajouter à la nourriture des cultures de microbes produisant des acides*. Cette idée a dû germer dans plusieurs cerveaux d'une façon indépendante, car nous la voyons développée dans toute une série de mémoires de différents auteurs.

A l'occasion de nos recherches sur le choléra, nous avons été mené à admettre le rôle favorisant de certains microbes de la flore du tube digestif sur le vibrion cholérique. Guidé par cette idée, nous avons réussi à produire le choléra expérimental chez des petits lapins, nourris au sein, en associant le vibrion de Koch avec des microbes de la flore stomacale, tels que sarcines et torulas. Mais, tandis que ces lapins, dont la flore intestinale était réduite au plus haut degré, prenaient si facilement le choléra mortel, les lapins plus âgés, se nourrissant avec des aliments végétaux, accusaient une immunité des plus prononcées. Ce fait nous a suggéré la supposition que la cause de cette résistance si remarquable devait être cherchée dans les microbes de la flore abondante des lapins, dont quelques éléments doivent posséder le pouvoir d'empêcher l'action pathogène du vibrion cholérique. Des expériences, entreprises dans cette voie, nous ont démontré (2) qu'un certain microbe, liquéfiant très fortement la gélatine, est réellement capable de s'opposer à la pullulation du vibrion et de protéger les petits lapins contre le choléra. C'était, je crois, le premier essai, bien imparfait il est vrai, de bactériothérapie prophylactique.

Dans la pratique pédiatrique, l'idée de bactériothérapie a été

____

(1) *Therapeutische Monatshefte*, octobre 1897.
(2) *Annales de l'Institut Pasteur*, 1894, p. 379.

nettement exprimée par de Jager, en 1898, ainsi que cela résulte du passage suivant de son ouvrage (1) : « Les fermentations anormales, de nature primaire ou secondaire, ne peuvent point être combattues avec la nourriture stérile. Il y a pour cela deux moyens que nous enseigne la bactériologie : changement du milieu nutritif ou bien inoculation avec une espèce bactérienne inoffensive. » En poursuivant la seconde voie, de Jager donnait aux nourrissons avec la nourriture une grande quantité de microbes vivants, sous forme de petit-lait.

Dans le courant de la même année 1898, le célèbre clinicien allemand Quincke (2) a exprimé une idée analogue à l'occasion de la discussion du problème des auto-intoxications intestinales au Congrès de Wiesbaden. « Puisque l'antisepsie intestinale a une base si fragile, il a été naturel de penser à quelque autre moyen pour influencer les décompositions bactériennes dans l'intestin, et il m'est venu l'idée de chasser une mauvaise herbe à l'aide d'une autre. On devait prendre pour point de départ l'antagonisme de divers microbes, tel qu'on l'observe dans les cultures sur les milieux artificiels. » Dans ce but, Quincke s'est adressé à la levure de bière, et a constaté que « l'emploi thérapeutique des levures est très souvent efficace contre les diarrhées aiguës et chroniques. Le même remède a été souvent utile aussi dans des dyspepsies intestinales qui se manifestent, non pas par des diarrhées, mais par d'autres troubles qui peuvent être révélés par une considérable augmentation de l'indoxyl dans les urines. Dans la plus grande majorité des cas, on réussit, par l'administration des levures, à diminuer notablement la quantité de l'indoxyl urinaire, ou même à la réduire à son taux normal ». Quincke propose l'emploi d'autres microorganismes dans le même but et ajoute que l'*Oïdium lactis* s'est montré efficace dans les diarrhées aiguës et paraît même agir favorablement dans le choléra asiatique.

Le Dr Roos (3) s'est inspiré de la même idée d'employer les levures contre les maladies du tube digestif, et notamment contre la constipation. Il en a administré à une vingtaine de malades, parmi lesquels quatre seulement se sont montrés réfractaires à l'action laxative de ces microorganismes. Dans l'intention d'établir si cet effet de la levure est dû à son pouvoir fermentescible, Roos donnait à quelques-uns de ses patients de la levure sèche, stérilisée jusqu'à 130°. Le résultat a été contraire à la prévision. « Parmi

(1) Die Verdauung u. Assimilation d. gesunden Säuglings, etc. Berlin, 1898, p. 124.
(2) Verhandlungen des Congresses f. innere Medicin, 1898, p. 191.
(3) *Münchener medic. Wochenschr.*, 1900, p. 1181.

18 cas traités avec des comprimés de levure stérile, dans 4 seulement il n'a constaté aucun effet, tandis que, dans tous les autres, il a été observé un effet laxatif plus ou moins fort. On ne pouvait remarquer aucune différence notable de cette médication par rapport à la levure vivante. Même les symptômes concomitants, tels que le mal de ventre et le ballonnement, se montraient moins prononcés. » L'efficacité de la levure doit, d'après Roos, dépendre de quelque substance irritante sur les intestins, qu'elle renferme.

Le Dr Roos a essayé aussi l'action laxative des colibacilles, obtenus en culture sur gélose et avalés dans des capsules kératinisées. Sur cinq personnes qui souffraient de légère constipation, deux n'ont éprouvé aucun effet de cette « bactériothérapie », tandis que chez les trois autres l'absorption des colibacilles a provoqué des selles quotidiennes molles. A la suite de cette première expérience, deux dames constipées ont suivi le même traitement. Chez l'une d'elles l'effet a été très marqué, tandis que chez l'autre il a été nul.

L'administration des colibacilles tués par la chaleur n'a amené aucun résultat, ce qui a fait dire au Dr Roos que l'effet favorable de ce microbe à l'état vivant est dû « à l'activité des bactéries dans les intestins » (p. 1482).

Résumant, dans son traité des « Maladies de la digestion », les expériences de Roos, le professeur Ewald (1) conclut qu'elles n'ont donné qu'un « résultat indécis » et ajoute, à propos de l'idée de l'emploi thérapeutique des microbes, les mots suivants : « Il est étonnant où peut mener une tête avide de nouveautés ». Le choix des colibacilles et des levures ne peut être considéré comme particulièrement heureux, mais l'idée directrice de cette thérapeutique microbienne ne doit nullement être rejetée pour cela.

Tandis que le Dr Roos cherchait dans la bactériothérapie un moyen pour guérir la constipation, le Dr Brudzinski (2), de Varsovie, appliquait le même principe dans le traitement de certaines diarrhées infantiles. Son travail a été exécuté dans le service du professeur Escherich.

Comme point de départ, Brudzinski s'est arrêté sur une expérience de Baginsky, dans laquelle le *Bacterium lactis aerogenes* a empêché, *in vitro*, le développement d'un microbe qui liquéfie fortement la gélatine et qui doit être rangé dans le genre *Proteus*. Ayant établi que, dans les maladies intestinales des nourrissons, les matières fécales renferment souvent ce microbe, Brudzinski a eu l'idée d'ap-

(1) Klinik der Verdauungskrankheiten, vol. III, Berlin, 1902, p. 123.
(2) *Jahrbuch für Kinderheilkunde*, N. F. LII. Ergänzungsheft, 1900, p. 160.

pliquer à titre de traitement des cultures pures du *Bacterium lactis aerogenes*.

Trois nourrissons atteints de diarrhée fétide, dont deux renfermaient des quantités de *Proteus vulgaris*, tandis que le troisième en était indemne, furent traités avec des cultures du *Bacterium lactis aerogenes* dans du petit-lait. Peu de jours après le début de cette thérapeutique, les matières fécales avaient perdu leur odeur fétide et étaient devenues acides. Aussi les nourrissons n'ont pas tardé à guérir. Dans un cas, l'enfant était presque moribond au début du traitement, et cependant, après l'absorption des cultures du *Bacterium lactis aerogenes*, les selles ont perdu leur fétidité, les *Proteus* et le bacille pyocyanique disparurent, et la guérison ne se fit pas attendre.

Persuadé que, dans ces diarrhées, le *Proteus* joue le rôle d'agent étiologique, Brudzinski conclut de ses observations que « la victoire du *Bacterium lactis aerogenes* sur le *Proteus* a enrayé le mal » (p. 479). Et cependant, il a établi lui-même des faits qui ne permettent pas d'attribuer au *Proteus* une grande importance étiologique. Il a soigné à l'hôpital un enfant atteint de « colicolite typique », c'est-à-dire de dysenterie, dont les selles contenaient de telles quantités de *Proteus* qu'il a été impossible d'isoler n'importe quel autre microbe. Malgré cela, les matières fécales n'étaient point fétides, mais répandaient une odeur de sperme. L'abondance du *Proteus* pourrait faire croire à son rôle étiologique dans un cas où le mal a été sûrement causé par le bacille de la dysenterie.

L'absence de recherches de la flore anaérobie marque l'insuffisance du côté bactériologique du travail, mais n'enlève nullement l'importance des essais thérapeutiques du Dr Brudzinski. Il y a lieu de s'étonner qu'il n'ait pas été fait d'autres tentatives dans la même direction.

Nous voyons donc qu'à la fin du xixe siècle les bases de la bactériothérapie avaient déjà été posées et qu'elles avaient donné lieu à quelques applications intéressantes.

IV. — Bases empiriques et scientifiques de la bactériothérapie intestinale.

La bactériothérapie des maladies intestinales repose sur deux bases fondamentales. La première est fournie par l'emploi courant de certains aliments qui, étant le produit des fermentations, contiennent une grande quantité de microbes. La seconde base est établie par des recherches scientifiques sur la concurrence entre les microbes et l'action antiputride de certaines fermentations.

Le lait des ruminants et des juments, qui constitue dans beaucoup de pays un aliment d'importance capitale, subit facilement des fermentations spontanées donnant lieu à la production des fromages et des laits aigris de toutes sortes. Depuis un demi-siècle, c'est-à-dire depuis le premier travail de Pasteur sur les fermentations, on a appris que tout lait fermenté est peuplé d'une quantité de microbes. Or, comme l'usage des laits, ayant subi des fermentations diverses, est très répandu depuis des temps immémoriaux, il a été possible de se rendre compte de l'effet de l'absorption de cette végétation microbienne sur l'organisme humain.

Il a été bien établi que les populations, qui consomment régulièrement des laits fermentés, jouissent en général d'une bonne santé, et que ces aliments ne sont nuisibles que dans des cas tout à fait exceptionnels, comme dans des exemples rares d'empoisonnement par des fromages avariés. Il a été même remarqué que certaine sortes de lait fermenté exercent une influence très favorable sur l'organisme affaibli par diverses causes, de sorte que l'emploi de ces aliments en thérapeutique date d'une époque où on n'avait aucune notion sur l'importance des microbes et où la microbiologie était loin d'être fondée.

Dans les pays de culture primitive où l'élevage des chevaux occupe une place prépondérante, la population consomme du *koumiss* ou lait de jument, ayant subi la fermentation alcoolique et lactique des matières sucrées. Il a été facile d'observer que l'usage prolongé de cette boisson engraissait le corps et rendait de grands services dans la lutte contre les maladies du tube digestif et était même capable de favoriser la guérison de la tuberculose pulmonaire. Aussi, depuis très longtemps, les personnes atteintes de phtisie tuberculeuse se dirigeaient vers les steppes de Russie d'Europe et de Sibérie, pour faire des cures pendant des saisons entières. Bien que le koumiss soit loin d'être un remède spécifique de la terrible maladie, il a servi à un grand nombre de malades pour arrêter sa marche progressive. Remède d'abord populaire, le koumiss a attiré l'attention des médecins et est entré dans l'arsenal thérapeutique d'une façon durable. Il a été établi que le koumiss est un aliment capable de réparer les pertes de l'organisme, qu'il contribue au dépôt de la graisse dans les tissus, qu'il diminue les sécrétions intestinales et exerce une action stimulante sur le cœur et les vaisseaux. En outre, on a bien constaté son action très favorable sur la fonction rénale.

La difficulté de se procurer du koumiss dans les pays de haute culture, où il n'y a plus de steppes et où l'élevage de la race équine est limité, a amené la recherche de quelque moyen, capable de le remplacer efficacement. Pendant un certain temps, on a préconisé la préparation du koumiss avec du lait de vache, mais cette technique a dû céder la place à l'usage du *kéfir*. Cette boisson est employée parmi les peuples de Caucase au même titre que le koumiss chez les habitants des steppes. Son usage s'est répandu depuis une époque très reculée, et son effet, favorable dans toute une série de maladies, a été constaté par les médecins russes résidant au Caucase qui en introduisirent l'emploi en Europe. Depuis une trentaine d'années, le kéfir s'est répandu dans presque tous les pays civilisés et son action bienfaisante ne fait plus de doute. Il est d'usage courant de prescrire le kéfir dans certaines maladies du tube digestif, des reins, et même dans la tuberculose pulmonaire.

A côté des laits ayant subi simultanément les fermentations alcoolique et lactique, on se sert d'autres, dans lesquels la production d'alcool est réduite au strict minimum ou est même absolument nulle. Tandis que le koumiss et le kéfir sont des boissons mousseuses, les laits soumis à la fermentation lactique seule, doivent être mangés avec la cuillère, à cause de leur consistance épaisse. C'est dans la péninsule balkanique et dans certaines régions de l'Asie et de l'Afrique que la consommation des laits aigris, préparés avec du lait de vache, de buffle, de brebis, de chèvre ou de chameau, est répandue depuis des temps très anciens. Ces laits aigris, connus sous le nom de leben, yahourth, etc., renferment toute une flore de microbes, parmi lesquels prédominent les ferments lactiques. Beaucoup de renseignements authentiques concordent à attribuer à tous ces produits acides une action bienfaisante sur la santé.

Il faut donc considérer comme établi d'une façon certaine que la consommation prolongée des masses de microbes qui pullulent dans tous ces divers laits fermentés, non seulement ne peut être considérée comme malsaine, mais doit, au contraire, être jugée comme favorable pour l'organisme. Même les nourrissons supportent très bien des quantités de microbes lactiques. Ainsi les paysans de la Frise employaient depuis longtemps le babeurre pour nourrir leurs enfants. Or, le babeurre cru contient une quantité de microbes. L'usage de cet aliment, tel qu'il est employé actuellement, ne peut pas entrer en ligne de compte, car on le fait cuire avant de le donner aux enfants.

La seconde base de la bactériothérapie est fournie par l'étude de la concurrence entre divers microbes. Le fait établi par l'empirisme, de l'effet antagoniste des acides contre les putréfactions, a servi de point de départ à toute une série de recherches bactériologiques. Nous avons déjà cité dans le précédent chapitre l'opinion des pédiâtres sur le rôle empêchant de certains microbes contre le *Proteus*. Des expériences plus approfondies ont été entreprises dans la même direction par d'autres chercheurs ; mais ce sont surtout les travaux du Dr Bienstock (1), exécutés au commencement du siècle, qui ont, à juste titre, attiré sur eux l'attention générale.

Depuis longtemps, on se demandait pour quelle raison le lait s'oppose à la putréfaction. On en cherchait la cause, tantôt dans la caséine, tantôt dans le sucre du lait, ou bien encore dans les acides qui se développent abondamment dans le lait après la traite. On envisageait donc le problème exclusivement au point de vue chimique, et on ne faisait pas attention au monde des infiniment petits qui peuplent le lait cru. C'est le mérite du Dr Bienstock d'avoir tenu compte de ces organismes. Après des expériences multiples, il est arrivé à ce résultat que le lait lui-même, avec tout son arsenal de substances chimiques, n'empêche pas les putréfactions. Aussi le lait stérilisé ou même pasteurisé est non seulement incapable de remplir ce rôle, mais il pourrit lui-même avec la plus grande facilité. Bienstock en conclut que ce n'est pas le lait qui empêche la putréfaction, mais quelque chose qui lui est étranger, c'est-à-dire les microbes qui pénètrent dans le lait pendant et après la traite.

Après avoir examiné l'influence d'une quantité d'espèces bactériennes, Bienstock arrive à ce résultat que ce ne sont que les colibacilles et le *Bacillus lactis aerogenes* qui empêchent la putréfaction du lait et que, pour cette raison, ces deux espèces microbiennes « doivent être considérées comme la première et la véritable cause du pouvoir antiputride du lait ». L'ensemencement de ces microbes dans le lait stérilisé, auquel on ajoute des bactéries putréfiantes (telles que le *Bacillus putrificus*, le bacille du charbon symptomatique et le vibrion septique) empêche la putréfaction de la caséine.

Pour se rendre compte du mécanisme de cette action antagoniste, Bienstock a étudié l'influence d'autres microbes producteurs d'acide, tels que le *Bacillus prodigiosus* et le *Proteus*. Mais, malgré l'acide succinique qu'ils développent dans le lait, celui-ci ne tarde pas à se putréfier sous l'influence des microbes anaérobies. Bien que l'acidité du lait qui ne putréfie pas joue un grand rôle dans l'action antiputride, il doit y avoir, d'après Bienstock, d'autres facteurs qui contribuent au même résultat et qui sont propres à deux espèces qu'il a principalement étudiées. Puisque ces microbes — colibacilles et *Bacillus lactis a-rogenes* — sont des hôtes habituels du tube digestif, et puisque les putréfactions intestinales sont beaucoup moins pro-

(1) *Archiv für Hygiene*, 1901, vol. XXXIX, p. 390.

noncées que les putréfactions en dehors de l'intestin vivant, Bienstock en conclut que ces deux espèces constituent une défense naturelle de l'organisme humain contre la pourriture intestinale, c'est-à-dire contre la pullulation dans notre corps des anaérobies putréfiants, tels que le *Bacillus putrificus*.

Les expériences qui ont servi à cette théorie ont été vérifiées par Tissier et Martelly (1). Après avoir ensemencé du colibacille, en même temps que du *Bacillus putrificus*, dans un milieu minéral (Ouchinsky-Frankel) contenant de la fibrine et du sucre, ils ont vu que la fibrine reste pendant des mois presque inaltérée. Ils concluent que, dans ces conditions, ces bactéries (colibacille) sont des espèces empêchantes (p. 898). Seulement, ils pensent que la cause de cet empêchement réside exclusivement dans l'acidité du milieu, résultat de la fermentation du sucre. Ainsi, lorsqu'ils supprimaient celui-ci de leur milieu de culture, la putréfaction se faisait sans arrêt. La fibrine subissait également la protéolyse dans le cas où Tissier et Martelly ajoutaient à leur milieu sucré du carbonate de chaux qui neutralisait l'acidité au fur et à mesure de sa production.

L'antagonisme établi par toutes ces expériences sur le colibacille et le bacille de la putréfaction, antagonisme déjà prévu par Escherich, n'a fait que renforcer cette idée courante que le colibacille est un microbe très utile pour l'organisme, capable de le protéger contre l'action des microbes nuisibles. On avait même supposé qu'il est capable de s'opposer contre le vibrion cholérique et d'empêcher, par conséquent, de prendre le choléra. Le D Kolbrugge a même émis l'hypothèse que l'appendice vermiforme de l'homme, servant comme pépinière du colibacille, doit être considéré partant comme un organe de grande utilité pour l'organisme.

Escherich et Pfaundler, dans leur grande revue sur tout ce qui concerne le colibacille (2), déclarent comme « incontestable le rôle important de ce microbe dans le tube digestif des nourrissons, et peut-être aussi dans d'autres cas où il s'agit d'empêcher la putréfaction » (p. 384).

L'examen plus approfondi des faits bien établis ne permet pas cependant d'accepter cette thèse si répandue. Tissier et Martelly ont déjà rappelé que Malvoz a souvent isolé le colibacille chez le cadavre en voie de putréfaction. Eux-mêmes l'ont trouvé dans tous les examens de viande putréfiée.

Dans les expériences de Bienstock, ce savant constatait toujours antagonisme réel du colibacille contre le *Bacillus putrificus*. Or,

(1) *Annales de l'Institut Pasteur*, 1902.
(2) Kolle et Wassermann, Handbuch d. pathogenen Microorganismen, vol. II, Jena.

d'après ses propres recherches, Bienstock (1) insiste sur l'absence constante de ce microbe dans les putréfactions intestinales. Le rôle empêchant du colibacille ne peut donc s'étendre à cette cause des maladies du tube digestif. Dans l'étiologie de ces dernières, c'est plutôt le bacille de Welch (*Bacillus perfringens* de Veillon et Zuber) qui a une importance capitale. On l'a trouvé, ainsi que nous l'avons résumé plus haut, dans des cas d'entérite des nourrissons et chez les adultes. C'est lui qui attaque les albuminoïdes dans la putréfaction cadavérique de l'homme. Eh bien ! Tissier et Martelly ont démontré l'impuissance du colibacille pour arrêter la pullulation du *Bacillus Welchii*. Cette espèce, étant elle-même un ferment très actif du sucre, ne craint pas l'acidité produite par le colibacille. Aussi les deux microbes vivent très bien en symbiose, et on les voit concourir ensemble à la putréfaction de la paroi intestinale du cadavre humain. Bien qu'incapable d'attaquer les substances albuminoïdes propres, le colibacille détruit avidement les peptones et, devenant une source de production de corps aromatiques, de mercaptan, d'hydrogène sulfuré, il occupe une place marquée dans l'ensemble des phénomènes de putréfaction. Parent proche du bacille typhique et des bacilles paratyphiques, le colibacille est certainement capable de donner naissance à des toxines. Bien que celles qui lui ont été attribuées jusqu'à présent dérivent en majeure partie du bacille de la dysenterie (toxines de Celli), il n'en est pas moins vrai que le colibacille authentique est un microbe toxique.

Quoique plusieurs des maladies, attribuées par plusieurs savants au colibacille, se soient montrées d'origine étrangère (dysenterie, fièvre paratyphoïde, etc.), il reste encore des cas nombreux d'affections de toutes sortes, parfois mortels, où le rôle étiologique du colibacille a pu être démontré avec les moyens les plus perfectionnés de la technique moderne. D'un autre côté, sa propriété pathogène résulte des expériences sur des animaux. Lorsqu'on inocule une suspension de matières fécales d'homme dans le péritoine de cobayes, ceux-ci meurent infectés exclusivement par le colibacille. De toute la flore intestinale si riche, il s'accuse donc comme le plus virulent dans les conditions données.

Doué de faible pouvoir de protection contre certains microbes putréfiants et impuissant contre les anaérobies de la putréfaction intestinale, le colibacille est un producteur de poisons et un véritable microbe pathogène. Il est donc bien temps de le détrôner de la place qu'on lui attribue couramment et de le désigner comme un ennemi

---

(1) *Annales de l'Institut Pasteur*, 1906.

que nous nourrissons dans notre sein. De ce point de vue on comprend facilement le succès médiocre des tentatives thérapeutiques avec le colibacille, dont nous avons parlé plus haut, ainsi que les résultats des expériences de Herter (1) qui a vu augmenter la pourriture intestinale chez des chiens auxquels il introduisait dans l'intestin grêle des masses de ce microbe.

Mais, si le colibacille s'est montré impuissant à exercer un pouvoir protecteur sur notre organisme, il ne s'ensuit pas que d'autres microbes ne soient point capables de ce rôle bienfaisant. Tissier (2) a déjà vu que son *Bacillus bifidus*, ce microbe anaérobie qui constitue de beaucoup la majeure partie de la flore normale du nourrisson au sein, empêche non seulement la pullulation des espèces anormales de l'intestin, mais exerce aussi une action antagoniste sur le colibacille. Celui-ci ne pousse dans des tubes ayant contenu le *B. bifidus* qu'à condition de neutraliser le milieu et d'y ajouter des peptones.

D'après les recherches de Tissier et Martelly (3), le *B. bifidus* et le streptocoque intestinal (ou l'entérocoque) arrêtent la putréfaction par le *B. putrificus* encore plus rapidement que ne le fait le colibacille. Voilà donc deux microbes qui pourraient exercer une action bienfaisante dans les auto-intoxications ou auto-infections intestinales d'une façon plus forte que le colibacille. Le premier, quoique particulièrement abondant dans les selles des nourrissons, n'a jamais pu être accusé comme cause d'aucune affection. Au contraire, son absence ou son développement insuffisant a été toujours constaté dans toutes sortes de maladies intestinales des petits enfants. La réapparition du *B. bifidus* dans les matières fécales est toujours de bon augure et constitue un signe de guérison. Tissier a donc à juste titre signalé le rôle protecteur de cet anaérobie. Ce rôle est partagé par plusieurs autres microbes producteurs d'acide lactique, ainsi que le démontre une expérience des plus simples.

Lorsqu'on ensemence dans du lait stérilisé un peu de matières fécales d'homme et qu'on les laisse cultiver dans des conditions anaérobies, il se développe plusieurs microbes lactiques qui font coaguler le lait en formant un caillot large et souple, submergé dans du petit-lait blanc laiteux. La culture est riche en acide lactique et répand une odeur de lait aigri ordinaire. Au microscope, on distingue beaucoup de diplocoques, d'entérocoques, des bacilles, parmi lesquels souvent du *B. bifidus*. Le colibacille est plus rare et

(1) *British medical Journal*, 1897, p. 1823.
(2) Flore intestinale normale et pathologique des nourrissons. Paris, 1900.
(3) *Annales de l'Institut Pasteur*, 1902, p. 85.

les gros bâtonnets du *B. Welchii* ne se rencontrent qu'à titre exceptionnel et en quantité minime.

Mais, lorsque l'ensemencement du lait stérilisé de même provenance a été fait avec la même quantité des mêmes matières fécales préalablement bouillies, la fermentation prend une tout autre allure. Au bout de vingt-quatre heures, le lait se coagule en formant un caillot spongieux et ferme, réduit, surnageant sur un liquide presque transparent. A l'ouverture du tube, il se produit une explosion des gaz, et il se répand une forte odeur d'acide butyrique. Au microscope, on constate une culture pure du *B. Welchii*, entouré de halos très larges et très marqués. Ce procédé est le meilleur pour obtenir en très peu de temps une culture pure du *B. Welchii*.

L'expérience que je viens de relater démontre que, dans le lait avec des matières fécales non chauffées, le développement du *B. Welchii* cet anaérobie malfaisant et protéolytique, a été empêché par les microbes lactiques de la flore intestinale. Parmi eux, ce sont particulièrement les diplocoques lactiques qui se sont montrés doués d'une grande force antagoniste. Il a suffi d'éliminer ces microbes empêchants par le chauffage des matières fécales, auquel ont résisté les spores du *B. Welchii*, pour donner une culture abondante de ce dernier.

Le mécanisme d'action antagoniste des microbes lactiques vis-à-vis du *B. Welchii* n'a pas encore été étudié d'une façon suffisante. Puisque cet anaérobie putréfiant est lui-même un grand producteur d'acide, il n'est pas probable que ce soit l'acide lactique ou cet acide seul qui l'empêche de se développer. Il doit y avoir autre chose qui le gêne dans le lait, aussi bien que dans les intestins où il ne se rencontre généralement qu'en petit nombre d'individus. Peut-être s'agit-il ici de quelques produits thermolabiles, comme ceux décrits par Conradi et Kurpjuweit (1) qui interviennent dans cette lutte entre les microbes du tube digestif. Cette éventualité n'empêche pourtant d'aucune façon que la production d'acide lactique joue un rôle important dans l'empêchement des putréfactions intestinales. Dans tous les cas, le fait que les microbes lactiques vrais exercent cette action d'une manière plus efficace que le colibacille (ne produisant relativement que peu d'acide), suffit pour justifier l'emploi des premiers comme antagonistes des putréfactions intestinales.

Dans cet ordre d'idées, il a été tout naturel de s'adresser à des microbes lactiques les plus puissants. Parmi tous les représentants connus, c'est le *Bacille bulgare* qui produit le plus fort rendement

---

(1) *Münchner medicinische Wochenschrift*, 1906, p. 2164, 2228.

d'acide lactique. Isolé presque en même temps à Genève par Massol et à l'Institut Pasteur par Cohendy et Michelson, il a fait le sujet de plusieurs recherches intéressantes. G. Bertrand et Weisweiler [1] ont étudié les modifications que ce bacille produit dans le lait et ont établi qu'il fournit 25 grammes d'acide lactique par litre. Les autres acides, tels que l'acide succinique et l'acide acétique, ne sont produits qu'en très petite quantité, pas plus de 50 centigrammes par litre. L'acide formique n'est produit que sous forme de traces. Par contre, le bacille bulgare ne donne ni alcool, ni acétone et n'attaque presque pas les substances albuminoïdes. De plus, c'est un microbe dénué de tout pouvoir pathogène. Par toutes ses qualités, il présente un intérêt particulier au point de vue qui nous intéresse.

Le bacille bulgare s'est révélé, non seulement comme un microbe capable d'arrêter la putréfaction des albuminoïdes, mais aussi comme un puissant antagoniste du colibacille, ainsi qu'il résulte du travail du Dr Bélonowsky [2], exécuté dans le laboratoire du professeur Salkowsky, à Berlin.

Le bacille bulgare n'entrave pas le développement du colibacille dans un bouillon de veau peptoné, additionné de lactose, mais empêche fortement l'attaque des matières azotées et la production des substances de la série aromatique. Cultivé seul, le colibacille produit le phénol en quantité faible, mais appréciable par la réaction de l'eau bromurée. Développé en symbiose avec le bacille bulgare, la production de phénol est nulle. La quantité de l'indol produite par le colibacille diminue sous l'influence du bacille bulgare, quelquefois jusqu'aux traces difficiles à révéler. La destruction des substances azotées est aussi diminuée en assez forte proportion dans les mêmes conditions de culture.

Le développement du colibacille et du bacille bulgare en symbiose ne change pas beaucoup la production des acides volatils, mais augmente très notablement celle des acides fixes et notamment de l'acide lactique.

Le *Bacillus acidi lactici*, étudié également par Bélonowsky, exerce aussi une action antagoniste vis-à-vis du colibacille, quoique beaucoup moins prononcée que celle manifestée par le bacille bulgare.

Plus récemment, Dobrowolsky [3] a démontré que le bacille lactique empêche dans les cultures le bacille paratyphique (bacille coli typhimorphe de Tissier) de produire du phénol et de l'indol.

Le mécanisme intime de l'action antagoniste des microbes lactiques

(1) *Annales de l'Institut Pasteur*, 1908, p. 973.
(2) *Biochemische Zeitschrift*, vol. XI, 1907, p. 234.
(3) *Ces Annales de l'Institut Pasteur*, 1910, p. 60.

vis-à-vis du colibacille et des bacilles paratyphiques reste encore à élucider.

Les phénomènes qui se passent dans le tube digestif étant beaucoup plus complexes que ceux que l'on observe dans des vases à fermentation, il a été nécessaire d'étudier la lutte entre les microbes de la flore intestinale dans l'organisme vivant. Cette tâche a été poursuivie par Bélonowsky (1) dans un travail exécuté dans notre laboratoire. Ce chercheur a étudié l'influence des cultures pures du bacille bulgare sur des souris. Il ajoutait à leur nourriture, après l'avoir stérilisée, des quantités de ce microbe lactique, développé dans du lait. Parallèlement, il nourrissait d'autres souris avec de la même nourriture (graines de froment) à laquelle il ajoutait du lait coagulé par l'action de l'acide lactique, en quantité égale à celle du lait qui se trouvait dans la culture du bacille bulgare, ou bien il ajoutait des microbes non lactiques (*Bacillus prodigiosus* ou *B. pyocyanique*). Un lot de souris était conservé à titre de témoins et ne recevait que la nourriture ordinaire sans microbes ni acide lactique.

De toutes les souris ainsi traitées, celles qui avaient reçu du bacille bulgare se développaient le mieux et donnaient la progéniture la plus nombreuse. Leurs déjections se distinguaient en même temps par la moindre quantité de microbes et surtout par la rareté des microbes de putréfaction.

Après avoir établi ces faits, Bélonowsky a soumis un certain nombre de souris à un régime dans lequel les cultures du bacille bulgare vivant étaient remplacées par les mêmes microbes préalablement tués à 56-60°. Dans ces conditions, les souris vivaient presque aussi bien qu'avec des cultures vivantes et notablement mieux qu'avec l'acide lactique. Il existe donc quelque autre produit du bacille bulgare qui empêche les putréfactions intestinales et qui agit favorablement sur les fonctions vitales des souris.

Nous avons observé deux lots de vieilles souris, dont les unes mangeaient des graines de froment additionnées de sucre, tandis que les autres mangeaient en plus du bacille bulgare. Ces dernières souris ont de plusieurs mois survécu aux premières, bien que le lot des témoins fût choisi parmi les souris ayant l'aspect plus vigoureux.

L'organisme des souris étant bien différent de celui de l'homme, il a été important d'établir, si les ferments lactiques sont capables d'exercer leur rôle bienfaisant dans notre tube digestif. La première expérience dans ce sens a été faite par le Dr M. Cohendy (2) sur lui-

<hr>

(1) *Annales de l'Institut Pasteur*, 1907, p. 90.
(2) *Comptes rendus de la Société de biologie*, 17 mars 1906.

même. Après avoir fait déterminer la quantité des éthers sulfoconjugués dans son urine pour se rendre compte de l'intensité des putréfactions intestinales, pendant une période de vingt-cinq jours, lorsque Cohendy suivait le régime normal, il s'est mis à absorber des cultures pures du bacille bulgare dans le lait. Pendant une période de 74 jours, il en prenait des quantités variant de 280 à 350 grammes. L'analyse de l'urine, pendant toute la durée de l'expérience, a démontré que les putréfactions intestinales, autant qu'on peut en juger d'après le taux des éthers sulfoconjugués, avaient très notablement diminué dans la période de la consommation du bacille bulgare. Cette diminution a même persisté pendant sept semaines après la cessation des prises de ce microbe. En dehors de cela, Cohendy s'est aperçu que les matières fécales étaient devenues acides et que leur odeur avait sensiblement diminué. Le bacille a mis plusieurs jours pour s'acclimater, mais il a fini par s'implanter à la flore intestinale et a pu être retrouvé dans les déjections encore trois mois après la cessation de son absorption par la bouche. Profitant de ce que le bacille bulgare pousse dans du lait acidifié au point qui ne permet plus le développement d'autres microbes, Cohendy s'en est servi pour l'isoler de ses matières fécales. Parmi les bactéries lactiques, le bacille bulgare est un de ceux qui poussent bien à la température du corps humain. Lorsqu'on le cultive en symbiose avec le bacille paralactique à 35°-37°, c'est le bacille bulgare qui se montre le plus fort et qui devient prédominant, tandis qu'à des températures plus basses, 18°-25°, il se laisse facilement envahir par son concurrent. Les résultats obtenus sur lui-même ont été vérifiés par M. Cohendy sur une trentaine de personnes bien portantes.

Ces données suffisent déjà pour justifier la tentative d'implanter le bacille bulgare dans notre flore intestinale, à titre de microbe cultivé bienfaisant. Ceci d'autant plus que plusieurs faits que nous venons de résumer ont été déjà confirmés. Ainsi le Dr Pochon [1], interne du professeur Combe à Lausanne, qui s'est chargé d'expérimenter sur lui-même, avec des cultures de bacilles lactiques, a obtenu des résultats certains au point de vue de l'auto-intoxication intestinale. Seulement le Dr Pochon absorbait des cultures du bacille bulgare en symbiose avec le bacille lactique ordinaire.

Il est vrai que l'on a objecté que le taux des éthers sulfoconjugués excrétés par l'urine est incapable de mesurer l'intensité des putréfactions intestinales. Dans ces derniers temps, ce sont surtout Labbé et Vitry [2] qui s'efforcent de démontrer l'absence de relation

(1) Voy. Combe, L'auto-intoxication intestinale, Paris, 2e édit., 1909.
(2) Comptes rendus de la Société de biologie, 1906-1907.

causale entre les deux ordres de faits : quantité des éthers sulfoconjugués de l'urine et intensité des putréfactions intestinales. Plusieurs de leurs arguments, comme l'excrétion de ces éthers par des animaux en état de jeûne, ont été souvent mis en valeur contre la thèse de Baumann et ses élèves, devenue classique. Il a été répondu que, chez ces animaux, il se produit une forte putréfaction des sucs digestifs déversés dans les intestins, qui deviennent la source des substances entrant en combinaison avec l'acide sulfurique. Mais, sans insister sur les points de détail, un grand nombre de faits bien établis justifient l'évaluation du taux des sulfoconjugués urinaires comme moyen pour juger de l'intensité des putréfactions dans le sein de l'organisme. Nous pouvons d'autant plus ne pas entrer ici dans la discussion de cette question, qu'elle ne présente qu'un côté accessoire du problème général qui nous intéresse.

Dernièrement on a fait valoir d'autres objections contre le rôle des ferments lactiques comme antagonistes des putréfactions intestinales. Dans un travail exécuté sous la direction du professeur R. Pfeiffer à Kœnigsberg, Luerssen et Kühn (1) relatent leurs expériences avec les diverses cultures lactiques. Ils ont voulu contrôler les essais d'acclimatation des microbes lactiques, essais entrepris par Cohendy. Dans une expérience avec le bacille bulgare, dont ils prenaient un tiers de litre par jour, les matières fécales, après deux semaines de ce régime, gardèrent leur réaction alcaline, et ne donnaient sur culture que des faibles quantités de microbe ingéré. Ceux-ci poussèrent encore trois jours après la cessation des prises de bacilles, mais disparurent des matières fécales deux jours plus tard. Il n'a pas été fait de recherches des éthers sulfoconjugués dans les urines.

Dans une autre expérience avec du yahourth complet, qui renfermait trois espèces de microbes lactiques, les matières fécales donnaient toujours une réaction fortement alcaline. Leur ensemencement ne révélait que peu de bacilles bulgares qui disparurent cinq jours après la cessation du yahourth. L'urine de l'un des expérimentateurs a été analysée pendant la période de l'absorption du yahourth et présenta une diminution d'un quart des sulfoconjugués, dont le taux se releva six à dix jours après la fin de l'expérience.

Les auteurs reconnaissent eux-mêmes l'insuffisance des faits obtenus par eux, mais concluent néanmoins que l'idée d'acclimater le bacille bulgare dans notre flore intestinale est absolument erronée. Ils s'appuient dans leur critique sur les arguments suivants.

<hr>

(1) *Centralblatt für Bakteriologie*, etc., IIe Abtheilung, vol. XX, 1908, p. 224.

Le bacille bulgare pousse mal sur les milieux de culture ordinaires à 37°-40°. Les bacilles du yahourth, en général, ne peuvent pas s'acclimater dans le tube digestif, car ils n'y trouvent pas les conditions favorables pour leur développement. D'un autre côté, Luerssen et Kühn ne voient aucune raison pour laquelle les gens bien portants devraient s'introduire des bacilles du yahourth, lorsqu'ils ont « déjà assez de producteurs d'acide lactique dans le *Bacterium lactis aerogenes*, le colibacille et les streptocoques intestinaux ».

Le point essentiel dans cette controverse se réduit à la non-confirmation par Luerssen et Kühn des résultats obtenus par Cohendy. Or, il est bien facile d'expliquer la différence de leurs résultats. Tandis que Cohendy, pendant la période de son expérience, prenait peu de viande (150 gr.), beaucoup de féculents (700 gr.), et de légumes verts (400 gr.), et mangeait encore 300 grammes de fruits et d'entremets (1), les savants de Kœnigsberg continuaient leur régime mixte ordinaire, qui devait certainement contenir plus de viande et moins de féculents, de légumes verts, de fruits et de matières sucrées. Nous connaissons une personne qui prend tous les jours un pot de lait caillé préparé avec deux microbes lactiques, et dont les matières fécales restent faiblement alcalines, mais dont la nourriture est en grande partie animale et dans laquelle les végétaux n'entrent que faiblement dans le menu. Il est de toute évidence que, pour acclimater le bacille bulgare ou un autre microbe lactique, il faut leur donner le moyen de vivre dans notre tube digestif, ce qui a été suffisamment démontré par Cohendy, dont les faits restent absolument exacts.

Il faut d'autant moins compter sur le rôle antiputride du colibacille, ainsi que le font les élèves de Pfeiffer, que ce microbe est lui-même un fort agent de destruction des matières azotées. Le fait que les vrais microbes lactiques exercent une action antagoniste vis-à-vis du colibacille, doit encourager encore plus les tentatives pour les acclimater dans notre flore intestinale. Quant à l'idée que quelques autres microbes peuvent s'acclimater plus facilement que le bacille bulgare, il n'y a là rien d'impossible ; seulement cette proposition doit être bien démontrée par des constatations directes. Le bacille bulgare présente ce grand avantage qu'étant inoffensif et n'attaquant que très peu les substances albuminoïdes, il est le plus fort producteur d'acide lactique.

Luerssen et Kühn ont eu parfaitement raison, lorsqu'ils ont avancé que le rôle des putréfactions intestinales dans la vieillesse

(1) *Comptes rendus de la Société de biologie*, 1906, mars.

précoce et l'effet présumé des microbes lactiques, pour prolonger la vie, « ne sont pas encore suffisamment assurés ».

Cependant, pour ce qui concerne le premier, les découvertes de notre laboratoire, dont il a été question dans le deuxième chapitre, ont projeté une lumière nouvelle.

L'insuffisance des arguments de nos critiques ne fait que renforcer la thèse générale sur l'utilité de l'emploi des microbes lactiques dans la lutte contre le mal qui vient de nos intestins.

V. — Bactériothérapie intestinale avec des cultures de microbes lactiques dans du lait.

Les recherches bactériologiques sur les laits ayant subi la fermentation lactique ne sont venues que bien après la constatation de leur rôle bienfaisant pour l'organisme. Le traitement avec le koumiss, le kéfir, le babeurre et le lait caillé a fait ses preuves à un moment où on ne se doutait pas encore de la présence du petit ferment organisé, découvert par Pasteur en 1857 dans la fermentation lactique.

Pour ce qui nous concerne personnellement, nous avons été très vivement impressionné par la cure merveilleuse d'une anasarque énorme, obtenue exclusivement par le lait aigri. Le fait date de plus d'une trentaine d'années. Lorsque, atteint de troubles gênants du côté du cœur et des organes uropoiétiques, nous nous sommes adressé à des spécialistes des plus compétents, l'application rigoureuse de leurs médications n'amena aucun soulagement. Après avoir vainement essayé de la thérapeutique française et allemande, nous nous sommes demandé si un facteur important des troubles ressentis ne résiderait pas dans la flore intestinale de notre gros intestin, ce récipient inutile qui est devenu une fabrique permanente de virus et de poisons. La tentative pour chasser les mauvais microbes à l'aide de purgations salines n'a amené qu'un résultat momentané. Il restait assez de germes dans l'intestin pour fournir des nouvelles cultures, aussi abondantes que par le passé. La privation de tout aliment cru a fait tarir la source de nouvelles contaminations, mais il fallait trouver un moyen pour empêcher la flore une fois établie d'exercer son action malfaisante. Cette idée, poursuivie depuis plus de dix ans, nous a fait franchir les étapes de fromages avec leur flore complexe et variable, de lait caillé spontanément, de lait préparé avec un levain acide et, finalement, nous a fixé sur l'emploi de lait aigri avec des cultures pures de microbes lactiques. Puisque ce sont ces microbes qui exercent une action favorable, tandis que les autres, qui leur sont associés dans les fromages de toutes sortes, dans le koumiss, le kéfir et dans tant de laits aigris, sont inutiles ou même nuisibles, il a été tout à fait naturel d'éliminer tous les levains et de réduire la préparation du lait aigri à l'ensemencement des meilleurs microbes lactiques en culture pure. Nous nous sommes arrêté sur une symbiose du bacille bulgare avec un streptobacille du lait aigri, ensemencés dans du lait bouilli pendant quelques minutes.

L'effet de notre régime sur l'organisme nous a prouvé le bien fondé de notre supposition sur le rôle néfaste de la flore intestinale dans des affections variées, et c'est ainsi que nous avons été amené, petit à petit, à approfondir l'étude de ce problème important. Ne pouvant pas faire d'observations cliniques, nous nous sommes borné à suivre l'effet du régime lactique sur quelques-uns de nos amis, et nous avons été amené à parler publiquement dans l'intention de rendre service aux autres. D'autres que nous se sont mis à étudier l'action des laits aigris avec des cultures pures de microbes lactiques sur des malades, et, dans l'espace de peu d'années, il s'est accumulé tout un dossier sur la bactériothérapie des maladies intestinales.

Le travail le plus complet sur l'effet thérapeutique du lait aigri dans les maladies des intestins a été publié par le Dr Grekoff (1), qui a fait ses observations dans le service clinique du professeur Sirotinine, à Saint-Pétersbourg. Le lait administré aux malades était préparé d'après notre formule avec des cultures pures du bacille bulgare et d'un streptobacille du lait aigri. Après avoir fait bouillir le lait pendant cinq à dix minutes, on attendait qu'il refroidisse à 40°. Alors, on ensemençait les deux microbes lactiques, et on maintenait le lait à l'étuve à 37°-38°. Cinq à huit heures après l'ensemencement, le lait devenait épais. On arrêtait alors la fermentation en exposant le lait caillé à la température de 4-6°. Le lait ainsi préparé accusait une acidité de 8 à 10 grammes par litre. Chaque malade en recevait tous les jours une dose de 700 grammes.

Grekoff donne l'histoire détaillée de seize malades, traités par ce lait aigri. Onze d'entre eux en ont profité d'une façon plus ou moins définitive. C'étaient des malades atteints « de diarrhées subaiguës ou chroniques, résultant de l'affection du tube intestinal proprement dit, sans lésion apparente des grands appareils glandulaires voisins ni des reins ». Dans cette catégorie sont entrés six cas d'entérocolites avec de la diarrhée qui a commencé depuis une période d'un mois à dix ans. « Dans ces cas, il a été obtenu un résultat tout à fait favorable, tandis que le traitement pharmaceutique, entrepris aupara-

(1) Observations cliniques sur l'effet du lait aigri de Metchnikoff dans les maladies intestinales. Saint-Pétersbourg. 1907 (en russe).

vant dans plusieurs cas, n'a pas produit d'effet. » Dans un autre cas, il s'est agi d'une colite datant de plus d'un an, avec l'irritation du cæcum et l'alternance de la diarrhée avec la constipation. A la suite du traitement lacté, les selles sont devenues quotidiennes et le résultat curatif définitif a été obtenu sans aucun autre médicament.

L'effet favorable du lait aigri commençait à se manifester à partir des deux à quatre premiers jours du traitement. A la fin de la période thérapeutique, c'est-à-dire du dixième au douzième jour, le résultat était tellement précis, que la plupart des malades sortaient guéris ou bien réclamaient à passer au régime alimentaire ordinaire (1).

Dans deux cas d'entérocolite tuberculeuse très grave, la diarrhée a été traitée sans résultat par des moyens pharmaceutiques. « Le traitement avec le lait aigri a donné un effet favorable sur le fonctionnement des intestins. »

Dans deux cas de constipation rebelle, le lait aigri n'a pas donné de résultat satisfaisant, de même que dans un cas de néphrite interstitielle, compliquée d'atrophie du pancréas, ainsi que dans un cas d'entérocolite chronique ayant amené une forte anémie. Seulement le traitement des constipés n'a duré que huit à dix jours, ce qui doit être insuffisant. Le malade atteint de néphrite, chez lequel « le traitement avec le lait aigri n'a donné qu'un résultat très sujet à caution », était dans un état de cachexie profonde et est mort avec des signes de tuberculose pulmonaire, de néphrite interstitielle, d'atrophie du pancréas et de dégénérescence parenchymateuse du foie. Quant au dernier sujet n'ayant pas profité du lait aigri, c'était une malade très anémiée avec une diarrhée acide.

Les malades, atteints d'affections intestinales, ont présenté une augmentation du taux des éthers sulfoconjugués par rapport à la normale. Chez ceux qui ont profité du traitement par le lait aigri, il a été généralement constaté une diminution de ces substances.

Dans les cas avec résultat favorable, les matières fécales donnaient, à partir du quatrième ou cinquième jour de traitement, une réaction acide. Dans quelques cas, il a été facile d'en isoler le bacille bulgare.

Voici, à titre de document, un des cas traités par le Dr Grekoff. Un jeune homme de vingt-six ans souffre depuis un an de diarrhée avec des évacuations nombreuses, jusqu'à quinze dans les vingt-

(1) Le régime des malades du Dr Grekoff avant le commencement du traitement et pendant la cure était uniformément le suivant : « le matin et le soir, du thé sucré ; à dîner, une soupe avec un quart de poule ; au souper, un plat de fécule de pommes de terre (Kissel). En plus, ils recevaient une bouteille (700 grammes) de lait bouilli ordinaire pendant la période préparatoire ou autant de lait aigri pendant le traitement. Le pain était accordé en quantité de 408 grammes (une livre russe) par jour » (p. 71).

quatre heures, mélangées avec du mucus et de réaction alcaline. A plusieurs reprises, il a été soigné par des médicaments usuels, mais sans aucun résultat précis. A partir du deuxième jour du traitement avec du lait aigri, le nombre des selles est tombé d'une façon très considérable et, au bout de quelques jours, leur quantité ainsi que la qualité des matières fécales sont devenues absolument normales. Lorsque, après la guérison, le patient s'est mis à prendre la nourriture ordinaire, le nombre des défécations s'est relevé jusqu'à trois dans les vingt-quatre heures; mais, en introduisant dans son régime le lait aigri, il est redevenu normal. Le patient a quitté l'hôpital guéri. Résumant ce cas, Grekoff conclut « qu'il lui semble que l'usage du lait aigri a amené rapidement la disparition complète des symptômes morbides, tandis que le traitement par des médicaments à l'hôpital n'a pas été suivi de succès malgré un laps de temps beaucoup plus considérable. Il a surtout été remarqué que les mucosités ont disparu avec le traitement par le lait aigri en deux jours, tandis que le traitement pharmaceutique ne les a pas fait disparaître en huit jours. Les matières fécales sont devenues acides à partir du quatrième jour de traitement (par le lait aigri). Le poids du corps est resté stationnaire ». Le taux des éthers sulfoconjugués a sensiblement diminué (p. 84).

En dehors de ses seize malades d'hôpital, Grekoff rapporte l'histoire de cinq malades ambulatoires, traités avec succès par le lait aigri. Il cite, entre autres, un docteur qui, après avoir supporté la fièvre typhoïde et la dysenterie pendant la guerre de Mandchourie, en est revenu avec un météorisme rebelle et des selles muqueuses. L'emploi du lait aigri avec un régime mixte a fait disparaître l'évacuation des gaz fétides et diminuer la quantité des mucosités. Après avoir cessé le lait aigri, ces symptômes morbides réapparurent de nouveau, pour cesser aussitôt après une nouvelle cure avec le lait aigri.

Dans son traité sur l'intoxication intestinale, le Dr Combe (1), de Lausanne, parle des recherches entreprises dans son service sur l'action antiputride des laits aigris, travaux qui n'avaient pas encore donné, au moment de la publication de son livre, de résultats définitifs. « Ce que nous pouvons dire actuellement, ajoute Combe (p. 439), c'est que, comme le démontrent les deux courbes du travail de notre élève, Mlle Tchoumakoff : *la lactobacilline* (2) *liquide est un médicament antiputride très énergique, dont l'action se prolonge encore longtemps*

(1) L'auto-intoxication intestinale, Paris, 1907.
(2) Sous ce nom « lactobacilline », on désigne les produits préparés avec des cultures de deux microbes lactiques dont un est précisément le bacille bulgare ou bacille de Massol ou le streptobacille du leben de Rist et Khoury

après que l'on en a cessé l'emploi. Ceci semble bien démontrer que l'action antiputride tient à la vitalité du bacille de Massol (bacille bulgare) qui lutte énergiquement contre les microbes protéolytes anaérobies. »

Nous avons connaissance, à titre privé, de plusieurs essais sur l'emploi du lait aigri dans les maladies intestinales, essais entrepris par des médecins français et couronnés d'effet favorable. Malheureusement, ces résultats n'ayant pas été publiés, on ne peut pas en parler ici. On dirait que les médecins ne se décident pas à rendre publiques leurs observations par crainte de la réclame commerciale qui ne tarde pas à s'emparer de toute découverte. C'est ainsi qu'en Allemagne la notion sur l'application thérapeutique des microbes lactiques a commencé par des réclames exagérées des commerçants, ce qui a amené la protestation de la part de plusieurs médecins, et notamment du célèbre clinicien viennois, D⁰ von Noorden.

C'est donc avec un esprit très sceptique que plusieurs médecins allemands se sont mis à étudier la bactériothérapie intestinale, et c'est là que réside le principal intérêt de leurs recherches. Le D⁰ Wegele, médecin spécialiste des maladies de l'estomac à Königsborn, en Westphalie, a publié une note (1) sur les premiers résultats du traitement bactériothérapique des maladies du tube digestif. Il a choisi pour ses essais une vingtaine de malades qu'il a observés pendant plusieurs semaines dans son sanatorium. Voici quelques résultats de ses recherches. « Dans le *catarrhe chronique* avec diminution de sécrétion de sucs digestifs et dans l'*Achylia gastrica* (autant dans la forme atrophique que dans la forme nerveuse), le lait aigri bulgare agit, non seulement comme une nourriture convenable à cause de la préparation digestive par les microbes des matières albuminoïdes, mais aussi comme remplaçant de l'acide chlorhydrique de l'estomac. L'absence ou la faible quantité de ce dernier empêche son action désinfectante qui est remplie par l'acide lactique d'une façon des plus favorables, ce qui est important, car les phénomènes de putréfaction dans le tube digestif ne présentent rien d'extraordinaire ». « J'ai eu occasion dans le courant de cette année, continue Wegele, d'observer, dans un cas de maladie tropicale rare, *Indian sprue* (*Aphtæ tropicæ*), l'action extrêmement favorable du yahourth sur la putréfaction intestinale particulièrement caractéristique. Celle-ci se rencontre très fréquemment dans les diarrhées qui résultent de l'*Achylia gastrica*. Dans ce cas, le passage du contenu gastrique, n'ayant subi qu'une digestion insuffisante et n'étant pas influencé par l'action désinfectante d'acide chlorhydrique, provoque

(1) *Deutsche medicinische Wochenschrift*, 1905, n° 4.

très souvent des décompositions qui consistent surtout en putréfactions des albuminoïdes. Ce sont précisément ces putréfactions qui sont influencées de la façon la plus favorable par l'emploi méthodique du lait caillé bulgare, ainsi que j'ai pu le constater dans une série de cas sans exception. »

A côté de ces résultats, obtenus sur des adultes, il est intéressant de signaler l'effet de la bactériothérapie dans la médecine infantile. C'est le D⁽ᵉ⁾ Klotz (1), à Magdebourg, qui fournit des renseignements précieux à ce sujet. Après n'avoir obtenu que des résultats médiocres dans le traitement des toxicoses aiguës des nourrissons avec du « lait caillé à la lactobacilline », il a voulu se rendre compte de son action dans les affections chroniques. « Ainsi il est arrivé — raconte le D⁽ᵉ⁾ Klotz — que nous avions abordé notre second sujet, le traitement des affections chroniques de la nutrition par le yahourth, sans grand espoir. Mais nous étions bientôt désillusionné agréablement, ayant obtenu des résultats favorables dans quelques cas d'affections de nutrition chroniques, suivies d'atrophie. Plusieurs nourrissons qui, pendant des mois, n'avançaient pas avec l'allaitement au sein, avec le babeurre et avec l'allaitement mixte, réagissaient d'une façon nettement bonne au nouvel aliment, composé, soit simplement de lait aigri, soit de combinaisons qui nous sont propres. Dans tous les cas, nos résultats sous ce rapport sont tels, qu'il nous paraît indiqué de reprendre encore une fois le traitement des toxicoses aiguës, surtout pendant les mois d'été avec le petit-lait ou le babeurre à la lactobacilline » (p. 27). « Pour obtenir un tableau très précis de l'activité du yahourth, nous avons d'abord éliminé tous les cas légers ou moyens et nous n'avons soumis au traitement que les cas particulièrement graves. L'épreuve a été donc sévère » (*Ibid.*).

Klotz cite le cas d'un nourrisson de cinq mois ayant un eczéma de la figure très grave. Pendant près de trois mois tout traitement ne donnait aucun résultat, lorsque, après trois semaines d'alimentation avec le lait à lactobacilline, il s'est produit une guérison irréprochable. « Ce résultat a été tellement extraordinaire que depuis nous avons attiré notre attention sur le traitement diététique des eczémas chroniques avec la lactobacilline » ... (p. 38).

J'ajouterai à ces données un cas d'autant plus intéressant qu'il a été observé dans le service clinique du professeur Von Noorden, à Vienne. Il s'agit d'une jeune femme atteinte d'entérite chronique, maladie qui s'était montrée rebelle à tout traitement : pendant 13 ans, la personne en question souffrait de diarrhée opiniâtre, qui avait amené un amaigrissement considérable. Après avoir, sans succès,

<hr>

(1) *Zentralblatt für unsere Medizin.*, 1908, p. 33.

essayé toutes sortes de médicaments et de changements de régimes,
Bondy (1), qui faisait le traitement, s'est décidé à administrer à sa
malade du lait caillé avec le bacille bulgare. Le résultat a été des
plus favorables : la diarrhée cessa, ce qui amena une augmentation
notable du poids de la malade qui sortit de l'hôpital guérie, malgré
qu'elle ne recevait que la nourriture ordinaire de l'hôpital.

L'ensemble des faits sur l'action des microbes lactiques en culture
pure dans du lait ne laisse pas de doute de son efficacité thérapeutique. Il n'y a rien d'étonnant à ce que ces microbes aient manifesté
un pouvoir curatif plus énergique que les colibacilles ou les *Bacillus
lactis aerogenes* que l'on employait antérieurement sans grand résultat. C'est que ces deux derniers microbes sont beaucoup moins puissants comme agents antiputrides que les ferments lactiques proprement dits, tels que le bacille bulgare et le streptobacille.

VI. — Bactériothérapie intestinale avec des cultures en bouillon.

Dans ces derniers temps on a commencé à se servir dans le traitement bactériothérapique des cultures pures des microbes lactiques,
préparés non pas dans du lait, mais dans des « bouillons » de compositions diverses. C'est le Dr Henry Tissier (2) qui a introduit cette modification de la bactériothérapie intestinale. Partant des recherches de
Bienstock et des siennes, exécutées en collaboration avec Martelly
et Gaching, sur l'antagonisme des microbes lactiques vis-à-vis des
protéolytiques, Tissier a élaboré sa méthode du régime végétarien
rigoureux, additionné de cultures dans du bouillon peptoné des bacilles paralactiques seuls ou en symbiose avec son *Bacillus bifidus*.
Les nourrissons ne pouvant être soumis au végétarisme, restent au
sein ou au biberon pendant le traitement avec les microbes. Les
enfants plus âgés et les adultes doivent suivre le régime suivant :
« Après avoir prescrit des lotions froides, de l'exercice physique au
grand air, on conseille d'adopter un régime *strictement végétarien :
suppression du lait, des œufs et de toute espèce de viande et de poisson.*
Par contre, on peut donner tous les légumes, préparés de façon quelconque, toute espèce de pâtisserie, de fruits cuits ou crus. Le pain
ordinaire est permis. » « On fait boire dans la journée, au moment
des repas, une bouteille d'eau lactosée contenant de 20 à 50 p. 1000
de lactose à laquelle on peut ajouter un peu de vin rouge ou blanc. »

(1) *Wiener klinische Wochenschrift*, 1910.
(2) *Annales de l'Institut Pasteur*, 1905, p. 274 ; *Tribune médicale*, 1906, p. 117 ;
Comptes rendus de la Société de biologie, 1906.

«On donne enfin, *pour hâter l'apparition d'une flore intestinale empê-chante*, un à deux verres à bordeaux d'une culture pure de *Bacillus acidi paralactici*, ou mieux d'une symbiose de cette espèce avec le *Bacillus bifidus*. Ces cultures sont faites en eau peptonisée (sel 5 grammes, peptone 10 grammes, lactose 200 p. 1000 d'eau).»

Les premiers jours du traitement, les malades peuvent éprouver quelques troubles, mais, au bout de quatre ou cinq jours, en moyenne, la constipation cesse, les douleurs abdominales diminuent, la langue se nettoie, l'haleine n'est plus fétide, ni la bouche mauvaise. « Dans les formes chroniques, avec diarrhée persistante (non tuberculeuse), les troubles digestifs cèdent un peu moins rapidement peut-être, mais il est rare qu'on ne puisse observer déjà, dans le cours de la première semaine, une grande amélioration. »

Le Dr M. Cohendy (1) se sert aussi de cultures lactiques en milieu liquide autre que le lait, mais, au lieu du bacille paralactique ou du *bifidus*, il ensemence du bacille bulgare. Après avoir observé que l'estomac des malades atteints d'entérite supporte souvent mal les cultures dans le lait, il a préparé des dilutions de sirop de malt, facilement obtenu en brasserie. « Ces dilutions doivent marquer au densimètre 2, 3 à 5 à la température de 15°; leur réaction doit être neutre, toute addition de peptone et de sel est inutile. Après vingt-quatre ou quarante-huit heures d'étuve à 36°, on obtient dans ce milieu d'abondantes cultures constituant une boisson légèrement acide, généralement bien tolérée. »

Le Dr Cohendy rapporte l'histoire de cinq malades, atteints de crises aiguës d'entérite muco-membraneuse, traités avec de ces cultures. « Celles-ci sont prises dès le premier jour, à la dose de 100 à 200 grammes par jour, soit une fois le matin à jeun, soit en deux fois, le matin à jeun et à cinq heures. » Pour favoriser le développement microbien, le malade prend, deux heures après chaque prise de ferment, ainsi qu'à l'heure des deux repas, une ou deux cuillers à café de sirop de malt dans un verre d'eau. » Pendant les deux ou trois premiers jours de traitement, le malade ne prend que le sirop de malt; pendant les cinq ou six jours suivants ne sont permis que les féculents et les céréales. Après la disparition des symptômes morbides, on revient progressivement à l'alimentation normale, en excluant cependant rigoureusement la viande d'un des deux repas. »

Sur les cinq malades du Dr Cohendy, « la première et la troisième étaient rétablies le huitième jour; la deuxième, le dixième jour; la quatrième était bien portante le quatorzième jour et recouvrait des

(1) *Comptes rendus de la Société de biologie*, 1906, vol. LX, p. 872.

garde-robes quotidiennes inaccoutumées. Quant à la dernière, elle fut gravement atteinte pendant la première semaine et n'était remise qu'incomplétement le vingtième jour ».

L'effet favorable des bactéries lactiques, administrées, soit dans du bouillon peptonisé, soit dans du bouillon de malt, confirme le rôle important de ces microbes dans la thérapeutique des maladies intestinales. Les diverses méthodes proposées ne constituent que des modifications du même principe fondamental. La proscription absolue des aliments d'origine animale peut être utile dans certains cas, inutile ou même nuisible dans d'autres. Il ne faut pas oublier que le lait putréfie moins facilement que beaucoup de légumes et que dans le régime végétarien le taux des éthers sulfoconjugués et des phénols urinaires est plus élevé que dans le régime lacté, ainsi qu'il a été encore récemment confirmé par Max Soldin (1). L'urine des herbivores est beaucoup plus riche en phénols que celle de l'homme (2) et, d'après les recherches de H. Tissier lui-même, l'alimentation végétarienne amène une plus grande abondance du *Bacillus Welchii (perfringens)* dans le contenu intestinal. Or, c'est un des principaux ennemis que renferme notre organisme et contre lequel on cherche à lutter. D'un autre côté, l'abstention prolongée de tout aliment d'origine animale amène souvent des résultats fâcheux. L'observation que j'ai faite sur moi-même, ainsi que dans mon entourage, m'a convaincu que ces aliments, pris en quantité modérée, sont réellement très utiles. En lisant l'autobiographie du célèbre philosophe anglais, Herbert Spencer (3), j'y ai trouvé quelques renseignements qui me confirment dans mon opinion. Encouragé par l'exemple de ses amis, il devint végétarien. Mais ce régime ne lui convenait pas, ainsi qu'il le dit lui-même : « Je commençai à devenir sceptique toutefois, en constatant qu'après six mois d'abstention de nourriture animale, notre ami Loch donna des signes manifestes d'affaiblissement. Sa voix est devenue tout à fait amoindrie et faible. » Écrivant à son père, H. Spencer disait : « J'ai à peu près décidé d'abandonner le végétarisme, tout au moins pour le présent. Je crois que ce relâchement sous les yeux vient de là ». Et il ajoute : « La preuve la plus certaine que j'avais pâti se manifeste après coup. Je m'aperçus qu'il me fallut récrire tout ce que j'avais écrit pendant le temps où j'étais végétarien, parce que cela manquait tout à fait de vigueur » (p. 157).

Le traitement de Cohendy est sous ce rapport beaucoup moins rigoureux que celui de Tissier, car il trouve inutile l'abstention

(1) *Jahrbuch für Kinderkrankheiten*, mars 1907, p. 285-287.
(2) Neumann et Vogel, *Analyse des Harnes*, 1894, p. 118.
(3) Herbert Spencer, Une autobiographie, traduction par H. de Varigny. Paris, 1907.

complète de la nourriture animale et ne défend la viande que pour le repas du soir. Les résultats si favorables du Dr Grekoff ont été obtenus chez des malades qui prenaient tous les jours une bouteille de lait et de la soupe aux poules. Dans une conférence, von Noorden [1] se prononce aussi contre le végétarisme trop absolu et contre l'abstention de la nourriture animale.

Un autre point de différence entre les procédés de bactériothérapie consiste dans le choix des microbes. Tantôt ce sont les bacilles paralactiques et le bacille bulgare en symbiose (lactobacilline), tantôt c'est le bacille bulgare seul, tantôt le bacille paralactique seul ou en symbiose avec le *Bacillus bifidus*. Il est établi que tous ces microbes agissent bien, mais les recherches ultérieures pourront encore compléter les notions actuelles et amèneront peut-être la découverte de quelque nouveau microbe particulièrement bienfaisant.

L'emploi des microbes lactiques rencontre cette difficulté que, ne vivant que de sucres, ils ne poussent pas assez dans les régions éloignées de nos intestins, ne contenant que des traces ou même pas du tout de ces substances. D'après les recherches faites par Alb. Berthelot dans notre service, ce sont les dattes qui amènent le plus de matières sucrées dans le gros intestin. Mais nous pensons qu'il serait plus efficace d'acclimater dans notre flore intestinale des microbes qui donnent du sucre aux dépens de la fécule. Étant donné que cette dernière passe en quantité suffisante dans le gros intestin, il se produirait dans cet endroit une source de matières sucrées qui permettraient de lutter avec beaucoup d'efficacité contre la putréfaction intestinale. Les recherches dans cette voie se poursuivent dans notre laboratoire depuis déjà plus d'un an.

VII. — Recherches sur le mécanisme de l'action des microbes lactiques.

De tout ce qui précède, on a le droit de conclure que la bactériothérapie, bien que de date toute récente, a fait déjà ses preuves dans les maladies intestinales de diverse nature et se présente comme un moyen très sérieux dans la lutte contre les putréfactions du tube digestif et les auto-intoxications. Seulement, comme c'est un chapitre tout nouveau de la thérapeutique, bien des points restent à établir d'une façon plus précise qu'il n'a pu être fait jusqu'à présent.

Il faut notamment éclaircir le mécanisme par lequel agissent les microbes bienfaisants. On parle de la désinfection intestinale, de

[1] *Medizinische Klinik*, 1908, p. 4.

l'action antiputride de l'acide lactique produit par les microbes, ou bien de quelque influence empêchante (antitoxique ou autre) de certaines bactéries sur d'autres ; mais toutes ces notions sont encore plus ou moins vagues et doivent être remplacées par des données expérimentales bien établies. Il ne faut pas oublier que nos connaissances des putréfactions intestinales, que l'on vise constamment, sont encore très imparfaites.

Bien avant la période bactériothérapique de la science médicale, on avait essayé de démontrer que le régime lacté, préconisé depuis longtemps dans beaucoup de maladies, amenait un appauvrissement de la flore intestinale. Ainsi Gilbert et Dominici (1) ont établi que le régime lacté fait notablement réduire la quantité des microbes aérobies dans les matières fécales. Récemment cette question a été reprise par Weinert (2) dans le service du professeur Javorovsky, à Cracovie, par rapport au lait aigri. Malheureusement, dans ce travail aussi, il n'a été tenu compte que des microbes aérobies.

D'après les évaluations du Dr Weinert, le lait aigri préparé de la façon ordinaire est déjà capable de diminuer notablement le nombre des microbes aérobies dans le contenu intestinal ; mais le lait, ensemencé avec le bacille bulgare et le streptobacille en symbiose, agit d'une façon encore plus marquée. Les aérobies diminuent en plus forte proportion et le retour au taux normal après la cessation du traitement ne se produit que beaucoup plus tard qu'avec le lait aigri ordinaire.

La réduction de la flore, sous le régime du lait aigri, dépend surtout de la diminution des colibacilles. Or, comme ces microbes contribuent largement à la putréfaction intestinale, la disparition d'un grand nombre d'entre eux doit être considérée comme un symptôme très favorable.

Sans se préoccuper de la numération des microbes de la flore intestinale, le Dr Makaroff (3) de l'hôpital de la marine, à Saint-Pétersbourg, a exécuté des recherches minutieuses sur l'action diététique du lait aigri. Il a recherché le taux des éthers sulfoconjugués et est arrivé à la conclusion que le régime du lait aigri à la lactobacilline diminue ces substances en plus forte proportion que le régime du lait non aigri. « En dehors de cela, après la cessation des prises de lactobacilline, la quantité des éthers sulfoconjugués se maintenait encore pendant dix à douze jours environ à un taux assez

---

(1) *Comptes rendus de la Société de biologie*, 1894, p. 117 et 277.
(2) *Przeglad lekarski*, 1907.
(3) Sur la valeur diététique du lait aigri du professeur Metchnikoff. Saint-Pétersbourg, 1907 (en russe).

bas, tandis qu'après la cessation du lait ordinaire (non aigri), ce taux revenait très rapidement à sa valeur antérieure » (p. 15).

Makaroff a fait encore des recherches sur l'influence du lait aigri à la lactobacilline sur l'assimilation et l'excrétion des sels calcaires chez les artérioscléreux. Quatre individus, atteints d'artériosclérose, ont été soumis à l'épreuve. Chaque expérience avait duré douze jours : pendant six jours, les malades prenaient le lait caillé ordinaire, et pendant six autres, le lait à la lactobacilline. Ce régime a très sensiblement augmenté la quantité de chaux excrétée par l'urine et les matières fécales. Makaroff admet que « l'augmentation de la chaux excrétée sous l'influence de la lactobacilline dépend de l'augmentation de la diurèse et de la quantité plus copieuse des matières fécales. Dans nos premières expériences, nous avons, presque dans tous les cas de traitement avec le lait aigri à la lactobacilline, observé une augmentation de la quantité d'urine dans les vingt-quatre heures. Les auteurs des recherches avec le lait aigri, ensemencé avec des bacilles lactiques, signalent comme un des symptômes favorables l'augmentation des matières fécales ; celles-ci deviennent plus molles, sortent avec plus de facilité et les malades voient disparaître les ténesmes pénibles, souvent douloureux. Nos observations confirment ce fait » (p. 21).

Pour se rendre compte de l'influence de la chaux, qui en quantité est introduite avec le lait aigri, Makaroff a employé dans une expérience des comprimés de lactobacilline, avec lesquels il n'a introduit que 0,0436 gramme de chaux, au lieu de 1,3180 grammes avec le lait aigri. Mais, dans ce cas aussi, la quantité de la chaux excrétée s'est montrée considérablement augmentée (7,6759 grammes au lieu de 4,4353 grammes).

Tandis que l'administration du lait aigri ordinaire n'avait exercé aucune influence sur la pression artérielle, sous le régime du lait, ensemencé avec les microbes lactiques, cette pression a diminué chez les quatre artérioscléreux, bien que cette diminution soit faible. « Dans l'impossibilité de l'attribuer à un simple hasard, une diminution de la pression sanguine, même des plus insignifiantes, doit être considérée comme résultat favorable » (p. 21).

Il serait intéressant de multiplier les recherches dans cette voie, et ceci d'autant plus que certaines recherches expérimentales indiquent une influence défavorable de l'acide lactique sur le système vasculaire. Ainsi Loeper (1) a obtenu chez les lapins, auxquels il administrait une certaine quantité d'acide lactique pur, des lésions

____

(1) *Archives des maladies du cœur*, etc., 1908, n° 1, p. 52.

athéromateuses de l'aorte. Malheureusement il n'a pas été tenu compte, dans ces expériences, du fait bien établi de la fréquence de l'athérome aortique spontané chez le lapin en dehors de toute intervention expérimentale.

Les lapins ont fourni dans les recherches de Charrin (1) un argument sur le danger du régime du lait aigri. Dans ses expériences, l'acide lactique, à la dose de 2 à 4 grammes tous les deux ou quatre jours, provoque chez les lapins au bout de deux à trois semaines des hémorragies intrarénales et de la destruction intralobulaire du foie. Cohendy (2) a déjà répondu à cette critique qui démontre une fois de plus à quel point il faut être circonspect dans les conclusions d'une espèce animale à une autre. Il faut surtout tenir compte de ce fait bien connu que l'immense majorité des lapins est atteinte de coccidiose hépatique et que, partant, cette espèce animale est impropre pour les expériences sur les maladies du foie.

L'expérience séculaire de tant de peuples qui se nourrissent avec des laits aigris est là pour démontrer l'utilité et l'absence de danger de ce régime. Les recherches cliniques qui se multiplient dans ces derniers temps confirment ce résultat.

En résumé, les microbes lactiques, pris avec du lait ou avec des bouillons de compositions diverses, pendant un temps plus ou moins long, constituent un remède indiqué dans toutes les affections dues aux putréfactions intestinales, remède très souvent bienfaisant et inoffensif.

---

(1) *Comptes rendus de l'Académie des sciences*, 1905, p. 1694.
(2) *Archives des maladies de l'appareil digestif et de la nutrition*, septembre 1907.

VACCINATION ANTIVARIOLIQUE

par

le Dr E. SACQUÉPÉE,

Professeur agrégé au Val-de-Grâce.

La *vaccine* est une maladie donnée à l'homme dans le but de le préserver de la variole. On provoque la vaccine en inoculant le *vaccin*; cette opération constitue la *vaccination* (1).

Historique. — C'est incontestablement au médecin anglais Jenner que revient tout le mérite de la découverte de la vaccine. Sans doute avant lui des traditions anciennes chez divers peuples permettent-elles de supposer que la vaccine n'était pas complètement inconnue : elle était pratiquée en Perse, dans la tribu des Elizats (Bruce), dans la Cordillère des Andes (Humboldt); peut-être même était-elle connue dès la plus haute antiquité. En Angleterre même, certains médecins, tels Sutton et Fewster (1768), avaient constaté que les personnes atteintes de cow-pox étaient réfractaires à la variole. Mais il était réservé à Jenner de comprendre l'importance primordiale de la vaccination, d'établir sa valeur sur des bases expérimentales et cliniques rigoureuses, et de l'imposer par l'ardeur de sa foi.

Médecin du Glowcesthire, Jenner (1) hérita d'une tradition locale, suivant laquelle les sujets atteints d'une maladie des vaches, le *cow-pox*, étaient immunisés contre la variole. C'était alors en Angleterre le règne de la variolisation, et Jenner n'eut point de peine à vérifier expérimentalement le bien fondé de la tradition populaire. Il établit ensuite que le cow-pox peut être inoculé de la vache à l'homme, en provoquant chez ce dernier une affection locale pustuleuse (vaccine, *man-pox*) analogue au cow-pox; le produit de la pustule, prélevé sur l'homme, et inoculé à d'autres personnes, provoque à nouveau et

(1) Cet article étant écrit au point de vue *pratique*, il ne sera pas traité ici diverses questions ne répondant pas à ce but; telles la *variolisation*, les *rapports de la variole et de la vaccine*, la *nature de l'agent vaccinal*, l'*origine de la vaccine*, etc.; questions palpitantes d'intérêt, mais qui sortent de notre cadre.

Pour la *bibliographie*, le lecteur voudra bien consulter, outre les auteurs cités au cours de l'article: LAYET, WARLOMONT, HERVÉ, DELORME et CAZETTE, Traités de la vaccine; LOISEAU D'ESPINE, art. *Vaccine* du Dictionnaire Dechambre et du Dictionnaire Jaccoud; VAILLARD, Manuel pratique de vaccination animale; SEVESTRE, G. DIEU, art. *Vaccine* des Traités de médecine BROUARDEL-GILBERT THOINOT; CHARCOT-BOUCHARD; SALIARD, art. *Vaccine* du Manuel de Debove et Achard; KELSCH, art. *Variole et Vaccine* du Traité d'Hygiène de BROUARDEL-CHANTEMESSE-MOSNY.

indéfiniment la vaccine ; enfin, les sujets vaccinés sont réfractaires à l'inoculation ultérieure de la variole.

La vaccine était découverte ; ses bienfaits évidents triomphèrent rapidement des mauvaises volontés et de la routine. Répandue d'emblée en Angleterre, la nouvelle méthode fut introduite en France par le duc de La Rochefoucault-Liancourt (1800), expérimentée par le Comité central de vaccine et bientôt importée un peu partout ; vers la même époque, elle pénétrait dans l'Europe centrale, en Italie, pour s'imposer peu à peu au monde presque tout entier.

Bienfaits de la vaccine. — L'évolution historique de la vaccination démontre à l'évidence son efficacité. On peut dire aujourd'hui qu'elle est devenue le « régulateur principal » de la variole (Kelsch), cette dernière ne se montrant que si l'absence ou l'insuffisance des vaccinations lui laissent le champ libre.

D'emblée, et sitôt la vaccine répandue, on put constater qu'en effet les ravages de la variole diminuaient d'autant : il n'y eut qu'un cri à cet égard au début du xixᵉ siècle. Mais bientôt après, dès 1811, et surtout à partir de 1820, on s'aperçut que les vaccinés du début du siècle n'étaient plus qu'imparfaitement à l'abri de la variole ; après quelques discussions, on reconnut que l'effet de la vaccine était temporaire, et qu'il était nécessaire de vacciner plusieurs fois dans le cours de la vie ; à la *vaccination* devaient faire suite les *revaccinations*. Parmi les documents qui démontrent la nécessité de ces revaccinations, on peut citer le tableau de Lotz, indiquant la proportion relative des décès par variole, suivant les âges, à Genève, de 1560 à 1760, avant l'ère vaccinale, et en Bavière, de 1837 à 1873, après l'introduction de la vaccination (1807), mais avant la vaccination obligatoire (1875).

Sur 1000 sujets morts de variole.

	Genève.	Bavière.
Étaient âgés de 0 à 1 an..........	202,50	227
— 1 à 5 ans..........	602,50	36
— 5 à 10 —	155,75	10
— 10 à 20 —	26,50	23
— 20 à 30 —	10,25	21
— plus de 30 —	2,50	613

En Bavière, étaient donc surtout atteints de variole les enfants non vaccinés et les adultes qui avaient perdu le bénéfice de la vaccination faite dans l'enfance.

Aussi, dans tous les pays soucieux de leurs intérêts, pratique-t-on à la fois la vaccination et la revaccination. C'est devant ces mesures que la variole a partout reculé. Au xviiiᵉ siècle, la variole frappait en Europe 95 p. 100 des habitants ; aujourd'hui, elle compte à peine

5 p. 100 de victimes (Kelsch). Dans tous les pays, la pratique de la vaccination diminue la mortalité variolique; par exemple, par année et par million d'habitants, succombaient à la variole :

	Avant la vaccination.		Après la vaccination.	
En Suède (1774-1801)......	2.050	(1815-1850)......	158
A Berlin (1781-1805)......	3.422	(1810-1850)......	476
A Copenhague (1751-1800)...	3.128	(1801-1850)......	286

De même, l'épidémie de 1870 frappait surtout les pays réfractaires à la vaccine (France, Prusse, Pays-Bas), beaucoup moins ceux qui la pratiquaient (Angleterre, Suède, etc.).

Aucun exemple à cet égard n'est plus saisissant que celui de l'empire allemand, où la vaccination est obligatoire depuis 1807 (Bavière), 1821 (Hanovre), etc., et la revaccination depuis 1875. On comptait en Allemagne, en 1796, 2791 décès varioliques par million d'habitants et par année; en 1898, 15 décès dans tout l'Empire ! Encore la plupart des cas surgissent-ils aux frontières, importés par des étrangers (Russes, Polonais, etc.). Cette même année 1898, la France perdait 22 fois plus, et l'Autriche-Hongrie, 121 fois plus de varioleux que l'empire allemand. En France, à cette époque, comme en Autriche encore aujourd'hui, la vaccination n'était pas obligatoire (1).

La vaccine est donc incontestablement un bienfait pour la société, qu'elle préserve de la mortalité variolique. Il va sans dire qu'elle est en même temps un bienfait pour chacun des individus qui composent cette société. Mais cette dernière n'est complètement à l'abri que si tout le monde est soumis à la vaccination; la moindre fissure peut être funeste, et les chances de voir se développer la variole seront d'autant plus grandes que la proportion relative des sujets non vaccinés sera plus considérable. La vaccination protège la société contre les épidémies de variole; les sujets vaccinés sont infiniment moins exposés à la contagion que les sujets non vaccinés; à Marseille, d'après Bousquet (2), il y eut 2 000 varioleux sur 30 000 sujets vaccinés (1 sur 15), et 4 000 varioleux sur 8 000 non vaccinés (1 sur 2). Bien plus, la variole fut bien moins grave chez les sujets vaccinés (1 mort sur 100), que sur les non vaccinés (1 mort sur 5). De telle sorte que, dans cette épidémie de Marseille, les vaccinés comptent 1 décès variolique sur 1 500 habitants; et les non vaccinés, 1 décès sur 8 habitants.

Des faits analogues ont été signalés depuis, à maintes reprises, en particulier dans l'épidémie de Sheffield (3). Pour l'individu comme

(1) Metzger, Thèse de Lyon, 1904. — Chaffel, Thèse de Lyon, 1907.
(2) Bousquet, Traité de la vaccine, Paris, 1873, p. 195 et suiv.
(3) Voir à ce sujet Proust, Bull. Académie de médecine, 1891, LXXV, p. 80 et suiv.

pour la société, la vaccination est la seule garantie contre la variole.

Évolution de la vaccine chez l'homme. — *Vaccine régulière.* — On désigne ainsi la vaccine qui évolue chez l'enfant ou

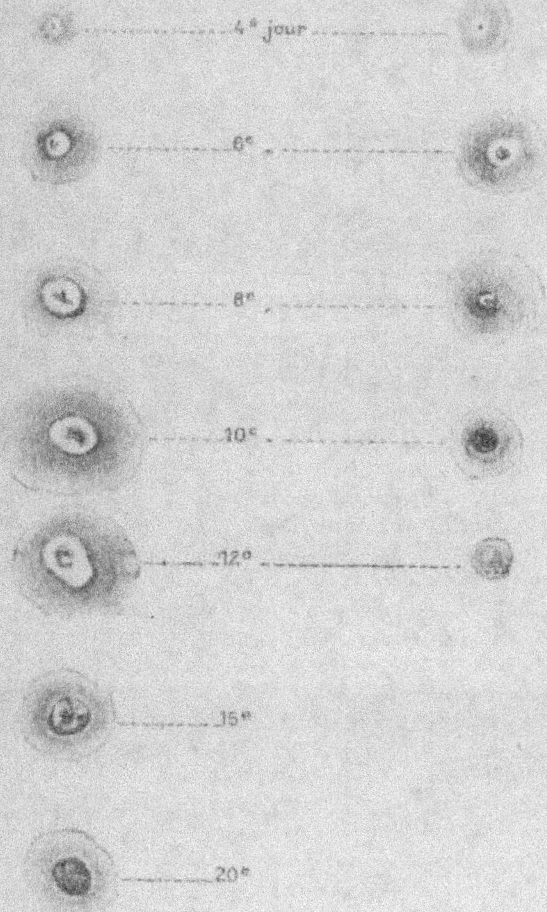

Fig. 1. — Évolution de la vaccine normale (1ʳᵉ colonne) et d'une vaccine modifiée (2ᵉ colonne) chez l'homme (d'après Pasquelle, 1905).

l'adulte non vaccinés et non variolés. On peut prendre pour exemple la vaccination par le vaccin animal, généralement employé aujourd'hui (fig. 1, 1ʳᵉ colonne).

On décrit généralement cinq périodes : *incubation, éruption, maturation, dessiccation et cicatrisation.*

Dans le courant des premières vingt-quatre heures se produit souvent autour de la piqûre une légère tuméfaction rosée, qui disparaît ensuite.

A la fin du deuxième jour, apparaît un petit cercle rose, très peu visible.

A la fin du troisième jour (début de la période d'éruption), se montre une élevure rouge, papuleuse.

A la fin du quatrième jour, l'élevure est plus marquée, elle s'est aplatie au sommet, et son volume égale un grain de millet.

A la fin du cinquième jour, on trouve un bouton aplati, présentant à son centre une dépression ombilicale, entourée d'une zone bleuâtre ou argentée, *zone lymphogène* de Longet; autour de la zone lymphogène, on voit une *auréole* rosée, peu développée; à la base du bouton, le derme est induré.

A la fin du sixième jour, mêmes caractères, mieux accusés; le bouton a grossi beaucoup.

A la fin du septième jour, l'éruption est à son acmé : c'est alors une *pustule*, large de 7 à 8 millimètres, franchement *ombiliquée* au centre; présentant une zone lymphogène, transparente et gonflée, bien délimitée; entourée d'une auréole rouge vif, inflammatoire; reposant sur une induration intradermique étendue. Perce-t-on la paroi de cette pustule, il s'écoule quelques gouttes de *lymphe vaccinale*, liquide clair et visqueux.

Dès la fin du huitième jour, les caractères changent, on entre dans la période de maturation; la modification essentielle réside dans l'aspect de la zone lymphogène, qui, transparente la veille, est devenue blanchâtre et opaque, en même temps qu'elle se boursoufle davantage. C'est l'indice évident de l'entrée en scène de la suppuration. Parallèlement la dépression ombilicale s'accentue, l'auréole s'agrandit et l'induration sous-jacente augmente.

Au neuvième jour, même état, un peu plus marqué en ce qui concerne les réactions inflammatoires : les ganglions axillaires sont souvent gros et douloureux, toute la région voisine des pustules est le siège d'une tuméfaction accompagnée de rougeur et d'hyperesthésie. La zone lymphogène est de plus en plus opaque.

Au dixième jour, les phénomènes inflammatoires s'apaisent; la zone lymphogène devenue jaunâtre se flétrit, l'auréole diminue d'éclat et d'étendue; la partie centrale de la pustule se durcit et forme croûte (début de la dessiccation).

Du onzième jour au treizième jour, la croûte s'étend, s'épaissit et devient noirâtre; elle durcit ensuite, gagne finalement toute la pustule, en progressant du centre à la périphérie.

Enfin, le vingt-cinquième ou vingt-sixième jour (Layet), dans la troisième ou la quatrième semaine (d'Espine), du vingt-troisième au vingt-sixième jour (Longet), la croûte tombe, laissant à nu une cicatrice indélébile, d'abord pigmentée et brunâtre, pour devenir ensuite blanche et garder un aspect caractéristique.

Les *phénomènes généraux* sont peu marqués, absents même dans la plupart des cas. Quand ils surviennent, c'est sous forme de céphalalgie, sentiment de courbature et de fatigue, nausées, anorexie, insomnie; tous ces phénomènes sont peu accusés et s'accompagnent souvent d'un léger état fébrile, à type rémittent, qui peut atteindre 38°,5 à 39°,5, exceptionnellement 40° (Longet, von Jaksch, Peiper). Fièvre et phénomènes généraux débutent du quatrième au septième jour, pour disparaître le plus souvent en vingt-quatre heures, parfois après trois ou quatre jours seulement (1). Peiper, Schnaase, Falkenheim (2) ont signalé exceptionnellement l'albuminurie, et même l'hématurie.

Au cours de cette évolution, la *formule hémo-leucocytaire* est modifiée. Les recherches de Roger et Weil, Enriquez et Sicard, Courmont et Montagard, Sobotka, ont fait voir que l'évolution du vaccin humain s'accompagne de leucocytose plus ou moins marquée, avec prédominance des mononucléaires chez l'enfant primo-vacciné, des polynucléaires chez l'adulte revacciné. J'ai montré que, longtemps après la vaccination, on trouve encore une mononucléose prédominante. Chez le lapin, Dominici trouve une polynucléose secondaire. Sur la génisse vaccinifère, Rouget a constaté dans le liquide céphalo-rachidien de la lymphocytose (3).

Chez l'*adulte revacciné avec succès*, l'évolution générale de la pustule est la même, mais les phénomènes réactionnels sont plus marqués : l'auréole périphérique est très vive, l'infiltration sous-jacente plus diffuse, les tissus plus tuméfiés, les ganglions axillaires davantage tuméfiés et sensibles (Layet).

Vaccinoïde. — A côté de la vaccine normale, il convient de placer la *vaccinoïde* (Trousseau et Dumontpallier), ou *vaccinelle*, encore improprement appelée *fausse vaccine*. Il y a bien longtemps qu'elle est connue; mais l'accord a tardé à se faire sur sa véritable nature,

____

(1) Lassar, *loco citato*. — Von Jaksch, *Jahrbuch f. Kinderheilk.*, vol. XXVIII. — Peiper, *Zeitschrift f. klin. Med.*, vol. XVII.

(2) Cités par Genson, art. Vaccine du Traité de médecine de Charcot-Bouchard.

(3) Roger et Weil, Enriquez et Sicard, Courmont et Montagard, *Soc. de Biologie*, 1900. — Dominici, Sacquépée, *Ibid.*, 1901. — Rouget, *Ibid.*, 1903. — Sobotka, *Zeitschr. f. Heilk.*, XIV.

les uns lui déniant toute vertu vaccinale, les autres lui accordant la même valeur qu'à la vaccine régulière (fig. 1, 2e colonne).

Si l'on fait abstraction de quelques faits où l'éruption atypique est le fait d'une lésion de grattage, les vaccinoïdes constituent avec les vaccines régulières la presque totalité des éruptions vaccinales. Cliniquement, elles évoluent rapidement, débutent après vingt-quatre ou quarante-huit heures, se caractérisant par un bouton rouge, couronné d'un reflet jaunâtre qui disparaît en six à huit jours (Bousquet). Hervieux (1) a montré que cet aspect clinique n'est d'ailleurs pas univoque, et on peut rapporter l'évolution des vaccinoïdes à trois types distincts. Le premier (*type papuleux*) se réduit à une simple papule rosée, sans auréole, disparaissant en quelques jours. Dans le second type, la papule se coiffe d'une vésicule, et s'entoure d'une auréole (*type furonculeux* de Layet). Au troisième type répond une vésicule nette, entourée d'une auréole franche (*type vésico-pustuleux* de Layet). Ces diverses manifestations sont souvent prurigineuses. Toutes évoluent en quelques jours ; elles sont à leur maximum bien avant le temps habituel, souvent au quatrième jour, et volontiers sont éteintes ou presque au septième jour, au moment où la vaccine normale est dans tout son éclat. Cette évolution comparative de la vaccine normale et de la vaccine modifiée est représentée avec une netteté saisissante dans les dessins de Fasquelle (2).

Il est aujourd'hui nettement démontré que la vaccinoïde n'est pas autre chose qu'une vaccine modifiée. S'il est vrai qu'on la rencontre exceptionnellement chez l'enfant primo-vacciné (Cadet de Gassicourt), elle n'en est pas moins à peu près exclusivement l'apanage de l'adulte revacciné. C'est précisément cette dernière constatation qui devait ouvrir les yeux : la vaccinoïde est une vaccine qui évolue sur un terrain imparfaitement réceptif, sur un sujet dont une inoculation préalable a atténué la réceptivité. Ce qui fait la vaccinoïde, c'est l'état du vacciné, et aucunement la valeur du vaccin. Indiquée par le raisonnement aux anciens observateurs, comme Bousquet, Trousseau et Dumontpallier, etc., cette interprétation se base à l'heure actuelle sur une double étude expérimentale : d'une part, les vaccinoïdes prélevées chez l'homme, et transplantées sur un organisme réceptif, reproduisent la vaccine légitime (Layet, Hervieux, Casteret, etc.) ; d'autre part, chez le veau, on reproduit à volonté une éruption identique à la vaccinoïde, soit en inoculant au préalable un sérum anti-vaccinal provenant d'un animal immunisé, comme l'ont fait

_____

(1) Hervieux, *Bull. Acad. médecine*, 1893.
(2) Fasquelle, *Cadurce*, 1906.

Béclère, Chambon et Ménard (1), soit en réinoculant l'animal un, deux, trois, etc., jours après une première vaccination ; à partir du neuvième jour, d'après Risel (2), on ne reproduit que la vaccinoïde. Dans des expériences récentes, Von Pirquet (3) a constaté que les sujets, revaccinés peu de temps après une vaccination positive, réagissent par des manifestations précoces dans leur apparition et hâtives dans leur évolution ; il donne à ces manifestations les dénominations de *réaction aréolaire précoce* ou de *réaction papuleuse précoce*, toutes deux identiques aux vaccinoïdes. Ces manifestations atypiques révèlent une résistance particulière de l'organisme à la nouvelle infection, c'est-à-dire l'immunité.

Il semble donc incontestable que cette vérité doit être admise : la vaccinoïde est une forme de la vaccine. Elle indique simplement une immunité partielle préalable du sujet ; la vaccinoïde a complété cette immunité. Au point de vue pratique, la vaccinoïde est un « succès », c'est-à-dire qu'elle est le témoignage d'une vaccination positive.

Anomalies. — L'évolution dans le temps des éléments de la vaccine ou de la vaccinoïde se fait presque toujours comme il vient d'être dit. Parfois, sur une série d'inoculations, les unes évoluent normalement, d'autres sommeillent quelque temps pour ne commencer leur éclosion qu'au moment où les premières sont à leur déclin (Bousquet) ; on aurait vu aussi le vaccin évoluer régulièrement, se dessécher, pour évoluer ensuite à nouveau, et en quelque sorte renaître de ses cendres immédiatement (Frébault) ou au bout de quelques mois (Rilliet et Barthez).

Tout aussi curieux sont les faits dans lesquels la pustule tarde à se montrer, — faits de *Vaccine lente*.

Les anciens auteurs ont constaté que les fièvres éruptives, rougeole et scarlatine, s'opposent au développement du vaccin, qui reprend une fois l'exanthème passé (Trousseau) ; dans le même sens agissent la médication mercurielle, le soufre en usage externe, les purgatifs énergiques, etc. Ce retard est fréquent chez les nouveau-nés, de même que chez les enfants débiles (Layet). Il s'observe parfois sans cause apparente, l'éruption se faisant attendre quinze et trente jours (Bousquet), bien plus même : car, dans un cas de Pioth (cité par Warlomont), les points d'inoculation restèrent vierges d'éruption pendant dix mois, pour évoluer normalement ensuite.

Dans ces faits, tout au moins, l'éruption existe. En certains cas,

(1) Béclère, Chambon et Ménard, *Annales Inst. Pasteur*, 1896 à 1899.
(2) Risel, cité par Kesch, Rapport sur la vaccine, 1901.
(3) Von Pirquet, Die frühzeitige Reaktion bei der Schutzpockenimpfung (*Wiener klin. Wochenschrift*, 12 juillet 1906).

l'éruption même fait défaut, malgré que le sujet soit vacciné. L'épisode le plus connu dans cet ordre d'idées est rapporté par Tréluyer ; à Nantes, en 1825, 60 enfants furent vaccinés au cours d'une épidémie de variole ; la plupart présentèrent, les premiers jours, quelques phénomènes généraux (frisson, céphalée, fièvre, etc.), mais il n'y eut pas de boutons. On revaccina, on variolisa même plusieurs des sujets précédents, sans succès. Il existerait donc des « *vaccinæ sine vaccinis* », de même qu'il existe des fièvres éruptives sans éruption : mais, dans l'histoire de la vaccine, ces faits sont infiniment rares.

Moins exceptionnels que les précédents sont les cas dans lesquels l'éruption, outre les pustules au point d'inoculation, comprend d'autres pustules, dites *surnuméraires*, en dehors des points inoculés. Il s'agit alors de **Vaccine généralisée** (1) : et on s'accorde à reconnaître que la généralisation peut se faire par deux mécanismes différents : ou bien le virus a envahi l'organisme entier, pour venir se fixer secondairement sur la peau, c'est la *vaccine généralisée spontanée* ou *fièvre éruptive vaccinale* ; ou bien le virus a été transporté de la pustule initiale à l'aide des doigts, vêtements, etc., du malade ou de son entourage, c'est alors la *vaccine généralisée par auto-inoculation*.

Dans la première forme, *vaccine généralisée spontanée*, l'éruption surnuméraire se montre parfois contemporaine de l'éruption primitive, comme aussi elle peut retarder sur elle de quatorze jours (Dardignac) : mais le plus souvent elle se tient entre ces deux dates extrêmes, elle se montre le septième ou le huitième jour : taches rouges d'abord, puis papules, vésicules, finalement pustules vaccinales typiques.

Cette évolution des pustules surnuméraires, parfois normale, est d'habitude suffisamment accélérée pour qu'en deux ou trois jours elles en soient à la même étape que les boutons d'inoculation.

Après une nouvelle phase de développement, dès le quinzième ou seizième jour, l'éruption s'efface, laissant après elle quelques croûtes, mais la cicatrice est généralement insignifiante.

L'éruption peut être plus ou moins riche, tantôt discrète, tantôt cohérente, tantôt confluente, à tel point qu'on peut à peine compter les pustules. C'est dans ces derniers cas surtout que les phénomènes généraux prennent toute leur ampleur ; ces troubles se montrent d'habitude avec l'éruption surnuméraire, du septième au neuvième jour, et consistent en fièvre modérée, anorexie, etc. Parfois ils affectent un caractère exceptionnel de gravité : la fièvre est

(1) Jeanselme, *Gazette des hôpitaux*, 1892.

élevée ; le malade anxieux et abattu peut être en proie à des accidents méningitiques, à des accès de suffocation, etc. Dans quelques cas même, la mort est survenue (obs. de Longet, Lacour, Gaucher, etc.). Bénigne ou grave, la fièvre éruptive vaccinale succède généralement à l'inoculation d'un virus vigoureux, comme le horse-pox (Bouley) ou le cow-pox, sans doute aussi le variolo-vaccin ; elle est exceptionnelle à la suite de la vaccination de bras à bras (obs. de Dardignac).

Chose curieuse, cette éruption survient éventuellement après l'ingestion de virus vaccinal : il en fut ainsi chez des enfants dont un avait ingéré des croûtes vaccinales pulvérisées (Cazalas), dont d'autres avaient sucé leurs propres pustules (Étienne, Richard), ou celles d'un autre enfant (Richard). Expérimentalement, on reproduit la vaccine généralisée chez le cheval (Chauveau).

Au point de vue clinique, la fièvre éruptive vaccinale est à distinguer de la variole ; les pustules sont identiques, et « les plus malins s'y trompent », dit Bousquet. On se souviendra que dans la variole les phénomènes généraux sont très marqués (rachialgie, etc.), qu'ils surviennent avant l'éruption (non en même temps que celle-ci), que l'éruption des muqueuses (pharynx, etc.) est la règle, alors qu'elle manque dans la vaccine. Cette dernière enfin n'est pas contagieuse, et les pustules surnuméraires ne laissent pas de cicatrice, contrairement à ce qui se passe dans la variole.

Le diagnostic doit être fait aussi avec la *raccine généralisée par auto-inoculation*. Celle-ci a été maintes fois reproduite expérimentalement (Trousseau, etc.), et son mécanisme est facile à saisir : le virus est transporté des points d'inoculation à d'autres points du corps, par les doigts, les vêtements du malade, ou par simple contact, ou encore par d'autres personnes. Ces pustules surnuméraires sont donc variables d'aspect, les unes précoces et vigoureuses, d'autres tardives et rabougries, suivant que l'inoculation secondaire s'est faite plus ou moins longtemps après la vaccination initiale ; elles siègent sur les parties du corps accessibles au grattage, en particulier sur les doigts (véhicule habituel de la contagion) et sur les parties découvertes (face, mains), surtout quand ces dernières sont atteintes d'affections qui dénudent l'épiderme (eczéma, impétigo, dartres, etc.). Cette éruption polymorphe s'arrête bientôt, par suite de l'immunité conférée par les pustules initiales. S'il existe quelque part de larges placards dénudés, les pustules y sont plus abondantes (*pullulation vaccinale par auto-inoculation*) ; d'après Dauchez (1), au niveau du

<hr>

(1) Dauchez, Thèse de Paris, 1883.

périnée, elles peuvent parfois simuler des plaques muqueuses ulcérées (1).

Dans une curieuse observation de Danziger (2), une fillette vaccinée transmit la vaccine à sa mère, à sa grand'mère et à son frère ; chez ce dernier, la vaccine se généralisa, et le frère, à son tour, transmit l'infection à d'autres enfants, tous atteints de maladies cutanées. Ce vaccin semblait donc particulièrement virulent.

Complications. — Elles sont heureusement rares. De tout temps, depuis Jenner, on a constaté l'existence d'*éruptions vaccinales*, manifestement liées à l'évolution du vaccin. Elles apparaissent presque toujours du neuvième au onzième jour (Hervieux), parfois au troisième (Roger), et jusqu'au dix-huitième (Behrend). Leur pathogénie n'est pas élucidée, mais il paraît bien vraisemblable qu'elles sont provoquées par les substances toxiques (Trousseau) ou infectieuses, spécifiques ou non, qui circulent dans l'organisme au moment de la « maturation » du vaccin. Aucune d'elles, d'ailleurs, n'est susceptible de reproduire la vaccine. Elles ne s'accompagnent qu'exceptionnellement de phénomènes généraux, ne troublent en rien l'évolution du vaccin (Bousquet).

Parmi ces éruptions, les moins rares sont les *rash vaccinaux*, analogues à ceux de la variole. Parfois simplement *érythémateux*, reproduisant ailleurs l'urticaire (*rash ortié*) ou le *purpura* (Bergeron), le rash vaccinal présente plus volontiers l'aspect d'une roséole *morbilliforme* (Longet), exceptionnellement *scarlatiniforme* (Widal). Débutant autour ou à distance des pustules vaccinales, ces diverses éruptions disparaissent au bout de deux à cinq jours, sans laisser de traces, après avoir souvent envahi toute la surface du corps. Behrend, Widal ont décrit un *érythème exsudatif* qui paraît se rapprocher singulièrement de l'érythème polymorphe ; Courtellemont signale l'*érythème noueux*.

La *miliaire vaccinale* et le *pemphigus vaccinal* sont aussi bénins que les précédents. Ils présentent les caractères connus de la miliaire (*sudamina*) ou du pemphigus. L'un et l'autre apparaissent d'habitude vers le huitième jour ou un peu plus tard ; ils peuvent évoluer par poussées successives. Le pemphigus ne s'observe guère que chez les enfants en état d'athrepsie (Hébra, etc.).

---

(1) On décrit généralement, à la suite de Stocquart (*Journ. des Sc. méd. et nat.*, Bruxelles, 1882), une troisième forme de vaccine généralisée dite *par migration* ; on vaccine au bras, et l'éruption manque au bras, alors qu'elle apparaît « n'importe où ». En réalité, dans l'observation de Stocquart, le su et ayant été vacciné au bras, présenta une pustule à l'avant-bras ; il peut fort bien s'agir simplement d'auto-inoculation effectuée au moment même de la vaccination. La vaccine par migration existe peut-être, mais elle attend encore sa preuve.

(2) Danziger, *Munchen. medic. Wochenschr.*, 6 août 1907.

C'est également à une prédisposition antérieure qu'il faut attribuer le *psoriasis vaccinal* (Riublanc), et surtout l'*eczéma vaccinal*, moins exceptionnel. Cet eczéma débute autour des boutons, peut envahir tout le corps ; il disparaît d'ordinaire fort vite, mais il peut aussi donner lieu à des poussées successives interminables. Les eczémateux peuvent souffrir du vaccin, au même titre qu'ils sont fort susceptibles à l'égard de tant d'influences diverses.

Beaucoup plus graves que les précédentes sont les *complications de nature infectieuse*. Il s'agit manifestement ici de complications liées à une altération du vaccin, que cette altération vienne d'une contamination accidentelle au cours des manipulations, d'une conservation défectueuse ou d'une maladie de sujet vaccinifère.

C'est probablement dans ce groupe qu'il faut ranger la *vaccine rouge* et la *vaccine hémorragique*. La première, signalée dès 1892 (Dauvé et Larue) parmi les sujets vaccinés avec le vaccin d'une même provenance, est ainsi appelée parce qu'avec ou après la pustule vaccinale, souvent mal venue, on voit évoluer une éruption particulière, bulle ou pustule, de coloration rouge (rouge vif, rosée, lie de vin), sans auréole ; elle est inoculable d'homme à homme (Goumy et Cozette), mais non à la génisse, et ne donne pas l'immunité vaccinale. Sa cause est restée inconnue ; elle accompagnait une atténuation marquée de la pulpe vaccinale.

Quant à la vaccine hémorragique, elle est rare : la pustule devient hémorragique, en même temps qu'apparaissent en divers points du corps des pétéchies ou des ecchymoses ; en même temps, il y a de l'hématurie, des épistaxis et des phénomènes généraux graves (Gregory). Dans un cas de Burtureaux, cette vaccine hémorragique fut mortelle.

Particulièrement sévères se sont montrées les *pyodermies vaccinales contagieuses*, heureusement exceptionnelles. Leur forme la plus simple est la *vaccine ulcéreuse*, signalée dans l'épidémie de la Motte-aux-Bois (1). Chez presque tous les enfants vaccinés, on constata vers le huitième jour, sur les scarifications, des ulcérations mesurant 1/2 à 2 centimètres, à fond empâté, à bords indurés, plus ou moins douloureuses, accompagnées de tuméfaction inflammatoire étendue, d'adénite axillaire et de phénomènes généraux. On pourrait croire à un chancre syphilitique vaccinal, d'autant plus que le vaccin avait été emprunté à un enfant ; mais ces ulcérations diffèrent du chancre syphilitique par leur apparition précoce, la nature ulcéreuse et suppurative des lésions, leur multiplicité, l'inflamma-

(1) Hervieux, Vinay, *Bull. Acad. médecine*, 1895.

tion qui les entoure, leur auréole très accusée, etc. (Fournier) (1).

A la Motte-aux-Bois, il y eut 3 cas de contagion à des personnes non vaccinées (pustules d'ecthyma, ulcération de la paupière) et quelques éruptions érythémateuses ou papuleuses. Mais ces deux caractères, contagiosité et apparition d'éruption secondaire, furent beaucoup plus marqués dans d'autres épidémies, généralement rapportées à l'*impétigo contagieux*. Telles sont les épidémies de l'île de Rügen (2), de Strasbourg (3), et celle consécutive à l'emploi du vaccin d'Elberfeld (4). Dans ce dernier épisode, on vit survenir à Ansberg des suppurations prolongées ; à Elberfeld, des ulcérations avec adénite ; à Crangen, des ampoules, et plus tard (du onzième au quinzième jour) une éruption impétigineuse généralisée, très contagieuse pour l'entourage. Il y eut 4 décès, dont 3 chez des sujets vaccinés ; 3 fois la mort fut subite. Avec moins de gravité, les accidents furent identiques à l'île de Rügen et à Strasbourg.

La cause de ces mécomptes est inconnue ; il est évident qu'il faut incriminer une contamination accidentelle du vaccin.

Parfois on a vu survenir l'*érysipèle*, des *phlegmons*, des épidémies de *septico-pyohémie* (épidémies de Grabnich, de San Quirico d'Orcia, d'Asprières). Dans ces différents cas, le vaccin était mal conservé, parfois putréfié, ou bien il avait été prélevé sur des enfants malades. De tels accidents, au moins sous forme épidémique, ne sont plus à craindre aujourd'hui.

Parmi les maladies spécifiques, on a signalé la possibilité de transmettre la lèpre, la tuberculose, la syphilis. Pour la *lèpre*, on ne possède jusqu'ici qu'une seule observation de transmission d'homme à homme, due à Gairdner (5). Quant à la *tuberculose*, aucune preuve clinique ou expérimentale ne démontre qu'elle puisse être inoculée avec le virus vaccinal prélevé sur l'homme ; les essais expérimentaux de Josserand (6), Straus (7), Lothar Meyer (8) sont restés complètement négatifs. Néanmoins, c'est là un danger toujours à éviter, et dont la vaccination animale nous met heureusement à l'abri.

De beaucoup les plus retentissants ont été les accidents syphilitiques, dont l'histoire a été magistralement établie par Fournier (9).

Syphilis vaccinale. — Longtemps niée au nom des « principes

(1) Fournier, La syphilis vaccinale, Paris, 1889.
(2) Veröffent. des Kaiserl. Gesundheitsamtes, 1885.
(3) Goumanner, Pyodermies vaccinales contagieuses (*Revue d'hygiène*, 1903).
(4) Veröffent. des Kaiserl. Gesundheitsamtes, 1888.
(5) Gairdner, A remarkable experience concerning leprosy (*British med. Journal*, 1887).
(6) Josserand, Thèse de Lyon, 1884.
(7) Straus, *Société méd. des hôpitaux*, 1885.
(8) Lothar Meyer, *Eulenburg's Vierteljahresch. f. g. Medic.*, 1892.
(9) Fournier, *loc. cit.*

(Bousquet), son existence fut nettement démontrée à la suite de vaccinations malheureuses pratiquées à l'Académie (Millard, Depaul, etc.). Depuis, d'autres épisodes de même ordre ont été signalés plusieurs fois. Ils sont rares d'ailleurs, au total quelques centaines de cas sur des millions de vaccinations; mais ils sont toujours graves, ils sont surtout évitables. Leur gravité est toute d'emprunt, due à ce qu'ils sont méconnus, à ce que les victimes sont jeunes et souvent misérables, etc. : ainsi s'expliquent les dix morts de Crémone (Cerioli), les sept morts de Rivalta, etc.

Ces accidents sont évitables, en raison même de leur cause. Parfois ils sont dus à ce que le même instrument a successivement vacciné un sujet syphilitique, puis un sujet sain : ce dernier prend la syphilis (Lorain, Ory, etc.). D'ordinaire, le vaccin a été prélevé sur un sujet humain syphilitique ; et comme ce vaccin humain, en raison même de sa rareté, sert généralement à inoculer des « fournées » d'enfants, le nombre des victimes est généralement élevé. Il l'est d'autant plus qu'on ne se méfie point, et que d'habitude les victimes sont des enfants : car ceux-ci, à leur tour, peuvent infecter « par ricochet » leur entourage (nourrice, parents) dans les contacts journaliers; ils peuvent être utilisés comme vaccinifères, et transmettre à d'autres personnes à la fois la vaccine et la syphilis qu'ils ont reçues. Nul exemple de cette « cascade de contaminations » n'est plus instructif et plus dramatique que les cas de Rivalta (Pacchiotti) et de Torre de Busi (Adelasio). A Rivalta, en 1861, le vaccin d'un enfant, reconnu plus tard syphilitique, sert à inoculer 46 enfants (première série); dix jours après, le vaccin de l'un d'entre eux est inoculé à 17 autres enfants (deuxième série) ; 39 enfants dans la première série, 7 dans la seconde contractent la syphilis vaccinale. A Torre de Busi, en 1862, 6 enfants sont inoculés avec le même vaccin ; 5 contractent la syphilis ; les 5 victimes contaminent ensuite leur entourage : nourrices, mères, frères, sœurs, etc. ; des mères contaminent leurs maris ; au total, 18 infections par ricochet.

Il est inutile de multiplier ces exemples ; ils sont calqués les uns sur les autres. Ils montrent que la syphilis vaccinale vient de la syphilis du vaccinifère (sauf le cas exceptionnel de transmission par une lancette malpropre). Ce vaccinifère est presque toujours un enfant atteint de syphilis héréditaire, méconnue ou latente ; ou bien un enfant chez qui évolue une syphilis vaccinale, « en incubation » dans la pustule vaccinale, à la suite d'une inoculation antérieure. La prophylaxie se déduit d'elle-même : il faut substituer à la vaccination interhumaine le vaccin animal.

Au point de vue clinique, trois alternatives sont possibles : 1° la vaccine échoue : après vingt jours ou plus apparaît le chancre vaccinal, chancre syphilitique typique, accompagné de son adénopathie caractéristique ; 2° la vaccine prend ; elle a terminé son évolution, quand apparaît à son tour le chancre vaccinal ; 3° la vaccine évolue normalement d'abord, mais la croûte ne tombe pas ; c'est sous cette croûte que se développe le chancre. Plus tard, la syphilis évolue comme d'ordinaire, et, à part son origine et sa gravité d'emprunt, rien ne la différencie de la syphilis commune.

Il ne faudrait pas croire pourtant que toute syphilis apparaissant après la vaccine est nécessairement d'origine vaccinale. Il faut se méfier des *syphilis « pseudo-vaccinales »*, nullement rares chez l'enfant. La vaccine a évolué, régulièrement ou non, sans chancre vaccinal ; après quelque temps, apparaissent des manifestations syphilitiques. L'absence de chancre initial, le début par des accidents généraux, l'existence possible des stigmates habituels permettront de reconnaître qu'il s'agit de syphilis héréditaire, non de syphilis vaccinale.

En définitive, les complications de la vaccine sont rares ; la plupart d'entre elles — les plus graves surtout — appartiennent à l'histoire, et il n'y a plus lieu de les redouter dans l'avenir. Elles ne sauraient être mises en balance avec les bienfaits prouvés de la vaccine ; ces bienfaits se résument dans l'immunité antivariolique, corollaire elle-même de l'immunité vaccinale.

Immunité et Réceptivité vaccinales. — *L'immunité vaccinale*, c'est-à-dire l'inaptitude d'un organisme animal à contracter la vaccine, est le point culminant de l'histoire de la vaccine ; car elle comporte comme corollaire l'immunité antivariolique. Cette immunité vaccinale est généralement acquise à la suite de la vaccination ; parfois cependant elle est consécutive à une atteinte antérieure de variole. Très rarement elle est *« naturelle »*, indépendante de toute atteinte de vaccine et de variole. De même qu'autrefois on trouvait exceptionnellement des sujets réfractaires à la variole, de même un nombre infime de personnes sont réfractaires au vaccin ; mais la plupart des sujets récalcitrants ne résistent pas à une deuxième vaccination bien faite. Il reste néanmoins quelques réfractaires, 1 p. 100 suivant d'Espine, 1 p. 9000 suivant Seaton, chez qui on ne peut faire prendre le vaccin, même en ayant soin « d'affamer les vaisseaux absorbants » par la diète et la saignée (Bousquet) : faculté aussi impénétrable pour la vaccine qu'elle l'est pour les autres maladies. D'après Spurgin et Marshall, les sujets réfractaires à la vaccine seraient également réfractaires à la variole.

Peut-être une partie de ces faits s'expliquent-ils par l'*hérédité ;*

pourtant, même chez les enfants issus de mères varioleuses ou
vaccinées, on rencontre rarement l'immunité. Une mère vaccinée
peut donner naissance à des enfants varioleux, la maladie « touche
le fruit sans toucher à l'arbre »; et, des enfants issus de mère
vaccinée à la fin de la grossesse, 51 sur 63 (Behm) et 44 sur 50 (Dubiquet) prennent le vaccin le plus légitime. De même la variole de
la mère laisse le fœtus sensible à la vaccine, à moins que cette
dernière ne se trouve à la période de dessiccation ou de cicatrisation
au moment de la naissance ; encore, dans ce cas, l'immunité est-elle
rare (Auché et Delmas) et, suivant Lop, disparaît-elle après six à
dix-huit mois (1).

Pour l'immense majorité des sujets, l'immunité est *acquise*, soit
par une vaccination antérieure, soit au prix d'une atteinte de
variole. Un sujet vacciné ou variolé se trouve être réfractaire à la
variole et à la vaccine.

Mais cette immunité n'est pas indéfinie, au moins est-il rare
qu'elle soit permanente. Chez la plupart des sujets, après une première vaccination, suivie de quelques années d'immunité, on voit
réapparaître l'aptitude à contracter la variole, comme aussi l'aptitude
à prendre à nouveau le vaccin (*récupérativité vaccinale*). L'immunité
vaccinale n'a donc qu'une durée limitée; sur ce point, tout le
monde est d'accord. Par contre, les opinions diffèrent davantage
quand il s'agit de préciser cette durée. En moyenne, dans nos pays,
et dans le jeune âge, elle persiste sept à dix ans, mais ce n'est
qu'une moyenne, sujette à des variations individuelles fort étendues:
chez certaines personnes, une seule vaccination maintient l'immunité indéfiniment ; chez d'autres, on voit la vaccine prendre peu de
temps après une première vaccination positive (de douze mois à
cinq ans, d'après H. Roger). Ce sont des exceptions, qui n'infirment pas
les données de l'observation séculaire. En dehors de ces variations
individuelles, d'autres causes peuvent intervenir : ainsi il est admis
que la vaccination protège l'adulte beaucoup plus longtemps qu'elle
ne protège l'enfant, fait qu'on explique par la rénovation incessante
et rapide des tissus chez ce dernier. Elle protège moins longtemps
dans les pays chauds que dans nos climats tempérés; les observations à l'appui abondent, et sont suffisamment démonstratives pour
que l'Académie ait demandé la revaccination tous les trois, quatre
ou cinq ans en Algérie, alors qu'elle se fait tous les dix ans seulement
dans la métropole. Peut-être aussi cette immunité est-elle plus chancelante en temps d'épidémie (Teissier), l'organisme devenant alors

<hr>

(1) Behm, *Zeitsch. f. Geburt. und Gynaekologie*, vol. III. — Dubiquet, Thèse Lille, 1880.
— Auché et Delmas, *Archives cliniques de Bordeaux*, 1894. — Lop, *Gaz. des hôpitaux*, 1894.

plus sensible à la vaccine, de même que le « génie épidémique » le rend plus vulnérable à la variole. En tout cas, dans nos pays, il est certain qu'une partie (15 à 25 p. 100, Saint-Yves Ménard) des enfants vaccinés dans l'enfance sont à nouveau susceptibles de contracter la vaccine pendant la période scolaire, de huit à treize ans ; plus tard, lors du service militaire, le nombre des succès s'accroît singulièrement, atteignant 50 à 60 p. 100. Rien ne démontre mieux la récupéravité vaccinale, le retour de l'aptitude à contracter le vaccin — et aussi la variole ; et, comme corollaire, rien ne démontre mieux non plus la nécessité des revaccinations.

D'ailleurs, la récupéravité vaccinale n'apparaît pas seulement à la suite de la vaccine, car cette dernière ne fait que suivre en cela l'exemple de la variole. On aurait pu croire que cette dernière, maladie générale grave, immunisait d'autant mieux qu'elle est plus sévère : il n'en est rien ; la variole peut récidiver, et de même les anciens varioleux sont parfaitement aptes à contracter la vaccine. Chez d'anciens variolés, les vaccinations à l'armée donnent 44 p. 100 (Vaillard), 52 p. 100 (Molitor) de succès. Chez eux aussi, les revaccinations sont nécessaires.

La vaccine n'immunise pas pour toujours ; elle n'immunise pas non plus tout de suite. Entre le moment où le sujet est inoculé, et le moment où le même sujet se trouve être réfractaire à la variole et à la vaccine, il s'écoule un certain temps. Ce temps d'attente a été nettement précisé par une série d'expériences précises, élégantes, souvent répétées depuis les premiers essais de Mongenot. On vaccine un certain nombre de sujets ; vingt-quatre heures après, on inocule la variole à l'un d'eux ; quarante-huit heures après, on variolise un second ; trois jours après, un troisième, et ainsi de suite. La variole évolue, comme la vaccine, chez les sujets inoculés pendant les quatre premiers jours ; elle avorte en partie (absence d'éruption secondaire et d'accidents généraux), si l'inoculation variolique est faite cinq jours ou plus après l'inoculation vaccinale. Elle avorte complètement quand la variole est inoculée onze jours après la vaccine (Mongenot, Sacco). C'est donc au onzième jour plein qu'est acquise l'immunité variolique. Dans la pratique, il ne faut pas oublier que ces expériences indiquent le moment où la variole devient incapable de contaminer l'organisme vacciné, et non le moment où elle ne peut plus se déclarer ; entre la contamination et l'invasion, il faut compter l'incubation, c'est-à-dire en moyenne dix à treize jours. C'est donc seulement vingt et un à vingt-quatre jours après l'inoculation vaccinale que le sujet sera mis à l'abri de l'apparition de la variole.

La même expérience a été répétée pour déterminer à quelle date le sujet vacciné se montre réfractaire à la vaccine. La deuxième vaccination (vaccination d'épreuve) réussit bien chez l'enfant jusqu'au sixième jour (Comité central), au cinquième (Bousquet), au huitième (Layet) ou au neuvième (Trousseau). Ces dates sont évidemment un peu variables suivant les sujets : les résultats sont également susceptibles d'interprétations différentes, car les dernières inoculations positives (à partir du sixième jour) se dénaturent de plus en plus, jusqu'à devenir presque méconnaissables (Trousseau). En tout cas, c'est au plus tard au neuvième jour que l'immunité est acquise contre la vaccine, — à peu près à la même date où elle est acquise contre la variole.

Cette immunité, antivariolique et antivaccinale, comment se produit-elle ? Question passionnante sans doute, mais qu'il est actuellement impossible de résoudre, aussi longtemps que nous échappe le virus du vaccin. Qu'il s'agisse d'une « vaccination active », dans le sens moderne du mot, le fait n'est pas douteux ; c'est ce que démontrent, entre autres, l'apparition relativement tardive et la persistance de l'immunité. A cela, ou à peu près, se réduisent nos connaissances sur son mécanisme intime. On sait, en outre, que le sérum de veaux vaccinés, prélevé dix à cinquante jours après la vaccination, et inoculé en grande quantité à des animaux sains, immunise immédiatement ces derniers contre la vaccine (Béclère-Chambon-Ménard, Kramer, Boyce) ; il y a donc dans le sérum, en petite quantité et temporairement, des substances antivirulentes, fort analogues aux substances actives des sérums thérapeutiques. Constatations certes fort intéressantes, mais qui prendront leur véritable signification seulement le jour où l'agent animé du vaccin nous sera dévoilé.

La *réceptivité* est l'état inverse de l'immunité : tout organisme qui n'est pas immunisé est réceptif à la vaccine ; l'une gagne toujours ce que l'autre perd, et inversement. Dans la pratique, d'ailleurs, les faits sont moins schématiques : c'est peu à peu qu'à la suite de la vaccination, la réceptivité diminue et l'immunité augmente ; c'est peu à peu surtout, durant des années probablement, qu'à la longue la première réapparaît pendant que la seconde s'éteint.

Toutes ces observations concernent l'espèce humaine, qui naturellement nous intéresse le plus ; c'est dès la naissance (comme le montra Husson en vaccinant son fils à l'âge d'une heure), même plus tôt, sitôt que l'enfant est viable, chez le fœtus de sept mois (Dubiquet) qu'apparaît la réceptivité. Elle persiste dans la suite, à peu près universelle dans le jeune âge, certainement moindre à l'âge adulte et dans la vieillesse.

L'homme n'est pas seul à contracter la vaccine. Sous d'autres noms, la même affection peut atteindre bien d'autres espèces animales : c'est le horse-pox chez le cheval, le cow-pox chez la vache, etc. De toutes les espèces, l'animal le plus sensible est le cheval (Nocard et Leclainche), car on a rencontré assez souvent chez lui des épidémies spontanées de horse-pox, indépendantes de toute intervention extérieure (en particulier du pansage) ; il est aussi le seul animal chez qui on puisse facilement reproduire la vaccine généralisée par inoculation intraveineuse, plus rarement par inoculation sous-cutanée (Chauveau). La vache est également fort sensible ; à maintes reprises, on a signalé des épidémies de cow-pox, généralement localisé à la mamelle ou aux trayons et n'intéressant que les bêtes soumises à la mulsion, ce qui rend bien vraisemblable l'hypothèse que ce cow-pox a été transmis par les mains des vachères : ce seraient donc des inoculations accidentelles, non des cas de contagion naturelle. Ces épidémies de cow-pox prennent-elles leur point de départ dans le cow-pox sporadique (cow-pox primitif), viennent-elles du horse-pox, ou enfin ont-elles été importées par une vachère récemment vaccinée, comme cela semble s'être produit dans certaines observations d'Osiander, Koch, etc. ? Question délicate, et d'importance pratique secondaire pour nous. Des enzooties vaccinales ont été signalées également chez le chameau (Masson), et chez le buffle (Oreste et Sabbatini), ce qui fait supposer pour ces deux espèces une grande réceptivité. D'ailleurs, le bufflon est actuellement utilisé à Saïgon, depuis Calmette, pour la production du vaccin animal. Le lapin (Bard et Leclerc, Calmette et Guérin), le cobaye (Benoît et Roussel), le rat blanc (Rehns), l'âne (Valentin), le porc (Viborg), la chèvre (Hervieux), le chien (Hamon), le lama (Biffi et Ribeyro), etc., sont également susceptibles de présenter un vaccin plus ou moins typique.

Vaccination et revaccinations. — On vaccine presque toujours aujourd'hui avec la *pulpe vaccinale glycérinée* d'origine animale. Ce produit peut être inoculé de diverses manières : par grattage (ancien procédé de Morlanne, repris par Raffinesque et Masson), par injection sous-cutanée (Bourgeois, Nobl) ; on a presque toujours recours à la *piqûre* ou à la *scarification*. Cette dernière est préférable, surtout avec la pulpe glycérinée, qui, visqueuse, et pénétrant mal en profondeur, exige une grande surface d'absorption ; pour les revaccinations, les scarifications sont indispensables : elles peuvent donner sept fois plus de succès que les piqûres (Vaillard).

Le *manuel opératoire* est simple. On fait généralement trois scarifications, distantes de 3 à 4 centimètres l'une de l'autre, au V deltoïdien chez l'homme, à la racine de l'épaule ou plutôt à la face externe de la cuisse ou du mollet chez la femme. L'opérateur stérilise les instruments, se lave les mains, lave ensuite la région (à l'eau bouillie et au savon : surtout, pas d'antiseptique). L'instrument est chargé de vaccin ; l'opérateur tend la peau entre le pouce et l'index gauche, pratique des scarifications légères, simples éraillures épidermiques, — on ne doit pas voir le sang — de 2 millimètres de long, et couvre chacune d'elles du vaccin qu'il vient de prélever. L'opéré attend quelques minutes avant de revêtir ses habits. Si l'inoculation est faite au membre inférieur, il est utile de la recouvrir d'un léger pansement aseptique.

Comme instrument d'inoculation, on peut employer pour les piqûres de simples aiguilles. Pour les scarifications, on utilise en général, soit la lancette, soit plutôt le *vaccinostyle individuel* (vaccinostyle de Maréchal). Son prix peu élevé permet d'utiliser un vaccinostyle par sujet, de le jeter ensuite ou tout au moins de le stériliser pour des séances ultérieures ; on évite ainsi tout danger de contamination d'origine humaine.

La *vérification* — c'est-à-dire la constatation des résultats — est généralement faite après une semaine. Il vaudrait mieux la faire deux fois, au cinquième et au huitième jour, car le seul examen au septième jour risque de laisser échapper les vaccinoïdes.

Essentiellement bénigne, la vaccination ne comporte aucune *contre-indication* sérieuse. En temps d'épidémie, il faut vacciner ou revacciner tout le monde, sans exception. On a soutenu, il est vrai (Rilliet et Barthez, Le Gendre), que parfois la vaccine aggrave la variole (1) ; bien plus souvent, elle l'atténue, ou n'a aucune action sur elle. En tout cas, le risque exceptionnel qu'elle peut faire courir à l'individu ne compense pas, à beaucoup près, la sécurité qu'elle confère à la collectivité ; la conviction générale est d'ailleurs bien assise sur ce point, il est inutile d'y insister.

En temps normal, hors des épidémies, la première vaccination peut être faite dès les premiers jours de la vie sans inconvénients ; c'est, d'ailleurs, la pratique ordinaire de l'Assistance Publique. Toutefois on peut s'abstenir de vacciner, avant six mois ou un an, les enfants débiles ou malingres, fort sensibles aux troubles les plus

(1) Devant la pathologie générale, cette exaspération de la variole par le vaccin peut s'expliquer, si la vaccine n'est qu'une variole atténuée. L'inoculation vaccinale serait, dans ce cas, suivie d'une *phase négative* (comme la plupart des vaccinations actives), phase pendant laquelle le sujet inoculé se trouve plus réceptif à l'égard de la maladie contre laquelle on l'immunise. Cette phase négative ne peut durer que quelques jours.

légers. D'autre part, suivant Layet, la vaccination des nouveau-nés ne « tient pas », car les revaccinations réussiraient chez eux après quelques mois ; et Baginsky (1) avance que l'érysipèle et l'infection purulente sont plus fréquents dans les premiers jours de la vie. Comme la variole est rare au-dessous de six mois, on peut attendre à cet âge pour vacciner, sans inconvénients sérieux.

Plus tard, il y a lieu de revacciner. Tout individu a intérêt à se maintenir constamment en état d'immunité vaccinale, et le même intérêt guide la collectivité. Or, la pratique a montré que l'immunité dure en moyenne dix ans (dans nos climats) ; il faudra donc revacciner à la période scolaire, vers la onzième année, et plus tard vers la vingt et unième année. Ce sont là les époques mêmes fixées par la loi dans la plupart des pays qui se sont imposé l'obligation de la vaccine. On peut faire plus et mieux cependant, car ces chiffres ne reposent que sur des moyennes ; il est préférable de revacciner tous les cinq ou six ans. Si la vaccine échoue, ou se présente comme vaccinoïde, il est bon dans tous les cas de répéter l'opération jusqu'à réussite complète, ou jusqu'à ce qu'il n'y ait plus aucune réaction cutanée : c'est la *vaccinisation*, ou saturation vaccinale, appliquée en fait dans l'armée.

Seules les affections cutanées, l'eczéma surtout, peuvent temporairement *contre-indiquer* les vaccinations ; car elles exposent d'une part aux poussées de dermatoses, d'autre part aux éruptions vaccinales et à la vaccine généralisée. Bien entendu, en temps d'épidémie, cette contre-indication n'est pas maintenue ; on se contentera alors, chez de tels sujets, de pratiquer une ou deux scarifications, en les entourant d'un pansement protecteur (Guéniot, Longet, etc.).

Signalons l'action thérapeutique spéciale du vaccin sur les *nævi* : implantée sur ces derniers, la pustule vaccinale peut les faire disparaître, en leur substituant une cicatrice. Faute de mieux (il y a mieux aujourd'hui), ce traitement peut être appliqué sans grand inconvénient.

Produits vaccinogènes. Conservation, purification, contrôle et régénération du vaccin. — L'animal vaccinifère, d'ordinaire la génisse, inoculé avec du vaccin, présente une pustule vaccinale très analogue à la pustule humaine. C'est le contenu de cette pustule qui est généralement employé aujourd'hui. (Pour les détails, voir plus loin, *Pratique de la vaccination animale*).

On peut vacciner *de pis à bras*, c'est-à-dire prélever le virus vaccinal

____

(1) Cité par Gensus, *loc. cit.*

sur la génisse et le transporter immédiatement sur la peau humaine.
Procédé excellent, journellement employé (Chambon à Paris, Layet à
Bordeaux), bien vu du public, auquel ne répugne pas un peu de mise
en scène. Les résultats sont très bons, estimés par les uns (Titeca,
Molitor) inférieurs, par les autres (Chambon, Antony, etc.), supérieurs
à ceux de toute autre méthode. Mais son utilisation est nécessairement restreinte à l'entourage immédiat des centres vaccinogènes.

Dans la pratique, il faut **conserver** le vaccin, tant pour constituer
des réserves en vue des épidémies que pour l'expédier à distance. On
a pensé à utiliser dans ce but la *lymphe*, liquide qui s'écoule quand
on comprime la pustule, mais sa virulence est faible et très instable.
L'expérience a montré que les parties actives de la pustule résident
essentiellement dans la « *pulpe* » obtenue par le raclage. Cette pulpe
peut-être desséchée, réduite en « *poudre vaccinale* » et conservée
ainsi pendant longtemps ; de semblables poudres sont parfois utilisées, surtout pour les envois dans les pays chauds ; mais elles sont
souvent très impures ; leur virulence est inconstante, leur préparation délicate et compliquée.

Aussi, dans presque tous les Instituts vaccinaux, prépare-t-on uniquement la *pulpe vaccinale glycérinée* (produit du raclage de la pustule
additionné de glycérine et broyé), fabriquée d'abord par le Comité
de Milan (Ciaudo). La simplicité de sa préparation, la facilité et la
sécurité de son emploi lui ont permis de se substituer rapidement
aux autres procédés antérieurement employés ; elle constitue en
quelque sorte le mode « normal » d'emploi du vaccin. Employée
fraîche, c'est-à-dire quelques jours après sa préparation, elle donne
infiniment plus de succès que la vaccination jennérienne, beaucoup
plus aussi que la poudre ou la lymphe, et tout autant que la vaccination de pis à bras (Antony, Kelsch, etc.). Cette pulpe glycérinée se
conserve très bien, en ce sens qu'elle n'est pas susceptible de se
putréfier après sa fabrication, la glycérine jouant un rôle préser-
vateur ; quant aux propriétés virulentes, elles se maintiennent
longtemps : des pulpes âgées de six mois (Antony), même d'un an
(Chambon et Ménard) sont encore susceptibles de produire des
pustules typiques.

Toutefois, il ne faut rien exagérer : la glycérine ne rend aucunement le vaccin indélébile ; peu à peu, la virulence de la pulpe
glycérinée s'abaisse. S'il est vrai que des vaccinations positives ont
pu être obtenues avec des pulpes très âgées, il est non moins certain
que les succès sont d'autant moins nombreux qu'on s'éloigne davantage de la récolte (Vaillard, Kelsch, etc.). Kelsch obtient 100 p. 100
de succès avec les pulpes de un à dix jours, et 72,62 p. 100 seulement

avec les pulpes de onze à cinquante-sept jours. Passé ce délai, l'atténuation serait encore bien plus marquée.

Il était nécessaire de faire cette remarque, car l'opinion générale, il y a quelques années, exigeait du vaccin animal un certain temps de conservation (un mois au moins, souvent deux et quatre mois) avant son transfert sur l'homme. On avait constaté, en effet, que le vaccin renfermait un nombre élevé de microbes — chose assez naturelle — étrangers à sa virulence spécifique, et provenant soit de la peau de l'animal, soit des manipulations (*staphylocoques blanc, doré et citrin*; *micrococque porcelaine*; *bacillus subtilis*; *bacillus mesentericus*, etc.). Il semblait donc nécessaire de procéder à une **purification**, car ces microbes étaient *a priori* supposés dangereux pour l'homme ; on leur attribuait les inflammations locales qui accompagnent l'évolution de la pustule, on les supposait capables de méfaits bien plus grands, et par suite il y avait tout intérêt à s'en débarrasser. Or, la glycérine les fait disparaître peu à peu (Léoni ; Straus, Chambon et Ménard ; Vaillard et Antony, etc.), de telle sorte qu'on n'en trouve plus après quelques mois de vieillissement. A ce moment, la purification était accomplie et il n'y avait plus à craindre de réactions inflammatoires trop vives. Malheureusement, pour satisfaire la méthode et bien épurer le vaccin, il faut attendre une époque où sa virulence est singulièrement amoindrie, sinon anéantie. J'ai montré (1), en effet, que, riche de microbes au début, la pulpe glycérinée se débarrasse rapidement de la grande majorité d'entre eux ; dans la suite, l'épuration est beaucoup plus lente, et n'est même pas toujours complète après dix-neuf mois. Sitôt après la fabrication, il y avait en moyenne 22 233 germes par centimètre cube ; dans les quinze premiers jours, 2 062 ; de quatre à dix-neuf mois, 826 ; de telle sorte qu'avec une pulpe de quelques jours, on n'inocule pas beaucoup plus de microbes adventices qu'avec une pulpe de quatre à dix-neuf mois. Cette rapidité d'épuration est également signalée par Kelsch. Elle montre tout au moins qu'il n'y a aucun intérêt à laisser « vieillir » le vaccin : ce vieillissement assure trop bien la stérilisation — car il stérilise tout, même le virus vaccinal. Dans l'armée, on emploie souvent du vaccin fraîchement préparé, de quelques jours à peine, sans qu'il en résulte aucun inconvénient. Et des auteurs fort autorisés restent fidèles à la vaccination de pis à bras, qui se montre régulièrement aussi efficace, bien qu'elle inocule inévitablement la flore bactérienne originelle tout entière.

Les remarques précédentes nous dispensent d'insister sur les

_____

(1) Sacquépée, Thèse de Lyon, 1896.

autres procédés de purification. On a conseillé l'acide phénique ou l'acide salicylique (Potti), les vapeurs de chloroforme (Allan Green), le toluol (Gorini, etc.); tous sont passibles des mêmes reproches que la glycérine. D'ailleurs, bien préparé, le vaccin peut être pauvre de microbes étrangers; en Amérique, on trouvait en moyenne 1058 germes par tube; des instructions furent envoyées aux centres vaccinogènes, et, à la suite des mesures prises, les chiffres tombèrent à 29 par tube (Rosenau). La seule épuration désirable, c'est l'asepsie dans la préparation.

Bien préparé, le vaccin animal est, en effet, toujours inoffensif; il est aussi presque toujours actif — pas toujours cependant. Sous des influences ignorées, le vaccin issu de la génisse perd parfois tout ou partie de son activité spécifique; et cet affaiblissement éventuel, heureusement assez rare, au moins dans nos climats, rend nécessaire le **contrôle du vaccin**, c'est-à-dire la vérification de son efficacité. Car il est indispensable de ne répandre dans le public qu'un vaccin d'activité certaine. Divers procédés ont été préconisés. Quand on peut le faire, le mieux est de pratiquer quelques vaccinations d'épreuve sur l'enfant; chez ce dernier, toutes les inoculations (ou presque) doivent être positives et suivies de vaccine régulière. Si ce moyen n'est pas utilisable, on pourra se contenter de faire les inoculations sur un animal moyennement réceptif, le lapin: on inoculera la peau après avoir rasé l'animal (Calmette et Guérin), ou la muqueuse des lèvres ou des narines (Kelsch), ou bien on pratiquera six inoculations cornéennes, qui toutes devront être suivies de succès (Gorini). Le procédé de Calmette et Guérin permettrait même de « mesurer » l'activité du vaccin: 1 centimètre cube de pulpe glycérinée, diluée au 1000ᵉ (dans l'eau stérilisée), ensemencé sur la surface dorsale d'un lapin rasé, donne trois ou quatre pustules par centimètre carré de peau si le vaccin est très virulent.

Ce contrôle vise surtout la valeur d'une récolte vaccinale. Une récolte peut être mauvaise, une fois en passant; il faut la sacrifier. Mais il peut arriver que le virus s'affaiblisse peu à peu dans ses transferts sur l'animal, qu'il *dégénère*: dans ce cas, toutes les récoltes sont mauvaises, toutes donnent des résultats insuffisants. Cette dégénérescence progressive n'est probablement pas fatale; elle se produit au bout de quelques mois ou de quelques années, presque régulièrement, dans certains Instituts vaccinogènes, alors qu'elle ne survient presque jamais chez d'autres; affaire de climat, différence de technique, qualité variable de la souche vaccinale? On ne sait.

Quoi qu'il en soit, si le virus est affaibli définitivement, il est

nécessaire de procéder à sa **régénération**. On peut reporter chez
la génisse le vaccin obtenu chez l'homme : c'est la *rétro-vaccine*, souvent utilisée ; on peut faire passer le vaccin sur d'autres espèces
animales, telles que le lapin (Calmette), l'âne (Chaumier, Chalibœus).
Mieux encore, quand on peut le faire, il est préférable de constituer
une nouvelle souche, en s'adressant à des Instituts plus favorisés, ou
bien en recherchant des cas de *horse-pox* ou de *cow-pox* naturels ; il
est, d'ailleurs, de règle de mettre ces derniers à contribution toutes
les fois qu'il est possible de le faire. A l'étranger, on pratique souvent
la *variolo-vaccine*, mais les essais de transfert de la variole humaine
sur la génisse sont toujours fort aléatoires. Il faut reconnaître,
d'ailleurs, que jusqu'ici la dégénérescence n'a guère été constatée
quand la pratique de la vaccination animale a été régulièrement
suivie.

Vaccination animale. — Le danger d'inoculer à l'homme
la syphilis, lorsqu'on pratique la vaccination jennérienne, ou
vaccination de bras à bras, devait conduire à chercher un autre
vaccinifère que l'homme lui-même. Outre cette raison essentielle,
d'autres motifs ont également concouru à substituer dans la
pratique le vaccin animal, c'est-à-dire le vaccin cultivé sur l'animal,
au vaccin humain : c'est la pénurie de vaccin jennérien, opposé aux
récoltes abondantes faites sur l'animal ; c'est la difficulté d'avoir à sa
disposition des enfants, et surtout des mères assez dociles pour se
plier aux nécessités des opérations vaccinales ; c'est encore la
facilité de surveiller les bêtes, de les utiliser au moment propice, de
multiplier à loisir leur nombre en cas de besoin ; c'est surtout la
constatation de fait que le vaccin jennérien dégénère, alors que le
veau paraît, au contraire, capable de maintenir au virus vaccinal une
activité suffisante.

C'est, en effet, en raison surtout de cette déchéance progressive du
vaccin jennérien dans ses transports multiples d'homme à homme,
qu'on pensa à chercher pour le vaccin un terrain plus favorable.
Marquée dès les premières années du xixᵉ siècle, cette dégénérescence était suffisamment nette en 1817 pour que Brisset pût la
démontrer sans conteste ; néanmoins, son opinion ne prit force de
loi qu'après les travaux de Bousquet (1848) sur le vaccin issu du
cow-pox trouvé à Passy : ce vaccin animal se montra nettement
supérieur au vaccin jennérien. Plus tard encore, les communications sur la syphilis vaccinale (Viennois, Depaul, etc.), accusant
nettement le vaccin jennérien, déterminèrent un courant d'opinion
en faveur de la vaccination animale ; elle s'introduisit en France, et,
de là, se répandit dans toute l'Europe.

Ce n'est pas à dire que cette vaccination animale fût alors une découverte. Déjà, dès 1801, le Comité de Reims avait cultivé sur la génisse le vaccin humain, pour le transmettre ensuite de génisse à génisse, expérience qui fut répétée à Paris, à Lille, à Rennes; et, à la même époque, Troja introduisait à Naples la même pratique, que Galbiati faisait connaître en indiquant de manière fort nette ses immenses avantages, et avant tout : virulence persistante du virus, garantie contre l'inoculation de maladies humaines. C'est à Naples encore que Negri l'instaura de nouveau en 1840, et c'est là que Lanoix et Chambon vinrent l'étudier, pour l'introduire ensuite à Paris (1864); de là, elle rayonna sur divers points de la France, dans tous les pays d'Europe et hors d'Europe. Elle est aujourd'hui en usage partout, elle a conquis le monde, et il convient de rendre ici un juste hommage à ceux qui furent ses apôtres, Lanoix et Chambon, et Depaul.

Pratique de la vaccination animale. — La production du vaccin animal est concentrée dans des établissements spéciaux, désignés *Instituts vaccinaux*, *Centres vaccinogènes*, etc. La pratique de chacun d'eux ne diffère que dans les détails, l'expérience acquise ayant dicté les règles essentielles qu'il est bon de suivre.

Le personnel doit être sain, exempt de toute maladie contagieuse, et astreint pendant toutes les opérations à l'asepsie la plus rigoureuse.

Les locaux comprennent une salle d'opérations (inoculations et récoltes); une salle de manipulations et de distributions, avec une glacière; un cabinet pour le Directeur; autant que possible deux écuries, l'une pour les animaux non inoculés, l'autre pour les animaux inoculés. La première écurie, destinée à permettre de surveiller les animaux avant toute inoculation (surtout pour dépister la fièvre aphteuse), sera distante des autres locaux, afin d'éviter toute chance d'inoculation accidentelle de vaccin, cette vaccination intempestive pouvant rendre stériles ou imparfaites les inoculations ultérieures. La seconde écurie, destinée aux animaux inoculés, sera construite de façon à pouvoir être désinfectée, et à ce qu'il soit facile de la maintenir en état de propreté : plancher imperméable (céramique, etc.), incliné vers une rigole d'écoulement; mangeoire et râtelier en fonte; un box pour chaque animal, séparé des voisins par une cloison complète, généralement en bois verni; canalisation d'eau. Une barre de fer verticale, voisine de la mangeoire, permettra d'attacher les animaux très court, sans qu'ils puissent lécher le champ d'ensemencement.

Dans la salle d'opérations, le sol doit également être imperméable.

Dans cette salle, on disposera un appareil producteur d'eau stérilisée, une table d'opération, les divers instruments nécessaires. La table d'opération (fig. 2), non indispensable mais fort utile, toute en bois, se compose essentiellement d'un support à quatre pieds, d'un plateau mobile, et le plus souvent d'un montant vertical fixé à l'un des coins postérieurs; le plateau mobile est percé de plusieurs orifices, un plus large et ovalaire (pour se débarrasser à mesure des excrétions de l'animal), d'autres plus petits pour le passage des

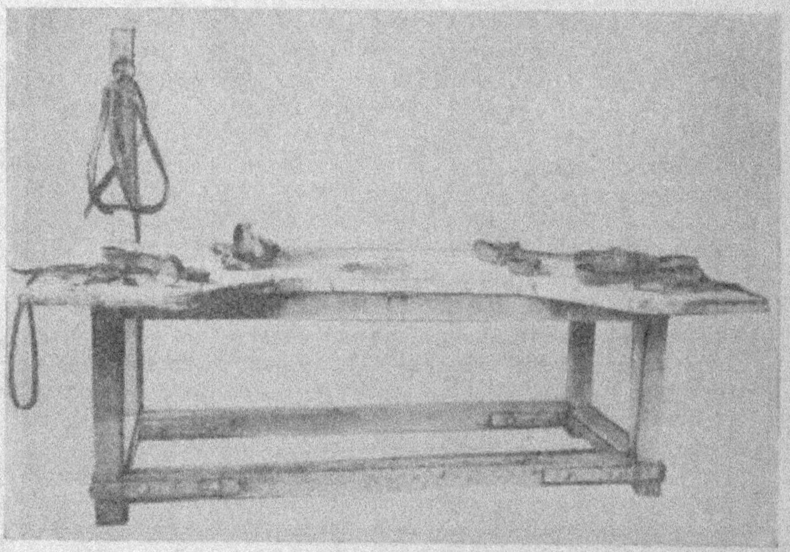

Fig. 2. — Table d'opération pour vaccination de la génisse (modèle Chambon modifié).

sangles et courroies. Pour fixer l'animal sur la table (fig. 3), on le place parallèlement au plateau mis en position verticale, et on le fixe au plateau, d'une part, à l'aide de deux sangles encerclant l'animal et le plateau (une sangle derrière l'aisselle, l'autre devant le pli inguinal), d'autre part à l'aide d'une courroie fixée à la patte postérieure droite de l'animal et glissant en coulisse à son autre extrémité sur le montant vertical; alors, d'un mouvement sec, on tire sur la courroie en même temps qu'on rabat le plateau en position horizontale. On assujettit alors la patte postérieure droite au montant; la patte postérieure gauche, les deux pattes antérieures jointes ensemble et la tête sont assujetties au plateau. Dans ces conditions, les régions inguinale, axillaire, abdominale et thoracique sont parfaitement à découvert. Veut-on inoculer seulement la région thoracique, le montant vertical devient inutile.

L'animal employé est généralement la génisse de trois à six mois, très réceptive, commode à manier, facile à nourrir, et rarement tuberculeuse. La vache, utilisée dans certains Instituts (Bruxelles, Copenhague), donne des récoltes plus abondantes, parfois nulles (en raison d'un cow-pox antérieur); elle est surtout plus difficile à manier, et plus sujette à la tuberculose. Il est vrai qu'on peut se garer de celle-ci par l'emploi de la tuberculine (Institut de Bresde, etc.), ou mieux encore en n'utilisant que des animaux

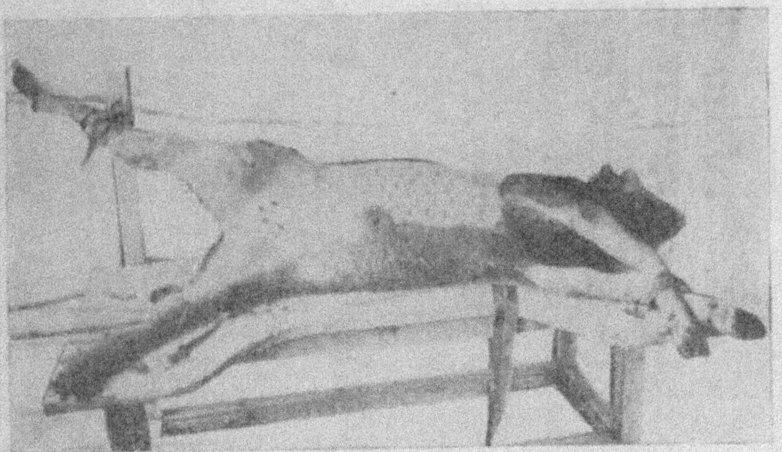

Fig. 3. — Ensemencement de la génisse. Champ thoraco-abdominal.

destinés à l'abatage immédiat : les constatations du vétérinaire à l'abattoir donnent alors toute sécurité; si l'animal est reconnu tuberculeux, on sacrifie la récolte. A Saïgon, on emploie couramment le buffle (Calmette et Lépinay).

Pour nos climats, c'est la génisse qui est le plus utilisée : les bêtes à poil clair (blond ou blanc) donnent un vaccin plus abondant et non teinté, aussi sont-elles préférées. L'animal doit être en bon état de santé, exempt en particulier de diarrhée et de suppuration ombilicale, et non amaigri ; on le surveillera pendant toutes les opérations, et on sacrifiera la récolte s'il survient quelque maladie infectieuse, ou une diarrhée qui ne cède pas aux moyens vulgaires (régime réduit, un peu de laudanum ou de bismuth). Les animaux étant généralement sevrés, leur nourriture consistera en avoine, luzerne, son; pour les bêtes plus jeunes, des œufs, du riz et du lait.

On a tout intérêt à prendre un large champ d'ensemencement. Dans ce but, plusieurs procédés sont en présence; les uns n'emploient que les régions inguinale et abdominale de chaque côté; d'autres utilisent d'un seul côté les mêmes régions, plus le thorax; d'autres encore inoculent seulement sur le flanc. C'est le deuxième procédé qui paraît à la fois le plus commode et le plus fructueux (fig. 3).

Pour pratiquer l'inoculation, le champ d'ensemencement est

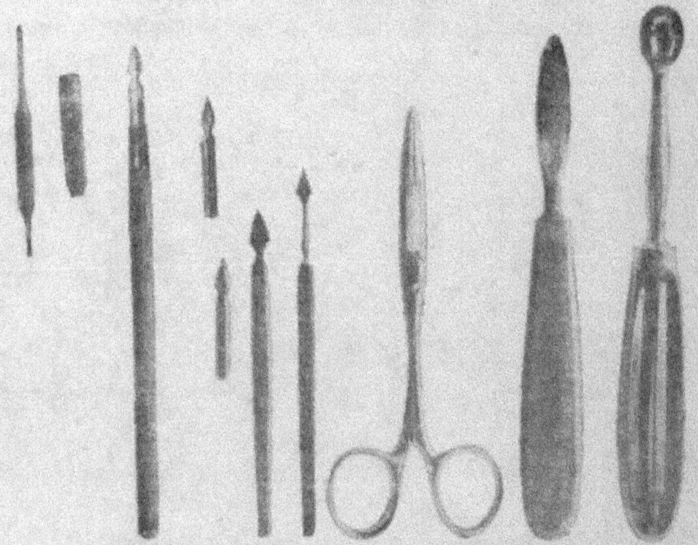

Fig. 4. — Instruments nécessaires.

De gauche à droite : un tube capillaire et un tube ordinaire pour conserver le vaccin ; trois vaccinostyles ; deux scarificateurs ; une pince de Chambon ; une palette ; une curette.

d'abord rasé, puis lavé à l'eau bouillie et au savon (les antiseptiques sont ici dangereux), rincé à l'eau bouillie et séché. Avec une lancette métallique (fig. 4), on pratique alors des scarifications, en lignes parallèles entre elles, chacune d'elles étant perpendiculaire à l'axe de l'animal; scarifications superficielles, qui ne doivent pas faire saigner. Chaque incision est séparée de sa voisine de 2 à 3 centimètres, et mesure la même longueur. Dans certains établissements (Institut Chambon, etc.), on pratique des scarifications très rapprochées et très petites à l'aide d'un instrument spécial; cette manière de faire donne un meilleur rendement. On répartit ensuite le vaccin d'ensemencement, à l'aide d'une pipette ou d'une palette. Comme vaccin d'ensemencement, la pratique a montré qu'il vaut mieux employer une pulpe venant d'une bonne récolte, et âgée de un à deux mois, car, à cet âge, elle donne de très belles pustules sans provoquer trace de suppuration.

L'opération terminée, la génisse est reconduite à son box. Dans beaucoup d'établissements, on laisse la peau ensemencée à l'air libre ; ailleurs on la recouvre d'une couverture, ou d'une substance spéciale, la tegmine (Institut de Vienne, etc.), qui s'enlève facilement après quelques jours. Cette protection mécanique est toutefois plus dangereuse qu'utile.

Les stries d'inoculation chez la génisse évoluent comme la pustule vaccinale chez l'homme, mais en un temps plus court : au cinquième jour (parfois un peu plus tôt ou plus tard), les pustules sont complètement formées avec leur ombilication centrale, leur zone lymphogène argentée, leur auréole périphérique. Dès la fin du sixième jour, elles passent à suppuration ; aussi est-ce généralement au cinquième jour qu'on fait la récolte (fig. 5 et fig. 6).

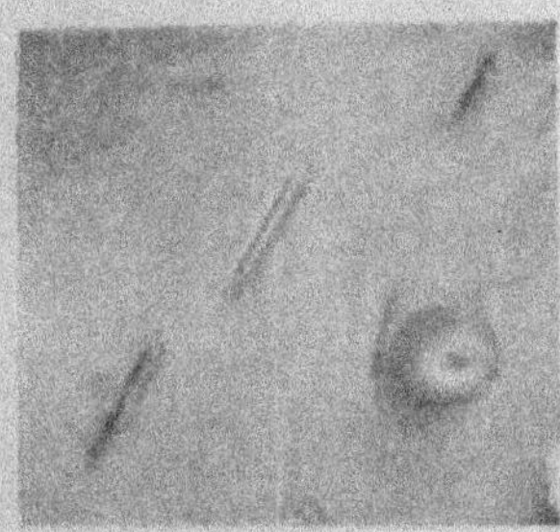

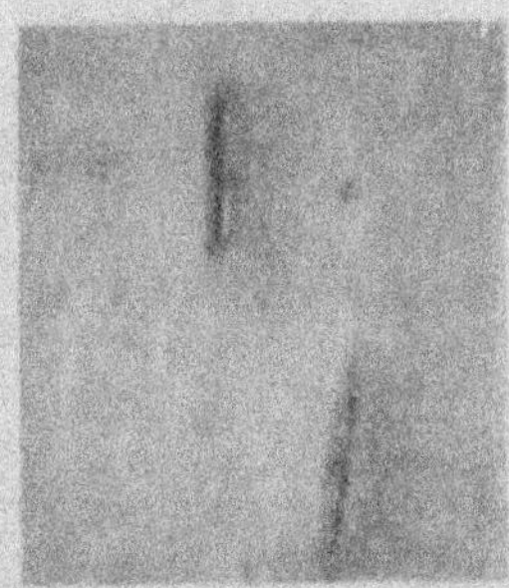

Fig. 5. — Pustules de la région mammaire   Fig. 6. — Pustules de la région thoracique
            5e jour.   5e jour.

Pour récolter le vaccin, l'animal étant couché sur la table d'opérations, on rase et on lave comme pour l'inoculation. On abrase la surface des pustules ; chacune d'elles est ensuite saisie à sa base, à l'aide d'une pince spéciale, à mors longs (pince de Chambon, par exemple), et rapidement enlevée d'un seul coup avec une curette de Volkmann bien tranchante. On enlève ainsi en même temps la pulpe et la lymphe, avec un minimum de sang.

Le produit obtenu, recueilli dans un cristallisoir et pesé, est mélangé à son poids de glycérine neutre, chimiquement pure, aban-

donné au repos à la glacière pendant vingt-quatre ou quarante-huit
heures ; puis broyé, dans un mortier, ou mieux dans un broyeur
spécial (broyeurs Chalibæus (fig. 7), Borrel, Latapie, Félix, etc.).

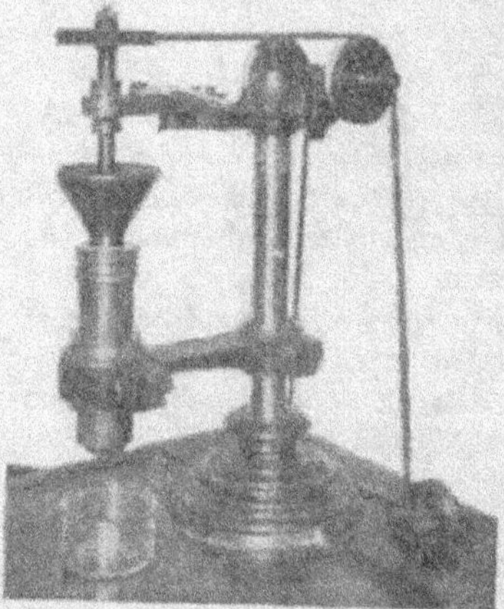

Fig. 7. — Broyeur à vaccin.

Le broyeur Chalibæus, le plus
répandu, donne des résultats
suffisants. La pulpe vaccinale
glycérinée est alors répartie en
tubes, tubes capillaires ou tubes
en doigt de gant ; les premiers
sont remplis par aspiration, les
seconds par l'intermédiaire
d'une pipette, d'une seringue ou
d'un instrument spécial ; les
tubes capillaires sont fermés à
la flamme aux deux extrémités,
les tubes en doigt de gant sont
bouchés à l'aide de bouchons de
liège trempés dans la paraffine
fondue. Le vaccin ainsi préparé
est conservé à la glacière jusqu'à
expédition ou emploi.

Au lieu de pulpe glycérinée, on prépare parfois du vaccin desséché. C'est la pulpe vaccinale pure, desséchée dans le vide en
présence d'un déshydratant (acide sulfurique, chlorure de calcium, etc.). Cette poudre vaccinale aurait l'avantage de se conserver
mieux que la pulpe glycérinée. Son usage est fort peu répandu.

État actuel de la vaccination en divers pays (1). — La
cause de la vaccination est actuellement gagnée dans le monde civi-
lisé. Presque tous les pays ont recours à la vaccination et à la
revaccination obligatoires, appliquant ainsi les principes exposés
ci-dessus ; partout on a reconnu que l'obligation légale est une
nécessité. Ce sont surtout les pays extra-européens qui restent
réfractaires à la vaccine, et trop souvent fidèles à l'ancienne
variolisation.

En Bavière, la vaccination est obligatoire depuis 1837 ; dans
l'empire allemand tout entier, la vaccination (dans la première
année) et la revaccination (dans la douzième année), sont obligatoires depuis 1874, avec nouvelles inoculations les deux années
suivantes en cas d'insuccès.

En Angleterre, la vaccination est obligatoire depuis 1867, avec la

____

(1) D'après Mérzaou, Thèse de Lyon, 1900. — Blase Saletes, Thèse de Lyon, 1901.

restriction apportée en 1898 par le « Vaccination Act » (1), qui fut le point de départ d'une recrudescence marquée de la variole.

Au Japon, depuis 1885, la vaccination est obligatoire dans la première année, avec deux revaccinations à cinq ou sept années d'intervalle.

La loi prescrit également la vaccination obligatoire en Suède (1816), au Danemark (1871), en Roumanie (1874), en Hongrie (1876), en Serbie (1881), en Italie (1888). Parmi les grands pays d'Europe, seules la Russie et l'Autriche n'imposent pas la vaccination ; ce sont d'ailleurs, et de beaucoup, les pays où la variole fait le plus de ravages.

En France, la loi de 1902 sur la Protection de la santé publique prescrit la vaccination dans la première année, les revaccinations dans la onzième et la vingtième années. Bien appliquée, cette loi donnera sans doute des résultats satisfaisants ; en tout cas, il convient d'en attendre les résultats avant de réclamer de nouvelles mesures.

(1) Voici la clause originale et néfaste de cet acte : toute pénalité est arrêtée si les parents déclarent «qu'en leur âme et conscience, ils croient que la vaccination peut nuire à leur enfant ».

VACCINATION ANTIRABIQUE

PAR

le Dr P. REMLINGER,

Médecin-Major,
Directeur de l'Institut Pasteur de Tanger.

I. — NOTIONS GÉNÉRALES SUR LA RAGE

La rage est une maladie infectieuse, spécifique, commune à l'homme et aux animaux. Elle n'est pas causée par un microbe visible ; mais, comme la fièvre aphteuse, la péripneumonie, la peste bovine, la fièvre jaune, elle paraît déterminée (Remlinger) par un *organisme ultra-microscopique*, dont la caractéristique est de traverser les filtres, ou du moins certains filtres : la bougie Berkefeld V, et, pour quelques auteurs, la bougie Chamberland F.

Le chien constitue le réservoir par excellence du virus rabique. C'est lui qui transmet la maladie à l'homme dans 93 p. 100 des cas environ. Le chat vient ensuite avec un pourcentage de 5 p. 100. Nous devons insister particulièrement sur le danger des jeunes et même des très jeunes chiens. Enragés, ils n'ont pas l'air méchant et semblent, lorsqu'ils mordent, vouloir simplement s'amuser. Ils inspirent ainsi une sécurité d'autant plus trompeuse qu'en passant par leur organisme le virus rabique s'exalte, ce qui nécessite un traitement précoce et intensif. Cependant tous les mammifères sont réceptifs et nous devons citer, comme capables encore de contracter la maladie et de la transmettre, le loup, le renard, le chacal, le cheval, l'âne, le mulet, le bœuf, le mouton, le porc, la chèvre, puis, mais avec une fréquence moindre, le blaireau, l'hyène, la fouine, la martre, le putois, l'écureuil, la mangouste, le chameau, le cerf, le chevreuil, le daim, la souris, le rat, etc. Les oiseaux, bien que réceptifs à la rage expérimentale, ne paraissent pas susceptibles de contracter la rage clinique. Les reptiles, les batraciens, les poissons sont réfractaires.

Pas plus chez les animaux que chez l'homme, il n'existe de rage spontanée. Tout cas de rage dérive nécessairement d'une atteinte antérieure. La contamination ne s'est pas forcément faite par morsure, bien que ce soit de beaucoup le cas le plus fréquent; elle a pu être réalisée par léchement sur des plaies superficielles ou encore par coup de griffe. Chez les animaux, la porte d'entrée passe facilement inaperçue, d'où la croyance (très difficile à déraciner) à la possibilité de la rage spontanée. Les poils peuvent dérober au regard une plaie même importante. Tel chien de luxe qui ne sort jamais qu'accompagné de ses maîtres et n'a pu — affirment ceux-ci — être contaminé par un autre chien, aura été contaminé par un chat, une souris, un rat, etc.

Si l'on excepte les animaux en incubation et ceux guéris depuis peu, un animal sain est incapable de donner la maladie. Pour conférer la rage, il faut que lui-même en soit atteint. On demande souvent au médecin comment, dans ces conditions, le premier cas de rage a pu faire son apparition. Ce n'est pas le lieu de discuter ici les théories émises à ce sujet. Nous ferons simplement remarquer que la même question se pose pour toutes les maladies infectieuses.

Toutes les personnes contaminées par un animal enragé ne contractent pas la rage. On estime à 15 p. 100 seulement le chiffre de celles qui, mordues par un chien dûment enragé et non soignées, prennent la maladie. Ce pourcentage s'élève à 60 p. 100 en cas de morsure de loup, à 90 p. 100 en cas de morsure par un loup et à la tête. Les expériences de Pasteur et d'Högyes ont démontré que, contaminés par un animal enragé, les chiens prenaient la maladie dans des proportions très analogues.

L'incubation de la rage est loin d'avoir la fixité qu'on observe dans la plupart des maladies infectieuses. Elle est très variable et sous la dépendance de plusieurs facteurs. D'une façon générale, la maladie éclate lorsque le virus, s'étant cultivé de proche en proche dans les cordons nerveux, atteint les centres. L'incubation sera donc très courte en cas de morsure à la face, un peu plus longue en cas de morsure aux membres supérieurs, beaucoup plus longue si les morsures siègent aux membres inférieurs. Le nombre des morsures, leurs dimensions, leur profondeur ont également leur influence. Enfin l'incubation de la rage du loup est beaucoup plus courte que celle du chien. On peut donner comme chiffres extrêmes quinze jours d'une part, et de l'autre deux à trois années. Des incubations plus longues encore ont été signalées, mais elles sont sujettes à caution. Dans l'immense majorité des cas, c'est au cours du deuxième mois, soit du trentième au soixantième jour après la morsure, que la rage fait son apparition.

Chez l'homme et chez l'animal, la rage déclarée existe sous deux formes principales, la forme furieuse et la forme paralytique, entre lesquelles existent de nombreux intermédiaires. La maladie est moins caractéristique et d'un diagnostic souvent plus délicat qu'on ne se l'imagine. La difficulté est au maximum chez le chien, où l'aspect clinique est essentiellement protéiforme (Rages cachectique, tétanique, épileptique, etc.). La rage étant due à un *microbe invisible*, on ne peut en aucune façon compter sur le microscope pour aider au diagnostic, et des travaux récents ont montré que la méthode de fixation du complément n'était pas davantage susceptible de rendre des services.

L'autopsie n'est susceptible de fournir à peu près aucune donnée capable de confirmer ou d'infirmer le diagnostic. Chez l'homme, on ne constate que des lésions agoniques sans valeur aucune. Chez l'animal, l'importance attribuée à la présence dans l'estomac des corps étrangers est très exagérée. Ils manquent dans 60 p. 100 des cas de rage et se rencontrent fréquemment en dehors de la maladie. L'examen microscopique du bulbe rachidien au point de vue des nodules de Babès (accumulation autour des cellules nerveuses de cellules néoformées), des ganglions spinaux au point de vue de la lésion de van Gehuchten (pullulation des cellules de la capsule endothéliale et destruction des cellules nerveuses), de la corne d'Ammon et de l'écorce du cervelet au point de vue de l'existence des corpuscules de Négri (incapsulation du microbe de la rage de la part de cellules très résistantes à son action) a une valeur beaucoup plus grande. Néanmoins, si des constatations positives constituent une forte présomption en faveur de la rage, des constatations négatives sont à peu près sans importance. Il n'existe, en réalité, qu'une façon certaine de faire le diagnostic de rage ; c'est de prélever un peu du bulbe de l'animal suspect et de l'inoculer par voie sous-dure-mérienne ou intraoculaire de préférence, à un lapin ou à un cobaye. La maladie éclate, dans l'immense majorité des cas, du quinzième au vingtième jour après l'inoculation, mais on peut observer des incubations beaucoup plus prolongées. On n'est jamais autorisé à attendre pour soumettre un mordu au traitement pastorien le résultat des inoculations expérimentales.

Mentionnons aussi, pour répondre à une question souvent posée, qu'une morsure par un animal dûment enragé ne se distingue par aucun caractère d'une morsure par un animal sain. Le retard de la cicatrisation n'a aucune valeur diagnostique. Ce que nous avons dit

de la nature ultra-microscopique de l'agent pathogène de la rage
permet déjà de supposer que l'examen bactériologique le plus minutieux du sang ou de la sérosité de la plaie est incapable de fournir
le moindre renseignement.

Chez le chien, le pronostic de la rage déclarée n'est peut-être pas
absolument fatal. La rage expérimentale est susceptible de guérison.
Il est possible qu'il en soit de même de la rage clinique. Quelques
observations ont été publiées, auxquelles manque malheureusement
le contrôle expérimental. Chez l'homme, par contre, le pronostic de
la rage déclarée est fatal absolument. Le traitement curatif n'existe
en aucune façon. La thérapeutique de la maladie est uniquement
préventive. Inoculer aux personnes contaminées un vaccin qui lutte
de vitesse avec le virus, arrive avant lui aux centres nerveux et les
immunise de façon à rendre impossible le développement des microbes
de la rage, tel est le but que se propose le traitement antirabique par
la méthode pastorienne, le seul traitement de la rage qui existe,
est-il besoin de le dire ?

Chez les animaux mordeurs, le siège du virus rabique est double.
Il se rencontre à la fois dans les glandes salivaires et dans le système
nerveux. Quelques organes appartenant au système des glandes en
grappes (glandes mammaires, glandes lacrymales, pancréas, etc.),
sont susceptibles de le renfermer également. Le fait est sans importance pratique. En revanche, toutes les glandes salivaires (parotide,
sous-maxillaire, sublinguale) et les différents segments du système
nerveux (cerveau, cervelet, protubérance, bulbe, moelle épinière,
ganglions, nerfs périphériques) contiennent le virus. Le virus rabique,
tel qu'il se rencontre dans la salive ou les centres nerveux des
animaux mordeurs, est dit *virus de rue*. Il est susceptible de s'atténuer
sous l'influence d'un grand nombre de facteurs (chaleur, lumière,
dessiccation, dilution, broyage, antiseptiques; passage par l'organisme
du singe, des oiseaux, etc.). D'autres facteurs (froid, pression atmo-
sphérique, rayons X, glycérine, etc.) sont sans action sur lui. Il est
enfin susceptible d'être exalté à l'aide du passage par l'organisme
d'un certain nombre d'animaux, le lapin, le cobaye, le rat, le chat
en particulier. Contrairement à l'opinion de quelques auteurs italiens,
il semble qu'il s'exalte également par passages chez le chien (Marie).
Lorsqu'on inocule le virus de rue sous la dure-mère d'un lapin, le
lapin prend, en général, la rage du dix-septième au vingtième jour.
Si, à la mort de l'animal, on recueille un peu de son bulbe, qu'on
l'inocule à un deuxième lapin, puis qu'à la mort de ce deuxième
lapin, on en inocule semblablement un troisième et ainsi de suite,
on observe que la période d'incubation se raccourcit de plus en plus,

Au bout d'un certain nombre de passages, elle tombe à sept-huit jours et ne peut plus ensuite être abaissée davantage, quel que soit le nombre des passages effectués. On dit alors que le *virus de rue* s'est transformé en *virus fixe*. Le virus fixe est le seul dont il soit fait usage pour le traitement antirabique. C'est donc le seul dont il sera question dans ce qui va suivre.

II. — CONDUITE A TENIR VIS-A-VIS D'UNE PERSONNE MORDUE

A. — EXAMEN DE LA PERSONNE MORDUE

L'examen d'une personne qui a été mordue ou qui croit avoir été mordue par un animal enragé ou suspect a une grande importance. Bien souvent, le praticien pourra la rassurer d'un mot et lui épargner, en même temps que des angoisses parfaitement compréhensibles, l'ennui d'un voyage au siège d'un institut antirabique.

Y a-t-il eu vraiment morsure ?

La première question à résoudre est la suivante : Y a-t-il ou non eu morsure ?

Diagnostic différentiel avec une contusion simple. — Il faut distinguer deux cas suivant que le traumatisme a porté sur des parties nues ou recouvertes par les vêtements.

Dans le premier cas, il s'agit parfois d'une simple contusion produite par le museau de l'animal. Il est impossible de découvrir non seulement la moindre plaie, mais même la plus petite solution de continuité des téguments ayant pu servir de porte d'entrée au virus. Ces personnes seront rassurées et renvoyées. Par contre, la moindre érosion épidermique mettant le derme à nu commande le traitement antirabique.

Diagnostic différentiel avec une plaie par ratissage. — Lorsque l'agression a eu lieu par-dessus les habits, le diagnostic différentiel se pose entre une morsure et une plaie par ratissage ou par tiraillement. L'examen des vêtements tranchera la difficulté. Ceux-ci ont-ils été déchirés ou simplement troués, perforés par les dents de l'animal ? Il y a eu vraiment morsure et, bien que le virus ait été en partie absorbé par les étoffes, la plaie a pu en recevoir une quantité suffisante pour que l'apparition de la rage puisse s'ensuivre. Les mordus de cette catégorie doivent être dirigés vers un Institut.

Fréquemment, par contre, on observe une plaie qui peut même être large, profonde et saigner beaucoup. Mais elle a été faite par-dessus une robe et un jupon, par-dessus un pantalon et un caleçon, par-dessus une veste et une chemise et l'un au moins de ces deux vêtements, souvent l'un et l'autre n'ont pas subi la moindre solution de continuité. Il est évident qu'alors il n'y a morsure qu'au sens vulgaire que le public attache à ce terme. Il s'agit en réalité d'une plaie par ratissage, produite par le tiraillement des dents de l'animal sur les vêtements de la victime, et celle-ci ne court aucun danger. Les caractères de la plaie corroborent souvent le renseignement fourni par l'intégrité des habits. Au lieu des deux traces de crocs qui d'ordinaire caractérisent une morsure, on trouve une plaie linéaire, le plus souvent superficielle et entourée d'une zone ecchymotique. Ces caractères sont toutefois accessoires, et c'est à l'état des vêtements qu'il convient d'accorder la plus grande importance.

Cette règle que l'absence de toute solution de continuité contre-indique le traitement antirabique ne va pas sans quelques exceptions. La morsure est faite parfois à travers un tissu lâche, celui d'un bas de fil par exemple. Il n'est pas impossible à la dent pointue d'un chien ou d'un chat de passer entre les mailles de l'étoffe qui se referment ensuite. Le traitement antirabique peut être indiqué. D'autres fois, les morsures sont faites à travers une seule épaisseur d'un tissu fin : gant de fil, pantalon de toile, etc.; le tissu ne subit aucune solution de continuité, mais il est humidifié par la bave qui peut immédiatement venir au contact de la plaie. Ici encore, le traitement sera conseillé. D'autres fois, la morsure a lieu dans une région du corps qui, comme le poignet, est à la limite des parties nues et recouvertes par des vêtements. Il est difficile de savoir si la morsure a été faite à nu ou à travers les habits qui n'auraient été nullement lésés. Dans le doute, on conseillera au mordu de suivre le traitement.

Lavage et cautérisation des plaies.

Lorsque le médecin s'est assuré qu'il se trouve bien en présence d'une morsure et non d'une contusion ou d'une plaie par ratissage, il doit procéder au lavage des plaies et à leur cautérisation. Le lavage, dont l'action est surtout mécanique, peut se pratiquer avec une solution de sublimé ou d'un antiseptique quelconque ou tout simplement avec de l'eau propre. La cautérisation sera réalisée à l'aide du thermocautère ou, à défaut, d'un fer rouge ordinaire.

Bien que les caustiques physiques soient préférables, on peut recourir aussi aux caustiques chimiques (nitrate d'argent, sulfate de cuivre, acide sulfurique, acide azotique, etc.). Cependant, les mordus viennent bien souvent trouver le médecin une demi-heure, une heure et davantage après la morsure, et les faits démontrent que, dans ces conditions, les cautérisations même énergiques demeurent inefficaces. Il y a lieu de se demander si ce n'est pas imposer alors une souffrance inutile que de pratiquer une opération qui, dans aucun cas, ne dispense de suivre le traitement antirabique, et qui en outre amoindrit la vitalité des éléments cellulaires dont l'intervention dans la lutte contre l'infection peut avoir son utilité. Passé le terme d'une demi-heure, nous conseillons l'abstention. Celle-ci est également indiquée dans les délabrements atroces, comme ceux qui résultent de certaines morsures de loups. Dans ces cas, la cautérisation, extrêmement douloureuse, est forcément incomplète. On se contentera de lavages abondants. Les plaies aseptisées et cautérisées sont recouvertes d'un pansement occlusif. Un pansement sec, simplement destiné à protéger la plaie contre les poussières de l'air et le frottement des habits, suffit dans la grande majorité des cas. Il n'y a rien là du reste qui soit spécial à la rage et nous n'insistons pas. Dans les cas exceptionnels, quelques points de suture pourront être pratiqués. Ce serait une faute lourde que de faire subir à un mordu une autoplastie en règle, retardant ainsi de quinze jours — comme nous l'avons vu une fois — son envoi à l'Institut antirabique.

Nous mentionnerons, à titre de simple indication, que si, par extraordinaire le médecin disposait, au moment où il est consulté pour une morsure, du sérum antirabique dont nous parlons plus loin à propos de la vaccination des herbivores, il pourrait en pratiquer des injections interstitielles autour de la plaie. Celle-ci pourrait également — à l'instar de ce qui se fait pour le tétanos — être saupoudrée de sérum antirabique desséché. Sérum liquide et sérum sec jouissent de la propriété de neutraliser *in vitro* le virus rabique; leur emploi local, avant que le virus n'ait été absorbé par les cordons nerveux, ne peut qu'être recommandé.

Conduite à tenir vis-à-vis des personnes léchées ou griffées.

Il arrive que le médecin soit consulté, non pas pour une morsure mais pour des plaies accidentelles que de la bave aura contaminées ou aura pu contaminer, pour des écorchures qu'un chien enragé ou suspect aura léchées. Le danger est le même que pour les morsures.

Les léchements sur des excoriations même fort minimes, comme les gerçures des lèvres ou les petites plaies du pourtour unguéal connues vulgairement sous le nom d' « envies », sont fort dangereux, en raison du grand nombre des terminaisons nerveuses dans ces régions. La rage est également susceptible de se transmettre par coup de griffe. Le chien et le chat contaminent leurs pattes et leurs griffes, soit directement en les léchant, soit indirectement par l'intermédiaire de la litière sur laquelle la bave se répand. En griffant, ils mettent à nu de nombreux filets nerveux sur lesquels le virus s'ensemence. Il faut donc se comporter vis-à-vis des personnes léchées ou griffées par un animal enragé ou suspect, absolument comme vis-à-vis des personnes mordues.

B. — EXAMEN DE L'ANIMAL MORDEUR

En même temps que le médecin traite les plaies, il doit se préoccuper de l'animal mordeur. — Quel est l'animal qui vous a mordu ? Pourquoi vous a-t-il mordu ? et surtout : Qu'est-il devenu ? Telles sont les premières questions à poser. L'animal mordeur peut être mort de lui-même ; il peut avoir été tué, il peut avoir disparu ou être inconnu du mordu ; il peut être vivant et bien portant, vivant, mais malade. Que convient-il de faire dans ces différentes circonstances ?

L'animal est mort.

Beaucoup de personnes mordues par un chien ou par un chat malade ne s'inquiètent nullement et ne viennent consulter le médecin que lorsque l'animal est mort. En interrogeant le mordu sur les symptômes de la maladie, le médecin, dans quelques cas, acquerra la conviction que l'animal était atteint de la rage. Bien plus souvent, il demeurera dans le doute ; quelquefois, il aura la quasi-certitude que l'animal a succombé à une affection autre que la rage. D'une façon comme de l'autre, sa règle de conduite doit être absolue, *Toute personne contaminée par un animal qui meurt moins de dix jours après l'accident doit suivre le traitement antirabique.* Il semble que — sauf circonstances particulières — le traitement doive même être suivi au cas où un vétérinaire ayant observé l'animal au cours de sa maladie affirmerait qu'il a succombé à telle ou telle affection. La rage, en effet, peut coïncider avec une autre maladie, ce qui est une complication pour le diagnostic. Surtout, la mort peut surprendre l'animal, alors qu'il est en incubation de rage. Or les recherches de Roux et Nocard ont démontré que, deux à trois jours avant l'apparition des premiers symptômes de la maladie, la salive du chien était déjà virulente, et un certain nombre de faits cliniques ont établi que ce délai était trop court et devait être porté à huit et même à dix jours. Pampoukis a publié l'observation d'une femme qui, mordue par un chien huit jours avant que celui-ci ne présentât de symptômes suspects, ne crut pas devoir se soumettre au traitement pastorien et succomba à la maladie. Zaccaria a rapporté de même qu'un chien en mordit un autre treize jours avant de prendre lui-même la maladie. Le mordu contracta la rage. On conçoit quelle circonspection de pareils faits doivent entraîner dans l'appréciation des conséquences d'une morsure.

L'animal a été tué.

Lorsque les mordus viennent consulter le médecin, l'animal mordeur peut déjà avoir été tué, soit parce que l'existence de la rage ne faisait aucun doute, soit plus souvent par représaille, ignorance ou bêtise. Ici non plus, il ne saurait y avoir d'hésitation sur la conduite à tenir : *Toute personne mordue par un animal qui a été tué moins de dix jours après l'accident doit suivre le traitement antirabique.*

L'autopsie est, en effet, incapable d'établir le diagnostic de rage.

En particulier, la présence de corps étrangers dans l'estomac est à peu près sans valeur. L'existence de lésions organiques du cœur, du poumon, de l'intestin, etc... capables de rendre compte de la mort n'est nullement péremptoire, car la rage peut coïncider avec elles, et l'animal peut avoir été tué, alors qu'il se trouvait simplement à la période d'incubation.

La recherche des nodules rabiques et des corpuscules de Négri, outre qu'elle ne donne aucune certitude, échappe à la compétence du médecin praticien. Les mordus doivent donc être dirigés vers un Institut antirabique.

L'animal ne peut être retrouvé.

Un certain nombre de personnes ignorent quel animal les a mordues. Elles ont été attaquées la nuit par un chien que, dans les ténèbres, elles ont à peine vu, ou même — ainsi que nous l'avons observé plusieurs fois — elles ont été mordues pendant leur sommeil par un animal qu'elles n'ont pas vu du tout. Elles ont été assaillies en plein jour par un chien qui s'est sauvé et n'a pu être retrouvé, par un chien qu'elles ont très bien vu, mais qu'elles ne peuvent reconnaître parce que dans la ville ou le village il y a beaucoup de chiens semblables (ce cas se présente très fréquemment en Orient). Dans tous ces cas ou dans presque tous ces cas, le médecin conseillera les inoculations. Il n'y a d'exception que si le mordu a provoqué l'animal en le menaçant avec un bâton, en marchant sur lui, etc.. Encore si une personne a été mordue par un chien sur lequel elle a marché, est-il indispensable de lui demander si le chien s'est levé ensuite et s'est sauvé ou bien si, paralysé, il est demeuré immobile au même endroit. Il faut toujours envisager en effet la possibilité, soit d'une rage paralytique d'emblée, soit de phénomènes paralytiques terminaux au cours d'une rage furieuse classique.

L'animal est vivant.

Il peut se faire enfin que l'animal mordeur soit encore en vie lorsque le mordu vient consulter le médecin. Celui-ci conseillera alors la mise en observation pendant dix jours à dater de celui de la morsure. Le mieux est naturellement que l'observation soit dirigée par un vétérinaire. Il est cependant des circonstances où le médecin sera obligé de se charger lui-même de ce soin. Différents cas peuvent se présenter.

L'animal peut montrer des symptômes tels que le diagnostic de rage ne fasse aucun doute (agitation, irritabilité; tendance de l'animal à se cacher et à avaler du bois, des pierres, de la paille, etc.; hallucinations, modifications de la voix qui devient bitonale ou rauque, salivation, accès de fureur, phase terminale de paralysie). Il sera abattu et le mordu dirigé vers un Institut antirabique. L'animal peut, au contraire, ne présenter absolument aucun phénomène pathologique. Au dixième jour, il sera relâché et les mordus seront rassurés définitivement. Il peut mourir au cours de la période d'observation. Le traitement antirabique sera conseillé. L'animal peut présenter certaines manifestations morbides et être encore en vie après les dix jours d'observation. Le cas peut présenter une réelle difficulté, car il n'est pas impossible que la rage se prolonge au delà de sa durée habituelle. Quelques jours d'observation supplémentaire seront utiles; le traitement sera conseillé en cas de mort et tenu pour inutile en cas de survie. Nous ne tenons pas compte, on le voit, de la possibilité de la guérison de la rage clinique chez le chien, celle-ci constituant, nous le répétons, une rarissime exception. La conduite du praticien peut, en résumé, se schématiser de la façon suivante :

Animal mordeur.

1° **Mort** moins de dix jours après la morsure.
2° **Tué** moins de dix jours après la morsure.   Traitement anti-
3° **Disparu** moins de dix jours après la morsure.   rabique.
4° **Inconnu** du mordu.

5° **Vivant** (à mettre en observation pendant 10 jours). — *Pendant la période de dix jours* :

    a. L'animal prend la rage. — Traitement antirabique.

    b. L'animal meurt suspect de rage ou il succombe à une affection autre que la rage. — Traitement antirabique.

    c. L'animal tombe malade. Il n'est pas mort au dixième jour. — Prolongation de l'observation. Traitement antirabique si l'animal meurt.

    d. L'animal est vivant et bien portant après dix jours. — Pas de traitement antirabique.

Mesures complémentaires à prendre par le médecin.

Lorsque le médecin a posé l'indication du traitement antirabique, il doit avertir l'intéressé de l'importance qu'il y a pour lui à suivre ce traitement au plus tôt et l'inciter à se mettre en route sans tarder. Toutes les fois que la chose sera possible, il enlèvera sinon le cerveau tout entier, du moins le bulbe de l'animal mordeur, et il l'adressera à l'Institut dans de la glycérine (neutre et stérilisée, si faire se peut) pour la recherche des lésions microscopiques et les inoculations expérimentales qu'il est toujours indiqué de pratiquer dans les laboratoires. A défaut de glycérine, il enrobera purement et simplement le bulbe dans du sel marin où nous avons démontré que le virus conservait intacte sa virulence pendant plus de deux mois, ou encore dans du sucre en poudre (persistance de la virulence : 50 jours). Enfin il agira sagement en s'informant si d'autres personnes n'ont pas été contaminées par le même animal (morsures, léchements, coups de griffe) et en les faisant avertir du danger qu'elles courent.

Bien que ceci soit surtout du ressort des autorités municipales et des vétérinaires, il peut s'informer également si des animaux n'ont pas été contaminés. Aux termes de la loi, tout chien ou tout chat mordu, roulé ou simplement suspect d'avoir été mordu, ou roulé par un animal enragé ou suspect, doit être immédiatement abattu. Les propriétaires des animaux herbivores (chevaux, ânes, mulets, bœufs, vaches, veaux, moutons, chèvres, etc.) mordus par un animal enragé ou suspect, ont huit jours à dater de la morsure pour les livrer à la boucherie. Passé ce terme, il leur est interdit de s'en défaire pendant trois mois; durant ce laps de temps, les animaux doivent en principe être séquestrés ; ils ne peuvent en tout cas sortir que muselés. Il y a avantage à les traiter à l'aide d'une des méthodes dont nous disons un mot plus loin. Nous devons signaler ici — pour répondre à une question souvent posée — que la rage n'est pas susceptible de se transmettre par voie digestive et que — toutes réserves faites sur leur valeur nutritive — la viande et le lait d'animaux même dûment enragés ne paraissent pas susceptibles de conférer la maladie. Les Muridés seuls (Fermi, Remlinger) font exception à cette règle et sont capables de contracter la rage par ingestion de matériel rabique.

III. — PRINCIPAUX MODES D'IMMUNISATION CONTRE LA RAGE

L'immunisation d'un organisme contre la rage peut être obtenue à l'aide d'un très grand nombre de procédés.

De même que pour la peste, le choléra, la fièvre typhoïde, le rouget, et la plupart des maladies infectieuses, elle peut être réalisée de façon active au moyen de vaccins, d'une façon passive à l'aide de sérum, et il y a lieu de décrire également une méthode mixte ou séro-vaccination.

Immunisation active.

L'immunisation active comporte elle-même de très nombreuses méthodes, les unes applicables à l'homme et aux animaux, les autres aux seuls animaux ou même à quelques espèces seulement. On immunise les herbivores en leur injectant dans la veine jugulaire une émulsion filtrée et diluée de virus rabique fixe. Le chien et le chat peuvent être immunisés par injection intrapéritonéale, le lapin par inoculation intrarectale de virus rabique fixe. L'inoculation sous-cutanée de ce même virus fixe non modifié ou à peine modifié (par un procédé tenu secret) a été appliquée à la vaccination de l'homme par Ferran. La méthode de Ferran nous conduit, par une pente insensible, à la méthode hongroise du traitement de la rage ou méthode d'Högyes. Celle-ci consiste à inoculer sous la peau des individus mordus une dilution de virus rabique fixe, d'abord très étendue (1/10 000, 1/5 000), puis graduellement plus concentrée (jusqu'à 1/200 et 1/100). Un virus simplement dilué ne peut guère être considéré, en effet, comme un virus modifié ou atténué. Dans l'immense majorité des cas, c'est au moyen de virus modifiés dans le sens d'une atténuation, d'un affaiblissement, que s'opère la vaccination active.

Le mode d'atténuation le premier en date est celui qui résulte du passage du virus par l'organisme du singe. C'est en 1884 que Pasteur fit voir que l'atténuation par le singe du virus des rues préalablement exalté par des passages chez le lapin permettait d'obtenir une « échelle de virulence » étendue, et que les inoculations successives sous la peau du chien de virus d'activité croissante ne déterminaient aucun accident et conféraient l'immunité.

La complexité de cette méthode était un obstacle à son utilisation. Elle ne tarda pas à être remplacée par la dessiccation (Pasteur, Chamberland et Roux), utilisée aujourd'hui dans la très grande majorité des Instituts antirabiques; c'est la méthode pastorienne classique. On doit en rapprocher la vaccination à l'aide des virus atténués par la chaleur. Elle constitue la méthode roumaine (Babès, Puscariu) du traitement de la rage. On peut également vacciner à l'aide de produits, non plus atténués, mais totalement dépourvus de virulence. La mort du microbe rabique peut être obtenue au moyen d'un séjour prolongé de la substance nerveuse sur de la potasse, dans la glycérine; au moyen d'un broyage énergique et prolongé (W. Barratt) de cette même substance nerveuse; au moyen d'antiseptiques comme le suc gastrique artificiel, et surtout l'acide phénique. Fermi, à Sassari, vaccine contre la rage en injectant deux fois par jour, pendant vingt-cinq à trente jours, 3 centimètres cubes d'une émulsion de virus fixe à 5 p. 100, dans de l'eau phéniquée à 1 p. 100. Tout en tuant le virus, l'acide phénique ne diminuerait pas le pouvoir immunisant du vaccin. Ces faits ont été contestés.

Immunisation passive.

L'immunisation passive consiste, de même que pour les autres maladies infectieuses, dans l'inoculation d'anticorps spécifiques, c'est-à-dire dans l'injection sous-cutanée ou intravasculaire du sérum d'un animal, généralement le mouton, quelquefois le chien, immunisé contre la rage. L'immunisation passive contre la rage a les défauts et les qualités des autres immunisations passives. Elle est rapide, inoffensive, mais très passagère. L'immunisation active, au contraire, est durable, solide, mais elle est longue à s'établir, et nous aurons à discuter la question de savoir si, avant que cette immunité ne soit complète, l'organisme ne se trouve pas momentanément sensibilisé à l'égard du virus. On a donc eu l'idée de chercher à combiner les avantages de ces deux modes d'immunisation. C'est la séro-vaccination (Marie, Remlinger), surtout utilisée pour la vaccination des animaux, mais qui paraît également susceptible de rendre des services chez l'homme. Chez celui-ci, toutefois, elle n'a pas encore été employée seule, mais elle a toujours été usitée concurremment avec d'autres procédés d'immunisation (Paris : méthode pastorienne classique ; Sassari : vaccins phéniqués..., etc.). On ne peut, dans ces conditions, se faire une idée exacte de son efficacité, et il nous suffira de la signaler. Tels sont, en résumé, les principaux procédés de vaccination contre la rage. Dans la pratique, ce terme s'applique presque exclusivement à l'immunisation active au moyen de virus atténués par la dessiccation. C'est la méthode pastorienne classique que nous allons étudier en détail.

IV. — LA MÉTHODE PASTORIENNE CLASSIQUE.

Technique de la méthode.

Du virus fixe, amenant régulièrement en huit à douze jours la mort des lapins, est entretenu à l'aide de passages dans le cerveau ou sous la dure-mère. Dès que l'animal est mort, on enlève sa moelle avec les précautions d'asepsie les plus minutieuses et on la divise en trois tronçons. Chacun d'eux est suspendu, au moyen d'un fil, dans un flacon spécial stérilisé au préalable. Ce flacon possède, en outre de l'ouverture supérieure par laquelle on introduit la moelle, une tubulure inférieure par où on dépose au fond du flacon quelques cylindres de potasse. Cette disposition permet l'établissement d'un courant d'air qui passe sur la moelle, après avoir léché le caustique. Les flacons sont munis d'une étiquette indiquant le jour de l'ablation ; ils sont disposés en bon ordre sur une étagère dans une chambre-étuve où un régulateur de Roux permet de maintenir constamment une température de 22° à 23°. Cette chambre est laissée dans une obscurité absolue, de façon à empêcher la lumière de venir ajouter son action antiseptique à celle des autres facteurs d'atténuation que nous venons d'énumérer. Plus une moelle est desséchée de la sorte, et plus son atténuation est considérable. Il n'y a pas intérêt à prolonger la dessiccation au delà de onze ou de douze jours. Dans ces derniers temps même, la limite extrême de l'atténuation des moelles a été, dans la grande majorité des Instituts, abaissée à neuf et même à huit jours. De 2 à 5 millimètres d'une moelle desséchée pendant dix jours sont donc coupés avec des ciseaux flambés ; puis, dans un verre stérile et au moyen d'une baguette de verre stérilisée également, ils sont broyés et réduits en une pâte fine qui, peu à peu, est incorporée le plus intimement possible à 3 centimètres cubes de bouillon stérilisé, de solution de peptone à 1 p. 100, de solution physiologique de NaCl, ou tout simplement d'eau stérilisée. L'émulsion est aspirée dans une seringue stérilisée par ébullition prolongée et injectée sous la peau du flanc de la personne à immuniser contre la rage. Le traitement est continué semblablement par l'injection sous-cutanée d'une émulsion dans 3 centimètres cubes d'eau, de 2 à 5 milli-mètres de moelle desséchée pendant neuf, huit et sept jours. Ici s'arrête la série des moelles tellement atténuées que, même injectées sous la dure-mère du lapin, elles sont incapables de donner la rage. Leur inoculation a préparé l'organisme à recevoir des moelles à viru-lence inconstante telles que celle du sixième jour, puis des moelles à virulence certaine quoique atténuée, telles les moelles desséchées pendant cinq, quatre et trois jours. Le traitement est donc continué toujours de la même façon par l'injection sous la peau du flanc d'une émulsion de 2 à 5 millimètres de moelle de cinq, quatre, trois et parfois de deux jours. Les inoculations se font alternativement dans le flanc gauche et dans le flanc droit. Lorsqu'on a fini d'injecter ainsi les moelles les plus virulentes, on recommence une nouvelle série de ces mêmes moelles desséchées pendant cinq, quatre, trois, deux jours, et cela, un nombre de fois d'autant plus considérable que le traitement doit être plus intensif, c'est-à-dire que les morsures sont plus graves. On fait d'ordinaire par jour deux injections de moelle non virulente et une seule de moelle virulente.

Principales formules du traitement.

Contrairement aux autres Instituts antirabiques, l'Institut Pasteur de Paris, a conservé, sans les modifier, les formules de traitement en usage au début de la méthode pastorienne. La formule adoptée pour les morsures peu graves des membres est résumée dans le tableau suivant :

Traitement de 15 jours.

1ᵉʳ jour	14-13
2ᵉ —	12-11
3ᵉ —	10-9
4ᵉ —	8-7
5ᵉ —	6-5
6ᵉ —	5
7ᵉ —	5
8ᵉ —	4
9ᵉ —	3

10e jour 5
11e —   5
12e —   4
13e —   4
14e —   3
15e —   3

La formule la plus employée est la suivante. Elle est appliquée aux plaies multiples faites à la main, ainsi qu'aux morsures de chat.

Traitement de 18 jours.

1er jour 14-13
2e —   12-11
3e —   10-9
4e —   8-7
5e —   6-6
6e —   5
7e —   5
8e —   4
9e —   3
10e —   3
11e —   5
12e —   4
13e —   4
14e —   3
15e —   3
16e —   3
17e —   4
18e —   3

Les morsures à la tête sont l'objet d'un traitement intensif de vingt et un jours. En raison de la courte période de l'incubation, on multiplie les inoculations les premiers jours, afin de gagner du temps :

Traitement de 21 jours.

1er jour 14-13-12-11
2e —   10-9-8-7
3e —   6-6
4e —   5
5e —   5
6e —   4
7e —   3
8e —   4
9e —   4
10e —   5
11e —   5
12e —   4
13e —   4
14e —   3
15e —   3
16e —   3

17ᵉ jour 4
18ᵉ   —   5
19ᵉ   —   5
20ᵉ   —   4
21ᵉ   —   3

Principales modifications à la pratique parisienne.

Les formules usitées à l'Institut Pasteur de Paris ont subi dans la grande majorité des Instituts des variations motivées par le désir de conférer une immunité plus solide à cause de la fréquence des morsures graves, des morsures de loup par exemple, ou plus rapide en raison de l'arrivée tardive des malades. Les principales d'entre elles sont les suivantes :

1° Au lieu de commencer la cure par des moelles desséchées pendant quatorze et treize jours, un certain nombre d'Instituts débutent par des moelles desséchées seulement dix, neuf, huit ou sept jours. Quelques-uns vont dans cette voie plus loin encore et débutent par des moelles parfaitement virulentes.

C'est ainsi qu'à Tunis, le traitement ordinaire comprend trois séries d'inoculations séparées par un jour de repos. Une seule inoculation est pratiquée chaque jour : 1ʳᵉ série (dix inoculations) : moelles de 4, 4, 3, 3, 4, 4, 3, 3, 2 et 2 jours ; 2ᵉ série (cinq inoculations) : moelles de 4, 3, 3, 2 et 2 jours ; 3ᵉ série (cinq inoculations) : moelles de 4, 3, 3, 2 jours et virus fixe. Soit vingt inoculations réparties sur vingt-deux jours.

2° Au lieu de s'arrêter à la moelle du troisième jour, quelques Instituts inoculent de la moelle de deux jours, d'un jour, et poussent même jusqu'à la moelle fraîche.

A Tunis, le traitement intensif est ainsi réglé : 1ʳᵉ série (dix inoculations) : moelles de 4, 4, 3, 3, 4, 4, 3, 3, 2 jours et virus fixe. Un jour de repos. 2ᵉ série (cinq inoculations) : moelles de 4, 3, 3, 2 jours et virus fixe. Un jour de repos. 3ᵉ série, identique à la seconde, (cinq inoculations) : moelles de 4, 3, 3, 2 jours et virus fixe. Puis, après un intervalle de six jours, 4ᵉ série identique aux séries 2 et 3 (C. Nicolle).

3° Au lieu de couper par personne de 2 à 5 millimètres de moelle, on coupe fréquemment, pour les mordus graves tout au moins, de 5 à 10 millimètres. Quelques Instituts augmentent la dose de virus en multipliant le nombre des inoculations : au lieu de 1 ou 2 piqûres, les mordus en reçoivent 2, 3 et même 5.

4° La durée du traitement peut être allongée. A Constantinople, où les mordus arrivent rarement à l'Institut avant le dixième jour, nous avions l'habitude de faire subir, aux personnes ayant besoin d'un traitement intensif, une cure de vingt-huit jours. Les mordus par des loups ou des chacals étaient gardés pendant trente jours.

Voici la formule que nous appliquions en pareil cas :

Traitement de 30 jours.

Jour	
1er jour	9-9-8-7-6-6
2e —	8-7-6-6-5
3e —	6-6-5-5
4e —	5-5
5e —	4-5
6e —	3-5
7e —	4
8e —	3-5
9e —	3
10e —	2-5
11e —	3
12e —	3-5
13e —	2
14e —	3-5
15e —	3
16e —	2-5
17e —	2-5
18e —	2-5
19e —	3
20e —	2-5
21e —	3
22e —	2-5
23e —	3
24e —	2-5
25e —	3
26e —	2-5
27e —	3
28e —	2-5
29e —	3
30e —	2

Notre formule la plus bénigne était la suivante :

Traitement de 18 jours.

Jour	
1er jour	9-9
2e —	8-7
3e —	6-6
4e —	3
5e —	5
6e —	4
7e —	4
8e —	3
9e —	4
10e —	3
11e —	2
12e —	4

13ᵉ jour	3
14ᵉ —	4
15ᵉ —	3
16ᵉ —	3
17ᵉ —	2
18ᵉ —	3

5° La dessiccation des moelles, au lieu de se faire à 23°, se fait parfois à 22°, à 20°, et même à la température du laboratoire. A Cracovie, où cette manière de faire a été adoptée, la température de la chambre où sont desséchées les moelles descend jusqu'à 7° l'hiver et ne s'élève jamais l'été au-dessus de 16°. Elle est, en général, de 12 à 15°.

Les formules usitées à l'Institut Pasteur de Paris, excellentes dans les Instituts qui reçoivent à une époque très rapprochée de l'accident des mordus de gravité moyenne, courent le risque de se trouver en défaut lorsque les morsures de loup ou les morsures à la face prédominent ou lorsque, comme en Turquie, par suite de la difficulté des communications et de l'anarchie administrative, les malades n'arrivent se faire soigner que tardivement. Les modifications que nous venons de signaler ont alors leur indication, et un grand nombre de statistiques pourraient être produites à l'appui de leur efficacité. Ces modifications sont sans inconvénient. A la suite de ses nombreux passages de lapin à lapin, le virus rabique s'est adapté peu à peu à l'organisme de cet animal et au système nerveux central de tous les mammifères en général ; il est, au contraire, désadapté de l'organisme du chien, de celui de l'homme et de tous les tissus autres que le système nerveux central ; il présente pour l'homme en particulier une atténuation manifeste prouvée par le résultat négatif de l'inoculation du virus fixe frais au singe et à l'homme lui-même (auto-inoculation de Nitsch), par l'innocuité absolue de la manipulation du virus dans les Instituts antirabiques, etc. Il s'ensuit qu'une certaine hardiesse dans les inoculations est parfaitement licite.

MÉTHODE DE CALMETTE A LA GLYCÉRINE

M. Roux a découvert en 1887 que la glycérine neutre à 30° Baumé permet de conserver intacte, de fixer en quelque sorte la virulence du virus rabique. Non seulement, le cerveau d'un lapin qui vient de succomber au virus fixe conserve après un mois et plus de séjour dans la glycérine le pouvoir de tuer d'autres lapins dans le minimum de temps, mais encore, si on immerge dans de la glycérine des moelles desséchées à l'étuve à 23° pendant six, cinq qualre, trois jours, chacune de ces moelles conserve dans ces conditions, pendant un laps de temps qui n'est guère inférieur à un mois, la virulence qui lui est propre. M. Calmette a tiré de là une méthode de vaccination contre la rage qui, extrêmement précieuse dans les Instituts fréquentés par un petit nombre de mordus, rend également de grands services dans les autres. Un certain nombre de lapins sont inoculés avec du virus fixe dans le cerveau ou sous la dure-mère. A leur mort, les moelles enlevées avec une parfaite asepsie sont suspendues dans des flacons à deux tubulures et mises à l'étuve à 23°, absolument comme dans la méthode pastorienne classique. A partir du deuxième ou du troisième jour de la dessiccation, et jusqu'au dixième ou au quatorzième, suivant la formule adoptée par l'Institut, on retire des flacons un ou plusieurs segments de moelle et on les immerge dans des tubes à essai remplis de glycérine et stérilisés au préalable. Chaque tube reçoit une étiquette indiquant le nombre de jours de dessiccation de la moelle qu'il contient et la date de la mise en glycérine. On conçoit que, cette opération étant répétée tous les jours pendant dix à quatorze jours, on possède au bout de ce laps de temps la collection complète des moelles atténuées du deuxième-troisième au dixième-quatorzième jour, c'est-à-dire la série intégrale des vaccins utilisables pour le traitement antirabique. Lorsqu'un mordu se présente, au lieu de « couper à sec », c'est-à-dire dans le flacon de potasse, un demi-centimètre de moelle du quatorzième ou du dixième jour, on coupera en glycérine une quantité équivalente de la même moelle. Le traitement sera continué par des moelles de neuf, de huit, de sept, de six jours, absolument comme dans la méthode pastorienne classique. Comme il ne faut pas exagérer le pouvoir fixateur de la glycérine à l'égard du virus rabique et qu'à la longue le virus s'atténue en réalité un peu, il est recommandé de couper un peu plus long en glycérine qu'à sec et de ne pas faire usage de moelles immergées depuis plus d'un mois. Dans les petits laboratoires, fréquentés seulement par un petit nombre de mordus, la méthode de Calmette permet de réaliser une économie de temps et d'argent considérable. Pour entretenir la série des moelles, on n'a besoin en effet de faire de passages que tous les dix jours. Neuf à dix jours après leur trépanation, les animaux meurent à quelques heures d'intervalle. Leurs moelles sont enlevées et mises dans les flacons. Un cerveau sert à faire de nouveaux passages. A l'Institut, ce jour-là, le travail est assez considérable. Par contre, dans l'intervalle de dix jours qui sépare la mort de deux séries d'animaux, on est complètement délivré du souci des trépanations et de celui de l'ablation des moelles. De plus, celles-ci peuvent être utilisées intégralement ou à

peu près, ce qui est souvent une économie appréciable. La méthode
à la glycérine a été adoptée pour ces diverses raisons par presque
tous les laboratoires des colonies et des pays exotiques. Dans les
grands Instituts, il est indiqué de posséder, concurremment avec les
moelles sèches, la collection complète des moelles glycérinées. Si
des lapins viennent à succomber accidentellement ou si le nombre
des mordus s'accroît subitement, on est sûr ainsi de ne jamais manquer de vaccins. Les résultats de la méthode de Calmette sont tout
aussi bons que ceux de la méthode pastorienne classique.

INSTALLATION ET FONCTIONNEMENT D'UN INSTITUT ANTIRABIQUE

Installation.

L'installation d'un Institut antirabique est fort simple et ne comporte guère de difficultés. Les pièces indispensables sont :

1° Une salle d'attente pour les mordus ;

2° Une petite pièce pour la réception des entrants, leur interrogatoire et leur inscription ;

3° Une autre petite pièce destinée au pansement des plaies. Elle
sera située à proximité de la salle d'inoculations et munie de quelques
chaises longues sur lesquelles pourront s'étendre les personnes
prises de lipothymies ou de syncopes (le fait se voit parfois lors des
premières inoculations. Il ne s'observe ultérieurement qu'à titre
tout à fait exceptionnel et presque toujours par contagion) ;

4° Une salle d'inoculations ;

5° Une chambre pour la trépanation des lapins et l'ablation des
moelles ;

6° Une petite pièce aseptique pour la préparation des émulsions ;

7° Une chambre-étuve pour la dessiccation ;

8° Un local pour les stérilisations ;

9° Un local spécial pour les lapins.

La pièce où se pratique l'ablation des moelles et surtout celle où se
préparent les émulsions doivent être aussi aseptiques que possible.
Elles seront faciles à laver et à désinfecter au besoin. Leur ameu-
blement sera réduit au strict minimum.

La chambre-étuve destinée à l'atténuation des moelles doit être
plongée dans une obscurité rigoureuse. Elle sera maintenue à une
température de 22° ou 23°, au moyen d'un poêle à gaz muni d'un
régulateur de Roux. Il est préférable qu'elle soit située au nord, car
il est plus facile d'élever la température que de l'abaisser. Des

étagères fixées au mur sont destinées à recevoir les flacons contenant les moelles. La chambre sera protégée contre l'entrée de l'air au moment de l'ouverture des portes à l'aide d'un paravent ou d'un tambour.

La pièce des stérilisations ne se prête à aucune considération particulière. Un four Pasteur, un ou plusieurs autoclaves, plusieurs fourneaux à gaz en constituent les éléments essentiels.

Par contre, le local où seront maintenus les lapins doit être l'objet de soins particuliers d'installation. On doit pouvoir le laver avec la plus grande facilité à l'eau et au crésyl. Les cages doivent être entièrement métalliques. Une disposition spéciale permet de changer les litières et de les maintenir propres pendant toute la période de survie des lapins, et particulièrement lorsqu'ils sont paralytiques, sans qu'il soit nécessaire d'ouvrir les portes. Une gouttière à parois de verre placée au-dessous des cages et parcourue par un courant d'eau sert à enlever les urines et les immondices qui passent au travers du plancher troué. Enfin le local doit pouvoir être maintenu à une température à peu près constante.

Fonctionnement.

Les inoculations doivent se pratiquer le matin et même de bon matin, afin de ne pas exposer les travailleurs à perdre, du fait du traitement, la plus grande partie de leur journée. De bon matin donc, on coupe dans des verres stérilisés préparés dès la veille, conformément à la liste du jour, le nombre de morceaux de moelle du quatorzième, du treizième, du douzième..., du cinquième, du quatrième, du troisième jour nécessaires aux vaccinations de la matinée. L'opération doit se faire naturellement avec des instruments flambés et rapidement, afin d'éviter toute contamination par les poussières atmosphériques. La quantité de moelle à couper pour les mordus est susceptible de varier avec l'âge de la moelle (on coupera davantage de moelle non virulente que de moelle virulente), son épaisseur, la température à laquelle a été faite la dessiccation (on coupera plus long l'été que l'hiver), la gravité des cas, etc. D'une façon générale, la longueur de chaque bout de moelle variera entre 5 et 10 millimètres. En glycérine, il est indiqué de couper environ une fois et demie plus long qu'à sec, surtout si l'immersion remonte à plus de huit jours. Les fragments sont asséchés au moyen de papier filtre stérilisé et débarrassés à l'aide de pinces flambées des méninges adhérentes. Les émulsions sont ensuite préparées très finement et très aseptiquement à raison de 3 centimètres cubes de liquide (solu-

Médic. microbiens, 2ᵉ édit.   7

tion de peptone, eau physiologique, eau stérilisée simple) par morceau de moelle, c'est-à-dire par malade.

Il est procédé, entre temps, à l'interrogatoire des entrants. C'est une opération très importante qui ne doit jamais être accomplie à la légère. Beaucoup de personnes sont adressées aux Instituts antirabiques qui n'ont nul besoin d'être traitées, soit que leurs vêtements n'aient pas été déchirés, soit que l'animal mordeur soit encore en vie. D'autres, au contraire, viennent consulter pour un cas qu'elles jugent insignifiant et doivent être inoculées d'urgence.

Lorsque les mordus apportent à l'Institut la tête ou le bulbe de l'animal mordeur, il peut être indiqué de procéder le jour même à la recherche des corpuscules de Négri et de différer jusqu'à cette épreuve le commencement du traitement. Les corpuscules peuvent être recherchés sur des *coupes* ou sur des *frottis* de corne d'Ammon ou de cervelet. Le premier de ces procédés, plus élégant et plus précis, a l'inconvénient d'être long (quarante-huit heures au minimum) et de nécessiter toute une installation. Le second, qui ne demande guère plus de dix minutes, donne des résultats très suffisants et est le seul recommandable dans la pratique des vaccinations antirabiques. Les frottis sont fixés par immersion d'une minute dans de l'alcool méthylique; on lave à l'eau et on trempe deux minutes dans une solution d'éosine alcoolique (alcool à 95°) saturée, vieille d'au moins deux mois. Après avoir été à nouveau lavées, les préparations sont plongées dix secondes dans une solution fraîche de bleu de méthylène alcalin de Unna. Lavage à l'eau. Décoloration par l'alcool à 95°. Alcool absolu. Xylol. Baume. Les corpuscules se détachent en un rouge intense sur le fond bleu de la préparation (Harris). Nous devons insister sur ce fait, que, si une constatation positive est une indication formelle du traitement antirabique, l'absence de ces formations constitue en faveur de la non-existence de la rage une simple présomption et n'implique nullement que la vaccination peut être évitée.

Le nom des personnes admises à suivre le traitement, ainsi que les renseignements fournis par leur interrogatoire, par le vétérinaire ou le médecin qui a examiné l'animal mordeur, par les recherches qui ont pu être faites à l'Institut antirabique même, sont inscrits au registre spécial. Le tableau ci-contre reproduit le modèle adopté par la grande majorité des Instituts antirabiques.

Nº	NUMÉROS des inoculations.	DATE.	AGE de la moelle.	OBSERVATIONS.
Nom et Prénoms...............				
Age et profession...............				
Adresse...............				
Espèce de l'animal mordeur.......				
Date de la morsure...............				
Siège des morsures...............				
Nombre des morsures...............				
État des morsures...............				
Vêtements déchirés, etc...............				
Cautérisation au fer rouge.......				
Cautérisation par agents chimiques...............				
Dates des cautérisations........				
Renseignements vétérinaires.				
Nom et adresse du vétérinaire..				
Certificat				
Résultat de l'examen de l'animal.				
— avant sa mort...........				
— après sa mort............				
Renseignements particuliers.				
A qui appartient l'animal?.......				
Qu'est-il devenu?...............				
Modifications de la voix........				
Modifications du caractère......				
D'autres personnes ont-elles été mordues?...............				
D'autres animaux?...............				
Renseignements du laboratoire.				
Animal amené le,...............				
Examen nécroscopique............				
Constatations histologiques.....				
Recherche des corpuscules de Négri...............				
Résultat des inoculations........				
État du mordu au départ de l'Institut...............				

En possession de tout ou partie de ces renseignements, le médecin doit éviter d'inscrire banalement le mordu dans une des trois catégories de traitement (intensif, moyen, bénin), en usage dans la plupart des Instituts. Il doit « individualiser » chaque cas et, après mûre réflexion, faire choix de la formule à appliquer qui pourra fort bien sortir des moules habituellement adoptés. Il peut enfin renouveler de vive voix au mordu quelques-unes des recommandations que celui-ci a déjà pu trouver affichées dans la salle d'attente (1), mais qu'il peut être bon de faire entrer plus profondément dans son esprit.

L'interrogatoire des entrants étant terminé, on prépare les émulsions qui leur sont destinées et les inoculations commencent. Les mordus sont inscrits par ordre d'arrivée sur la liste du jour conforme au tableau suivant :

Liste des inoculations du ——————————— 19——

Nombre de jours de traitement. —	Nom et Prénoms. —	Numéro des inoculations. —	Age de la moelle. —	Observations. —

Elle comprend, on le voit, quatre colonnes ; la première indique le nombre de jours de traitement que le malade doit subir ; la deuxième donne ses nom et prénoms ; la troisième, le numéro de l'inoculation subie ; la quatrième, l'âge de la moelle à injecter. Il existe enfin une colonne d'observations.

L'appel se fait en commençant par les malades nouveaux ; il se poursuit par les mordus qui reçoivent les mêmes moelles V, IV, III, II ; l'ordre des inoculations n'est donc bientôt plus conforme à l'ordre d'arrivée. La peau de l'abdomen est frottée avec un tampon d'ouate hydrophile imbibée d'une solution antiseptique et les injections pratiquées dans la région de l'hypocondre ou du flanc. Les

(1) Nous nous étions arrêté à Constantinople à la rédaction suivante :

Les personnes qui suivent le traitement antirabique doivent prendre un grand bain le jour de leur arrivée à l'Institut, et deux ou trois fois au cours du traitement. Elles se nettoieront avec soin la peau du ventre. Il leur est recommandé de venir se faire inoculer avec la plus grande régularité, d'éviter la fatigue, les refroidissements, et de s'abstenir le plus possible de boissons alcooliques. A part cela, elles n'ont rien à changer ni à leur vie, ni à leur régime alimentaire.

Le traitement pastorien est inoffensif et incapable en particulier de donner la rage. Il confère l'immunité seulement une quinzaine de jours après qu'il est terminé. Les cas de rage qui, tout à fait exceptionnellement, se produisent au cours du traitement, ne sont donc dus ni à la méthode pastorienne, ni au médecin qui l'applique. Ils sont le résultat de la gravité des morsures ou du retard apporté à venir se faire soigner.

malades qui ont à subir deux inoculations pendant les premiers jours n'en reçoivent bientôt plus, sauf exceptions, qu'une seule, alternativement du côté droit et du côté gauche. On se sert d'une seringue — de préférence d'une seringue de Straus-Collin — stérilisée par ébullition prolongée dans une solution de borate de soude à 40 p. 1000. Le même instrument peut servir pour tous les malades, puisqu'ils sont inoculés par ordre de virulence croissante. Une même aiguille stérilisée une fois pour toutes peut servir également pour toutes les inoculations, à condition d'être trempée après chaque injection dans de l'huile chaude, qui a également pour avantage de rendre la piqûre moins douloureuse. Pendant les premiers jours du traitement, les mordus graves, particulièrement les mordus à la face, sont convoqués à nouveau l'après-midi pour une nouvelle série d'inoculations. En cas de morsure de loup, il est indiqué de multiplier davantage encore les injections et, par conséquent, de conserver les mordus à l'Institut pendant toute la journée. Les mordus graves doivent être interrogés de temps en temps au point de vue des sensations subjectives (élancements, fourmillements, démangeaisons) éprouvées du côté de leur cicatrice ou du membre mordu, ainsi que des modifications objectives (rougeur, turgescence), dont la cicatrice pourrait être le siège. Ces phénomènes sont des symptômes prémonitoires de la rage d'une importance très grande. S'ils viennent à se produire au cours des vaccinations, il est indiqué d'inoculer rapidement au malade des doses massives d'émulsions vaccinantes. On a vu parfois (E. Roux) ces symptômes disparaître sous l'influence d'un traitement intensif rapidement institué et les malades échapper à la rage.

Il va de soi que, dans un Institut antirabique, les lapins doivent être l'objet d'une attention très minutieuse au point de vue de leur poids (2 kilogrammes environ), de leur alimentation, des symptômes qu'ils présentent, des maladies infectieuses contre lesquelles il importe de les protéger, des infections agoniques et cadavériques dont il faut préserver leur cerveau et leur moelle.... L'asepsie et l'antisepsie doivent également être l'objet d'une surveillance toute particulière, spécialement au cours de l'ablation des moelles et de la préparation des émulsions. Ces opérations doivent être effectuées en silence, afin d'éviter la projection de gouttelettes de Flügge. La marche de l'atténuation du virus dans les flacons de potasse mis à l'étuve à 23° doit être contrôlée fréquemment à l'aide d'inoculations appropriées... Il nous suffira de mentionner ces divers points dont la description détaillée nous entraînerait trop loin.

V. — VACCINATION PAR LA MÉTHODE
DES DILUTIONS VIRULENTES OU PROCÉDÉ
D'HÖGYES

La méthode pastorienne classique que nous venons d'exposer présente cet inconvénient que la virulence des moelles desséchées n'est pas toujours rigoureusement conforme à leur âge. Les variations sont surtout frappantes lorsqu'on utilise de petits lapins et lorsque tous les animaux inoculés ne sont pas du même poids. Les moelles inégalement épaisses se dessèchent aussi inégalement et la virulence ne décroît plus régulièrement suivant l'âge de la moelle. Pasteur ayant émis l'opinion que la dessiccation diminuait la virulence en changeant non la qualité du virus, mais sa quantité, Högyes entreprit de parer à ces inconvénients en remplaçant les moelles desséchées par du virus fixe dilué. On prélève au niveau du bulbe d'un lapin qui vient de succomber au virus fixe un gramme de substance nerveuse. On l'émulsionne très finement et très aseptiquement dans 100 grammes de solution physiologique et on passe à travers une toile. L'émulsion ainsi obtenue sert à faire les dilutions plus étendues, nécessaires au traitement des malades. Högyes a vu que la dilution à 1/10 000 inoculée sous la dure-mère du lapin à la dose d'un quart de centimètre cube ne lui donnait pas la rage ; la dilution à 1/5 000 ne la lui donne pas sûrement et l'incubation est très longue ; enfin les dilutions plus faibles donnent des incubations de plus en plus courtes ; celles à 1/200 et à 1/100 sont aussi actives que les dilutions les plus concentrées. On admet que les dilutions depuis 1/10 000 jusqu'à 1/6 000 correspondent à la série des moelles du quatorzième au huitième jour ; la dilution à 1/5 000 équivaut à une moelle du septième jour ; les dilutions à 1/1 000, à 1/500, à 1/200 correspondent aux moelles des sixième, cinquième, quatrième jours. Le traitement est donc commencé par l'injection sous la peau du flanc de 3 centimètres cubes d'une dilution de virus fixe frais à 1/10 000 ; il est poursuivi par l'injection de 1-3 centimètres cubes de dilutions graduellement plus concentrées et se termine par l'inoculation d'un centimètre cube d'une dilution à 1/100. La méthode d'Högyes donne des résultats identiques à ceux de la méthode pastorienne classique et il est bien difficile de se prononcer en faveur de l'une ou de l'autre. Elle est usitée non seulement à Buda-Pesth, mais encore à Madrid et à Sophia. Les formules du traitement employé sont les suivantes :

Traitement de 14 jours.

Morsures à la main et au pied.

Jour de l'inoculation.		Degré de la dilution.	Quantité en centim. cube.
1er jour.	Matin	1/10000 + 1/8000	3-3
	Soir	1/5000 + 1/3000	3-3
2e —	Matin	1/3000	3
	Soir	1/2000	2
3e —	Matin	1/2000	2
	Soir	1/1000	1 1/2
4e —	Matin	1/1000	1 1/2
	Soir	1/500	1
5e —	Matin	1/200	1
6e —	Matin	1/1600 + 1/5000	3-3
	Soir	1/2000	2
7e —	Matin	1/2000	2
	Soir	1/1000	1 1/2
8e —	Matin	1/1000	1 1/2
	Soir	1/500	1
9e —	Matin	1/200	1
10e —	Matin	1/6000 + 1/5000	3-3
	Soir	1/2000	2
11e —	Matin	1/2000	2
	Soir	1/1000	1 1/2
12e —	Matin	1/2000	1 1/2
	Soir	1/500	1
13e —	Matin	1/200	1
14e —	Matin	1/100	1

Traitement de 20 jours.

Morsures à la tête.

Jour de l'inoculation.		Degré de la dilution.	Quantité en centim. cubes.
1er jour.	Matin	1/10000 + 1/8000 + 1/6000	3-3-3
	Soir	1/5000 + 1/2000	3-2
2e —	Matin	1/5000 + 1/2000	3 2
	Soir	1/1000 + 1/500	1 1/2-1
3e —	Matin	1/200	1
4e —	Matin	1/6000 + 1/5000	3-3
	Soir	1/2000 + 1/1000	2-1 1/2
5e —	Matin	1/1000 + 1/5000	1 1/2-1
	Soir	1/200	1
6e —	Matin	1/6000 + 1/5000	3-3
	Soir	1/2000 + 1/1000	2-1 1/2
7e —	Matin	1/1000	1 1/2
	Soir	1/500	1
8e —	Matin	1/200	1
9e —	Matin	1/6000 + 1/5000	5-3
	Soir	1/2000 + 1/1000	2-1 1/2

Jour de l'inoculation.		Degré de la dilution.	Quantité en centim. cubes
10e —	Matin	1/1000	1 1/2
	Soir	1/500	1
11e —	Matin	1/200	1
12e —	Matin	1/6000 + 1/5000	3-3
	Soir	1/2000 + 1/1000	2-1 1/2
13e —	Matin	1/1000 + 1/500	1 1/2-1
	Soir	1/200	1
14e —	Matin	1/6000 + 1/500	3-3
	Soir	1/2000 + 1/1000	2-1 1/2
15e —	Matin	1/1000	1 1/2
	Soir	1/500	1
16e —	Matin	1/200	1
17e —	Matin	1/6000 + 1/5000	3-3
	Soir	1/2000 + 1/1000	2-1 1/2
18e —	Matin	1/1000	1 1/2
	Soir	1/500	1
19e —	Matin	1/200	1
20e —	Matin	1/100	1

Il n'est pas impossible que la méthode d'Hőgyes ne subisse à plus ou moins brève échéance une modification fort intéressante, de nature à permettre au praticien de vacciner contre la rage avec autant de facilité qu'il immunise contre la variole et le tétanos. Vansbeenterghe a montré en effet que, si on desséchait du virus rabique en couche très mince en présence de l'acide sulfurique, la poudre obtenue conservait pendant plusieurs mois sa virulence primitive et perdait la propriété de s'atténuer par la chaleur et la dessiccation.

D'après nos expériences personnelles, l'acide sulfurique n'est pas indispensable à la réussite de l'expérience. On obtient des résultats identiques en pratiquant la dessiccation sur de la potasse et même sans adjonction d'un corps chimique. Les facteurs du succès sont l'étalement du virus en couche extrêmement mince et la rapidité de l'opération. Il semble que, dans ces conditions, le protoplasma cellulaire se recroqueville autour du virus rabique et l'enferme dans une gangue protectrice. Nous n'avons pas vu, pour notre part, le virus rabique desséché conserver sa virulence pendant plus de trois mois; mais Harris et Shackell ont été plus heureux, en préservant avec le plus grand soin contre l'humidité la poudre obtenue. On conçoit dès lors tous les services que pourrait rendre celle-ci dans le traitement de la rage par la méthode d'Hőgyes. Les doses journalières de virus desséché seraient envoyées du laboratoire central dans des ampoules scellées. Le praticien n'aurait qu'à ouvrir, à diluer au taux convenable et à injecter.

VI. — MODIFICATIONS DE L'ÉCONOMIE
SOUS L'INFLUENCE DU TRAITEMENT ANTIRABIQUE

MODIFICATIONS PHYSIOLOGIQUES

A — Phénomènes subjectifs. — Dans la grande majorité des cas, la vaccination antirabique ne détermine chez celui qui la subit aucun phénomène objectif ou subjectif digne d'être noté. La douleur produite par l'injection est très modérée ; elle disparaît complètement après une ou deux minutes. Nous déconseillons formellement l'addition à l'émulsion d'une petite quantité de cocaïne, en usage dans quelques Instituts. Au point d'inoculation, on ne constate aucune particularité ou tout au plus — surtout chez les personnes obèses — une rougeur diffuse très légère. Dans les premiers temps de la vaccination pastorienne, on avait cru remarquer que cette rougeur augmentait avec le degré de virulence de l'émulsion. Cette opinion n'a nullement été ratifiée par la suite. Chez les personnes en cours de traitement, la constipation est la règle. Elle n'est jamais assez intense pour susciter quelque complication.

Quelquefois, soit que la rougeur locale soit un peu plus vive que d'ordinaire et s'accompagne d'une légère induration, soit indépendamment de toute manifestation au point d'inoculation, les mordus accusent le soir quelques lancées au point où les injections ont été pratiquées le matin ; il existe en même temps une fièvre modérée (37°,5 à 38°), un peu d'agitation et d'insomnie. Ces phénomènes qu'un bain tiède atténue très rapidement durent, en l'absence de toute thérapeutique, de deux à trois heures, puis disparaissent spontanément.

Quelquefois aussi, on note au cours du traitement une *tuméfaction des ganglions axillaires*. Absolument indolore, elle passe inaperçue de la plupart des malades. Quelques-uns la découvrent par hasard et la signalent alors au médecin. Cette adénite a été attribuée par différents auteurs à la souillure de l'émulsion par des microbes vulgaires. Tel n'est pas notre avis. D'une part, en effet, cet engorgement ganglionnaire s'observe alors que les régions inoculées ne présentent pas la moindre trace d'inflammation. De l'autre, on ne la voit pas apparaître dans les cas heureusement rares où, au niveau de ces mêmes régions, il existe une lymphangite bien caractérisée, voire de véritables abcès. Il est probable qu'elle est liée à l'absorption du vaccin lui-même. On sait, en effet, que celui-ci est absorbé par les lymphatiques, tandis que le virus est transmis aux centres par les nerfs. Une tuméfaction analogue des ganglions axillaires a été notée par C. Paul chez des neurasthéniques auxquels il injectait des émulsions de substance cérébrale de brebis saines. Ceci ne prouve rien contre l'hypothèse que nous émettons et la confirme plutôt. On conçoit mal, en effet, qu'intimement fixé sur les éléments nerveux, le vaccin antirabique puisse être absorbé indépendamment d'eux.

B. — **Phénomènes objectifs**. — Objectivement, on note une augmentation souvent très marquée de la leucocytose totale. Cette *hyperleucocytose* s'accroît de façon progressive. Elle atteint son maximum à la fin du traitement, puis disparaît très vite. Elle n'a rien de spécifique et se voit également à la suite de l'injection de moelles normales.

La vaccination antirabique ne produit pas de variations nettes dans le rapport des diverses variétés de globules blancs entre elles.

Il n'existe pas de polynucléose ou de mononucléose constante et typique ; on n'observe pas davantage de variations du pourcentage physiologique des divers mononucléaires.

Du côté des urines, on ne note aucun phénomène intéressant. Le rein supporte très bien les injections pastoriennes. La présence de l'albumine n'a jamais été constatée et des analyses très minutieusement faites n'ont jamais montré du côté des échanges nutritifs de modifications tant soit peu importantes. Différents auteurs ont cru devoir s'assurer que le vaccin ne s'éliminait ni par l'urine, ni par la salive, et que, par conséquent, ces liquides étaient, chez les personnes en cours de traitement, absolument inoffensifs.

MODIFICATIONS PATHOLOGIQUES

Les manifestations pathologiques qu'on peut observer au cours de la vaccination antirabique sont de deux sortes : locales ou générales.

A. — Manifestations locales.

Il nous suffira de signaler brièvement les premiers de ces symptômes. Imputables à une faute d'asepsie au cours des diverses manipulations qui aboutissent à l'injection de l'émulsion vaccinante, ils peuvent et doivent être évités. Ils consistent dans des *indurations* au point d'inoculation et parfois dans de véritables *abcès*. Pour regrettables et douloureux qu'ils soient, ces accidents ne présentent aucune gravité. Des bains antiseptiques chauds et des compresses de sublimé amènent facilement la résolution des placards indurés. Les abcès guérissent très vite dès qu'ils ont été incisés.

B. — Manifestations générales.

Beaucoup plus difficiles à éviter et souvent aussi beaucoup plus graves sont les phénomènes d'ordre général sur lesquels nous devons maintenant attirer l'attention. Ils consistent en *éruptions* et surtout en *paralysies*.

Éruptions. — La plus bénigne des éruptions qu'on peut observer au cours du traitement antirabique est l'*urticaire*. Il est à peu près constant chez les personnes qui, dans certains Instituts, reçoivent sous la peau, conjointement avec des moelles atténuées par la chaleur ou la dessiccation, du sérum d'animal hyperimmunisé contre la rage ; mais, chez des individus doués très probablement d'une idiosyncrasie particulière, il peut s'observer également, indépendamment de toute injection de sérum. Il se réduit, du reste, à quelques placards à l'endroit où les injections ont été faites ; l'éruption n'est que faiblement prurigineuse et son apparition s'accompagne d'une élévation thermique insignifiante ; tout disparaît dans l'intervalle de deux à trois jours.

L'*érythème polymorphe purpurique*, l'*érythème scarlatiniforme* ont été signalés à titre tout à fait exceptionnel. Dans une observation, ce dernier érythème s'est manifesté sous une forme épidémique fort grave. Quarante personnes sont vaccinées à Varsovie le 29 novembre 1901, vingt-deux tombent malades. Elles présentent des symptômes généraux et dans les flancs une rougeur diffuse dont le point de départ est la petite plaie d'inoculation. Chez quatre enfants, l'éruption est généralisée et simule, à s'y méprendre, la scarlatine. Tous quatre succombèrent. Les autres se remirent peu à peu. L'Institut fut fermé, désinfecté, et les vaccinations ne furent reprises que le 20 décembre avec des moelles fraîches, envoyées de Saint-Pétersbourg. Il n'y avait guère de doute, en effet, que ces accidents n'eussent été produits par une souillure du produit inoculé.

Paralysies. — Les *accidents paralytiques* sont exceptionnels au cours du traitement antirabique. Nous en avons rassemblé une quarantaine d'observations sur un total de 107 712 personnes inoculées. Ils se présentent le plus souvent sous le masque assez inquiétant de la myélite aiguë. Malgré cela, ils sont essentiellement et spontanément curables. Sans importance, en raison de leur rareté, au point de vue de la pratique des vaccinations, ces accidents offrent, par contre, un grand intérêt scientifique, car leur pathogénie prête aux théories les plus opposées. Le tableau clinique peut se schématiser de la façon suivante : entre le huitième et le dernier jour du traitement ou encore pendant la semaine qui suit sa terminaison, une personne présente un état fébrile léger, de l'anorexie, une courbature intense, des douleurs lombaires violentes. Le lendemain, il existe de la parésie des membres inférieurs caractérisée par une sensation de faiblesse, une démarche hésitante et chancelante. Quelquefois, tout se borne là ; après quelques jours, le malade s'améliore et sa guérison est complète au bout d'une semaine ou de deux. Plus souvent la parésie augmente rapidement et devient bientôt une paraplégie absolue. Le moindre mouvement est impossible au malade. Les manifestations du côté de la sensibilité sont variables. On note tantôt de l'hyperesthésie cutanée avec exagération des réflexes tendineux, tantôt de l'anesthésie avec abolition. La vessie et le rectum se paralysent à leur tour, et on observe de l'incontinence ou de la rétention des matières. Souvent les phénomènes restent localisés aux membres inférieurs et aux sphincters. Mais d'autres fois la paralysie suit nettement une marche ascendante et revêt le type classique de la maladie de Landry. On observe — précédée par une phase de douleurs lancinantes — une paralysie ou une parésie des membres supérieurs. On peut observer également une paralysie des muscles de la face et des troubles bulbaires, tels que dyspnée, tachycardie, dysphagie, etc. Après une période très inquiétante où on se demande si ces manifestations bulbaires ne vont pas amener un dénouement fatal, les symptômes s'arrêtent, puis s'améliorent. En un laps de temps qui varie le plus souvent entre dix et vingt jours, les phénomènes paralytiques se dissipent, la motilité revient peu à peu et la guérison est complète en quelques jours, plus rarement en quelques semaines. Les sphincters sont souvent les premiers à recouvrer leur tonicité. Ajoutons que le fait d'interrompre le traitement antirabique, de le poursuivre ou même de le renforcer à l'aide, par exemple, d'injections intraveineuses, paraît absolument sans effet sur la marche de la paralysie. A titre exceptionnel, on peut voir cette paralysie se porter non sur la moelle, mais sur les nerfs périphériques : facial, moteur oculaire commun en particulier, soit isolément, soit concurremment avec les nerfs des membres supérieur et inférieur. A titre exceptionnel aussi, ces accidents sont susceptibles de se produire en séries (Nédrigailoff et Ostrianin).

La pathogénie de ces paralysies a donné lieu à des interprétations très différentes. On a voulu les expliquer par une association microbienne ou par une toxine étrangère à la rage ayant envahi l'organisme par la voie de la morsure ou par celle des émulsions. On a voulu y voir des manifestations hystériques ; à différentes reprises, on les a considérées comme une rage paralytique d'origine canine, atténuée et guérie par les inoculations pastoriennes. Tel n'est pas

notre avis. Ces paralysies sont attribuables aux émulsions vaccinantes elles-mêmes et aux substances virulentes qu'elles introduisent
en grande quantité dans l'organisme. Le virus lui-même doit être
mis hors de cause. La toxine rabique peut être incriminée avec plus
de vraisemblance, et c'est avec une égale apparence de raison que
la cause de ces paralysies peut être recherchée du côté des poisons de
la substance nerveuse normale. Il s'agirait (Marinesco) de substances
cytotoxiques exerçant une action défavorable sur la nutrition des
neurones bulbaires et spinaux, grâce à ce fait que la substance nerveuse employée pour le traitement antirabique est la substance
nerveuse du lapin, espèce animale très éloignée de l'homme. Toutefois,
l'action paralysante de la toxine ou des substances cytotoxiques ne
peut s'effectuer que moyennant une idiosyncrasie tout à fait spéciale,
idiosyncrasie indépendante de l'hystérie, de la neurasthénie, de
l'émotivité et que ne peuvent faire prévoir en aucune façon ni l'âge,
ni le tempérament du mordu. Le rôle majeur joué par cette idiosyncrasie rend la prophylaxie des accidents fort difficile. On conseillera
aux personnes qui suivent le traitement d'éviter avec grand soin les
refroidissements, notés dans plusieurs observations comme cause
occasionnelle. L'existence d'une courbature intense avec sensation
de faiblesse dans les membres inférieurs permettra de prévoir l'apparition de la paralysie. Le plus sage, en pareil cas, paraît être d'interrompre le traitement antirabique, quitte à le reprendre lorsque
les accidents se seront amendés. Quant au traitement de la paralysie
elle-même, la strychnine peut être indiquée ; mais il semble que le
médecin doive surtout éviter toute médication active et laisser la
maladie suivre son évolution naturelle vers la guérison (E. Roux). De
toutes les observations dont on trouve la trace dans la littérature
médicale (une centaine en 1911), cinq seulement se sont terminées
par la mort.

Traitement antirabique et états morbides antérieurs. —
On peut émettre, sous forme d'axiome, l'opinion qu'aucun état morbide ne contre-indique le traitement antirabique. Chez les personnes
âgées, parvenues à un état avancé d'artériosclérose, il est assez
fréquent de voir apparaître, au cours des inoculations, des vertiges,
de l'insomnie, de l'anorexie, de l'amaigrissement et un degré assez
marqué de faiblesse générale. Il peut être indiqué alors de procéder
avec quelque ménagement et de donner, par exemple, au malade
vingt-quatre heures de repos tous les trois ou quatre jours. Moyennant cette précaution, la cure s'achève toujours sans encombre. Les
accidents paralytiques ne sont pas plus fréquents chez les vieillards
que chez les adultes.

Les enfants, même âgés de moins d'un an, supportent admirablement, quoi qu'on en ait dit, le traitement antirabique.

La grossesse n'est pas davantage une contre-indication, quel que soit le mois auquel survienne la morsure; l'allaitement non plus.

Les vaccinations ne sont nullement contre-indiquées chez les albuminuriques, chez les diabétiques, chez les tuberculeux, les cardiaques, etc... Chez les paludéens, il arrive fréquemment que le traitement antirabique réveille la diathèse et provoque de nouveaux accès. C'est généralement du quatrième au sixième jour du traitement que ces accès se produisent; ils sont bénins et cèdent rapidement à la quinine qui, employée préventivement, les empêche de se manifester. On voit quelquefois, sous l'influence du traitement, le paludisme réapparaître chez des personnes qui n'en avaient plus eu de manifestations depuis un très grand nombre d'années. Tels le virus de la peste bovine ou celui de la horse-sickness jouent vis-à-vis de la piroplasmose latente chez le bœuf et le cheval un véritable rôle d'agents provocateurs. On connaît les rapports étroits des virus de la rage, de la peste bovine et de la horse-sickness qui tous trois traversent les filtres.

Par la constipation qu'il détermine, le traitement antirabique a paru avoir, dans quelques cas, une influence heureuse sur certains états diarrhéiques.

La disparition des douleurs fulgurantes des tabétiques, signalée par Shembo, est peut-être plus sujette à caution.

Babès a observé que des neurasthéniques, des mélancoliques, voire des épileptiques, se trouvaient parfois notablement améliorés par le traitement pastorien. Le fait, toutefois, est loin d'être constant. Nous avons vu, au contraire, chez une femme de cinquante-cinq ans, épileptique, très gravement mordue, le traitement intensif être suivi de crises subintrantes qui entraînèrent la mort.

Chez les hystériques, on observe assez fréquemment, au cours du traitement antirabique, des manifestations souvent bruyantes et tumultueuses. Le point de départ paraît en être la morsure avec la crainte de ses conséquences, bien plutôt que le traitement lui-même. Une suggestion appropriée en vient d'ordinaire facilement à bout. Il arrive que ces manifestations simulent la rage de façon plus ou moins parfaite et soient prises pour elle (hystérie rabiforme). Le diagnostic peut présenter les plus sérieuses difficultés, et la confusion a été faite par les spécialistes les plus éminents. Dans les cas douteux, il ne faut pas se hâter d'émettre une opinion ferme; au bout de quelques heures, la marche de la maladie, fatalement progressive, s'il s'agit de la rage, permettra de faire le diagnostic.

Traitement antirabique et maladies intercurrentes. — De même qu'aucun état pathologique ne dispense de soumettre au traitement antirabique les sujets chez lesquels celui-ci est indiqué, de même il n'existe aucune maladie qui, survenant au cours de la cure pastorienne, doive la faire interrompre.

Le traitement antirabique doit être poursuivi, quoi qu'il arrive, quelle que soit la situation médicale ou extra-médicale qui se présente. Il n'existe, à vrai dire, d'autre contre-indication à la continuation des injections que la survie dûment constatée de l'animal mordeur ou que l'apparition chez le mordu de la rage elle-même. Rappelons qu'en cas de paralysie, il est peut-être plus sage d'interrompre le traitement, mais que ce n'est nullement indispensable. A part cela, la vaccination contre la rage est une lutte de vitesse entre le virus et le vaccin ; toute interruption de traitement peut permettre au virus de devancer le vaccin ; cette considération doit primer toutes les autres et faire poursuivre la cure dans tous les cas, malgré le surcroît de fatigue et d'ennui qui peut en résulter pour le patient. Le flux menstruel, l'apparition d'une pneumonie, d'une fièvre éruptive, d'une dothiénentérie, l'accouchement même doivent faire poursuivre les injections. Le traitement antirabique n'exerce, du reste, sur toutes les maladies intercurrentes qui peuvent se présenter d'influence d'aucune sorte ; il n'est ni utile, ni nuisible, il est indifférent. Inversement ces maladies n'ont aucune action sur le traitement ; elles ne diminuent en rien son efficacité ; il est, par conséquent, inutile de l'atténuer ou de le renforcer ; il convient de ne le modifier en aucune façon.

VII. — RÉSULTATS FOURNIS PAR LA VACCINATION ANTIRABIQUE

Quel est le mécanisme de sa production ?

Alors que le virus rabique chemine vers le système nerveux central en suivant la voie des nerfs périphériques, le vaccin injecté dans le tissu cellulaire du flanc est absorbé par le sang et les lymphatiques, et c'est par leur intermédiaire qu'il immunise les centres nerveux. Dans la grande majorité des cas, le traitement antirabique paraît être une lutte de vitesse entre le virus et le vaccin. Le traitement agit en empêchant le virus d'arriver à l'encéphale (neutralisation dans le système nerveux périphérique) ou de se multiplier dans l'encéphale (immunisation préalable du système nerveux central). Nous avons démontré, toutefois, qu'au cours de la rage expérimentale, les centres nerveux étaient virulents à une époque beaucoup plus précoce qu'il n'était admis. Il est très probable que, chez l'homme mordu, les choses ne se passent pas de façon différente et que, dans quelques cas exceptionnels par rapport aux précédents, le traitement antirabique agit en neutralisant le virus dans le cerveau même. Au surplus, le virus rabique paraît capable de demeurer, dans le cerveau latent, inoffensif pendant un temps plus ou moins long. Quel est le mécanisme intime de cette immunisation, de cette neutralisation ? Nous devons avouer notre ignorance à peu près complète sur ce point. Des expériences entreprises sur les singes ont conduit Marx à formuler la théorie suivante : le virus des moelles desséchées serait facilement détruit par l'organisme, et le contenu des microbes rabiques se trouverait ainsi mis en liberté ; il serait alors capable d'impressionner et d'exciter les organes susceptibles de produire les anticorps spécifiques de la rage. En faveur de la théorie de Marx, on peut faire valoir que Krauss et Kreissl ont mis en évidence, dans le sang des personnes ayant subi le traitement pastorien, l'existence de substances rabicides. De plus, l'apparition de ces substances a lieu du quinzième au vingtième jour après la fin du traitement, c'est-à-dire au moment précis de l'établissement de l'immunité. Cet argument aurait une valeur plus grande s'il existait un rapport étroit entre les propriétés antirabiques du sang et la résistance d'un animal à la rage. Malheureusement, il n'en est rien. Le sérum de certains oiseaux parfaitement réceptifs renferme des substances rabicides et est capable de neutraliser une émulsion de virus fixe. Par contre, le sang d'animaux complètement réfractaires, comme la tortue grecque, n'exerce pas la moindre action antirabique. Il n'existe, toutefois, aucune raison majeure qui s'oppose à l'adoption de la théorie de Marx. Elle est la meilleure de toutes celles qui ont été proposées.

Quand apparaît-elle ?

Des expériences entreprises par Pasteur lui-même sur des chiens vaccinés au moyen de moelles desséchées ont montré que la vaccination n'avait son plein effet que quinze jours environ après la dernière injection. Un grand nombre de faits cliniques sont de nature à prouver que, chez l'homme, les choses ne se passent pas de façon différente. Nous venons de voir que c'était à une époque sensiblement identique que Krauss et Kreissl étaient parvenus à déceler dans le sang de l'homme des substances antirabiques. Les résultats, toutefois, diffèrent un peu suivant les individus, et ce n'est guère qu'au vingt-deuxième jour qu'on rencontre avec certitude dans le sang des substances immunisantes.

Combien de temps dure-t-elle ?

La durée de l'immunité est facile à calculer chez le chien. Pasteur, Högyes se sont appliqués à le faire sur un très grand nombre d'animaux. Leur conclusion est que l'immunité a une durée assez variable suivant les individus. Chez 21 p. 100 des chiens, elle disparaît au bout d'un an ; chez 33 p. 100 après deux ans. Chez d'autres, elle persiste pendant cinq ans au moins. Chez l'homme, la durée de l'immunité est difficile à établir avec certitude, et le hasard permet seul d'acquérir quelques données à ce sujet. Une personne mordue par un chien suit le traitement antirabique. Un laps de temps quelconque, un an, deux ans, par exemple, après avoir subi les inoculations, elle est mordue à nouveau par un animal enragé ; les injections ne sont pas répétées et, malgré cela, cette personne ne contracte pas la rage. Cette observation — il en est un certain nombre de semblables dans la littérature médicale — est de très peu de valeur au point de vue de l'appréciation de la durée de l'immunité, et il est superflu d'insister sur les causes d'erreur auxquelles serait exposé un calcul effectué sur une pareille base. Le fait suivant a une tout autre importance. Le gardien des chiens de l'abattoir de Palerme est mordu le 17 décembre 1891 et suit le traitement antirabique du 19 décembre 1891 au 2 janvier 1892. Il est mordu à nouveau le 7 septembre 1895, ne se fait pas revacciner et succombe à la rage furieuse le 10 décembre 1895. L'immunité est donc inférieure à quatre années. Il n'existe, à notre connaissance, aucune observation qui permette de serrer la question de plus près. On agira donc sagement en raisonnant provisoirement pour l'homme par analogie avec ce qui se passe chez le chien et en faisant subir un nouveau traitement aux personnes mordues plus d'un an et demi après la première série des inoculations.

TRANSMISSION HÉRÉDITAIRE

L'immunité contre la rage paraît, dans certains cas tout au moins, pouvoir se transmettre héréditairement. Cette transmission héréditaire a été étudiée chez le lapin et chez le chien (Konradi-Remlinger). Le rôle du père est nul ; celui de la mère est réel. La mère est susceptible de transmettre son immunité, lorsque celle-ci lui a été conférée avant la conception, mais surtout lorsque l'immunisation a pu être poursuivie pendant la gestation et de façon intensive. Il semble aussi que la faculté de transmission héréditaire de l'immunité se renforce à chaque gestation. Toutefois, même si on se place dans ces conditions optimum, l'immunité est inconstante et peu solide. On constate chez les descendants des différences individuelles très marquées ; les plus nombreux sont réfractaires, mais quelques-uns n'offrent aucune résistance. L'immunité transmise n'est appréciable que chez les individus de la première génération ; elle a complètement disparu chez les petits-enfants, en sorte que la création de races de chiens réfractaires à la rage — question d'une portée économique et pratique considérable — ne paraît pas susceptible d'être réalisée. Ajoutons que le sang des jeunes animaux nés de parents immunisés se montre toujours dépourvu de propriétés rabicides et que l'immunité antirabique ne paraît, ni chez le lapin, ni chez le chien, transmissible par l'allaitement.

Comparaison de l'immunité contre la rage, la variole et la clavelée.

Nous ferons remarquer, en terminant, que l'imperfection de nos connaissances sur l'immunité antirabique et, en particulier, sur son mécanisme intime, tient — tout au moins dans une certaine mesure — à ce que, de même que pour la variole et la clavelée, nous ne connaissons pas son microorganisme ou du moins nous ne pouvons pas le voir. Il y a, toutefois, entre la vaccination antirabique et la vaccination antivariolique ou anticlaveleuse, cette différence essentielle que ces dernières, appliquées pendant la période d'incubation de la variole ou de la clavelée, sont totalement inefficaces et les infections continuent de suivre leur cours normal. Lorsqu'on vaccine, au contraire, un homme mordu par un animal enragé, il est aussi en incubation de la maladie et cependant, dans l'immense majorité des cas tout au moins, la vaccination empêche l'éclosion de la rage. Ce fait heureux est dû à la longueur de la période d'incubation de la maladie. C'est cette longueur de l'incubation que la vaccination met à profit et qui lui permet d'arriver à temps, en général, pour sauver les mordus. Ainsi que le fait remarquer Metchnikoff, la vaccination antirabique constitue, par conséquent, un type particulier, intermédiaire entre les vaccinations préventives proprement dites et le traitement thérapeutique.

VIII. — L'IMMUNITÉ CONFÉRÉE PAR LE TRAITEMENT ANTIRABIQUE

Les statistiques des Instituts antirabiques.

Les Instituts antirabiques ont conservé, pour la plupart, l'habitude qui leur a été inculquée par Pasteur lui-même de publier périodiquement leurs statistiques. Celles-ci fournissent un grand nombre de données intéressantes et permettent de se faire une idée exacte des services rendus par la vaccination antirabique. Nous devons donc les étudier avec quelques détails.

Au mois de mai ou au mois de juin — de façon à donner aux insuccès le temps de se produire et d'être communiqués à l'Institut — on établit la liste des personnes qui ont subi, au cours de l'année précédente, le traitement antirabique dans toute son intégrité. Il va de soi que les sujets qui ont interrompu la cure pour une raison ou pour une autre ne doivent pas entrer en ligne de compte. Les mordus sont répartis suivant trois tableaux, dits tableaux A, B, C.

Le tableau A contient les personnes mordues par des animaux reconnus enragés en vertu d'une preuve expérimentale absolue (apparition de la rage chez un animal inoculé ou mordu en même temps que la personne traitée).

Dans le tableau B figurent les sujets pour lesquels la rage de l'animal mordeur a été déclarée par certificat vétérinaire. C'est le tableau le plus chargé.

Enfin le tableau C contient les individus mordus par des animaux simplement suspects de rage.

Dans chacun de ces trois tableaux, une subdivision vise le siège des morsures : tête, mains, tronc et membres.

Les personnes ayant succombé à la rage sont réparties en trois catégories suivant que la mort est survenue pendant le traitement, pendant la quinzaine qui a suivi la dernière inoculation, ou plus de quinze jours après la fin du traitement. Ces dernières seules doivent être comptées comme insuccès et figurer, à ce titre, dans les pourcentages. Nous avons vu, en effet, que l'immunité contre la rage n'était acquise que quinze jours environ après la dernière inoculation. Lorsque la maladie apparaît avant ce terme, on est en droit de supposer que le traitement a été inutile, parce que trop tardif. Il n'a pas été mis en échec puisque les conditions de son inefficacité n'étaient point réalisées. Les cas de mort qui surviennent dans ces conditions constituent les « insuccès apparents » de la méthode pastorienne. Ils doivent être distingués avec soin des « insuccès réels ».

Résultats globaux fournis par le traitement.

Quels sont les résultats globaux fournis dans ces conditions par les statistiques du traitement pastorien ?

Högyes a rassemblé les statistiques générales de 24 laboratoires antirabiques pour une période de dix années, de 1886 à 1895. Il a trouvé que, sur 54 620 personnes inoculées, 423 sont mortes, ce qui donne un pourcentage de mortalité de 0,77 p. 100.

Une statistique plus récente de Bernstein porte sur 40 Instituts antirabiques et dix-huit années de fonctionnement. Elle montre que, sur 104 347 personnes traitées, 560 sont mortes de la rage quatorze jours ou plus après la fin du traitement (0,54 p. 100). On arrive à une mortalité de 0,73 p. 100, si on ajoute les cas de mort survenus pendant la quinzaine qui a suivi le traitement.

Nous avons nous-même, en 1907, compulsé les 27 dernières statistiques dont nous avons trouvé trace dans la littérature médicale. Nous sommes arrivé à un total de 131 579 personnes ayant subi le traitement antirabique dans son intégrité. Ces 131 579 personnes ont fourni 549 cas de mort survenue plus de quinze jours après la fin du traitement, ce qui donne une mortalité de 0,41 p. 100. Ces données sont inscrites dans le tableau ci-après qui permet de comparer entre elles les statistiques des divers Instituts antirabiques. On remarquera que le pourcentage auquel nous sommes arrivé en 1907 (0,41 p. 100) est moins élevé que celui de Bernstein (1905 : 0,54 p. 100) et surtout que celui de Högyes (1896 : 0,77 p. 100). Cela tient à ce que les résultats de la méthode pastorienne ont une tendance très nette à l'amélioration. Les chiffres suivants fournis par l'Institut Pasteur de Paris, depuis sa fondation jusqu'à maintenant, montrent bien cette tendance :

Années.	Personnes traitées.	Morts.	Mortalité.
1886	2.671	25	0,94
1887	1.671	14	0,79
1888	1.622	9	0,55
1889	1.830	7	0,38
1890	1.540	5	0,32
1891	1.559	4	0,25
1892	1.790	4	0,22
1893	1.648	6	0,36
1894	1.287	7	0,50
1895	1.520	5	0,33
1896	1.308	4	0,30
1897	1.521	6	0,39
1898	1.465	3	0,20
1899	1.614	4	0,25
1900	1.420	4	0,28
1901	1.321	5	0,38
1902	1.105	2	0,18
1903	628	2	0,32
1904	755	3	0,39
1905	727	3	0,41
1906	772	1	0,13

Années.	Personnes traitées.	Morts.	Mortalité.
1907	772	1	0,13
1908	786	3	0,38
1909	524	2	0,19

Institut.	Époque.	Nombre de cas.	Nombre de décès.	Pourcentage.
Tunis	Ouverture à 1906	2.490	9	0,36
Paris	1886 — 1906	29.973	125	0,41
Buda-Pesth	1890 — 1905	32.508	129	0,46
Alger	1894 — 1905	5.395	19	0,35
Marseille	1893 — 1903	3.563	13	0,36
Lyon	1900 — 1906	5.374	6	0,11
Berlin	1898 — 1902	1.416	6	0,42
Vienne	1894 — 1903	1.937	13	0,68
Kharkoff	1892 — 1901	9.740	56	0,59
Lille	1895 — 1902	1.807	4	0,22
Pernambuco	1889 — 1903	486	1	0,20
Sophia	1902 — 1904	1.081	6	0,55
Rome	1889 — 1902	1.910	7	0,37
Naples	1889 — 1903	4.578	31	0,60
Faenza	1898 — 1902	779	1	0,12
Milan	1889 — 1903	2.942	24	0,83
Florence	1889 — 1901	1.254	2	0,15
Jassy	1891 — 1905	3.038	5	0,16
Le Caire	1899 — 1901	373	1	0,26
New-York	1890 — 1901	1.608	10	0,62
Bucarest	1903 — 1905	3.091	0	0,00
Lisbonne	1893 — 1905	8.814	14	0,50
Constantinople	1900 — 1905	4.190	15	0,36
Pétersbourg	1901	592	1	0,16
Perm	1901 — 1902	600	5	0,83
Varsovie	1900 — »	923	9	0,97
Kazault	1905 — 1906	1.145	7	0,61
		131.579	549	0,41

Les statistiques, publiées depuis 1907, ne présentent sur les précédentes qu'un progrès bien peu sensible, comme si la mortalité était appelée à demeurer désormais à peu près stationnaire. Nous citerons les quelques chiffres suivants :

Institut.	Époque.	Nombre de cas.	Nombre de décès.	Pourcentage.
Odessa	1903-1907	13.502	4	0,04
Pétersbourg	1907	1.218	3	0,25
Sassari	1900-1908	1.053	2	0,18
Constantinople	1909	660	1	0,15
Tunis	1910	469	1	0,21

Nous arrêtons là cette énumération. La production d'un plus grand nombre de chiffres serait, croyons-nous, de nul intérêt.

Causes des différences notées entre les divers Instituts.

Tous les Instituts fournissent, on le voit, des chiffres sensiblement identiques. La mortalité oscille le plus souvent entre 0,20 et 0,30 p. 100. Elle s'élève exceptionnellement au-dessus de 0,50 p. 100 et, exceptionnellement aussi, elle descend au-dessous de 0,10 p. 100. Quels sont les facteurs qui peuvent amener ces légères variations d'un Institut à un autre? La fréquence plus ou moins grande des morsures de loup doit figurer ici en première ligne. Le virus du loup est beaucoup plus dangereux pour l'homme que celui du chien. Avant la méthode pastorienne, la mortalité à la suite des morsures de loup était, en effet, de 60 à 90 p. 100, tandis que la mortalité à la suite des morsures de chien s'élevait seulement à 10 ou à 20 p. 100. On conçoit donc que certains Instituts, en particulier des Instituts russes (Wilna, Kharkoff par exemple) doivent au grand nombre de morsures de loups des pourcentages de morbidité relativement élevés.

La rapidité, très variable suivant les pays, avec laquelle les mordus viennent suivre le traitement antirabique, a également une importance très grande. Elle est sous la dépendance de plusieurs facteurs : le tempérament plus ou moins inquiet du mordu ; la facilité plus ou moins grande des communications ; la sollicitude très diverse des autorités et, pour tout dire d'un mot, le degré de civilisation du pays. Les statistiques d'un certain nombre d'Instituts (Paris, Lyon, Lille, Naples, Sophia, Pernambuco, etc.) montrent que l'immense majorité des malades arrive suivre le traitement dans la semaine même de la morsure. A Constantinople, par contre, le jour moyen de réception des mordus, qui était le douzième sous l'ancien régime turc, est devenu le treizième sous le nouveau, et il n'est pas rare de voir des mordus à la face, voire par des loups, arriver à l'Institut au cours de la troisième et même de la quatrième semaine. Or, ce ne sont pas seulement les morts pendant le traitement ou la quinzaine suivante qui sont plus fréquentes dans ces conditions ; ce sont encore les insuccès réels, ainsi que le prouve la statistique suivante de Diatroptoff (Odessa) :

Se sont présentés après leur morsure dans la	Nombre de vaccinés.	Morts.	P. 100.
1re semaine............	4.602	26	0,56
2e —	961	16	1,66
3e —	313	10	3,19

On conçoit donc jusqu'à un certain point que Ferran, à Barcelone, refusait impitoyablement toutes les personnes qui se présentaient après le dixième jour. Ajoutons que dans les Instituts (Algérie, Malaisie, Inde, Indo-Chine, etc.), où des indigènes sont soignés côte à côte avec des Européens, la plus grande fréquence des insuccès chez les premiers (1,31 p. 100 de mortalité à Alger au lieu de 0,43 p. 100) a été attribuée, en même temps qu'au nombre plus considérable de morsures à nu, à la hâte beaucoup moins grande qu'ils apportent à venir suivre le traitement.

Enfin, une dernière circonstance de nature à influer sur les résultats des divers Instituts antirabiques est la méthode qui y est appliquée. Les différents procédés d'atténuation des moelles (dessication, chauffage, dilution) donnent des résultats sensiblement identiques. Une influence considérable revient, par contre, à l'intensité avec laquelle chacune de ces méthodes est employée. De nombreux exemples peuvent être cités à l'appui de cette opinion. En 1886, les statistiques de l'Institut antirabique d'Odessa présentaient avec celles de l'Institut Pasteur de Paris un écart considérable. Pasteur émit l'avis que les insuccès constatés tenaient au traitement qui avait été trop simple pour des morsures graves. Gamaleïa, qui injectait la série des moelles du quatorzième au cinquième jour, poussa plus avant les vaccinations et, tandis que le traitement simple lui avait donné une mortalité de 5,88 p. 100, le traitement intensif donna 0,80 p. 100. Babès, à Bucarest, applique aux mordus par des loups la méthode forte de Pasteur, et sur 56 cas il a 14 insuccès. Dans une deuxième période, il arrive à injecter du virus fixe déjà au premier ou au deuxième jour du traitement, et il inocule de plus grandes quantités de moelles; sur 116 personnes, 17 seulement succombent à la rage. Plus tard, l'administration de doses massives d'émulsions de virus chauffées à 50°, 45°, 40° et aussi de sérum antirabique permet d'abaisser la mortalité à 6,66 p. 100.

On nous permettra de citer encore l'épisode suivant dont nous avons été témoin à Constantinople. 20 personnes, très grièvement mordues par un même loup enragé, arrivent se faire soigner du quatorzième au vingtième jour après l'accident; nous les soumettons à un traitement pastorien intensif. Les deux mordus les plus graves succombent à la rage furieuse l'un au seizième, l'autre au dix-septième jour du traitement. Les 18 autres ont échappé à la maladie (mortalité globale, 10 p. 100; rectifiée, 0 p. 100). Antérieurement, un traitement moins sévère nous avait fourni une mortalité globale de 22 p. 100, rectifiée de 8.

Les insuccès de la méthode pastorienne en général.

1° Causes des insuccès apparents. — Après avoir vu les circonstances de nature à produire des variations de résultat d'un Institut à l'autre, nous devons étudier les causes d'insuccès, non plus de tel Institut en particulier, mais de tous les Instituts en général. Il convient d'envisager séparément les insuccès apparents et les insuccès réels.

Ainsi que nous l'avons déjà dit et répété, le traitement antirabique est une lutte de vitesse entre le virus et le vaccin qui, par des voies différentes, cheminent vers les centres nerveux. Il est aisé de déduire de là les causes qui peuvent amener la mort pendant le traitement ou la quinzaine qui suit la fin du traitement.

Nous retrouvons d'abord ici deux facteurs signalés au paragraphe précédent : le retard apporté à venir à l'Institut et le degré de virulence de l'animal mordeur :

1° On conçoit que, pour les malades qui se présentent aux inoculations dans les premiers huit jours, les chances de mort soient des plus minimes, puisqu'elles ne concernent que les cas de rage d'une incubation inférieure à environ vingt-cinq jours. Les personnes qui ne subissent pas les vaccinations avant la deuxième semaine s'exposent davantage, la maladie pouvant éclater entre le trentième et le quarantième jour, ainsi que cela se voit pour les morsures graves à la face. Enfin c'est commettre une lourde faute que de reculer le traitement à trois semaines après l'accident ; le succès des inoculations serait soumis aux chances d'une incubation déjà longue de cinquante à soixante jours. C'est surtout en cas de morsure à la face et aux mains et en cas de morsure de loup qu'il y a une importance capitale à mettre la plus grande diligence à venir suivre le traitement. Les mordus par des loups, chez qui les inoculations ne peuvent être commencées qu'après le huitième jour, n'ont que bien peu de chance d'échapper à la rage.

2° Il n'y a pas que le loup dont les morsures comportent une gravité spéciale. Les morsures de renard, de chacal paraissent aussi plus graves que celles de chien. Chez le chien même, on rencontre de temps à autre des virus dits « renforcés », capables de tuer le lapin en huit à dix jours par inoculation sous dure-mérienne et de produire la maladie chez l'homme après un laps de temps très court (quinze à vingt jours). L'exemple suivant est typique à cet égard. A Novarra, un gros chien reconnu enragé à l'inoculation expérimentale mord, les 4 et 5 juillet 1903, neuf personnes et un certain nombre d'animaux. De ces neuf personnes, deux mordues légèrement ne suivent pas le traitement antirabique et échappent à la rage ; trois autres mordues légèrement, elles aussi, suivent le traitement et échappent également à la maladie. Mais quatre personnes plus gravement mordues meurent de rage respectivement vingt, trente, trente-quatre et quarante-quatre jours après la morsure. Deux d'entre elles se trouvaient au dix-septième jour du traitement, lorsque les premiers symptômes firent leur apparition. Chez la troisième, ils se manifestèrent six jours et chez la quatrième, vingt-quatre jours après la fin du traitement.

3° Le siège des morsures a une importance considérable. Plus la région est rapprochée des centres d'une part, plus elle est riche en filets nerveux d'autre part, plus naturellement, le mordu a de chances de succomber avant que le traitement n'ait le temps d'agir. Certaines morsures de la face, celles, par exemple, qui sont situées à l'émergence des nerfs maxillaires supérieur ou sus-orbitaire, ou encore au niveau du nez, empruntent une gravité toute particulière à l'extrême réduction du trajet que doit parcourir le virus pour arriver aux centres.

4° Le nombre des morsures, leurs dimensions ont également leur importance. On conçoit, en effet, que la quantité de virus reçue par l'organisme soit directement en proportion de ces différents facteurs. L'état d'infection des plaies peut également n'être pas sans influence, étant donné le rôle favorisant que certaines associations microbiennes jouent par rapport au virus.

2° **Causes des insuccès réels.** — Si nous passons maintenant aux insuccès réels, c'est-à-dire aux cas de mort qui se produisent plus de quinze jours après la fin du traitement, nous retrouvons d'abord très nettement l'influence des facteurs précédents : nature de l'animal mordeur, siège des morsures, nombre et dimensions des morsures, retard apporté à venir suivre le traitement. Les statistiques apprennent aussi que les insuccès sont un peu plus fréquents l'été que l'hiver. Pendant la saison chaude, les moelles se dessèchent et, par conséquent, s'atténuent plus vite. Il y a là un élément dont il est bon de tenir compte au cours des vaccinations.

Les résultats des vaccinations sont un peu moins bons chez les enfants que chez les adultes, et cette différence ne s'explique pas uniquement par la plus grande fréquence chez les enfants des morsures de la face et du cuir chevelu. Il faut invoquer encore une susceptibilité particulière vis-à-vis du virus. De même, le jeune chien est plus réceptif à la rage que l'animal adulte, et il suffit d'une très petite quantité de virus pour lui conférer la maladie ; la période d'incubation peut, chez lui, être très courte et dépasser à peine une semaine. Le sexe, par contre, est sans influence.

A côté des insuccès dont on peut trouver ou supposer la cause dans un des facteurs que nous venons d'énumérer, il en est d'autres dont le motif échappe à peu près complètement ou dont l'explication tout au moins est très délicate.

Certaines observations sont de nature à faire admettre que l'organisme, pendant les mois qui suivent le traitement, se trouve placé entre le virus et le vaccin dans une sorte d'équilibre instable. Celui-ci peut être rompu au profit du virus par un traumatisme, un refroidissement, un choc moral, parfois plusieurs de ces causes réunies. Chantemesse a cité l'observation d'un homme qui, mordu et vacciné au commencement de l'année 1886, fait une chute au mois de juillet 1888 et continue à travailler malgré une pluie battante. Le lendemain, des douleurs se manifestent dans le membre mordu. Quatre jours plus tard, cet homme succombait à la rage. Un enfant, observé par Lemaistre, reçoit un pot d'eau sur la figure quelque temps après avoir subi le traitement. Aussitôt la rage se déclare. Six mois après le traitement, un marchand du Caire est violemment frappé à la tête par un indigène; il tombe et se fait une entorse. Le blessé ne tarde pas à présenter les modifications du caractère si souvent notées comme signe prémonitoire de la rage, et bientôt il succombe après avoir présenté tous les signes de la maladie sous sa forme furieuse la plus caractéristique. Au Caire également, un policier était de faction six mois après avoir subi le traitement pastorien. Un gros chien s'élance sur lui sans le mordre et s'éloigne ensuite. L'agent est très effrayé; il perd l'appétit, la bonne humeur, puis il présente tout à coup les symptômes de la rage et succombe. Citons encore cette remarque de Nocard, que la plus grande fréquence des refroidissements chez les douaniers expliquerait chez eux la fréquence relative des insuccès du traitement pastorien. Un certain nombre de faits expérimentaux montrent très nettement que, si on soumet à l'action du froid des chiens inoculés avec du virus rabique, ils contractent la maladie plus facilement que les témoins.

Cependant on ne peut pas toujours trouver, aussi facilement que dans les observations précédentes, la cause déterminante des insuccès du traitement antirabique. Bien souvent elle se dérobe aux investigations les plus minutieuses. Krauss et Kreissl ont émis l'hypothèse que, dans ces cas, il n'y avait eu dans le sang aucune formation de substances antirabiques. Ceci recule la difficulté sans la résoudre. Pourquoi chez certains individus la vaccination pastorienne n'est-elle pas suivie de la formation de substances antirabiques ? L'alcoolisme

paraît susceptible d'empêcher cette formation. Deléarde a montré
que les animaux alcoolisés au cours de la vaccination n'acquéraient
aucune immunité, et de fait on a maintes fois constaté que les
insuccès du traitement pastorien se rapportaient à des individus
nettement alcooliques. Mais d'autres fois, chez les enfants, chez les
musulmans, etc., ce facteur ne saurait être invoqué. Force est
d'avouer que, si la cause des insuccès apparents de la méthode pastorienne peut toujours être trouvée, celle des insuccès vrais échappe,
dans une moitié des cas environ, aux plus minutieuses investigations.
Fait digne de remarque : la rage qui éclate chez les personnes ayant
subi le traitement pastorien ne se présente nullement sous une forme
atténuée. Elle ne diffère ni par l'acuité des symptômes, ni par la
rapidité de l'évolution de la maladie qu'on observe chez les mordus
non inoculés. Roubinov a tenté d'exploiter le fait contre le traitement
antirabique. Il n'y a rien là, du reste, qui soit spécial à la rage. Si
la variole, la peste, la diphtérie, le tétanos sont moins graves lorsqu'ils surviennent chez des vaccinés, le choléra revêt un caractère de
gravité absolument identique, suivant qu'il apparaît chez des personnes vaccinées ou non.

Nous ajouterons, en terminant, que les cas de mort se produisent
le plus souvent dans les quatre mois qui suivent le traitement, on a
émis l'idée — bien peu pratique à notre avis — de placer, pendant ce
laps de temps, les mordus dans une clinique spéciale où ils seraient
préservés, avec le plus grand soin, contre toutes les causes dé-
terminantes énumérées : refroidissements, alcoolisme, émotions
vives, etc.

Appréciation impartiale des services rendus
par la vaccination antirabique.

1° **Dans la rage du chien**. — L'étude détaillée des insuccès de
la méthode pastorienne doit nous conduire à l'appréciation impar-
tiale des résultats qu'elle fournit et des services qu'elle rend. La
question revient naturellement à comparer la mortalité pour rage
avant la découverte de Pasteur et à l'époque actuelle.

On sait qu'au début du fonctionnement des Instituts antirabiques,
la surprise fut grande de constater un nombre aussi considérable de
cas de morsures par des animaux enragés. Les Instituts furent
accusés d'inoculer nombre de personnes chez qui le traitement
n'était nullement indiqué. A cela il fut répondu que si, avant les
découvertes pastoriennes, le chiffre des individus mordus paraissait
beaucoup moins élevé, la raison en était dans le silence que l'on

faisait autour d'une maladie incurable. Au désir de ne pas effrayer les mordus s'ajoutait la peur de leur nuire. Souvent, en effet, on refusait le travail à des personnes qu'on supposait pouvoir être dangereuses parce que mordues par un animal enragé. Ces explications furent très critiquées. Peter essaya même de les tourner en ridicule. Elles étaient, cependant, l'exacte vérité. De nombreuses statistiques l'ont établi surabondamment. Avant l'ère pastorienne, les morsures n'étaient pas plus rares que de nos jours et la mortalité chez les personnes mordues par des animaux enragés s'élevait de 12 à 58 p. 100.

Des chiffres précédents, il est intéressant de rapprocher ceux que fournissent à l'époque actuelle les personnes qui, mordues par des animaux enragés, recourent aux soins des empiriques ou même négligent tout traitement. De 1887 à 1889, dans le département de la Seine, cent quatre-vingt-neuf personnes mordues par des animaux enragés ont fourni 24 cas de mort (12,69 p. 100). En cinq années, Högyes a rassemblé patiemment 855 observations de personnes mordues par des animaux enragés et qui n'ont pas été soumises aux inoculations. La mortalité s'est élevée, chez elles, à 13,91 p. 100. A cela, il faut ajouter que chaque année et dans tous les pays il meurt, dans ces conditions, un nombre d'individus considérable. Du mois d'août 1894 au mois de décembre 1897, quarante personnes meurent de rage en Grèce, après avoir été soignées par des empiriques (Pampoukis). En Turquie, nous avons eu, en quatre années, connaissance de 28 cas de rage chez des personnes qui n'avaient pas subi le traitement pastorien. En Roumanie, pendant la seule année 1905, 12 personnes au moins succombent à la rage. En Allemagne, en 1905, 11 personnes meurent de rage; 3 seulement avaient été soumises au traitement. Le pourcentage de la mortalité des sujets mordus par des animaux enragés était de 0,93 p. 100 chez les traités contre 17,8 p. 100 chez les non traités. Pour des raisons multiples qui découlent des considérations développées aux chapitres précédents, un certain nombre de sujets admis à la cure, parce que mordus par un animal suspect de rage, ont en réalité été mordus par un animal atteint d'une autre maladie, voire même par un chien sain. Quelle est l'importance de cette cause d'erreur dans l'appréciation des statistiques ? D'après le résultat de l'inoculation au lapin du bulbe des animaux mordeurs, Rodet, à Montpellier, estime que le traitement s'est trouvé justifié dans 45 p. 100 des cas; Murat, à Alger, donne un chiffre un peu plus faible, 41,6 p. 100. Nous avons, à Constantinople, trouvé une proportion sensiblement plus forte : 57 p. 100. La majorité des auteurs est d'avis qu'en fixant à 50 p. 100 la proportion des mordus par des animaux non enragés qui suivent le traitement antirabique, on est au-dessus de la vérité.... Mais admettons ce chiffre. Si, d'une part, 85 p. 100 des personnes mordues par un animal enragé échappent à la rage, bien que ne suivant aucun traitement; si, d'autre part, 50 p. 100 des personnes inoculées dans les Instituts antirabiques sont mordues par des animaux non enragés, et si enfin on observe, malgré le traitement pastorien, une mortalité globale de 0,50 p. 100, il s'ensuit que, sur 1 000 personnes inoculées dans un Institut antirabique, 70 échappent à la mort par le seul fait des inoculations.

En faisant l'application de ces données à la statistique de Bernstein, on voit que, sur 104 437 personnes, 7 793 doivent au traitement antirabique d'avoir échappé à la mort. Dans la statistique que nous avons publiée d'autre part et qui porte sur 131 579 personnes, ce sont 9 819 individus qui ont été sauvés. Ces chiffres se passent d'autant plus de commentaires qu'en fixant à 50 p. 100 le nombre des personnes mordues par des chiens non enragés et à 85 p. 100 celui des individus qui échapperaient à la rage, tout en ne suivant aucun traitement, on est certainement au-dessus de la vérité.

2° **Dans la rage du loup**. — Cependant moins sujets encore à contestation, si possible, sont les résultats fournis par les vaccinations pastoriennes dans le traitement de la rage du loup. De nombreuses statistiques prouvent que la mortalité par rage à la suite de ces morsures s'élève à plus de 60 p. 100. Elle atteint même 90 p. 100 chez les personnes mordues à la tête. Il faut faire remarquer aussi que si, sur 100 personnes mordues par des chiens, 50 environ n'ont pas été mordues par un animal enragé, les morsures par des loups sains sont absolument exceptionnelles. Par conséquent, l'immense majorité des mordus par des loups qui suivent le traitement antirabique a bien été mordue par un animal enragé. Or, c'est à 18,20 p. 100 que la méthode pastorienne classique est arrivée à abaisser la mortalité à la suite de morsures de loup. A Bucarest, Babès est arrivé à réduire à 6,66 p. 100 cette même mortalité.

On peut résumer les bienfaits de la méthode pastorienne en disant :

Une personne mordue par un chien enragé a 1 chance sur 6 de succomber à la rage si elle ne subit pas le traitement, et 1 chance sur 200 si elle se soumet aux inoculations. Cette chance tombe même à 1 p. 400 et à 1 p. 1000 dans les Instituts qui fournissent une mortalité très faible de 0,25 p. 100 à 0,10 p. 100. — Une personne mordue par un loup enragé a 1 chance sur 1,66 de prendre la rage, 1 chance sur 1,11 si elle a été mordue à la tête. Si cette personne se soumet aux inoculations par la méthode classique, ses chances de mort tombent à 1/5 ou à 1/6. Elles atteignent même 1/15 et au-dessous si le traitement suivi est particulièrement intensif.

Depuis la découverte de Pasteur, les Instituts antirabiques fonctionnent dans tous les pays civilisés avec une telle régularité que le public même médical ne peut se rendre compte du danger auquel seraient exposés les mordus qui les fréquentent, si leur traitement venait à être interrompu. Nous devons à notre séjour à Constantinople de pouvoir évaluer ce danger, et par conséquent fournir une preuve nouvelle et inédite de l'efficacité de la méthode pastorienne. L'Institut antirabique de Constantinople ayant été, par ordre supérieur, fermé à l'improviste pour une période de huit jours alors que quarante personnes s'y trouvaient en traitement, la mortalité globale par rage ne s'éleva pas à moins de 12,50 p. 100 (mortalité globale dans notre statistique de 8 années : 1,45 p. 100!)

Les bienfaits de la méthode pastorienne étant clairement établis, nous devons discuter une question souvent posée aux médecins : Le traitement antirabique est-il capable de donner la rage ? A cette question, nous en ajouterons une autre d'invention plus récente : Le traitement antirabique est-il capable de favoriser le développement de la rage chez une personne en incubation ?

Le traitement antirabique est-il capable de donner la rage ?

Le traitement antirabique n'a-t-il jamais donné la rage ? Il serait téméraire de l'affirmer. On se rappelle l'émotion soulevée en 1889 par Bareggi qui, commençant d'emblée le traitement antirabique par du virus fixe, vit cinq personnes succomber à la rage paralytique. Il n'est pas certain que Ferran, qui employait un procédé de vaccination spécial demeuré secret ou tout au moins incomplètement publié, n'ait pas eu à déplorer de faits semblables. On peut affirmer, par contre, que le traitement antirabique, tel qu'il est pratiqué actuellement dans la totalité ou la presque totalité des Instituts, est incapable de donner la maladie. Le vaccin, en effet, est injecté suivant une échelle de virulence bien graduée qui faisait totalement défaut dans les inoculations de Bareggi. Il importe de faire observer aussi que le virus usité en 1889 par cet auteur était loin d'être adapté à l'organisme du lapin comme le virus en usage actuellement qui, à la fin de 1911, provient d'un 1000ᵉ passage. Nous avons énuméré déjà les arguments de nature à montrer l'innocuité presque absolue pour l'homme de ce virus fixe désadapté de son organisme comme de celui du chien. Il va de soi cependant que cette innocuité ne doit pas être considérée comme tout à fait complète. Bien qu'elle autorise

une certaine hardiesse dans les vaccinations en cas de morsure
grave, elle ne doit pas inciter à faire commencer d'emblée le traitement par des moelles très virulentes. Un Institut, qui se départirait
des règles de prudence que les cas malheureux de Bareggi doivent
inspirer, pourrait être parfaitement dangereux, et nous devons avouer
que Nitsch (Cracovie) et C. França (Lisbonne) ont publié récemment
deux cas de mort tout particulièrement troublants.

Le traitement antirabique peut-il favoriser l'apparition de la rage chez une personne en incubation ?

La question de la nocuité du traitement pastorien s'est présentée
récemment sous une nouvelle forme. On sait que les virus-vaccins
(charbon, rouget, charbon symptomatique, pasteurelloses) sont loin
d'être inoffensifs chez les animaux en état d'infection latente. Les
microorganismes qui sommeillaient reçoivent un coup de fouet du
fait de la vaccination, et la mort s'ensuit rapidement. Elle ne se
serait pas produite si les animaux n'avaient pas été vaccinés. Il
existe les plus grandes analogies entre les vaccins précités et le
vaccin antirabique. N'est-on pas dès lors en droit de se demander si
les mêmes accidents ne sont pas, à titre exceptionnel, il est vrai,
susceptibles de se produire avec lui ? Nitsch, comparant la chrono-
logie de 140 cas de mort chez des personnes ayant subi le traitement antirabique à Paris, à Varsovie et à Cracovie, et celle de
108 décès par rage chez des personnes non soumises au traitement
pastorien, est arrivé à cette conclusion que la mort se produit plus
tôt chez les personnes traitées et que les longues incubations sont
plus fréquentes chez celles qui ne se soumettent pas au traitement.
On conçoit l'argument qu'on pourrait tirer de ces faits contre la
méthode pastorienne. Cependant ils sont grevés d'une cause
d'erreur importante, car l'incubation de la rage est d'autant plus
courte que les morsures sont plus graves. Or, ce sont les morsures
bénignes qui échappent au traitement et les morsures graves qui lui
sont soumises. Du reste, la statistique de l'Institut antirabique de
Constantinople donne un résultat diamétralement opposé à celui des
Instituts visés par Nitsch. En Turquie, la mort se produit plus
tardivement chez les personnes traitées, et les longues incubations
sont plus rares chez celles qui n'ont pas suivi le traitement. Un
grand nombre de faits cliniques prouvent, en outre, que la méthode
pastorienne n'est nullement capable de favoriser l'éclosion de la
rage chez les personnes en incubation.

1° Certains mordus viennent suivre le traitement antirabique, alors qu'ils présentent déjà, du côté de la morsure, des phénomènes objectifs et subjectifs, considérés à juste titre comme prémonitoires (rougeur, turgescence, douleurs lancinantes, sensations de piqûre, de brûlure, etc.). D'autres fois, ces symptômes se manifestent au cours des inoculations. Si la méthode pastorienne était capable de donner un coup de fouet à la maladie, ce serait assurément dans des cas semblables. Or il arrive fréquemment que, soumis à un traitement intensif, ces mordus échappent à la rage.

2° L'action favorisante du traitement pastorien devrait être d'autant plus marquée que celui-ci est plus intense. Or, c'est le contraire qui se produit. Un traitement intensif diminue non seulement les insuccès vrais, mais encore les cas de mort pendant la cure ou pendant la quinzaine qui suit.

3° En principe, tous les mordus qui suivent le traitement pastorien sont en incubation de rage. Dès lors, pourquoi l'action prédisposante est-elle si exceptionnelle et ne s'observe-t-elle jamais dans les cas bénins ?

Nous ne croyons donc pas que le traitement antirabique puisse favoriser l'éclosion de la maladie chez une personne en incubation. Le réveil du paludisme sous l'influence du traitement antirabique est incontestable. Là se borne, semble-t-il, tout le pouvoir favorisant de la méthode pastorienne.

IX. — VACCINATION ANTIRABIQUE
CHEZ LES ANIMAUX

Si, chez l'homme, la technique des inoculations antirabiques est connue dans ses moindres détails, il est loin d'en être de même chez l'animal, et on ne trouve dans la littérature vétérinaire que bien peu d'exemples de vaccination contre la rage. A ce que cette question ait été si peu étudiée, il y a, semble-t-il, matière à quelque surprise. Le mouton, le bœuf, le cheval sont très réceptifs, et ils se trouvent souvent placés dans des conditions qui les exposent à la contamination. D'un autre côté, la législation sanitaire prévoit à leur égard, en cas de morsure, des mesures draconiennes qu'il y aurait intérêt à éviter au moyen de la vaccination préventive. Or le cas où un propriétaire voudrait faire immuniser son cheval, son bœuf, ses moutons, n'est prévu nulle part. La plupart des Instituts antirabiques se refusent absolument à vacciner *d'autre animal que l'homme*, et, en fin de compte, c'est au vétérinaire praticien qu'incombe le soin de pratiquer l'opération. Si des herbivores nous passons au chien, nous voyons que celui-ci est bien plus mal partagé encore. Le législateur est tellement convaincu de l'absence de tout procédé pratique de vaccination qu'il décrète : « Tout chien mordu ou roulé par un animal enragé ou suspect sera immédiatement abattu ». C'est donc uniquement avant d'avoir été mordu que, dans l'état actuel de la législation, le chien pourrait être immunisé. Cette circonstance est de nature à restreindre tellement la vaccination de cet animal, que nous nous occuperons exclusivement de la vaccination des herbivores.

La première idée qui se présente lorsqu'on parle de vacciner un animal contre la rage est de lui appliquer, purement et simplement, les méthodes en usage chez l'homme. Si ces procédés sont susceptibles de donner au vétérinaire toute satisfaction au point de vue scientifique pur, il n'en va pas de même au point de vue pratique : leur complication est trop grande ; leur prix de revient trop considérable ; en voulant les simplifier, on risque de pécher par défaut ou par excès, c'est-à-dire de ne pas préserver l'animal ou de lui donner la rage. En matière de vaccination des herbivores, deux procédés seulement paraissent susceptibles d'entrer en ligne de compte : l'inoculation de virus rabique dans la veine jugulaire (Galtier, Roux et Nocard) et l'injection sous-cutanée de mélanges de sérum antirabique et de virus fixe (Marie, Remlinger).

Vaccination par voie jugulaire. — La méthode intrajugulaire classique consiste à injecter dans la veine, à deux reprises différentes, à un ou deux jours d'intervalle, 5 à 10 centimètres cubes d'une émulsion *à peine laiteuse* et soigneusement filtrée soit de virus fixe, soit du virus de l'animal mordeur. Elle repose sur cette affirmation de Galtier, confirmée en partie par Roux et Nocard, que, chez les herbivores, l'injection dans la jugulaire d'une faible dose de virus rabique non seulement ne donne pas la rage, mais encore immunise contre elle. Ainsi que nous l'avons montré, il a été tiré du mémoire très prudent et très mesuré de Roux et Nocard des conclusions erronées tant au point de vue scientifique pur qu'au point de vue pratique. On n'est nullement autorisé à creuser un fossé entre les animaux carnivores, que l'inoculation intrajugulaire n'immuniserait pas et à qui elle donnerait la rage, et les herbivores, pour qui cette injection serait non seulement inoffensive, mais encore vaccinante. Pour les uns comme pour les autres, il paraît s'agir d'une simple question de dilution et de dose. Il ne faut s'exagérer ni l'innocuité de l'injection intrajugulaire de virus, ni son pouvoir immunisant. Dans quelques statistiques, la mortalité s'est élevée jusqu'à 60 p. 100, et on garde l'impression qu'un certain nombre d'animaux sont morts des inoculations, et non malgré elles. Chez un cheval ou chez un bœuf mordus par un animal enragé, on ne se bornera donc pas à pratiquer deux injections intraveineuses; on débutera par une dose très faible (X à XX gouttes), puis on injectera, à vingt-quatre heures d'intervalle, des doses progressivement croissantes. Ces inoculations seront répétées tout particulièrement en cas de morsures graves, et lorsque le traitement ne pourra être commencé que plus de quarante-huit heures après la morsure. De cette nécessité de graduer et de répéter les injections découle, à notre avis, une complication telle que la méthode intrajugulaire n'est applicable à la pratique des vaccinations que dans des cas exceptionnels.

Vaccination par les mélanges virus-sérum. — La vaccination, à l'aide des mélanges de virus rabique et de sérum antirabique, repose sur la possibilité d'obtenir chez l'animal (chien, chèvre, mouton, cheval) un sérum antirabique, jouissant de la propriété de neutraliser le pouvoir pathogène du virus fixe et de donner avec lui des mélanges qui, soit qu'ils soient complètement neutralisés, soit qu'ils renferment un excès de virus, possèdent un pouvoir vaccinant remarquable. La méthode virus-sérum présente, sur l'inoculation intrajugulaire, de notables avantages. Elle est très simple et à la portée de n'importe quel praticien; son prix de revient est peu élevé; elle est inoffensive, sinon peut-être théoriquement (mélange virus-sérum avec excès de virus), du moins pratiquement. Contrairement à l'inoculation intrajugulaire, elle paraît encore efficace lorsqu'on commence le traitement plus de trois jours après la morsure, cinq, six et même dix jours après elle dans nos observations. L'étude de l'obtention du sérum antirabique, de son titrage, de son mode d'action, du mode d'action des divers mélanges (exactement neutralisés ou renfermant un excès de virus ou de sérum), nous entraînerait trop loin (1). Nous désirons nous placer exclusivement au point de vue pratique et décrire, en quelques mots, la technique qui nous paraît la meilleure pour la vaccination des herbivores : du cheval, du bœuf et du mouton en particulier.

Les Instituts antirabiques doivent préparer un sérum neutralisant son volume d'émulsion centésimale de virus fixe et le tenir à la disposition du médecin ou du vétérinaire chargé de pratiquer la vaccination, en même temps qu'un cerveau de lapin de passage conservé en glycérine. La quantité de virus-sérum à injecter à l'animal mordu doit, naturellement, varier avec le nombre et la gravité des morsures, et aussi avec le nombre de jours écoulés entre l'accident et la vaccination. 700 centimètres cubes chez le cheval ; 500 centimètres cubes

---

(1) Nous renvoyons pour l'étude de ces questions ainsi que pour plus de détails sur la vaccination des animaux à notre travail d'ensemble : Le traitement de la rage chez les animaux (*Revue générale de médecine vétérinaire*, 1er novembre 1910).

chez le bœuf ; 100 centimètres cubes chez le mouton et la chèvre sont
des chiffres moyens qu'il n'y a aucun inconvénient à dépasser. Ces
quantités peuvent être inoculées en deux ou trois fois à vingt-quatre
heures d'intervalle. L'inoculation en une seule fois de la dose entière
nécessaire à l'immunisation serait, du reste, sans aucun inconvénient.
Soit à injecter sous la peau d'un cheval 400 centimètres cubes de
mélange virus-sérum. On pèse aseptiquement 2 grammes de cerveau
de lapin envoyé en glycérine, ou mieux un peu plus de 2 grammes.
Ces 2 grammes de substance nerveuse sont émulsionnés finement
dans un verre flambé ou bouilli avec une baguette de verre flambée
ou bouillie également dans 200 centimètres cubes d'eau bouillie.
L'émulsion est passée à travers une mousseline, puis mélangée avec
200 centimètres cubes de sérum antirabique. Le mélange est injecté
immédiatement sous la peau du flanc de l'animal au moyen d'une
seringue ou mieux d'un injecteur. L'opération est, on le voit, des
plus simples. Une bonne précaution consiste à épargner, pendant un
mois, aux animaux vaccinés, le surmenage et le refroidissement.

Sans vouloir nous étendre sur la vaccination du chien, nous dirons
simplement qu'un procédé identique pourrait, le cas échéant, être
appliqué à l'immunisation d'animaux *non mordus* (chiens de meute,
chiens de luxe, etc.), la vaccination des animaux mordus étant inter-
dite par la loi. L'opération serait à renouveler chaque année.

X. — TRAITEMENT DE LA RAGE DÉCLARÉE

Il n'existe pas de maladie contre laquelle le médecin soit plus
impuissant que contre la rage et il n'y a nulle exagération à dire que
son traitement curatif n'existe pas. Il nous paraît utile d'énumérer
ici tous les prétendus spécifiques de la rage, vantés tour à tour, d'âge
en âge, les uns plus ou moins rationnels, la plupart simplement
bizarres ; ils ont tous joui d'une vogue plus ou moins éphémère et
tous aussi se sont montrés à l'usage radicalement insuffisants. Nous
n'en citerons que deux exemples.

En 1824, le médecin français Buisson, voulant mettre un terme
aux souffrances d'une personne qu'il croyait atteinte de rage, la
plaça dans un bain russe à 42° Réaumur : elle en sortit, paraît-il,
guérie. Ce fut le point de départ d'une « méthode » (bains de
vapeur à 38-48° Réaumur) quelque temps en usage pour le traitement préventif et curatif de la rage. Ayant trouvé, dans un pamphlet
récent contre la méthode pastorienne (1905), cette méthode préconisée comme donnant une sécurité absolue et devant, dans tous les
cas, être préférée aux injections, il nous a paru intéressant de recher-

cher quelle était *in vitro* l'action de la chaleur sur le virus rabique. Des lapins et des cobayes, inoculés sous la dure-mère, sous la peau et dans les muscles, étaient enfermés, les uns tous les jours depuis l'inoculation jusqu'à l'apparition des phénomènes paralytiques, les autres à dater seulement du début de la paralysie, dans une étuve de Schribaux, réglée à 50-52°. Les séances étaient de trois quarts d'heure, ce qui permettait de maintenir à 43°, pendant quinze à vingt minutes, la température des animaux en expérience. Tous, sans exception, ont succombé avant les témoins.

Dans une deuxième série de recherches, des lapins ont été trépanés avec du virus fixe, puis, au quatrième jour (nous avons démontré que le cerveau était virulent dès le deuxième), nous avons mis ces animaux à l'étuve sèche réglée à 58-60°. La température rectale n'a pas tardé à atteindre 45-46°. La mort suivit rapidement. Le bulbe de ces lapins a servi à faire des passages sous la dure-mère d'autres lapins. Ceux-ci ont tous succombé dans le délai classique de dix jours. Du fait d'une température sûrement mortelle pour les animaux en expérience, le virus rabique n'avait donc pas subi la moindre atténuation. Les résultats plus ou moins favorables obtenus par Buisson dans le traitement préventif de la rage s'expliquent par d'heureuses coïncidences, les résultats obtenus dans le traitement curatif par des erreurs de diagnostic.

Dans ces derniers temps, le radium a fait naître de nouvelles espérances, bientôt déçues également. Tizzoni et Bongiovanni ont avancé que, si on inoculait des animaux, des lapins ou des chiens en particulier, avec du virus rabique sous la dure-mère et si on dirigeait ensuite des rayons de radium dans l'œil de l'animal, il échappait à la rage. Le traitement réussissait alors même que la paralysie du train postérieur avait déjà commencé. La paraplégie rétrocédait et les animaux guérissaient alors que tous les témoins succombaient. On était, dès lors, en droit de se demander si le traitement prophylactique de la rage n'avait pas vécu et si, désormais, on n'attendrait pas l'éclosion de la maladie pour la traiter par le radium au même titre qu'un lupus ou un épithélioma. Cet espoir, hélas ! fut de courte durée. Aucun des auteurs qui cherchèrent à reproduire les expériences de Tizzoni ne put y parvenir. Il fut démontré, par contre, que l'application du radium au niveau de l'œil était loin d'être inoffensive et qu'elle était susceptible de produire, du côté des paupières et de la cornée, les lésions les plus graves.

Entre la méthode de Buisson et celle de Tizzoni, il y a place pour une quantité de tentatives, toutes plus infructueuses les unes que les autres : inoculation sous-cutanée de substance cérébrale normale à doses massives ; inoculations intraveineuses de moelles virulentes ; ponction lombaire suivie d'injection de virus fixe dans le canal rachidien ; injections de pilocarpine, d'atoxyl, d'arsénobenzol, etc. Le résultat a toujours été nul.

Il semble donc que le traitement de la rage déclarée doive être uniquement palliatif. On s'efforcera de diminuer toutes les excitations sensitives et sensorielles, si péniblement ressenties par les malades, et qui sont la cause habituelle des spasmes et des accès convulsifs. On maintiendra le patient dans une chambre chaude, à l'abri de la lumière, du bruit, des courants d'air, des odeurs même légères, de tout ce qui pourrait blesser ses sens exaltés. L'emploi des narcotiques et des hypnotiques semble également indiqué, et comme la voie buccale est rendue impossible par les spasmes du pharynx, c'est surtout à la morphine en injections sous-cutanées et au chloral en lavements qu'il faudra recourir.... Nous devons noter, cependant, l'opinion de J. Courmont et Lesieur, pour qui certaines formes de paralysies ascendantes aiguës (que nous considérons, pour notre part, comme des accidents du traitement pastorien attribuables à la toxine rabique renfermée dans les émulsions vaccinantes, ou encore à des poisons de la substance nerveuse normale), seraient, en réalité, une rage d'origine canine atténuée par le traitement et susceptible de guérison. La rage humaine pouvant guérir, disent Courmont et Lesieur, il ne faut pas faire de traitement anesthésiant dirigé contre la douleur ; il faut, au contraire, aider le système nerveux dans la lutte et tenter de faire fonctionner aussi longtemps que possible les centres bulbaires (injections sous-cutanées de strychnine, de caféine ; inhalations d'oxygène). La guérison serait quelquefois possible, si on prolongeait la vie du rabique en luttant contre les symptômes bulbaires.... Nous avons déjà vu, hélas ! bien des cas de rage ; jamais, pour ainsi dire, nous n'avons eu recours aux narcotiques et aux hypnotiques, et jamais nous n'avons observé de guérison. Nous sommes bien sceptiques, d'autre part, sur l'origine canine des paralysies qu'on observe au cours du traitement antirabique et que tout concorde à faire considérer comme des accidents de ce traitement. Nous éprouvons, toutefois, quelque scrupule à terminer ce paragraphe par la phrase que Dante inscrivait à la porte de l'Enfer : Laissons aux infortunés malades un semblant d'espérance....

SÉROTHÉRAPIE ANTIDIPHTÉRIQUE

PAR

le D¹ LOUIS MARTIN,

Médecin en chef de l'Hôpital Pasteur

Sérothérapie. — Définition. — La sérothérapie est le traitement préventif ou curatif des maladies par le sérum des animaux immunisés contre elles.

Jusqu'à présent, on a tenté d'appliquer la sérothérapie à des maladies produites par des microbes, à savoir : le tétanos, le botulisme, la diphtérie, la peste, les streptococcies, la dysenterie, le choléra, la fièvre typhoïde, la méningite épidémique, le charbon bactéridien et le rouget. On peut aussi obtenir des sérums actifs contre certains poisons d'origine végétale ou animale (abrine, ricine, venin de serpents).

Historique. — La sérothérapie a suivi les grandes découvertes pastoriennes sur les vaccinations par les virus atténués et par les toxines microbiennes. Toutefois l'idée de rechercher dans le sang des substances vaccinantes ou thérapeutiques est déjà ancienne.

Maurice Reynaud (1) avait injecté, à une génisse neuve, du sang d'un animal porteur de pustules de vaccin jennérien arrivées au sixième jour; quatorze jours après, cette génisse fut vaccinée par scarification et ne prit pas la vaccine.

Plus tard, en 1888, Richet et Héricourt (2), avec le sang d'un chien ayant subi quelques mois auparavant des inoculations de *Staphylococcus pyosepticus*, inoculèrent trois lapins et, malgré que ces animaux fussent très sensibles à ce microbe, tous trois résistèrent. Après ces travaux, Richet et Héricourt étudièrent surtout les propriétés du sang des animaux réfractaires. Le 31 mai 1890, ils exposèrent les résultats obtenus avec le sang du chien, animal réfractaire à la tuberculose. Ce même jour, Bouchard et Charrin, à la même Société, annonçaient que, dans la maladie pyocyanique, avec le sang ou le sérum des chiens, ils rendaient les lapins plus résistants. L'étude des propriétés du sang des animaux naturelle-

(1) *Acad. des sciences*, 1877, t. LXXXIV, p. 403.
(2) *Acad. des sciences*, 1888, t. CVII, p. 748.

ment réfractaires a permis des recherches intéressantes, mais n'a jamais donné de résultats pratiques.

La sérothérapie est devenue une puissante méthode thérapeutique le jour où Behring et Kitasato (1) nous firent connaître les remarquables propriétés du sérum des animaux vaccinés contre le tétanos et la diphtérie ; voici leurs principales conclusions :

1° Le sang d'un lapin, rendu réfractaire au tétanos, est capable de détruire les toxines du tétanos ;

2° Cette propriété peut se démontrer pour le sang extrait des vaisseaux et pour le sérum seul ;

3° Cette propriété est si durable qu'elle persiste, même après la transfusion dans l'organisme d'autres animaux ; elle permet ainsi un traitement de l'affection.

C'est à la fin de l'année 1890 que Behring et Kitasato publièrent leur grande découverte des antitoxines tétanique et diphtérique, et aussitôt les savants de tous les pays se mirent à étudier les propriétés des sérums des animaux vaccinés contre le tétanos et la diphtérie.

Les expérimentateurs, en étudiant d'abord le sérum antitétanique, cédèrent à un désir d'agir vite et sûrement ; car le tétanos était une maladie facile à reproduire chez les animaux, avec tous les caractères qu'on trouve chez l'homme ; et, on savait couramment préparer une bonne toxine tétanique. Cette facilité dans l'étude avait fait oublier que toute tétanisation témoignait d'une lésion cellulaire avancée, et que vouloir guérir un tétanos était une entreprise difficile, pour les débuts d'une méthode thérapeutique.

Heureusement les difficultés n'étaient pas les mêmes pour la sérothérapie antidiphtérique. Dans la diphtérie, l'empoisonnement est consécutif à l'angine, à la laryngite. Il y a d'abord une maladie locale et consécutivement une intoxication générale ; en outre, la lésion siège sur des parties du corps facilement accessibles à l'examen ; les symptômes qu'elle provoque sont faciles à reconnaître et on diagnostique la diphtérie avant qu'elle ne se manifeste par les signes de l'empoisonnement. Cette circonstance que la diphtérie est une affection localisée, naissant sous les yeux du médecin, aurait dû inciter les travailleurs à étudier de préférence la sérothérapie antidiphtérique ; il en fut autrement parce qu'il était plus difficile de reproduire la maladie chez l'animal avec tous les caractères qu'on rencontre en clinique, et surtout parce qu'on ne pouvait pas préparer d'une façon régulière et suivie des quantités suffisantes de toxine diphtérique présentant une même activité.

(1) *Deutsch. med. Woch.*, décembre 1890, nos 49 et 50.

Les propriétés du sérum dépendant en grande partie de l'activité des toxines, pour préparer un bon sérum, il faut, avant tout, avoir des toxines en quantité suffisante et de qualité parfaite. Ce problème avait préocupé MM. Roux et Yersin, et c'est certainement grâce à la connaissance approfondie de la préparation de la toxine diphtérique que M. Roux et ses collaborateurs ont pu préparer des sérums actifs en quantité suffisante; dès lors on a pu étudier l'action du sérum sur de nombreux malades, et des résultats complets furent présentés au Congrès de Budapest en 1894.

Dans cette communication, M. Roux a su, par sa clarté, sa précision, convaincre les hésitants et faire adopter par tous la sérothérapie antidiphérique.

Il est donc naturel de commencer notre étude par un exposé des caractères du bacille diphtérique et des propriétés du poison qu'il élabore.

I. — CULTURE DU BACILLE DE LA DIPHTÉRIE

Klebs le premier signale un bacille spécial à la diphtérie et en décrit la disposition dans les fausses membranes à la surface des muqueuses malades; ce travail a été présenté en 1883, au Congrès de Wiesbaden.

L'année suivante, Lœffler (1) isole et cultive ce bacille, et sa méthode reste la méthode de choix qui sert encore aujourd'hui.

Lœffler conseille d'employer comme milieu du sérum de bœuf coagulé; sur ce milieu, la culture du bacille de la diphtérie se fait facilement, tandis que les autres microbes y croissent moins bien. Dans les premières heures qui suivent l'ensemencement, les bacilles diphtériques se développent d'abord, les premières colonies deviennent visibles après dix-huit heures; vers la vingt-quatrième heure, elles sont très apparentes, elles augmentent ensuite; mais, à partir de la trente-sixième heure, et surtout après quarante-huit heures, d'autres colonies s'ajoutent à celles du bacille diphtérique et rendent l'examen et la purification difficiles.

Le sérum du bœuf coagulé par la chaleur présentant un tel avantage pour nous permettre d'isoler le bacille de la diphtérie, il importe de bien connaître sa préparation.

Préparation du sérum coagulé. — Il faut autant que possible retirer le sérum d'un sang recueilli aseptiquement. Tous les sangs peuvent servir à préparer des sérums, mais on emploie de préfé-

(1) Mittheilungen aus dem Kaiserl. Gesundheitsamte, vol. II, 1884, p. 451.

rence le sang de bœuf; on peut cependant utiliser le sang du mouton et celui du cheval.

Le sang de bœuf est ordinairement récolté à l'abattoir; quand l'animal a été abattu, la carotide est dénudée et sectionnée, le sang coule en jet et il est facile de recevoir ce jet dans de grands cristallisoirs préalablement stérilisés au four à flamber. Il serait mieux d'introduire une canule stérile dans la carotide avec un ajutage (caoutchouc et tube de verre); mais, en général, les bouchers ne se prêtent pas à cette opération.

Quand le sang est recueilli, on place les cristallisoirs dans un endroit frais à l'abri de toute trépidation pour permettre la séparation du sérum et du caillot; vingt-quatre heures après, on aspire dans des ballons-pipettes le sérum séparé et on le répartit dans des ballons qu'on ferme aussitôt à la lampe.

Si le sérum était stérile, l'opération serait terminée : on aurait ainsi une provision de sérum. Malheureusement dans les opérations que nous venons de décrire, qui se passent dans des milieux septiques, des germes tombent dans les vases, et il est nécessaire de stériliser le sérum. Il existe pour cela deux procédés : on peut, après l'avoir séparé du caillot, le filtrer sur bougie Chamberland, ou bien le stériliser en chauffant les boules de verre, remplies de sérum et fermées à la lampe, trois fois à deux jours d'intervalle, à 58°, pendant une heure.

Quand on veut préparer des tubes de sérum coagulé, on répartit le sérum stérilisé dans des tubes de verre qui sont chauffés à 80°; pendant tout le chauffage, on les maintient très inclinés, presque horizontaux, pour augmenter leur surface libre qui servira à l'ensemencement. Pendant la coagulation, le chauffage doit augmenter progressivement, mais lentement, et ne jamais dépasser 80° pour conserver au sérum toute sa transparence.

Voici le procédé classique aujourd'hui, tel qu'il est pratiqué à l'Institut Pasteur. Lœffler et d'autres auteurs ajoutent du sucre, de la glycérine ou des peptones au sérum du bœuf; il est bien certain que, sur le sérum ainsi complété, les bacilles poussent un peu mieux, mais d'autres microbes se développent aussi plus rapidement et gênent les examens.

Si l'on veut préparer du sérum coagulé avec du sang de cheval, il suffit de prendre le sang à la veine jugulaire; on a ainsi un sérum qui est le plus souvent privé de germes et peut être employé sans filtration, ni chauffage. Il faut bien savoir cependant que, sur sérum de cheval coagulé, le bacille de la diphtérie pousse moins bien que sur sérum de bœuf coagulé; en outre, le cheval doit être saigné quand il est à jeun ; pendant la digestion, le sang peut contenir des microbes.

Ensemencement sur sérum. — **Purification**. — Quand on veut préparer la toxine diphtérique, il faut obtenir un microbe diphtérique en culture pure, en partant de la fausse membrane humaine. Voici comment on opère : on prend un fil de platine assez fort, aplati en forme de spatule à l'une de ses extrémités. On le fait rougir à la flamme d'un bec Bunsen ou d'une lampe à alcool pour le stériliser et on le laisse refroidir dans un tube flambé avant de s'en servir. Quand on veut recueillir de la semence, on promène légèrement la spatule du fil de platine à la surface d'une membrane diphtérique, et l'on ensemence successivement trois tubes de sérum coagulé sans recharger la spatule. On doit faire sur chaque tube une dizaine de stries parallèles, sur toute la longueur du tube, de façon à bien étaler la semence. Dans la pratique, on n'étale jamais trop ; les débutants ne font souvent qu'une ou deux stries sur chaque tube et s'étonnent de ne pas obtenir des colonies bien isolées ; répétons donc qu'il faut bien étaler la semence sur les trois tubes.

Les tubes ensemencés doivent être placés dans une étuve à 37°. Après vingt-quatre heures, l'examen permet de constater que, sur les deux premiers tubes ensemencés, les colonies sont très serrées et qu'il est difficile d'en trouver de parfaitement isolées ; qu'en tout cas, elles sont souvent très rapprochées, tandis que, sur le troisième tube ensemencé, il s'en trouve de parfaitement isolées.

Les colonies diphtériques se présentent, après vingt-quatre ou trente-six heures d'étuve, sous forme de petites taches arrondies blanc grisâtre, dont le centre est plus opaque que la périphérie. Mais il ne faut pas se contenter de les reconnaître par l'aspect, il faut s'assurer par l'examen microscopique que les colonies, qui paraissent être diphtériques, sont bien constituées par des bacilles ayant la forme d'un bâtonnet légèrement renflé aux extrémités, s'enchevêtrant mutuellement à la façon d'un tas d'aiguilles ; il faut colorer ces microbes et s'assurer qu'ils prennent le Gram.

Quand on a bien reconnu une colonie isolée, il importe d'obtenir avec cette colonie la purification du microbe pour arriver à avoir une culture pure du bacille diphtérique.

Pour purifier un microbe, on pique la colonie reconnue diphtérique avec un fin crochet de verre ou avec un fil de platine, on délaye soigneusement dans du bouillon les microbes qui sont restés adhérents au crochet, puis on agite vivement et longtemps le tube de bouillon. Cela fait, on trempe dans ce bouillon, qui contient des bacilles en petite quantité répartis dans tout le liquide, un fil de platine préalablement stérilisé et refroidi ; aussitôt sorti du bouillon, on promène le fil de platine à la surface d'un tube de sérum coagulé, en faisant sur le tube de très nombreuses stries pour répartir les germes sur toute la surface, de façon à obtenir des colonies bien isolées. Le tube de sérum est placé à l'étuve à 37°. Après quarante-huit heures, on voit sur le tube de sérum des colonies très développées ; avec le crochet de verre, on prélève de la semence sur la colonie qui est la plus isolée et on ensemence un tube de bouillon qu'on met à l'étuve à 37°. Après un séjour de vingt-quatre heures, on examine ce tube de bouillon pour bien s'assurer qu'il ne contient que des bacilles diphtériques, et qu'on a bien une culture pure d'un microbe provenant d'une fausse membrane humaine. Quand ce résultat est obtenu, on peut étudier les propriétés du nouveau bacille isolé et rechercher s'il produit de la toxine diphtérique.

La technique que nous venons d'indiquer est celle qui servit à MM. Roux et Yersin pour obtenir le poison diphtérique ; nous l'avons empruntée à leurs mémoires qui parurent dans les *Annales de l'Institut Pasteur* en décembre 1888, juin 1889 et juillet 1890.

II. — PRÉPARATION DE LA TOXINE DIPHTÉRIQUE

Bouillons de culture. — Pour obtenir la toxine diphtérique avec un microbe qu'on vient d'isoler d'une fausse membrane humaine, il faut faire des ensemencements sur milieux liquides ; on doit savoir que la préparation de ces milieux liquides est soumise à des règles qu'il importe de bien connaître.

Mais, avant de fixer le meilleur mode de préparation, voyons comment MM. Roux et Yersin ont opéré quand ils ont obtenu pour la première fois une toxine diphtérique active.

Dans leur premier travail (1888, p. 642), ils indiquent comme milieu de culture le bouillon de veau ; dans le deuxième mémoire (1889, p. 274), ils précisent en disant que ce milieu doit être légèrement alcalin. Dans ces conditions, le bacille diphtérique donne une culture peu abondante, caractérisée par la formation d'amas microbiens qui se déposent au fond des vases de cultures. Si l'on recherche la réaction du milieu, on voit que le bouillon, d'alcalin qu'il était, devient légèrement acide, puis redevient alcalin après un temps plus ou moins long, suivant les cas. Si l'on filtre sur bougie Chamberland le liquide de culture, et si on recherche son activité en l'injectant sous la peau d'un cobaye, on voit que le bouillon est inactif tant qu'il est acide, et qu'il devient toxique quand l'alcalinité apparaît.

MM. Roux et Yersin imaginèrent un procédé qui permit d'obtenir plus rapidement une toxine active; voici sa description (1) :

Dans les conditions habituelles, il faut maintenir les cultures pendant des mois à la température de 37° pour que le poison s'y accumule. Un procédé plus rapide peut être recommandé : il donne des résultats plus constants ; il consiste à faire la culture dans un courant d'air humide. On se sert de vases à fond plat, munis d'une tubulure latérale (vases de Fernbach), dans lesquels on met du bouillon alcalin peptonisé à 2 p. 100, de façon que la couche liquide ait une faible épaisseur. Après stérilisation à l'autoclave, on sème du bacille diphtérique récent, très virulent, et on porte à l'étuve à 37°. Lorsque le développement est bien commencé, la tubulure de chaque ballon est reliée par un tube de caoutchouc à un ajutage d'un tuyau de cuivre qui est lui-même en relation avec une trompe à eau. Au moyen de pinces à vis, placées sur les tubes de caoutchouc, il est facile de régler le courant d'air qui pénètre par le col de chacun des matras, après avoir barboté dans un flacon laveur. Cet agencement est préférable à celui qui dispose les vases de culture les uns à la suite des autres, et les fait tous traverser par le même courant d'air. Après trois semaines, un mois au plus, la culture est suffisamment riche en toxine pour être employée. Sur le fond des vases, on voit un fort dépôt de microbes, et, à la surface, un voile formé de bacilles plus jeunes. A ce moment la réaction est fortement alcaline. Tous les bacilles diphtériques, même lorsqu'ils paraissent également virulents pour les cobayes, ne donnent pas les mêmes quantités de toxine dans les cultures. L'essai de bacilles de diverses provenances fera reconnaître ceux qui fabriquent la toxine la plus active. Nous n'étonnerons aucun bactériologiste en disant que la force de la toxine n'est pas toujours la même dans des cultures faites, en apparence, dans des conditions identiques. Aussi est-il préférable de faire une provision de toxine qui servira pendant toute une série d'expériences, afin que celles-ci soient bien comparables entre elles.

Les cultures achevées sont filtrées sur une bougie Chamberland, et le liquide clair est gardé dans des vases bien remplis, bouchés et tenus à l'abri de la lumière, à la température ordinaire. Ainsi préparée, la toxine tue d'ordinaire un cobaye de 500 grammes en quarante-huit heures à la dose de 1 dixième de centimètre cube. Elle perd son activité à la longue, mais lentement si on la maintient dans les conditions que nous venons de dire. »

<hr>

(1) *Annales de l'Institut Pasteur*, 1894, p. 611.

Avec le procédé que nous venons de décrire, on obtenait des toxines peu actives et surtout il y avait des irrégularités. Aussi les travailleurs ont-ils recherché les conditions qui favorisaient la production des toxines et, en précisant les expériences, ils ont vu que la production des toxines dépendait en grande partie :

1° De l'alcalinité primitive du milieu ;

2° De la persistance de cette alcalinité.

Alcalinité primitive des bouillons. — D'après MM. Roux et Yersin, le bouillon de veau devait être franchement alcalin ; Park et Williams (1) étudièrent spécialement cette question et voici leurs conclusions : « Les meilleurs résultats sont obtenus avec du bouillon qui, après avoir été neutralisé, est additionné d'environ 7 centimètres cubes de soude normale par litre. »

Pour appliquer cette règle, il y a un point délicat : la neutralisation du bouillon; pour l'apprécier, on se sert comme indicateur de la teinture de tournesol. Il faut à l'avance préparer, comme point de comparaison, un tube contenant de l'eau distillée et trois gouttes de teinture de tournesol; il donne la teinte neutre dont on devra se rapprocher autant que possible en alcalinisant le bouillon.

Quand on observe bien la règle posée par Park et Williams, on voit que le bouillon ensemencé avec un bacille diphtérique devient acide et que l'alcalinité apparaît vers le deuxième, troisième ou quatrième jour de la culture ; et, de ce fait, on constate parfois des irrégularités dans la production de la toxine ; aussi a-t-on cherché quelle était la cause de cette acidité.

Corps qui favorisent la production d'acidité. — C'est le Dr C. Spronck, d'Utrecht (2) qui, le premier, mit en cause la glucose présente dans les milieux de culture, et nous avons étudié avec le Dr Louis Momont (3) l'influence de différents corps.

Nous avons vu, qu'à la dose de 5 grammes par litre, la glucose, la lévulose, la saccharose, la galactose, la glycérine favorisaient la production d'acide; tandis que le glycogène, l'amidon, la lactose, la maltose, la raffinose, l'arabinose, l'érythrite, la dulcite et la mannite ne provoquent pas l'apparition de l'acidité.

Tous ces faits nous ont permis de conclure qu'en éliminant du bouillon tous les corps qui favorisent la production d'acidité, on peut obtenir un milieu qui reste toujours alcalin et dans lequel la toxine doit se produire rapidement.

Pour éliminer toute glucose, il importe d'avoir des peptones

(1) *The Journal of experimental Medicine*, vol. 1, p. 1.
(2) *Annales de l'Institut Pasteur*, 1895, p. 75?.
(3) *Annales de l'Institut Pasteur*, 1896, p. 29.

qui n'en contiennent pas; il importe aussi de faire disparaître toute celle qui se trouve dans les viandes.

Pour avoir des peptones privées de glucose, le mieux est de les fabriquer soi-même au laboratoire.

Pour avoir des viandes sans glucose, il faut, avant de préparer des bouillons pour la diphtérie, détruire le sucre par fermentation; pour cela on a proposé d'ajouter à la macération de viande de la levure et de placer le tout à l'étuve; mais il est facile de se convaincre qu'il est inutile d'ajouter de la levure et qu'il suffit, pour faire disparaître toute trace de glucose, de placer la macération de viande vingt heures à l'étuve à 35°, en prenant toutefois la précaution de se servir pour faire la macération d'une eau chauffée à 37°.

Milieu de choix. — En recherchant les conditions favorables à la production de la toxine, nous avons proposé un milieu de culture qui donne de très bons résultats et qui est constitué par un mélange par parties égales d'un bouillon d'estomac de porc qui apporte la peptone et d'une macération de viande; voici comment on opère :

Bouillon d'estomac de porc. — C'est une eau peptonisée qu'on produit soi-même avec des estomacs de porcs; ces estomacs, appelés panses dans le commerce, nous fournissent ce que nous appellerons pour plus de simplicité le *bouillon de panse*.

Pour l'obtenir, nous prenons des estomacs de porcs et nous broyons ou hachons ensemble les tuniques muqueuse et musculaire. Pour éviter autant que possible les variations qui pourraient survenir par suite de la quantité variable de pepsine de chaque estomac, nous prenons ordinairement cinq panses, pour une opération.

Plaçons ce hachis dans l'eau acidulée à 50°, dans les proportions suivantes :

Hachis d'estomacs de porcs.............	200 grammes.
Acide chlorhydrique.................	10	—
Eau à 50°.............................	1000	—

L'eau doit être maintenue à 50°, car à cette température la pepsine de la muqueuse stomacale digère plus activement les tissus et les transforme en peptone (1).

Après douze heures, l'opération est généralement terminée; on peut sans inconvénient attendre vingt-quatre heures : dans ce milieu très acide, il ne se développe pas de microbes. Lorsque la digestion est achevée, on chauffe le bouillon d'estomac de porc

(1) On peut sans inconvénient, pour améliorer le milieu et l'adapter à certains microbes autres que le bacille diphtérique, mettre à digérer des organes, par exemple du poumon, des intestins, du placenta ou des muscles; il y a suffisamment de pepsine pour digérer les fibres de l'estomac et les autres matières albuminoïdes.

à 100°, on détruit ainsi la pepsine en excès ; puis on le passe au tamis ou mieux on le filtre sur une couche de coton hydrophile peu épaisse et peu serrée, on chauffe le liquide filtré et on l'alcalinise au moment où le liquide atteint environ 80°. Dans le liquide, de gros flocons se forment qui le clarifient.

Après l'alcalinisation, on filtre le bouillon sur papier. Quelquefois le bouillon de panse est louche ; si on chauffe à 120°, cela n'a pas d'importance, car le bouillon se clarifie à l'autoclave. Si on veut seulement chauffer à 100°, il faut avoir soin de bien écumer le bouillon comme on écume un pot-au-feu, puis on le laisse refroidir et on enlève la graisse solide qui surnage. Si, malgré ces précautions, le liquide était louche, on le clarifierait sûrement en ajoutant, avant de l'alcaliniser, un fragment de chlorure de calcium et immédiatement après un morceau de phosphate de soude.

Une pratique meilleure est de chauffer la macération d'estomacs de porcs tous les deux jours à 100° ; après trois ou quatre chauffages, le liquide se clarifie très facilement ; ensuite chauffer à 120°, filtrer sur papier, répartir dans les vases de culture et stériliser en chauffant un quart d'heure à 115°.

Le liquide obtenu par cette auto-digestion de l'estomac est une véritable solution de peptone, dans laquelle le bacille diphtérique se développe bien, sans fournir d'acide ; la peptone ainsi préparée donne des résultats plus constants que les peptones commerciales dont la composition est si variable.

Macération de viande. — Voici la technique que nous conseillons : hacher de la viande de veau, mettre 500 grammes de ce hachis par litre d'eau, chauffer à 37° et placer le tout à l'étuve pendant vingt heures, exprimer la viande et ajouter 5 grammes de sel marin par litre.

Mélange. — A cette macération de viande ainsi préparée, on ajoute parties égales de bouillon d'estomac de porc alcalinisé et filtré sur papier.

Le mélange par parties égales de macération de viande et de bouillon d'estomac de porc est chauffé à 70° pour coaguler les matières albuminoïdes, puis filtré sur papier et neutralisé exactement ; on ajoute alors les 7 centimètres cubes de soude normale par litre et on stérilise par filtration sur bougie Chamberland, soit par chauffages discontinus à 100°, soit par chauffage à l'autoclave ; quand on veut obtenir une toxine très forte, il vaut mieux stériliser par filtration, mais, dans la pratique, il est plus simple de se servir de l'autoclave.

Dans le milieu ainsi préparé, le bacille diphtérique ne pousse plus en petits amas qui se déposent au fond du vase; mais les microbes, en se développant, forment un voile à la surface du liquide; dans les premiers jours le voile tombe et se reforme; après quinze jours, le voile ne se reforme plus.

Avec le milieu que nous venons de décrire, on peut supprimer le courant d'air que préconisaient MM. Roux et Yersin, faire des cultures en profondeur, et avoir cependant plus rapidement des toxines plus actives.

Milieux sans viande. — Beaucoup de travailleurs, pour étudier la production de la toxine diphtérique, ont essayé de préparer, pour le bacille diphtérique, une sorte de liquide Raulin dans lequel tous les éléments seraient dosables. On espérait ainsi suivre leur transformation et savoir desquels dérive la toxine diphtérique.

Les milieux qui ont été proposés ne permettent pas d'obtenir en général des toxines très actives; mais, comme les essais pourront être améliorés, nous devons donner la composition des milieux les plus connus.

Milieux de M. Nicolle. — Maurice Nicolle a proposé un milieu qui contient différents sels, des peptones et de la gélatine liquéfiée par le *subtilis*; voici sa formule :

Eau....................	Q. S. pour porter à 1 000 grammes.	
Peptone Chapoteau ou de Aschmann......	20	—
Sel marin.............	5	—
Phosphate bipotassique.............	2	—
Asparagine.............	2	—
Lactate d'ammoniaque.............	3	—
Phosphate disodique.............	1	—
Tartrate de potasse.............	1	—
Sulfate de magnésie.............	1	—
Gélatine liquéfiée par le *subtilis*.............	150	— (1)

Dans ce milieu, la culture du bacille se fait pendant très longtemps et la toxicité augmente. Avec ce procédé, M. Nicolle a obtenu une toxine active au millième de centimètre cube après cinquante jours de culture (Communication de l'auteur).

Ouchinski (2) avait proposé pour l'étude des toxines du choléra et de la diphtérie un milieu où tous les aliments étaient dosables; voici sa formule :

---

(1) Faire de la gélatine à l'eau 10 p. 100, ajouter un dixième de bouillon, destiniser, répartir en flacons, stériliser, ensemencer avec une culture en bouillon de *subtilis*, enlever de l'étuve après trois à quatre jours.

(2) Ouchinski, *Archives de médecine expérimentale*, 1893, p. 222.

```
Eau..............................................   1 000 grammes.
Glycérine........................................   30-40      —
Chlorure de sodium...............................   6          —
Phosphate bipotassique...........................   2gr,5
Lactate d'ammonium...............................   0gr,5
Sulfate de magnésium.............................   0gr,3
Chlorure de calcium..............................   0gr,1
Asparagine.......................................   3gr,2
```

Hugounenq et Doyon (1) répètent les expériences d'Ouchinski et trouvent : « que les résultats positifs avancés par l'auteur doivent être considérés comme tout à fait exceptionnels, du moins pour la diphtérie ».

C'est aussi l'avis de Hadley (2) qui vient tout récemment de reprendre l'étude de cette question et qui propose d'ajouter du glycocolle pour obtenir un milieu plus parfait ; voici sa formule :

```
Glycérine........................................   3 grammes.
Chlorure de sodium...............................   0gr,60
   —      de calcium.............................   0gr,08
Sulfate de magnésie..............................   0gr,32
Phosphate bipotassique...........................   0gr,23
Lactate d'ammonium...............................   0gr,75
Glycocolle.......................................   0gr,10
Eau........................   Q. S. pour 100 grammes.
```

Pour accoutumer certaines races réfractaires à un tel milieu, des quantités croissantes de celui-ci sont ajoutées à du bouillon. Hadley finit toujours par obtenir des cultures sur la solution glycocollée.

Choix du microbe. — Quel que soit le milieu de culture choisi, on remarque que tous les microbes ne donnent pas une toxine diphtérique également active. En général, on voit que les microbes virulents qui tuent rapidement les animaux donnent une toxine plus active que des microbes peu virulents ; mais on trouve que, parmi les plus virulents, les uns donnent des toxines très actives, d'autres des toxines peu actives ; le pouvoir toxigène n'est pas absolument dépendant de la virulence. La conclusion qui découle de ces observations est que, dans la pratique, on doit rechercher dans les microbes virulents quels sont les plus toxigènes. On fait un choix et on examine ensuite quel est celui qui, en dehors de l'organisme conserve le mieux ses propriétés toxigènes ; parfois on trouve des microbes très actifs lorsqu'ils viennent d'être isolés et qui, dans la suite, ne conservent pas la fonction toxigène ; il faut donc les éliminer.

(1) Hugounenq et Doyon, *Société de Biologie*, 18 avril 1896, p. 401.
(2) Proust B. Hanot, *Journal of Infect. diseases*, supplément du 3 mai 1907, p. 93.

Modes de conservation du microbe. — Quand on a trouvé un bon microbe, bon producteur de toxine, et conservant cette propriété, il importe de le garder en culture en dehors de l'organisme.

Chaque laboratoire a ses méthodes; ce qui prouve, du reste, qu'il n'y en a pas d'absolument parfaites. Nous conseillons avant tout d'éviter les milieux dans lesquels les microbes produisent des acides.

Cette règle est généralement observée dans tous les laboratoires, et voici quelles sont les méthodes les plus employées:

Rosenau (1) conseille les ensemencements journaliers sur sérum, sur agar ou sur bouillon.

A l'Institut Pasteur, nous ensemençons tous les deux jours en bouillon.

Malgré ces précautions, il arrive que le pouvoir toxigène diminue ; nous indiquerons comment on peut le remonter, mais en général dans tout laboratoire on conserve de vieilles cultures qu'on doit rajeunir par deux cultures successives lorsqu'on veut s'en servir.

Nous employons des cultures sur sérum coagulé ; les tubes sont ensemencés par stries, puis placés à l'étuve à 37° pendant quarante-huit heures. On les retire et on les laisse dans un local à température basse, 10°-12°, et constante. Il faut avoir bien soin de recouvrir ces tubes d'un capuchon de caoutchouc, ou mieux de les fermer à la lampe. On peut aussi employer les vieilles cultures sur bouillon et les rajeunir au moment de s'en servir.

Spronck, usant d'un autre procédé, ensemence sur sérum liquide, qu'il met vingt-quatre heures à l'étuve à 37°, puis conserve la culture en dehors de l'étuve à l'abri de la lumière. Quand on veut reprendre le microbe, il faut le rajeunir; pour cela, on l'ensemence d'abord sur sérum, et de ce sérum dans le bouillon qui doit servir à produire la toxine.

Augmentation du pouvoir toxigène. — Quand un microbe perd une partie de son pouvoir toxigène, on peut l'augmenter par différents procédés. Roux et Yersin avaient conseillé, pour augmenter la virulence d'un microbe, de l'associer au streptocoque, soit en culture, soit en injections aux animaux ; ce moyen peut servir pour augmenter le pouvoir toxigène. On a aussi de bons résultats en pratiquant des passages par les animaux et en particulier par le cobaye. Enfin nous avons souvent remonté le pouvoir toxigène en plaçant dans le ventre de lapins un sac de collodion rempli de bouillon ensemencé avec du bacille diphtérique ; après quelques passages, le microbe devient très toxigène.

(1) Rosenau, The immunity unit for standarizing Diphteria antitoxin (*Hygienic laboratory Bull.*, avril 1905, n° 21).

Culture du bacille diphtérique sur bouillon. — Quand on ensemence un microbe toxigène sur le milieu de choix, panse et macération de viande, on voit qu'après vingt-quatre heures, un voile s'est formé à la surface du bouillon ; après quarante-huit heures, des lambeaux se détachent de la surface et plongent dans le bouillon, mais sont aussitôt remplacés par un nouveau voile, et ainsi pendant huit jours ; puis le voile ne se reforme plus et la culture s'arrête vers le quinzième jour. Si l'on recherche l'activité de la toxine en filtrant sur bougie Chamberland la culture du bacille diphtérique, on voit que la toxine est formée dès la fin du premier jour. Les jours suivants, la toxine augmente jusqu'au huitième jour, reste stationnaire du huitième au quinzième jour, pour décroître ensuite si on laisse les ballons à l'étuve.

Il n'est pas indispensable de filtrer la toxine ; on peut laisser les microbes tomber au fond du vase et décanter le liquide surnageant.

III. — PROPRIÉTÉS DE LA TOXINE DIPHTÉRIQUE

Action sur les animaux. — Dans tous les laboratoires, on essaie l'activité d'une toxine en l'inoculant sous la peau des cobayes ; dans les pays où les cobayes sont difficiles à élever, on peut se servir de pigeons. Comme il est important de tenir compte dans cette détermination du poids du cobaye, on accepte généralement la définition donnée par Ehrlich, et l'on dit que l'unité toxique, qu'on désigne par (t), est la quantité de toxine qui tue en quatre-vingt-seize heures un cobaye du poids de 300 grammes. Il est certain qu'il serait préférable de déterminer l'unité toxique pour un kilogramme d'animal ; mais on voit dans la pratique que les cobayes âgés sont plus résistants que les cobayes jeunes ; l'unité varierait donc avec l'âge des animaux ; aussi vaut-il mieux, pour bien s'entendre, prendre des cobayes de même poids, ce qui revient à prendre des cobayes de même âge.

Lorsqu'on inocule à un cobaye une dose de toxine plus grande que (t), les animaux meurent en moins de quatre-vingt-seize heures ; mais il y a toujours, même avec de fortes doses, entre le moment de l'injection de la toxine et le moment de la mort, un intervalle de vingt heures au moins, et on peut augmenter la dose de toxine injectée sans arriver à tuer plus rapidement les cobayes.

Avec des doses de toxine inférieures à (t), on remarque que les cobayes meurent en cinq jours, dix jours, trente jours, parfois même ne meurent pas ; toutefois, il y a toujours une lésion locale qui va de l'escarre au simple œdème. Même chez les cobayes qui ne meurent pas, il est rare d'observer des paralysies ; on les rencontre surtout chez les lapins et chez les chiens.

Un cobaye, qui a reçu sous la peau une dose mortelle de toxine diphtérique, présente une légère inflammation au point d'inoculation ; sa température augmente d'abord, puis baisse quelques heures avant la mort qui survient en hypothermie.

Quand on pratique l'autopsie des cobayes tués par la toxine diphtérique injectée sous la peau, on trouve les mêmes lésions que chez les cobayes qui reçoivent des bacilles diphtériques. Au point d'inoculation, il y a de l'œdème, de la dilatation vasculaire, de l'accumulation de fibrine et de leucocytes qui simule une véritable fausse membrane. Les ganglions correspondants sont engorgés, les intestins sont souvent injectés. Mais les lésions caractéristiques sont, d'une part, la pleurésie avec ou sans congestion pulmonaire et, en second lieu, la lésion très constante des capsules surrénales, qui sont tuméfiées, rouges et même hémorragiques à leur centre.

Telle est l'action de la toxine diphtérique chez les cobayes. La toxine à haute dose tue le lapin en vingt à vingt-quatre heures. L'intestin est injecté et les lésions sont surtout très marquées dans le foie ; à faibles doses, on a souvent des paralysies du train postérieur. Babonneix a étudié sur ces animaux les paralysies en inoculant de la toxine le long des trajets nerveux.

Le chien est très sensible à l'action du poison diphtérique ; il présente des paralysies, lorsque la mort n'est pas très rapide.

Parmi les animaux de laboratoire, on peut employer pour étudier la toxine diphtérique les pigeons et les poules. Mais on doit bien savoir que les rats et les souris sont réfractaires à la toxine, comme ils sont réfractaires au bacille.

Tous les grands animaux sont sensibles à la toxine diphtérique. Un cheval de 400 kilogrammes peut être tué avec un dixième de centimètre cube d'une toxine dont le 1/200 fait périr un cobaye de 300 grammes. Les vaches, les moutons et les chèvres sont très sensibles au poison diphtérique ; aussi est-il très difficile de les immuniser.

L'inoculation intraveineuse paraît un peu plus active que l'inoculation sous-cutanée ; il en est de même de l'injection intrapéritonéale, mais les différences ne sont pas importantes.

Bayeux et Roger ont montré que la toxine diphtérique mise en contact avec la muqueuse de l'œil ou de la trachée du lapin amène localement la production de fausses membranes.

Lorsqu'on inocule la toxine diphtérique dans un nerf, on obtient la paralysie de ce nerf (Babonneix).

L'inoculation de la toxine dans le cerveau permet de constater des faits intéressants : Roux et Borrel (1) ont vu que les rats, animaux naturellement réfractaires à la diphtérie, succombent quand on leur injecte dans le cerveau un dixième de centimètre cube.

Charpentier (2) a observé que, chez les animaux sensibles, on obtient la mort avec des doses très inférieures à la dose mortelle par injection sous-cutanée.

Action des agents physiques. — Lorsque la toxine diphtérique reste exposée au contact de l'air, elle s'atténue; la lumière agit de même. Pour éviter l'action de la lumière, il suffit de placer la toxine dans l'obscurité; pour éviter l'action de l'air, on peut placer la toxine dans des ampoules fermées à la lampe. Si l'on veut protéger contre l'action de l'air de grandes quantités de toxine, on la recueille dans de grands flacons de 5 litres et on verse à la surface de la toxine une couche de toluol de 2 à 3 centimètres d'épaisseur.

L'action de la chaleur a été étudiée par MM. Roux et Yersin qui ont montré qu'une toxine, qui tue un cobaye avec un huitième de centimètre cube, ne fait plus mourir un animal de même poids quand on lui injecte un centimètre cube après chauffage de deux heures à 58°. Le liquide n'est pas encore absolument inoffensif ; car il produit à cette dose de l'œdème chez le cobaye, et il tue encore les petits oiseaux qui sont très sensibles au poison diphtérique.

La toxine chauffée à 100° est presque détruite complètement; toutefois les petits animaux qui reçoivent des toxines chauffées à 100° succombent souvent après un temps plus ou moins long ; les grands animaux résistent; Charpentier (3) a montré que la toxine chauffée à 100° est encore active si on l'injecte dans le cerveau ; seul un chauffage à 115° lui enlève toute action toxique.

Action des agents chimiques. — Quand une culture devient très alcaline, son activité diminue, et, si l'on augmente artificiellement cette alcalinité, la toxine s'atténue encore ; mais il faut une alcalinité forte pour détruire la toxine diphtérique, tandis qu'il suffit d'une acidité assez faible pour l'atténuer et même la détruire.

En outre des acides, il y a d'autres corps qui attaquent la toxine diphtérique ; nous devons signaler les hypochlorites, l'iode et certains de ses composés comme le trichlorure d'iode. Quand on veut diminuer la toxicité d'une toxine diphtérique, il faut opérer avec un liquide absolument neutre au tournesol, car, sans cela, si la toxine est très alcaline, une partie de l'iode se combine à des alcalis sans agir sur la toxine et on peut commettre des erreurs.

(1) *Annales de l'Institut Pasteur*, 1898, p. 588.
(2) *Th. de doct.*, Paris, 1899.
(3) *Th. de doct.*, Paris, 1899.

Concentration de la toxine. — Dans certains cas, il peut être utile d'avoir des toxines concentrées ou desséchées. Pour cela on peut directement évaporer les toxines dans le vide ; en évaporant une partie du liquide, on concentre la toxine ; en évaporant la totalité du liquide, on a comme résidu une poudre qui se compose surtout de peptones, de sel et de toxine ; cette poudre est très hygrométrique. Le liquide concentré additionné d'alcool donne un précipité qui contient toute la toxine. MM. Roux et Yersin ont concentré la toxine en l'entraînant dans des précipités de phosphate de chaux ; pour cela, ils ajoutent du chlorure de calcium à la toxine et il se forme un précipité abondant, floconneux, qu'on recueille et qu'on dessèche dans le vide.

Enfin on peut obtenir une poudre très riche en toxine, en ajoutant au bouillon du sulfate d'ammoniaque à saturation. Un précipité se produit et surnage, il faut le recueillir, l'essorer et le dessécher dans le vide ; puis on le réduit en poudre et on l'enferme dans des tubes qu'on ferme à la lampe pour maintenir la toxine à l'abri de l'air et de l'humidité. La toxine ainsi séchée peut se conserver pendant des années sans perdre son activité.

Nature de la toxine. — Après avoir reconnu toutes les propriétés que nous venons d'énumérer, MM. Roux et Yersin ont rapproché la toxine diphtérique des enzymes. Brieger et Frænckel, Wassermann et Proskauer considèrent le poison diphtérique comme une albumose et Gamaleïa comme une nucléo-albumine. Guinochet, pour savoir si la toxine dérive des matières albuminoïdes contenues dans les milieux de culture, a cultivé le microbe diphtérique dans l'urine et obtenu de la toxine ; il en conclut que la toxine peut se produire sans qu'il existe d'albuminoïdes dans le milieu de culture. Ce premier point résolu, il s'est demandé si cette toxine est elle-même une albumine ; mais il lui a été impossible de constater après culture les plus petites traces de matières albuminoïdes. Guinochet accepte le nom de toxine qui ne préjuge en rien la nature du produit qui reste inconnue.

IV. — IMMUNISATION DES ANIMAUX

Nous avons vu, en étudiant la toxine diphtérique, qu'on pouvait atténuer ses effets en employant la chaleur ou en la mélangeant à divers agents chimiques.

Les premiers expérimentateurs, qui ont voulu, avec la toxine, vacciner des animaux, ont éprouvé de grandes difficultés parce qu'ils ont voulu immuniser de petits animaux, surtout des cobayes.

Cependant Carl Fraenkel, le premier, est arrivé à immuniser les cobayes contre la diphtérie en leur injectant, avec ménagement, de la toxine modifiée par un chauffage à 70°. D'autres expérimentateurs se sont ensuite servis des lapins ; Bardach et Aronson ont utilisé les chiens ; MM. Roux et Nocard, des moutons, des chèvres. Après Ehrlich, ils ont essayé les bovidés, mais toutes les tentatives faites sur ces différents animaux n'ont pas été poursuivies, lorsqu'il a fallu produire de grandes quantités de sérum, car tous les animaux que nous venons d'énumérer sont très sensibles, et leur sérum est moins bien toléré par l'homme que le sérum de cheval, car il est plus toxique.

Immunisation du cheval. — On peut employer différents procédés. Après avoir utilisé le mélange de toxine et de trichlorure d'iode, Behring a recommandé l'injection de petites doses de toxine pure. Il ne nous est pas possible d'indiquer d'une façon absolue comment on doit opérer, car la marche de l'immunisation dépend beaucoup de la force de la toxine ; il faut toujours commencer par une dose faible incapable de tuer le cheval le plus sensible ; par exemple, pour les toxines actives au centième pour le cobaye, on inoculera 1/20 de centimètre cube à un cheval, et progressivement on augmentera les doses, tout en évitant de rendre le cheval trop malade.

Certains chevaux très sensibles succombent malgré toutes les précautions ; d'autres, au contraire, peuvent supporter très rapidement de fortes doses de toxine pure.

Pour éviter la mort du cheval, tout en injectant des doses progressivement croissantes de toxine, MM. Roux et Vaillard avaient essayé, lors de leurs recherches sur le tétanos, un mélange de toxine et d'iode.

On peut employer le même procédé pour la diphtérie et obtenir de très bons résultats. Lorsqu'on recourt à cette méthode, il faut d'avance faire une provision de toxine pour que les mélanges iode et toxine aient toujours la même valeur.

Nous donnons ci-dessous un exemple d'une vaccination par ce procédé ; la toxine employée tue en trente-six heures au centième de centimètre cube un cobaye de 400 à 500 grammes.

TOXINE IODÉE.

Chevaux inoculés pour la première fois le 30 janvier 1907.
Vaccinations 3 fois par semaine

1er	1 c. c. mélange	2/3 liqueur de Gram	1/3 toxine.
2e	2 c. c. —	2/3	—	1/3 —
3e	3 c. c. —	2/3	—	1/3 —
4e	5 c. c. —	2/3	—	1/3 —
5e	8 c. c. —	2/3	—	1/3 —
6e	10 c. c. —	2/3	—	1/3 —
7e	15 c. c. —	2/3	—	1/3 —

8°	1 c. c. mélange.	1/2 liqueur de Gram.	1/2 toxine.
9°	2 c. c. —	1/2 —	1/2 —
10°	3 c. c. —	1/2 —	1/2 —
11°	5 c. c. —	1/2 —	1/2 —
12°	10 c. c. —	1/2 —	1/2 —
13°	15 c. c. —	1/2 —	1/2 —
14°	20 c. c. —	1/2 —	1/2 —
15°	1 c. c. —	1/10 —	9/10 —
16°	2 c. c. —	1/10 —	9/10 —
17°	3 c. c. —	1/10 —	9/10 —
18°	5 c. c. —	1/10 —	9/10 —
19°	8 c. c. —	1/10 —	9/10 —
20°	10 c. c. —	1/10 —	9/10 —
21°	1/2 c. c. toxine pure.		
22°	1 c. c. —		
23°	2 c. c. —		
24°	3 c. c. —		
25°	5 c. c. —		
26°	8 c. c. —		
27°	10 c. c. —		
28°	15 c. c. —		
29°	20 c. c. —		
30°	30 c. c. —		
31°	50 c. c. —		
32°	70 c. c. —		
33°	100 c. c. —		
34°	120 c. c. —		
35°	120 c. c. —		
36°	130 c. c. —		
37°	150 c. c. —		
38°	200 c. c. —		
39°	200 c. c. —		

Mélange de toxine et d'antitoxine. — Pour obtenir une immunisation plus rapide, et cependant tout aussi sûre, plusieurs expérimentateurs ont conseillé de mélanger la toxine avec le sérum antidiphtérique.

C'est Babès (1) qui, le premier, propose de vacciner les animaux en donnant des mélanges de toxine et d'antitoxine.

Nikanaroff (2) emploie un autre procédé ; il sature d'abord le cheval de sérum antitoxique ; du 10 mai au 29 août, il injecte en plusieurs fois 1902 centimètres cubes de sérum ; puis, du 14 septembre au 27 novembre, le même cheval reçoit sous la peau 2044 centimètres cubes de toxine et il obtient un sérum de 300 unités.

Arloing, Nicolas et Antoine reprennent cette question en 1901 (3) et concluent que les résultats ne sont pas très favorables.

(1) *Académie de médecine*, 13 août 1895.
(2) *Archives des sciences biologiques de Saint-Pétersbourg*, 1897, p. 44.
(3) *Société de Biologie*, 1901, p. 13 et 36.

Madsen et Dreyer (1) inoculent aux chevaux un mélange de toxine et de sérum antitoxique et ils obtiennent un sérum actif.

Dernièrement W. Park a bien voulu nous communiquer les bons résultats qu'il obtenait avec la méthode des mélanges de toxine et de sérum antitoxique. Mlle Steinhart nous a donné le protocole de l'immunisation et nous avons obtenu rapidement de très bons sérums.

Voici comment nous avons procédé sur les indications de W. Park :

VACCINATION MÉTHODE W. PARK.

Les chevaux sont vaccinés le jeudi et le lundi.

```
1re injection  25 c. c. sérum + 25 c. c. toxine (2).
2e     —       10 c. c. sérum + 25 c. c. toxine.
3e     —       25 c. c. toxine pure.
4e     —       40 c. c.        —
5e     —       60 c. c.        —
6e     —       80 c. c.        —
7e     —      100 c. c.        —
8e     —      150 c. c.        —
9e     —      200 c. c.        —
10e    —      250 c. c.        —
11e    —      300 c. c.        —
12e    —      350 c. c.        —
13e    —      400 c. c.        —
14e    —      450 c. c.        —
15e    —      500 c. c.        —
```

Réaction du cheval. — Quand un cheval reçoit de la toxine diphtérique, il a au point d'inoculation un œdème qui est peu important si la dose est faible, qui est considérable si la dose est forte. Cette réaction locale se reproduit dans les injections suivantes, même si le cheval est très bien immunisé. Quand le cheval doit supporter la dose de toxine injectée, l'œdème se montre dès la douzième heure, il augmente jusqu'à la trente-sixième ou la quarante-huitième heure, il reste mou ; la peau n'est pas tendue, la partie œdématiée est sensible, mais n'est pas très douloureuse ; puis, si la dose est très faible ou si le cheval est très bien vacciné, l'œdème disparaît et la peau redevient souple.

Si la dose a été trop forte, au lieu de disparaître, l'œdème devient dur, la peau est tendue, la partie œdématiée est douloureuse, ensuite l'œdème gagne les parties déclives et la peau devient parcheminée ; il est rare qu'une escarre se forme au point d'inoculation.

(1) *Congrès de médecine*, 1900, Section de bactériologie.
(2) Cette toxine tue au centième un cobaye de 500 grammes en 36 heures. Le sérum a 200 unités.

car le cheval succombe avant la formation de l'escarre. Il est excessivement rare d'avoir un abcès après une injection de toxine diphtérique. Avec ces symptômes locaux, il existe toujours une élévation de la température qui se montre dès la douzième heure, persiste un ou deux jours, lors des premières vaccinations, est passagère lorsque le cheval est bien immunisé. Cette élévation de température est de 2 ou 3 degrés chez les chevaux très sensibles, ou lorsque la dose est très forte; elle peut être de quelques dixièmes chez les chevaux peu sensibles ou chez les chevaux bien immunisés.

Sensibilité propre à chaque organisme. — Quelle que soit la méthode d'immunisation employée, on voit que chaque animal réagit à sa façon; pour les mêmes doses employées, les uns sont très sensibles et réagissent très fortement, les autres réagissent très peu. Les chevaux, qui réagissent peu, reçoivent beaucoup de toxine rapidement, donnent plus vite un bon sérum. Au contraire, un cheval qui est très sensible ne peut recevoir que peu de toxine à la fois; s'il donne un sérum actif, ce n'est qu'après longtemps.

Si l'on examine les chevaux peu sensibles, on voit qu'il en est qui donnent rapidement un sérum très actif; d'autres, au contraire, ne donnent jamais un bon sérum; aussi conseillons-nous de les éliminer.

Dans les chevaux qui donnent rapidement un sérum actif, les uns conservent longtemps cette propriété et nous les gardons; les autres, après quelques mois, donnent des sérums peu actifs, nous les éliminons.

Il est impossible de prévoir ce qui arrivera quand on commence l'immunisation d'un cheval; l'organisme de l'animal a une part prépondérante qu'il conserve, quelle que soit la méthode d'immunisation employée.

Entretien des chevaux immunisés. — Quand un cheval donne du bon sérum, dans plusieurs Instituts on le saigne à blanc, on obtient ainsi 20 à 25 litres de sang et par suite environ 12 litres de sérum.

A l'Institut Pasteur, nous conservons les chevaux. Huit jours après la dernière injection de toxine, on leur prend 6 litres de sang et, quatre jours après cette première saignée, on leur fait une seconde saignée de 6 litres de sang, puis on les laisse reposer. Treize jours après la dernière saignée, ils reçoivent en une seule fois, sous la peau de l'encolure ou à la naissance de l'épaule, 300 centimètres cubes de toxine; et, quatre jours après cette injection, du côté opposé, sous la peau, 500 centimètres cubes de toxine.

Ils se reposent huit jours et sont saignés à nouveau; ce procédé est plus économique, à la seule condition d'éliminer les chevaux qui ne donnent pas du bon sérum.

Accidents survenant pendant la vaccination. — En général, on ne note pas, au cours des vaccinations antidiphtériques, de phénomènes d'hypersensibilité (syndromes de Behring); cependant nous en avons observé deux cas chez deux chevaux parfaitement immunisés qui d'habitude recevaient de la toxine dans les veines; depuis plus de trois mois, ces chevaux n'avaient pas reçu de toxine sous la peau; nous leur inoculâmes en une fois 200 centimètres cubes sous la peau et aussitôt un fort œdème se forma, les chevaux tombèrent presque immédiatement, mais après un quart d'heure ils purent se relever; ceci se passait en octobre 1894. Nous n'eûmes pas alors l'explication de ce fait que nous n'hésitons pas à attribuer aujourd'hui à l'hypersensibilité.

Il est plus fréquent de voir des chevaux bien immunisés mourir d'accidents paralytiques et par conséquent *d'intoxication diphtérique*, huit ou quinze jours ou même trois semaines après la dernière injection de toxine.

On remarque, dans ce cas, que l'animal maigrit; bientôt après, il vacille sur les jambes de derrière, son train postérieur est paralysé, et, après quelques heures, le cheval tombe et meurt.

V.   PROPRIÉTÉS DU SÉRUM ANTIDIPHTÉRIQUE

Mesure du pouvoir préventif du sérum antidiphtérique. — La propriété que possède le sérum antidiphtérique de préserver un animal contre une dose mortelle de microbes ou de toxine a été une des premières connue et étudiée; il faut dire, du reste, que cette étude est facile et qu'on peut aisément mesurer le pouvoir préventif. Prenons pour cela un cobaye de N grammes, il nous sera facile de lui injecter sous la peau 1/10, 1/100, 1/1000 de son poids, et, vingt-quatre heures après, d'injecter un nombre fixe de doses mortelles de toxine ou de microbes. Si le cobaye survit, on dit que le sérum est actif au 1/10, au 1/100, au 1/1000. Le sérum sera d'autant plus fort que la dilution sera plus grande, que le nombre qui divisera N sera plus grand.

Cette méthode, qui a été tout d'abord employée par Behring, puis par MM. Roux et Martin, a été remplacée par la méthode d'Ehrlich qui dose l'antitoxine.

La mesure du pouvoir préventif était simple, mais tous les laboratoires ne pouvaient pas la pratiquer avec des facteurs toujours identiques. Si l'on employait la toxine pour éprouver les cobayes, il était difficile d'injecter une dose de toxine toujours équivalente; si on se servait de microbes, il aurait fallu pour tous les laboratoires le même microbe, cultivé dans des conditions semblables, dans des milieux toujours les mêmes; ce n'était pas réalisable, aussi les dosages variaient avec chaque laboratoire.

Malgré tout, on doit rechercher le pouvoir préventif; car on doit étudier toutes les propriétés des sérums et en tenir compte dans la pratique.

Mesure du pouvoir antitoxique du sérum antidiphtérique. — C'est Ehrlich qui, le premier, a proposé de doser les sérums en mesurant le pouvoir antitoxique; pour cela, il cherchait au début quelle quantité de sérum neutralisait 100 doses mortelles de toxine. Si un centimètre cube de sérum neutralisait 100 doses mortelles, on disait que ce centimètre cube contenait une unité antitoxique. On s'aperçut bientôt qu'une unité antitoxique ne neutralisait pas toujours 100 doses mortelles; ainsi présentée, la méthode n'était pas précise.

Puis Ehrlich a montré que, si on prend différentes toxines, X, Y, Z, et un même sérum A, le sérum A neutralise 60 doses toxiques de X, 100 doses toxiques de Y, 120 doses toxiques de Z.

On ne peut donc pas avoir des résultats comparables, en partant de cette idée qu'une unité est la dose de sérum capable de neutraliser 100 doses mortelles.

Ehrlich a indiqué, en outre, que, pour une même toxine, un sérum A neutralise 120 doses mortelles quand la toxine est fraîche et 60 doses mortelles quand la toxine est ancienne.

On ne peut donc pas se servir de la toxine comme point de départ.

Au contraire, lorsqu'on se sert d'un sérum qui a été bien dosé, on voit que ce sérum se conserve avec toutes ses propriétés lorsqu'il est maintenu bien desséché au froid et dans le vide.

Ehrlich, après de longs travaux, a défini et déterminé une unité antitoxique, et c'est à cette unité que tous les laboratoires ont actuellement recours quand ils veulent rechercher la valeur d'un sérum.

Ce serait trop long d'expliquer comment Ehrlich a déterminé son unité, qui, dans la notation, s'écrit : I.E. Il n'est, du reste, pas nécessaire de savoir comment on a déterminé le mètre pour mesurer une route ; on accepte généralement le mètre comme unité de mesure. Acceptons de même l'unité de mesure d'Ehrlich.

Pour permettre le dosage des sérums, Ehrlich envoie dans les laboratoires des solutions glycérinées de sérum qui contiennent par centimètre cube 17 unités ; pour avoir une unité, on prend 1 centimètre cube du mélange glycériné qu'on dilue dans 16 d'eau, ce qui donne un total de 17 centimètres cubes du mélange contenant 17 unités. En prenant 1 centimètre cube, on aura 1 unité ou I.E.

Avec cette unité de mesure, on détermine d'abord la limite mortelle ou L + d'une toxine X.

Dans la pratique, voici comment on opère : on prend un I. E. et on mélange cette unité à 1 centimètre cube de toxine, puis, à 0,9 ; 0,8 ; 0,5 ; 0,4 ; le mélange est ramené à un volume toujours le même : 4 centimètres cubes.

Ces 4 centimètres cubes sont inoculés sous la peau à des cobayes dont le poids est voisin de 300 grammes.

En suivant l'expérience, on voit que tous les cobayes de 1 à 0,5 meurent en moins de 4 jours ;

Que le mélange I.E. + 0,4 de toxine tue en 3 jours 1/2 ;

Que le mélange I.E. + 0,3 tue en 4 jours 1/2.

La limite L +, qui, par définition, est pour une toxine la quantité X dont le mélange avec I.E. tue un cobaye en 4 jours, se trouve donc entre 0,4 et 0,3.

Alors on recommence l'expérience et on prend I.E. + 0,31 ; 0,33 ; 0,35 ; 0,37 ; 0,39 ; et on voit que le mélange I.E. + 0,35 tue le cobaye en 4 jours.

Pour plus de précision, on inocule 3 cobayes avec des mélanges de I.E et 0,33 ; 0,34 ; 0,35 ; 0,36 ; 0,37 de toxine ; et on voit que 0,35 est bien le L +.

Quand L + est bien déterminé, on dose alors le nouveau sérum de la façon suivante : on mélange dans un verre L + soit 0,35 de toxine, avec 1 centimètre cube d'une solution de sérum au deux centièmes, on inocule le mélange à un cobaye. Si le cobaye meurt en moins de 4 jours, c'est que le sérum a moins de 200 unités.

Pour rechercher 300, 500, 1000 unités, on fera des solutions de sérum au 1/300, au 1/500, au 1/1000.

Dans la pratique, voici comment nous opérons ; nous essayons le sérum de tous les chevaux à 200 et 300 unités ; nous rejetons tous ceux qui ne tiennent pas à 200 unités antitoxiques au centimètre cube.

Les sérums peuvent avoir 500 unités, lorsqu'ils sont très actifs ; quelquefois, mais très rarement, on a eu des sérums titrant 1000 unités.

Valeur des sérums. — La méthode d'Ehrlich, telle que nous venons de l'indiquer, est actuellement universellement adoptée pour doser les sérums antidiphtériques, et on dit couramment : tel sérum titre 200, 500 unités d'Ehrlich.

Sans préjuger la question de savoir si les sérums qui ont les plus fortes unités sont les meilleurs en thérapeutique, nous devons indiquer quelle est, d'après nos expériences, la meilleure méthode pour obtenir de fortes unités.

M. Prévôt a fait à Garches des expériences comparatives en inoculant des chevaux avec de la toxine iodée, et d'autres avec un mélange de sérum et de toxine suivant le mode indiqué plus haut ; les essais de sérum ont été pratiqués par le Dr Georges Loisean. Voici les résultats :

Avec la toxine iodée, on a inoculé 17 chevaux du 30 janvier au 14 mai, soit pendant 103 jours ; ils ont reçu environ 1 300 centimètres cubes de toxine et à l'essai

```
 2  tiennent  à  300 unités.
 3  tiennent  à  200   —
11  tiennent  à  100   —
 1  ne tient pas à 100   —
```

En suivant la méthode de Park (sérum et toxine mélangés), on voit qu'en 55 jours, 14 chevaux reçoivent 2 905 centimètres cubes de toxine et à l'essai

```
1  tient     à  1000 unités.
1  tient     à   900   —
1  tient     à   800   —
1  tient     à   700   —
1  tient     à   600   —
1  tient     à   500   —
2  tiennent  à   300   —
2  tiennent  à   200   —
4  ne tiennent pas à 100   —
```

En comparant les résultats des deux essais, il est manifeste que la méthode de Park permet de gagner du temps (55 jours au lieu de 103 jours) et que les résultats sont meilleurs.

Étude comparative des pouvoirs préventif et antitoxique. — Nous avons fait, avec nos collègues L. Momont et G. Loisean, de nombreux essais pour savoir s'il y a parallélisme entre le pouvoir préventif et le pouvoir antitoxique.

Pour apprécier le pouvoir préventif, nous avons injecté, vingt-quatre heures après l'injection de sérum, 1/3 de centimètre cube d'une culture en bouillon franchement alcalin, fait avec de la peptone Chapoteaut et qui reste vingt-quatre heures à l'étuve. Le microbe employé est le 261 qui a servi à produire nos premiers sérums.

Nous donnons ci-dessous des expériences portant sur les trois chevaux 19, 40 et D. 29. Les tableaux ont été dressés par M. Prévôt. Il est facile de voir que le cheval 19 qui, le 30 septembre, a 300 unités, a un sérum préventif à 1/250000, comme le cheval D. 29 qui, le 24 octobre, n'a plus que 50 unités.

Cheval 19.

400		+	+	+	+	+	+	+		+	+	+	+	+	+	+	+
350		+	+	+	+	+	+	+		+	+	+	+	+	+	+	+
300	+	I	I	I	I	I	+	+	+	I	+	+	+	+	+	+	+
250	+	I	I	I	I	I	I	+	I	I	+	+	+	+	+	+	+
200	I	I	I	I	I	I	I	I	I	I	I	I	I	I	I	I	+
150																	I
350000	⊕	⊕	⊕	I	○	I	○	○	○	○	○	I	○	⊕	○	⊕	I
300000	⊕	⊕	⊕	⊕	⊕	⊕	⊕	I	I	⊕	○	⊕	⊕	⊕	⊕	⊕	⊕
250000	I	○	I	I	I	I	I	I	I	I	I	I	I	I	I	○	I
200000	I	I	I	I	I	I	I	○	I	I	I	I	I	I	I	I	I
100000	+	I	I	I	+	I	+	I	I	I	I	I	I	I	I	I	+
Dates des saignées	24.IX	26	28	30	2.X	4	6	8	10	12	14	16	18	20	22	24	26
Nombre de jours après la dernière injection	2	4	6	8	10	12	14	16	18	20	22	24	26	28	30	32	34

+ Mort en moins de 96 heures ○ Œdème
⊕ " " plus " " " I Rien

Cheval 40.

250	+	+	+	+	+	+	+	+	+	+	+						
200	+	+	+	+	+	+	+	+	+	+	+						
150	I	I	I	I	I	+	+	I	+	I	I	+	+	+	+	+	+
100	I	I	I	I	I	I	I	I	I	I	I	I	I	+	I	I	I
50														I			
350000	○	○	+	⊕	+	○	I	+	○	⊕	○	○	○		○	○	+
300000	⊕	⊕	⊕	○	○	I	I	⊕	⊕	I	⊕	⊕	⊕		○	○	⊕
250000	I	I	I	○	I	○	I	I	I	I	I	I	I	+	I	I	I
200000	I	I	I	I	I	I	I	I	I	I	I	I	I	I	I	I	I
100000	I	I	I	+	I	I	I	I	I	I	I	I	I	I	I	I	I
Dates des saignées	24.IX	26	28	30	2.X	4	6	8	10	12	14	16	18	20	22	24	26
Nombre de jours après la dernière injection	2	4	6	8	10	12	14	16	18	20	22	24	26	28	30	32	34

Cheval D. 29.

	24 IX	26	28	30	2 X	4	6	8	10	12	14	16	18	20	22	24	26
250	+		+	+								+					
200	+		+	+								+					
150	+	+	↓	↓	+	+	+	+	+	+	+	↓	+	+	+	+	+
100	↓	↓	↓	↓	↓	↓	↓	↓	↓	↓	↓	+	+	+	+	+	+
50												↓	↓	↓	↓	↓	↓
350000	+	○	↓	○	↓	+	+	○	+	+	○	↓		+	+	↓	
300000	○	⊕	⊕	⊕	⊕	⊕	⊕	⊕	⊕	↓	⊕	⊕	+	○	○	⊕	
250000	↓	↓	↓	↓	↓	↓	↓	↓	↓	↓	↓	↓	↓	↓	↓	+	
200000	↓	↓	↓	↓	↓	↓	↓	↓	↓	↓	↓	↓	↓	↓	↓	↓	
100000	+	↓	↓	↓	↓	↓	↓	↓	↓	↓	↓	↓	↓	↓	↓	↓	
Dates de la saignée	24 IX	26	28	30	2 X	4	6	8	10	12	14	16	18	20	22	24	26
Nombre de jours après la dernière injection	2	4	6	8	10	12	14	16	18	20	22	24	26	28	30	32	34

+ *Mort en moins de 96 heures* ○ *Guéri*
⊕ *"   "   " plus "   "   "* ↓ *Bien*

Maximum du pouvoir antitoxique. — Dans les tableaux que
nous avons publiés, il est facile de voir que ce maximum se trouve
entre le quatrième et le douzième jour ; c'est du reste ce qui arrive
le plus ordinairement. Dans les nombreuses courbes que nous avons,
nous pouvons citer deux exemples où le maximum du pouvoir préventif se trouve le deuxième jour qui suit la dernière injection de
toxine. Si l'on ne tenait compte que du pouvoir antitoxique d'un sérum, c'est à ce moment qu'on devrait saigner le cheval ; mais il faut
ne pas oublier que, sitôt après l'injection des toxines, les sérums
peuvent être toxiques ; c'est du reste, un point que nous étudierons
plus loin ; aussi, à l'Institut Pasteur, recule-t-on la saignée jusqu'au
huitième et dixième jour, après la dernière injection de toxine. Peut-
être même y aurait-il intérêt, pour avoir des sérums moins toxiques,
à retarder la saignée ; cela serait possible pour certains chevaux qui
conservent longtemps leur pouvoir antitoxique ; ce serait impossible
pour le plus grand nombre, car, le plus souvent, après le quinzième
jour, le pouvoir antitoxique diminue rapidement, comme nous le
voyons sur les courbes ci-dessus. Le pouvoir préventif au contraire
persiste plus longtemps.

Propriétés secondaires du sérum antidiphtérique. —
Lorsqu'on immunise les chevaux avec des toxines diphtériques filtrées

on trouve constamment dans le sérum des animaux immunisés un pouvoir préventif et un pouvoir antitoxique, mais on ne peut pas toujours obtenir un pouvoir agglutinant ou mettre en évidence l'existence d'une sensibilisatrice ou d'une action bactéricide. Ces pouvoirs n'existent que dans les sérums des chevaux qui ont reçu les corps des microbes. C'est pour cela qu'ils ont été méconnus au début de la sérothérapie.

Action agglutinante. — C'est S. Nicolas qui, le premier, a reconnu cette propriété du sérum antidiphtérique, en 1897.

Les premiers résultats de Nicolas n'ont pas été admis par tous les auteurs, car il y avait des difficultés de deux ordres : d'abord tous les sérums ne sont pas agglutinants : en second lieu, pour mettre en évidence cette propriété, il faut avoir des bacilles bien émulsionnés, et les bacilles diphtériques dans le bouillon ordinaire s'agglutinent naturellement. Dans ses recherches, Nicolas se servait d'un sérum préparé avec la toxine diphtérique. Il est bien vrai qu'on peut obtenir un pouvoir agglutinant avec une toxine diphtérique qui est restée longtemps à l'étuve et qui contient des débris microbiens ; mais avec une culture jeune et filtrée sur bougie Chamberland, on n'a pas de pouvoir agglutinant ; par contre, on obtient des sérums toujours agglutinants quand on injecte aux chevaux, soit dans les veines, soit dans le péritoine, des corps de microbes vivants ou tués par la chaleur ; avec des bacilles inoculés sous la peau, on a des escarres ou des abcès, et le sérum ne devient pas très agglutinant.

Pour reconnaître le pouvoir agglutinant, il faut une émulsion de microbes diphtériques. On peut l'obtenir en délayant dans de l'eau physiologique une culture sur milieux solides ; mais, si l'on ensemence du bacille diphtérique dans des bouillons glucosés à 2 p. 100, on obtient souvent une culture trouble avec laquelle on peut très bien étudier l'agglutination. Enfin on aura facilement une très fine émulsion de microbes tués de la façon suivante : on recueille les microbes diphtériques qui se trouvent dans les ballons servant à préparer la toxine diphtérique ; ces microbes sont chauffés à 100° et conservés. Quand on veut s'en servir, on les émulsionne dans de l'eau physiologique, en agitant fortement les microbes dans l'eau ; on laisse ensuite reposer ; un grand nombre de bacilles se déposent, mais le liquide surnageant est uniformément louche et reste louche plus de vingt-quatre heures ; en présence du sérum agglutinant, les microbes en suspension se déposent et le liquide s'éclaircit rapidement.

Avant de terminer l'étude de l'agglutination, disons que l'on a cherché si le sérum des malades atteints de diphtérie était agglutinant ; on espérait obtenir un sérodiagnostic ; mais tous les auteurs s'accordent pour reconnaître que le sérum des malades n'a pas de pouvoir agglutinant.

Nous devons rappeler aussi que, dans la question si délicate des bacilles pseudo-diphtériques, on a essayé de différencier les vrais diphtériques d'avec les pseudo par l'agglutination. Lesieur (1), qui a étudié cette question, conclut que beaucoup de bacilles non virulents dits « pseudo-diphtériques » se comportent vis-à-vis du sérum spécifique comme les bacilles de Klebs-Löffler.

Recherche des sensibilisatrices. — Comme la substance agglutinante, la sensibilisatrice ne se trouve que dans les sérums des animaux immunisés avec des corps microbiens. Ces sensibilisatrices ont été étudiées par Lambotte (2) ; il s'est servi de la méthode de Bordet-Gengou. On trouve toujours des sensibilisatrices dans les sérums des chevaux qui ont reçu des corps microbiens.

Comme pour le pouvoir agglutinant, on a recherché si la sensibilisatrice existait chez les malades ; on ne l'a pas trouvée. On a essayé de différencier les pseudo-diphtériques des vrais diphtériques et on arrive à des résultats incertains.

Pouvoir bactéricide. — Nicolas, depuis 1895, a étudié dans une série de travaux le pouvoir bactéricide du sérum antidiphtérique et il a trouvé que le sérum peut atténuer la virulence du bacille diphtérique ou même la faire disparaître. Il affirme, en outre, que l'on peut constater la disparition de la végétabilité de cet agent pathogène lorsqu'on utilise le sérum antidiphtérique comme milieu de culture (3).

Ces recherches sont difficiles à répéter et méritent d'être reprises avec plus de précision en se servant de sérums frais ou en ajoutant de l'alexine à de vieux sérums ; en étudiant la question, nous avons vu une seule fois les bacilles diphtériques perdre leur végétabilité dans le sérum antidiphtérique ; nous n'avons jamais pu reproduire l'expérience.

Diverses propriétés du sérum antidiphtérique, leurs relations. — Lorsqu'on immunise les chevaux avec des toxines fraîches, leur sérum est antitoxique et préventif, peu ou pas agglutinant et dépourvu de sensibilisatrice.

Dans les sérums préventifs et antitoxiques, ces deux propriétés ne présentent pas une courbe absolument parallèle, comme on a pu le

1) Lesieur, Les bacilles pseudo-diphtériques, Paris, 1902. — On y trouve la bibliographie de la question des pseudo-diphtériques.

(2) *Centralblatt f. Bakteriologie*, 1904, n° 22.

(3) Nicolas, *Archives de pharmacodynamie*, 1897, p. 488.

voir aux tableaux des pages 159 et 160. La courbe du pouvoir antitoxique est plus irrégulière, et elle descend vers le seizième jour qui suit la dernière injection de toxine. La courbe du pouvoir préventif est plus régulière ; c'est un plateau qui se maintient au même niveau pendant tout le mois qui suit la dernière injection de toxine. Malgré ces différences, on peut dire que tout sérum antitoxique est préventif et réciproquement.

Il en est de même du pouvoir agglutinant et de la présence de la sensibilisatrice qui existent en même temps dans les sérums.

Par contre, Cruveilhier (1) a montré que des sérums agglutinants et possédant une sensibilisatrice pouvaient n'avoir aucune propriété antitoxique.

De même, un sérum qui est antitoxique et préventif peut manquer de toute action agglutinante et de sensibilisatrice.

Pouvoir thérapeutique. — Il est évident que le meilleur sérum est celui qui guérit le mieux les malades ; et, il semble logique d'apprécier le pouvoir thérapeutique en essayant de guérir des animaux déjà infectés.

On peut étudier un sérum en injectant d'abord de la toxine, et on voit que, pour sauver les animaux, il faut d'autant plus de sérum qu'on intervient plus tard et encore, après un certain délai, l'effet thérapeutique est nul.

Si, au lieu de toxine, on inocule sous la peau des animaux des cultures de bacille diphtérique, on voit qu'on peut intervenir efficacement à un moment où l'intervention est inefficace si l'on a injecté de la toxine. On peut guérir des cobayes en les traitant douze et quatorze heures après l'infection ; alors que les témoins meurent en vingt-quatre et trente heures. Tant que la température est élevée et que l'abaissement qui précède la mort n'a pas commencé, l'injection de fortes quantités de sérum peut être curative ; il faut bien savoir cependant que beaucoup de cobayes, qui paraissent guéris, deviennent cachectiques, et finissent par succomber parfois après des mois.

Au lieu d'injecter sous la peau de la toxine ou des microbes, on peut étudier l'action thérapeutique des sérums en reproduisant une fausse membrane diphtérique sur la vulve des cobayes femelles. Après douze heures, la fausse membrane est déjà bien développée, la rougeur et la tuméfaction de la vulve sont très prononcées. Si l'on injecte à ce moment le sérum à la dose de 1 p. 10 000 du poids de l'animal, celui-ci guérit très bien. Quelques heures après, l'œdème

____

(1) *Société de Biologie*, 1er juin 1897.

s'arrête, puis le gonflement diminue, et le deuxième jour, les fausses membranes se détachent. Lorsque la guérison de la muqueuse est complète, on ne trouve plus de bacilles diphtériques. Les témoins succombent avec des lésions étendues du vagin vers le cinquième ou le sixième jour.

Pour reproduire la maladie avec plus d'exactitude, on peut inoculer les animaux dans la trachée ; il est préférable pour ces expériences de prendre des lapins.

La gêne respiratoire se montre au bout de quarante-huit heures, et les lapins succombent entre trois et cinq jours. On peut, dans ce cas, varier le traitement en intervenant après quelques heures ou après plus longtemps ; jusqu'à la vingt-quatrième heure, le sérum est toujours efficace, mais, plus on s'éloigne du moment de l'inoculation, plus il faut augmenter les doses.

Il est possible, dans la diphtérie trachéale d'associer au microbe de la diphtérie du streptocoque et d'étudier l'action thérapeutique : on voit alors que, pour guérir, il faut des doses de sérum beaucoup plus fortes.

En opérant comme nous venons de l'indiquer, on peut comparer entre eux divers sérums ; mais il est difficile de trouver une mesure qui permette de fixer le pouvoir thérapeutique d'un sérum et pouvant être reproduite par tous les laboratoires.

Lorsqu'on veut serrer le problème de plus près, comme l'a fait Cruveilhier, on arrive à constater que le moment de l'intervention joue le rôle prépondérant et que les questions de doses sont moins importantes que la question de temps. Ainsi, en opérant sur des cobayes ayant reçu la même dose mortelle de toxine, on constate qu'après six heures, une dose même faible de sérum guérit les animaux ; après huit heures, une dose de sérum très forte ne guérit pas ; entre six et huit heures, certains cobayes guérissent, les autres meurent sans qu'il soit possible de faire des dosages précis ; car chaque cobaye réagit à sa manière et parmi les cobayes, comme parmi tous les animaux, les uns sont très sensibles, d'autres moins. Il est bien certain qu'on doit chercher une méthode sûre pour fixer exactement le pouvoir thérapeutique d'un sérum, mais cette méthode n'est pas encore trouvée.

Cruveilhier (1) a étudié expérimentalement la valeur thérapeutique du sérum antidiphtérique en variant les doses et la voie de pénétration, et il conclut :

1° Au cours de la diphtérie comme dans le tétanos, il y a un temps

<hr>

(1) *Annales de l'Institut Pasteur*, janvier 1904.

après lequel l'antitoxine ne peut rien, quelle que soit la façon dont elle est employée ;

2° Dans les cas de diphtérie provoquée que nous avons observés il n'est pas indifférent, mais utile et nécessaire, d'injecter d'emblée, une dose massive de sérum ;

3° On doit répéter cette injection tout au moins dans les cas de diphtérie grave, comme ceux sur lesquels nous l'avons expérimentée ;

4° Les injections intracérébrales nous ont permis d'intervenir presque toujours un certain temps après que les injections sous-cutanées avaient cessé d'être efficaces ;

5° La voie veineuse, qui nous a fait obtenir un gain constant sur tous les autres modes de pénétration de l'antitoxine, est dans la diphtérie, comme au cours de la peste, « le bon endroit » pour l'anti-toxine. Elle semble lui faire produire un maximum d'effet utile et constitue ainsi une ressource thérapeutique précieuse.

Il est bien probable qu'en étudiant les sérums, on trouvera d'autres propriétés qui auront leur importance et qui modifieront peut-être le dosage tel qu'on le pratique aujourd'hui ; et si, par hasard, on pouvait fixer quel est le sérum qui prévient les cachexies tardives des animaux et les paralysies, si l'on voyait que ce sérum évite les accidents tardifs des diphtéries graves des enfants, ce sérum, même s'il possédait un petit nombre d'unités, devrait être considéré comme plus parfait, puisqu'il permettrait de traiter des diphtéries à une époque plus avancée de la maladie.

Il y a d'autres points que la clinique nous laisse entrevoir et que l'expérimentation n'a pas fixés ; nous avons remarqué qu'avec certains sérums les fausses membranes disparaissent rapidement, d'où la conclusion qu'avec de pareils sérums on évite le croup, ou, s'il se déclare, on peut enlever la canule vers le troisième jour, alors que souvent il faut attendre cinq jours ; l'expérimentation ne nous permet pas de distinguer ces sérums d'une façon certaine.

Toxicité. — La pratique hospitalière nous avait appris que les sérums de certains chevaux donnaient de l'urticaire, des éruptions sériques et même des accidents plus graves : œdème au point d'inoculation, angoisse, dyspnée et autres accidents que nous étudierons. Jusqu'à ces derniers temps on ne pouvait pas doser la toxicité d'un sérum ; les expériences de Mⁱˡˡᵉ Steinhardt et de Besredka (1) nous le permettent aujourd'hui. Dans leur mémoire, Besredka et Steinhardt nous indiquent que les cobayes ayant servi

(1) *Annales de l'Institut Pasteur*, 1907. On trouve dans ce mémoire le résumé des travaux de Oren, Boussas et Xsprinss.

au dosage du sérum antidiphtérique deviennent extrêmement sensibles à l'injection intracérébrale de sérum normal de cheval, si cette dernière est faite au moins dix à douze jours après la première. Cette hypersensibilité ou anaphylaxie se traduit en général par des phénomènes très graves se terminant le plus souvent par la mort.

Mais on peut vacciner les cobayes contre ces accidents et une injection de sérum de cheval dans le péritoine, ou dans le cerveau, faite avant l'expiration du délai de douze jours, est inoffensive ; elle est de plus vaccinante : le cobaye, non seulement ne succombe pas à l'injection intracérébrale de sérum, mais ne présente même aucun trouble sérieux. Peut-être y a-t-il là une indication utile pour la prévention des accidents sériques chez l'homme.

On a cherché aussi à détruire dans le sérum la substance toxique sans altérer les propriétés curatives. Pendant notre internat chez Sevestre, nous avons constaté par comparaison que les sérums fraîchement recueillis donnaient plus d'accidents sériques que les sérums anciens, et, depuis cette constatation, à l'Institut Pasteur, on a conservé les sérums plusieurs semaines avant de les livrer aux pharmaciens. Depuis ce moment, les accidents ont certainement diminué.

D'autre part, lors des discussions, sur les accidents sériques, à la Société médicale des hôpitaux, en 1895 et 1897, le professeur Hayem avait conseillé de chauffer les sérums à 56°-57° pour détruire leur toxicité ou du moins l'atténuer. Enfin Béclère, Chambon et Ménard ont étudié expérimentalement les accidents sérothérapiques (1) et, comme conclusion, ils disaient : « On peut prévoir que les accidents post-sérothérapiques seront un jour évités, probablement par le chauffage des sérums ; il est au moins légitime de l'espérer ».

Dès les premiers temps de la sérothérapie, à l'Institut Pasteur, M. Roux nous a fait étudier le chauffage discontinu, et, en l'ajoutant au vieillissement, nous avons obtenu des sérums qui donnaient très peu d'accidents sériques.

Dans son mémoire de décembre 1907, Besredka constate expérimentalement l'efficacité du chauffage pour diminuer la toxicité des sérums. D'après lui, ces effets toxiques sont très amoindris à 56° et deviennent nuls à 100° ; malheureusement au-dessus de 58°, le sérum est déjà modifié et le chauffage ne peut donc que fournir une atténuation des effets toxiques.

Concentration des sérums. — Les expérimentateurs ont cherché à produire des sérums d'une très grande activité sous un faible volume.

---

(1) *Annales de l'Institut Pasteur*, 1896, p. 567-572.

Ils y arrivent en choisissant parmi les chevaux ceux qui donnent des sérums très actifs.

On a cherché aussi à concentrer les sérums et différents procédés ont été indiqués.

CONGÉLATION. — Il en est un très simple qui consiste à congeler le sérum. Si on le laisse ensuite dégeler, on voit que le premier tiers qui se liquéfie contient plus du double d'unités que le sérum primitif ; le deuxième tiers a quelques unités de plus que le sérum primitif ; le troisième tiers a perdu à peu près toute sa valeur ; mais, si l'on étudie de près le phénomène, on voit que, par cette méthode, on a ramené toute la substance albuminoïde dans la première partie et on a concentré les substances toxiques comme les substances actives ; il n'y a pas eu concentration de l'antitoxine ; ce procédé ne peut donc entrer dans la pratique.

Une bonne concentration doit diminuer les substances albuminoïdes et augmenter les propriétés du sérum pour un même volume de liquide. Une des meilleures méthodes est celle de Gibson que Tendron a bien voulu nous résumer, tout en nous donnant les résultats de quelques expériences faites d'après ce procédé.

PROCÉDÉ DE GIBSON. — *Principe de la méthode.* — *Chercher à se débarrasser le plus possible de l'albumine en conservant l'antitoxine.*

Si l'on ajoute à du sérum un volume égal de solution saturée de sulfate d'ammoniaque, on précipite toute la globuline et on laisse la sérine en solution ; mais l'antitoxine est entraînée par le précipité, *d'une première élimination d'albumine.*

Si maintenant on traite ce précipité par une solution saturée de chlorure de sodium, de façon à n'en dissoudre qu'une partie, qui renferme l'antitoxine, d'où *seconde élimination d'albumine inactive* et *concentration de l'antitoxine* sur une petite quantité de globuline qu'il est facile ensuite d'isoler et de purifier.

Mode opératoire. — Le sérum est précipité par addition graduelle d'un égal volume de solution saturée de sulfate d'ammoniaque. Après une ou deux heures de repos, le précipité est recueilli sur un filtre et redissous dans un volume d'eau égal au volume primitif du sérum. Cette solution est de nouveau précipitée par un volume égal de solution de sulfate d'ammoniaque saturée.

Le précipité est traité par un volume de solution saturée de chlorure de sodium égal au double du volume de sérum dont on était parti ; on laisse déposer jusqu'au lendemain, on décante et on filtre le liquide.

Ce liquide est précipité par addition d'un demi-volume de solution saturée de sulfate d'ammoniaque, ou mieux par une quantité d'acide acétique égale à 0,25 p. 100.

Ce précipité est recueilli sur un filtre, et essoré par compression entre des feuilles de papier buvard ; lorsqu'il est facile à détacher, on le place dans un dialyseur et on dialyse une nuit dans l'eau courante. On neutralise alors (si l'on a précipité par l'acide acétique) et la solution est filtrée à la bougie après addition de 0,25 à 0,50 p. 100 de chlorure de sodium.

La perte d'antitoxine serait d'environ 15 p. 100 seulement.

Les essais de concentration que nous avons faits en nous conformant au mode opératoire ci-dessus nous ont donné les résultats suivants :

Première expérience. — 500 centimètres cubes de sérum antidiphtérique contenant 800 unités par centimètre cube ont donné 75 centimètres cubes d'un liquide titrant 1 200 unités par centimètre cube.

Deuxième expérience. — 950 centimètres cubes d'un sérum à 800 unités ont donné 275 centimètres cubes d'un sérum à 2 500 unités.

Soit une concentration de 2,5 à 3 fois.

Action des différents agents sur l'antitoxine. — Comme on ne peut pas avoir l'antitoxine à l'état de pureté, nous étudierons surtout l'action des agents physiques et chimiques sur le sérum qui contient l'antitoxine.

Lorsqu'on laisse un flacon de sérum vieillir au contact de l'air et de la lumière, dans une chambre dont la température est voisine de 15°, on voit que bientôt le sérum se trouble et qu'il se forme un précipité dû à des sels, à des substances grasses et à des matières albuminoïdes ; dès lors, le sérum devient trouble quand on l'agite.

Si, au contraire, on conserve le sérum dans un endroit frais, à l'abri de l'air et de la lumière, le sérum reste clair, et ce n'est que très tardivement qu'il se trouble.

Lorqu'on examine des sérums déjà anciens et troubles, on voit que leurs propriétés ont légèrement diminué, mais qu'elles persistent dans de notables proportions ; après cinq ans de vieillissement, on note à peine 1/10 de perte. Si le sérum n'était pas trouble, il pourrait encore être employé, car il a gardé toute son efficacité.

La chaleur, en modifiant la constitution des sérums, altère l'antitoxine ; ces altérations sont déjà marquées à 58°, à 60° ; les sérums louchissent et perdent une grande partie de leurs propriétés.

Les agents chimiques qui coagulent l'albumine altèrent les sérums ; car tout précipité entraîne l'antitoxine.

VI. — TRAITEMENT DE LA DIPHTÉRIE PAR LE SÉRUM ANTIDIPHTÉRIQUE

Nous avons étudié la vaccination des animaux contre la diphtérie et les propriétés de leur sérum vis-à-vis du microbe et de ses toxines ; voyons comment, dans la pratique médicale, le sérum antidiphtérique peut être utilisé pour *guérir* ou *prévenir* la maladie.

Emploi du sérum antidiphtérique.

Mode d'injection. — *Injection sous-cutanée.* — Nous ne nous arrêterons pas sur la technique de l'injection de sérum qui est généralement bien connue. On fait de préférence l'injection dans le tissu cellulaire des hypocondres ; il faut toujours se tenir à une certaine distance de la ligne médiane ; le mieux est de piquer au niveau des bords costaux, le plus près possible de l'extrémité de la dixième côte.

L'injection sous-cutanée est la plus employée ; elle suffit lorsqu'on intervient assez tôt ou que les cas sont bénins.

Injection intraveineuse. — Dans les cas graves, surtout si l'on intervient tardivement, on pourra tenter l'injection intraveineuse qui, chez les animaux, donne de meilleurs résultats, comme nous l'avons déjà indiqué ; du reste, le professeur Courmont et d'autres auteurs l'ont pratiquée chez l'homme et en ont obtenu de bons effets.

Doses à employer (1). — On ne doit jamais craindre de donner trop de sérum. Les accidents sériques n'augmentant pas avec les doses injectées, il est préférable de donner une dose trop forte que de faire une première injection insuffisante ; car, si la première dose est trop faible, le malade guérira moins vite, et les accidents tardifs d'origine toxique seront plus fréquents.

Il est difficile de dire exactement quelle doit être la quantité qu'on doit injecter comme première dose ; car cette quantité dépend de l'âge du malade, de l'époque de l'intervention et de la forme de la maladie ; nous étudierons successivement tous ces facteurs.

De même nous indiquerons, en étudiant séparément les diverses modalités de la maladie, dans quel cas on doit renouveler les injections et quelle quantité il faut injecter.

Sérothérapie suivant l'âge des malades. — Le sérum peut être injecté à tous les âges ; toutefois les enfants le tolèrent mieux que les adultes et surtout que les personnes âgées.

(1) Dans tout ce chapitre, nous avons eu vue le sérum d'un pouvoir antitoxique moyen, soit 200 à 300 unités par centimètre cube.

Les nouveau-nés peuvent sans inconvénient recevoir de 5 à 10 centimètres cubes comme première dose.

Chez les enfants âgés de un à trois ans, la première dose sera de 10 ou 20 centimètres cubes.

Au-dessus de trois ans, la première dose doit toujours être égale ou supérieure à 20 centimètres cubes.

Au-dessus de quinze ans, cette dose de 20 centimètres cubes est suffisante pour les cas légers, pris au début de la maladie ; dans toute autre circonstance, la dose initiale de l'adulte doit être de 30 à 40 centimètres cubes.

L'état de grossesse ne contre-indique pas les injections de sérum, et le fœtus ne subit aucun dommage.

Utilité de l'intervention hâtive. — On aura d'autant plus de succès qu'on interviendra plus près du début de la maladie. Voici quelques statistiques que j'emprunte à la thèse très documentée de Raoul Bayeux (1). Les chiffres sont tellement éloquents qu'ils se passent de tout commentaire.

A Saint-Pétersbourg, le professeur Rauchfuss a étudié 39 000 cas, et il a vu que, si l'injection de sérum était pratiquée le premier ou le deuxième jour, on avait une mortalité de 7,4 ; si l'injection était faite le troisième jour de la maladie, la mortalité atteignait 16,2, et, si l'on intervenait plus tard, elle était de 28 p. 100.

Les rapports du Metropolitan asylum Board mettent en pleine lumière la nécessité d'intervenir hâtivement.

Sur 141 malades traités le premier jour de leur maladie, il y a eu 4,8 p. 100 de décès.

Sur 809 malades traités le deuxième jour de leur maladie, il y a eu 84 p. 100 de décès.

L'intervention hâtive est possible dans les familles qui surveillent les enfants, et font rapidement appeler un médecin ; aussi en ville y a-t-il très peu de décès. Plusieurs confrères m'ont affirmé qu'ils ont toujours pu guérir les diphtériques, parce que dans tout cas suspect ils avaient, dès les premiers symptômes, injecté du sérum antidiphtérique.

A l'hôpital, l'intervention est plus tardive ; aussi les statistiques montrent-elles que la mortalité moyenne est voisine de 10 p. 100 pour les diphtéries endémiques, et cette mortalité monte à 14 p. 100 en temps d'épidémie.

Sérothérapie suivant la localisation de la diphtérie. — Dans les localisations rares, comme la diphtérie de la peau, la

(1) *Thèse de doctorat*, Paris, 1899.

diphtérie oculaire, la diphtérie vulvaire, on fixera les doses suivant l'âge du malade.

Cependant il faudra toujours tenir grand compte de l'état général du malade et donner des doses doubles ou triples, si la diphtérie survient chez un malade infecté ou dans la convalescence d'une maladie générale ou après un accouchement. Tous ces facteurs rendent, en effet, la diphtérie plus grave, et la seule chance de vivre qui reste au malade est de recevoir de fortes doses de sérum.

Pour la *rhinite chronique diphtérique*, on peut se contenter des doses que nous avons indiquées pour chaque âge ; si les fausses membranes se renouvellent, on refait une injection.

Pour les *rhinites aiguës* qui, chez les jeunes enfants, précèdent ou accompagnent le croup, on suivra les règles que nous fixerons pour la sérothérapie des laryngites diphtériques.

Angine diphtérique. — C'est certainement la localisation qu'on a le plus souvent l'occasion de traiter, et, comme nous ne pouvons pas indiquer un traitement spécial pour toutes les formes, dans le but de simplifier, nous envisagerons le traitement de l'angine au début et le traitement à la période d'état.

Traitement de l'angine diphtérique prise au début. — A cette période, l'angine diphtérique est difficile à diagnostiquer ; aussi faut-il savoir prendre une décision et injecter immédiatement toute angine qui paraît suspecte. Lorsqu'on redoute la diphtérie, il ne faut pas attendre l'examen bactériologique, il faut faire une injection de sérum.

Chez les enfants de moins de cinq ans, il faut toujours se méfier des enduits blancs qui recouvrent les amygdales ou des petits points blancs qui se montrent sur les deux amygdales ; car chez eux la maladie évolue vite. Nous conseillons donc d'injecter du sérum même pour un diagnostic qui pencherait vers la négative, même si les plus grandes probabilités sont contre la diphtérie ; car, à cet âge, les accidents sériques sont rares et de peu d'importance et, nous le répétons, la diphtérie marche vite, il ne faut pas attendre.

De cinq à quinze ans, on peut examiner plus facilement la gorge du malade, mieux étudier les caractères de la fausse membrane, sa localisation, sa progression, et injecter du sérum lorsque l'angine devient réellement suspecte.

Chez l'adulte, qui présente une diphtérie localisée à son début, si l'on trouve seulement quelques points blancs, si les fausses membranes ne sont pas nettement diphtériques, nous comprenons très bien qu'on demande à l'examen bactériologique un diagnostic avant de faire une injection de sérum, car les troubles sériques sont fréquents et sérieux ; mais encore faut-il surveiller attentivement son malade et l'injecter si la fausse membrane s'étend, si la diphtérie devient envahissante.

Toutes les réserves que nous venons de formuler ne doivent être observées que pour les cas sporadiques à fausses membranes nettement localisées, sans tendance envahissante.

Il n'y a plus d'exception à la règle de l'intervention hâtive lorsqu'on se trouve dans un milieu contaminé : par exemple, dans une famille où il y a plusieurs cas de diphtérie, dans une pension, en un mot dans toute agglomération où il y a eu de la diphtérie ; au moindre point blanc, il faut injecter enfants et adultes.

L'intervention hâtive doit être, à plus forte raison, pratiquée s'il existe une épidémie véritable. Il faut même savoir que souvent dans les épidémies l'angine diphtérique débute par une rougeur intense de la gorge, qu'elle peut s'accompagner de fièvre, de vomissements, de douleurs de l'abdomen, et que ces symptômes précèdent de quelques heures l'apparition des fausses membranes. Dans ces cas, si l'on veut sûrement sauver les malades, il faut les injecter avant l'apparition des fausses membranes et doubler les doses que nous avons indiquées pour chaque âge.

Lorsqu'une diphtérie localisée est traitée au début, elle guérit toujours ; les fausses membranes cessent de s'étendre dès la douzième heure ; elles deviennent blanches, friables et disparaissent vers la trente-sixième ou la quarante-huitième heure.

En même temps que les symptômes locaux diminuent, les autres symptômes s'amendent et la maladie, évoluant rapidement vers la guérison, se termine sans complications ; il peut cependant y avoir quelques accidents sériques que nous étudierons séparément.

Lorsque la diphtérie prend d'emblée les allures d'une diphtérie grave, le sérum ne modifie pas immédiatement les symptômes locaux ; quelquefois les fausses membranes, qui étaient à peine visibles au moment de l'injection, deviennent très nettes douze heures après ; dans d'autres cas, la fausse membrane paraît s'étendre.

Sevestre et René Petit signalent le même fait et l'expliquent par le gonflement et le blanchiment des fausses membranes, ce qui fait qu'une fausse membrane peu visible devient par suite très nette ; ce serait pour eux une réaction due au sérum. Quelle que soit l'explication, le fait existe, et les médecins doivent savoir que, dans les douze à vingt-quatre heures qui suivent l'injection, les fausses membranes dans quelques cas paraissent s'étendre. Après vingt-quatre heures, dans les diphtéries prises au début, elles diminuent, blanchissent, s'effritent et tombent ; dans la forme grave d'emblée, prise au début, c'est seulement vers le troisième jour qui suit l'injection du sérum que les fausses membranes disparaissent.

Dans ces diphtéries graves d'emblée, si l'on intervient assez tôt et avec des doses suffisantes, tous les symptômes s'amendent très rapidement, la maladie prend une allure bénigne et guérit le plus souvent sans complications.

Il peut cependant y avoir quelques rares décès ; car on a signalé des diphtéries à marche suraiguë. Ces diphtéries particulièrement graves peuvent être dues à la virulence du microbe qui donne une maladie particulièrement intense ; cela se voit surtout en temps d'épidémie, et l'on évitera la mort lorsque, fixé sur les symptômes prémonitoires, le médecin interviendra dès qu'ils apparaîtront.

Le malade pourra mourir, parce que la diphtérie se sera localisée d'abord en un point invisible (amygdales de *Luschka*, naso-pharynx) et quand on interviendra, ce ne sera pas au premier jour de la diphtérie, mais au premier jour de l'angine. Les insuccès dus à cette cause peuvent difficilement être évités.

Enfin, il faut bien savoir que, chez les enfants de moins de deux ans, la diphtérie, même prise au début, ne guérit pas toujours ; nous verrons que c'est dans ces cas qu'il faudra user des injections préventives ; car mieux vaut prévenir une affection si difficile à guérir.

Traitement de l'angine diphtérique à la période d'état. — Il n'est pas possible d'indiquer un traitement qui puisse servir à tous les cas ; aussi allons-nous envisager successivement :

1° Les angines *diphtériques localisées*, le plus souvent bénignes ;

2° Les angines *diphtériques normales* qui, traitées par le sérum, guérissent très souvent, tandis que, avant la sérothérapie, elles se terminaient le plus ordinairement par la mort ;

3° Les angines *diphtériques graves*, encore dénommées diphtéries malignes.

Pour chacune de ces formes, la sérothérapie est variable et les résultats sont aussi très différents.

Traitement des angines diphtériques localisées. — Elles existent surtout en dehors des périodes épidémiques, se voient chez les grands enfants ou chez l'adulte. Elles sont caractérisées par des fausses membranes qui n'envahissent jamais l'isthme du gosier ; les îlots de fausses membranes sont presque toujours séparés par des intervalles de muqueuse. L'état général reste bon, la température est peu élevée, les ganglions sont peu engorgés ; ces angines guérissaient généralement avant la sérothérapie. Elles guériront encore plus sûrement et plus rapidement avec le sérum qui doit être employé aux doses que nous avons indiquées pour les différents âges ; sous l'influence du sérum, on voit les fausses membranes se déterger

et tomber en deux jours; quelques points pourront cependant
persister jusqu'au troisième jour. Il n'y aura pas, en général, de
complications tardives; toutefois, dans quelques cas, particulièrement
lorsque des plaques de fausses membranes existent au niveau de la
luette ou des piliers, on pourra avoir des paralysies du voile du palais;
les paralysies généralisées sont très rares.

Dans ces angines, il est inutile de renouveler l'injection de sérum;
cela peut être indiqué si, au commencement du troisième jour, les
fausses membranes ne sont pas nettement en voie de décroissance,
ou plus tard, au moment de la convalescence, si la paralysie diphtérique est étendue.

Traitement de l'angine diphtérique normale. — Nous enten-
dons par angine diphtérique normale celle qui se rencontre le plus
ordinairement et dans laquelle les membranes recouvrent entièrement les deux amygdales, parfois envahissent la luette ou une partie des piliers. A la période d'état de l'angine normale, la fausse
membrane se présente avec tous les caractères classiques, et il suffit
d'examiner la gorge pour avoir la certitude qu'on a bien affaire à
une véritable angine diphtérique; le diagnostic n'est plus hésitant
comme pour les angines diphtériques traitées au début; aussi doit-on
intervenir aussitôt. Si l'état général est bon, on donne les doses
indiquées suivant l'âge, ou l'on double la dose si l'état général est
moins bon ou franchement mauvais.

Douze à vingt heures après l'injection de sérum, la fausse membrane prend une couleur blanchâtre, elle gonfle, devient plus
épaisse; quelquefois même elle tombe vers la trente-sixième heure,
mais alors il s'en forme une nouvelle moins étendue; le plus
souvent la fausse membrane s'effrite et se détache par places. Quand
cette forme de diphtérie est traitée à la période d'état, les fausses
membranes disparaissent du troisième au quatrième jour.

En même temps que les symptômes locaux s'atténuent, les ganglions diminuent de volume, la fièvre cesse; en général, la température baisse avant le pouls; enfin l'état général s'améliore rapidement, l'appétit renaît et la pâleur disparaît.

Si les fausses membranes ne prenne pas l'aspect crémeux après
vingt-quatre heures, si la température et le pouls ne baissent pas,
il faut renouveler l'injection de sérum.

Le plus souvent l'angine normale, traitée à la période d'état, s'améliore rapidement et guérit localement sans se propager au larynx
ou au voile du palais; mais, malgré cette guérison locale, il arrive
assez fréquemment que le malade ne se remet pas entièrement, son
pouls reste fréquent, voisin de 100, 120 quelques jours après la dis-

parition des fausses membranes, on a de la paralysie du voile du
palais ; plus tard surviennent différentes paralysies d'origine centrale ;
en même temps existe de l'albuminurie tardive ; en résumé, malgré
la sérothérapie, il n'est pas rare de noter des troubles tardifs d'origine toxique. Il est utile de refaire du sérum quand ils apparaissent ;
il faut en plus surveiller le malade, le laisser au lit et au régime sans
sel pendant trois ou quatre semaines, veiller au bon fonctionnement
du tube digestif et, avec toutes ces précautions, le malade, malgré les
complications, reprendra sa vie ordinaire après trois ou quatre
semaines ; car il est très exceptionnel d'avoir des paralysies assez
sérieuses pour l'immobiliser plus longtemps.

Traitement des angines graves. — La gravité de la diphtérie
dépend de plusieurs facteurs.

Une angine diphtérique normale non soignée peut devenir exten-
sive, se propager au larynx ou envahir le pharynx, le voile du palais ;
ce sont, en somme, des angines traitées tardivement ; au point de vue
sérothérapique, elles rentrent dans le cadre des angines graves.

Mais il est des cas, surtout pendant les épidémies, où d'emblée la
diphtérie est grave, et les fausses membranes se développent rapidement, non seulement sur les amydales, mais encore sur les
piliers, sur la luette et même sur le tiers postérieur de la voûte
palatine.

De même, si la diphtérie apparaît chez des personnes dont la
muqueuse est infectée, si l'organisme est attaqué par le microbe
diphtérique et en même temps par d'autres microbes comme le
streptocoque, le staphylocoque, on aura une diphtérie associée qui
évidemment évoluera avec des caractères spéciaux, et par le fait
l'association microbienne prendra une certaine gravité.

Enfin la diphtérie peut emprunter sa gravité à l'état du sujet au
moment de la maladie ; dans toutes les diphtéries qui succèdent
à la scarlatine, à la fièvre typhoïde, à la rougeole, à la grippe, la
maladie est grave.

Quelle que soit la cause de la gravité, la conduite à tenir est la
même ; qu'il s'agisse d'une angine traitée tardivement, d'une
angine grave d'emblée, d'une angine associée ou d'une angine secondaire, il faut bien savoir que de très fortes doses de sérum peuvent
seules sauver le malade. Dans ces cas, on devra, le plus tôt possible,
injecter 40 centimètres cubes à l'enfant, 60 centimètres cubes à
l'adulte et même, chez l'adulte où l'opération est plus facile, on donnera 20 ou 40 centimètres cubes en injection intraveineuse.

Dans les formes que nous étudions, on sauvera rarement les
jeunes enfants de moins de deux ans, qui meurent dans les premières

heures qui suivent le traitement. Les enfants plus âgés peuvent survivre vingt-quatre à quarante-huit heures ; s'ils dépassent le premier jour, on doit renouveler l'injection et ne pas craindre d'abuser du sérum. Nous conseillons d'injecter 20 centimètres cubes pour les enfants, 40 centimètres cubes pour les adultes, tous les jours, jusqu'à la chute des fausses membranes, puis pendant une semaine, tous les deux jours, 20 centimètres cubes. Avec ce traitement intensif, on aura quelques chances de sauver les malades.

Voici ce qui se passe lorsque le malade ne succombe pas rapidement : localement les fausses membranes se recroquevillent sur les bords, s'épaississent et tombent vers le troisième jour. Mais toujours une nouvelle fausse membrane se reforme ; ce n'est bien souvent que le huitième jour que la muqueuse se déterge complètement. Les ganglions, qui sont toujours très engorgés, diminuent de volume. La température peut rester élevée pendant quarante-huit ou soixante heures ; mais le pouls est rapide au moins huit ou dix jours, puis il devient parfois irrégulier et vers la troisième semaine, il peut tomber à 50 et en même temps la température s'abaisse ; d'autres fois, au contraire, vers la même époque, avec une température au-dessous de la normale, le pouls remonte à 100, 120. Toujours, lorsqu'on constate ces irrégularités, il faut injecter à nouveau du sérum au malade, car elles présagent des troubles généraux, des troubles nerveux qui souvent se terminent par la mort subite.

Dans ces formes graves, il faut constamment surveiller le fonctionnement des reins ; on trouve très souvent de l'albumine au début qui disparaît quelques jours pour reparaître avec les troubles du pouls et de la température ; d'autres fois, la lésion rénale se traduit par de l'anurie, et le malade succombe vers le huitième ou dixième jour.

En résumé, dans la diphtérie grave, la sérothérapie peut améliorer l'état local, faire disparaître la fausse membrane ; mais il faut bien savoir que l'urémie, les paralysies, la mort subite guettent le malade. Il faut le garder au lit six semaines au moins, le maintenir à un régime sévère, éviter toute intoxication d'origine intestinale, et, après toutes ces précautions, quelquefois le malade guérira, très souvent il succombera ; car la sérothérapie antidiphtérique est surtout un remède qui prévient l'intoxication, mais ne peut la guérir quand elle est produite.

Il faut bien savoir cependant que, même alors, le sérum est le seul remède efficace. Comment agit-il ? Il nous est difficile de le comprendre ; mais il est certain que, dans bien des cas de paralysies graves, de nombreux auteurs, après Comby, ont pu améliorer

et sauver leurs malades en se servant du sérum donné à haute dose
au moment des accidents.

Amygdalite phlegmoneuse diphtérique. — Il est souvent très
difficile de dire si un phlegmon de l'amygdale est ou non diphtérique. La question n'étant pas encore très connue, nous la présente-
rons avec quelques détails, car d'une intervention hâtive dépend la
vie du malade : souvent même la marche sera tellement rapide que
malgré tout il succombera.

D'après nos observations, on peut voir des amygdalites phlegmoneuses suppurées se compliquer de diphtérie : dans ce cas, il faut
sans hésiter injecter du sérum, lorsqu'on voit apparaître une fausse
membrane sur une amygdale.

Les diphtéries peuvent simuler l'amygdalite phlegmoneuse : ce
fait a déjà été observé par Harald Ernberg, médecin de l'hôpital
des contagieux de Stockholm. Après avoir perdu un de ses malades
sans faire le diagnostic d'amygdalite diphtérique, il a recherché
la diphtérie dans les amygdalites phlegmoneuses et a pu en trouver
trois observations. Notre attention a été aussi mise en éveil par une
erreur de diagnostic, et notre premier malade est mort ; depuis
nous avons réuni neuf cas de ce type dont sept sont décrits dans la
thèse de Maire (1). Dans cette forme de la diphtérie, la marche
de la maladie est excessivement rapide ; il faut donc intervenir
d'emblée avec de fortes doses. L'injection intraveineuse est indiquée
comme dans les diphtéries les plus graves et, malgré tout, plusieurs
malades mourront. Quand ils survivent, le gonflement de l'amygdale
disparaît sans suppuration et la maladie évolue avec tous les accidents des diphtéries graves ; nous avons toujours observé cette forme
chez l'adulte, jamais chez l'enfant. Depuis que nous avons reconnu
que la diphtérie peut compliquer ou simuler l'amygdalite phlegmoneuse, nous conseillons d'injecter du sérum antidiphtérique à toute
angine phlegmoneuse accompagnée d'exsudat.

Croup. — Le croup succédant le plus ordinairement à l'angine,
l'injection de sérum, en arrêtant l'évolution de la diphtérie, diminue
le nombre des laryngites ; c'est ce qui ressort de toutes les statistiques.

À l'hôpital des Enfants-Malades, avant la sérothérapie, le nombre
des interventions était de 36 p. 100 ; d'après nos statistiques, dans ce
même hôpital, depuis la sérothérapie, les interventions sont de
14 p. 100 ; il y a donc eu une diminution de près des deux tiers.
En ville, cette diminution est encore plus marquée, et il est très

(1) Thèse de Paris, 1901.

rare de voir une angine se compliquer de laryngite diphtérique.

Lorsqu'on donne le sérum après le début des accidents laryngés, que le croup soit survenu d'emblée, ou qu'il ait succédé à une angine, à une rhinite, les résultats varient suivant la période de la maladie et aussi suivant l'âge des malades.

Sérothérapie à la période initiale. — Considérons les trois périodes classiques du croup; *à la période initiale*, alors que la toux est rauque ou bitonale, que la voix est voilée, mais qu'il n'existe pas encore de troubles respiratoires, il faut donner un peu plus que la dose que comporte l'âge du malade; car on peut espérer arrêter l'envahissement du larynx, et par suite éviter toute intervention. En général, dans les premières heures qui suivent l'injection, le malade est un peu agité, la toux peut se calmer, mais les troubles de la voix persistent; vers la douzième heure jusqu'à la trente-sixième heure, on peut avoir un redoublement des symptômes et même des accès de suffocation. Voici ce qui se passe : sous l'influence du sérum, les fausses membranes se boursouflent, deviennent plus épaisses et de ce fait diminuent le calibre des voies aériennes; mais, il y a plus, l'enfant se trouvant gêné, la toux redouble, les fausses membranes se détachent en partie, parfois elles sont expulsées et, après un accès de suffocation, la respiration devient libre et le malade guérit sans intervention. D'autres fois, la fausse membrane, restant adhérente en partie, obture la glotte et on peut être obligé d'intervenir; c'est dans ces cas qu'un essai de tubage peut suffire en provoquant l'expulsion de la fausse membrane par un véritable ramonage du larynx. De tout ce qui précède, retenons que toute injection de sérum provoque une réaction qu'il importe de prévoir, car il faut être prêt à intervenir.

Lorsque les fausses membranes sont rejetées sans intervention opératoire, le malade se remet très vite ; car, en général, les diphtéries qui se propagent aux voies aériennes ne sont pas très toxiques.

Lorsqu'on est obligé de tuber ou de trachéotomiser l'enfant, la maladie évolue vers la guérison et le tube ou la canule peuvent être le plus souvent retirés vers la fin du troisième jour.

En même temps que les phénomènes locaux s'améliorent, les autres symptômes diminuent ou disparaissent, la température baisse, le pouls et la respiration diminuent de fréquence. Il faut bien savoir que la voix restera éraillée quelques jours encore; mais très rapidement la toux diminuera de fréquence et d'intensité. On évitera souvent l'intervention en plaçant le petit malade dans une atmosphère saturée d'humidité; toutes les fois qu'un malade présente des troubles laryngés, il faut immédiatement prendre cette précaution.

Sérothérapie à la période de spasme. — Avant la sérothérapie, quand un croup s'accompagnait de troubles de la respiration, le médecin surveillait attentivement le malade pour savoir s'il devait intervenir, et de grandes discussions avaient toujours lieu lorsqu'il s'agissait de fixer le moment de l'intervention. Cela se comprenait, car la mortalité des trachéotomisés était de 70 à 80 p. 100. Depuis la sérothérapie, le tubage, à Paris du moins, a remplacé la trachéotomie, et la mortalité, pour le croup opéré, varie entre 10 et 15 p. 100. L'intervention étant devenue plus bénigne, nous dirons donc que, dans le croup, quand les accès de suffocation se rapprochent, quand le tirage sus-sternal s'établit, quand les sterno-cléido-mastoïdiens sont contracturés et font saillie sous la peau, il faut opérer l'enfant et le plus tôt possible; car il est préférable d'intervenir lorsque l'enfant n'est pas trop fatigué.

Quand on injecte du sérum à cette période, on est surpris de voir les troubles fonctionnels s'amender très rapidement, et cela s'explique facilement. On sait, en effet, que la contracture des muscles de la glotte joue un grand rôle dans le croup; très souvent, les suffocations sont dues à cette contracture, intermittente au début, permanente ensuite. Il est certain que, sous l'influence du sérum, le spasme disparaît rapidement, et l'on peut voir après la sérothérapie, à la deuxième période du croup, quelques enfants guérir sans intervention opératoire.

On doit bien savoir cependant que les troubles que nous avons signalés à la première période, vers la douzième heure, sont encore plus fréquents et plus intenses, quand on intervient lorsque les accès de suffocation ont apparu, et alors, si l'on a différé l'intervention, le plus souvent on est obligé de tuber le malade au moment où les fausses membranes se détachent et obstruent mécaniquement les voies aériennes. Cette obstruction pouvant amener une obturation complète des voies aériennes, pendant l'absence du médecin, c'est une raison qui fait que nous conseillons le tubage dès que les troubles respiratoires apparaissent.

Quand le malade guérit sans intervention, tout se passe comme à la première période; il est donc inutile d'y revenir; mais nous pensons être utile au praticien, en indiquant rapidement les effets et les résultats de la sérothérapie après le tubage ou la trachéotomie; nous les étudierons dans un paragraphe spécial.

Sérothérapie à la période asphyxique. — Quand un malade est présenté au médecin à la période asphyxique, il faut aussitôt tuber ou trachéotomiser l'enfant et ensuite injecter de fortes doses de sérum, le double que comporte chaque âge. Le malade guérira si les accidents sont d'ordre mécanique, sans symptômes d'intoxication. On aura des insuccès si l'enfant est infecté ou si la diphtérie est associée; car alors, malgré le sérum, surviennent des troubles pulmonaires.

Diphtérie trachéobronchique. — Cette localisation est difficile à diagnostiquer; le plus souvent, c'est lorsque le malade rejette des fausses membranes ramifiées qu'on fait le diagnostic. Cependant, dans quelques cas, on remarque que l'inspiration est prolongée; le malade fait un grand effort pour introduire l'air dans ses poumons, il y a un obstacle que le tubage ne peut vaincre; on pense alors à la diphtérie trachéobronchique. Pour essayer de guérir le malade, il faut donner le sérum à haute dose et, tous les jours, renouveler l'injection tant que la fausse membrane n'a pas été rejetée. Dans quelques cas, les phénomènes dyspnéiques persistent trois et quatre jours; les fausses membranes sont éliminées peu à peu par effritement, et le malade peut guérir; il faut bien savoir cependant que cette forme est toujours très grave.

Diphtérie pulmonaire. — On sait que la diphtérie peut se localiser primitivement au poumon. Cela se voit lorsque l'épithélium des petites bronches a été détruit ou lésé par une maladie préalable. Chez l'adulte, nous l'avons observé à la suite de la grippe, et la diphtérie a eu une marche très rapide; les deux malades que nous avons suivis ont présenté du croup, à la période terminale. L'un est mort malgré une sérothérapie intensive, mais tardive; l'autre a vécu, mais on a dû faire un tubage. Ces cas sont, en somme, très rares et, leur diagnostic étant très difficile, leur traitement souvent tardif, les résultats de la sérothérapie sont ordinairement mauvais.

Sérothérapie et tubage. — Lorsqu'on est obligé d'intervenir pour éviter l'asphyxie, le tubage est l'opération de choix dans les hôpitaux. En ville, toutes les fois qu'un malade pourra être surveillé par le médecin ou par des aides expérimentés, il faudra toujours commencer par le tubage.

Depuis la sérothérapie, il n'est plus question de laisser un tube à demeure pendant des journées et des semaines, mais jusqu'à la chute des fausses membranes; or, vingt-quatre heures après le sérum, les fausses membranes cessent de se produire; trois jours après, elles disparaissent dans les cas bénins; il faut attendre cinq jours pour les cas plus graves. Le tube doit donc rester en place entre trois et cinq jours.

Que se passe-t-il quand un malade qui a reçu du sérum a été tubé? Le plus souvent, tous les symptômes fonctionnels disparaissent immédiatement; s'il en est autrement, cela indique qu'on a affaire

à une trachéobronchite pseudo-membraneuse ou à une obturation
du tube par une fausse membrane que le tube a détachée. On doit
toujours retirer le tube quand le malade n'est pas soulagé, pour
permettre l'expulsion de la fausse membrane (les injections d'huile
mentholée favorisent cette expulsion); puis on retube. Il faut bien
savoir que dans le tubage, au moment où la fausse membrane se
détache, c'est-à-dire vers la douzième heure environ, il survient de
la toux, quelquefois de la difficulté à respirer, qui font prévoir une
obturation du tube. Si la fausse membrane est rejetée, tout rentre
dans l'ordre; quelquefois, c'est le tube lui-même qui est rejeté;
d'autres fois, on est obligé de détuber par la méthode de Bayeux.

Quand il n'y a pas de complications, en même temps que ces
symptômes fonctionnels disparaissent, les symptômes généraux
s'amendent, dans les heures qui suivent le tubage et la sérothérapie.

Pour bien suivre la marche de la maladie, après le tubage et la
sérothérapie, il faut prendre avec soin la température rectale, le
pouls et la respiration. Quand un malade va bien, les trois courbes
doivent descendre et se rapprocher de la normale.

Si, après vingt-quatre heures, la température ne tombe pas, il faut
refaire une injection de sérum. Si, après une amélioration, la respiration devient plus fréquente vers le troisième jour, c'est l'indice
d'une complication pulmonaire; il faut redonner du sérum.

Dans les cas bénins, à la fin du troisième jour, si la température
est à 37°-37°,5, le pouls à 90-100, la respiration à 40, on peut
enlever le tube; sinon il vaut mieux attendre, et dans les cas sérieux,
ce n'est que le cinquième jour qu'on verra la température, le pouls et
la respiration se rapprocher de la normale, et alors on pourra détuber.

Si, après le détubage, l'enfant ne peut se passer de son tube, il
faut redonner du sérum et, le plus souvent après quarante-huit
heures, on peut enlever le tube.

Sérothérapie et trachéotomie. — Depuis la sérothérapie, la
trachéotomie ne se fait plus que dans des cas exceptionnels; on
a alors une mortalité plus considérable qu'avec le tubage; mais,
dans les cas normaux, la trachéotomie bénéficie de la sérothérapie;
car, après trois ou cinq jours, on peut en général enlever la canule
et la plaie se ferme très rapidement. Les complications pulmonaires
sont plus fréquentes qu'avec le tubage, mais certainement elles sont
plus rares qu'autrefois.

Pour suivre la marche de la maladie, on doit, comme pour le
tubage, se baser sur les trois courbes de la température, du pouls et
de la respiration. Dans les premières heures, l'enfant respire bien
d'abord, puis, après douze à vingt heures, il rejette des fausses

membranes par la canule, et, après trente-six heures, des débris beaucoup plus petits sont seuls expulsés ; le troisième jour, il y a encore des mucosités dans la canule interne, il n'y a plus de fausses membranes. S'il en existait, il faudrait refaire une injection de sérum et laisser le tube jusqu'au cinquième jour.

Sérothérapie et bronchopneumonie après tubage ou trachéotomie. — Lorsque la bronchopneumonie existe, il faut user d'une sérothérapie intensive.

De plus, nous conseillons d'associer au sérum antidiphtérique le sérum antistreptococcique et de donner, par exemple, le matin 20 centimètres cubes de sérum antidiphtérique, et le soir 20 centimètres cubes de sérum antistreptococcique.

Quand on traite des croups, secondaires à la rougeole, à la coqueluche, ou chez des enfants infectés, il est préférable de donner d'emblée les deux sérums, sans attendre l'apparition de la bronchopneumonie.

Sérothérapie et croup chez les très jeunes enfants. — Presque toujours la diphtérie envahit le larynx des très jeunes enfants, et Richardière, en examinant des enfants de moins d'une année, a vu que, sur 47 diphtéries, il y avait 44 croups. Quand on intervient assez tôt, tous les symptômes s'amendent très vite. Mais le diagnostic est souvent des plus délicats ; aussi faut-il, dans tout cas suspect, injecter immédiatement 20 centimètres cubes. Dans les familles où il y a de la diphtérie, il est préférable d'injecter préventivement les jeunes enfants.

Récidives de la diphtérie. — Le sérum antidiphtérique est éliminé vers le troisième semaine ; par conséquent, dès ce moment, le malade, n'étant plus immunisé, peut avoir une récidive, et cependant il est très rare de voir la diphtérie survenir une seconde fois. Nous avons observé des récidives, les unes bénignes, les autres graves ; nous avons même vu un cas mortel, malgré une sérothérapie intensive. En étudiant le mode d'élimination du sérum, nous verrons que l'organisme élimine d'autant plus rapidement le sérum de cheval qu'il en a déjà reçu. Il faudra donc, dans les cas de récidive, surtout dans les cas graves, doubler et renouveler les doses. Les accidents sériques seront plus nombreux et plus graves. Pour éviter ces accidents, on a proposé d'injecter un sérum d'un autre animal, par exemple du sérum antidiphtérique de mouton ou de chèvre.

Modifications des principaux symptômes produites par la sérothérapie. — Nous venons d'étudier la marche générale de la maladie dans les principales localisations de la diphtérie ; pour être plus précis et plus complet, nous étudierons successivement les modifications des principaux symptômes. René Petit (1) a très bien étudié les effets physiologiques et cliniques du sérum ; nous lui ferons de nombreux emprunts.

Action du sérum sur les symptômes généraux. — A la suite d'une injection de sérum, très souvent les malades n'éprouvent aucune réaction ; cependant les grandes personnes signalent assez fréquemment de la céphalagie, des douleurs musculaires et articulaires, de l'engourdissement des membres inférieurs. Chez les adultes comme chez l'enfant, on observe, dans les douze heures qui suivent l'injection, une période d'excitation, de l'insomnie, et très souvent cet état s'accompagne d'un mouvement fébrile.

Cette période d'excitation se termine vers la quinzième ou vingtième heure et, dès lors, si le sérum agit bien, l'état général s'améliore très vite, l'aspect du malade est tout à fait différent de celui décrit avant la sérothérapie ; on ne voit plus de figures pâles et plombées, mais des enfants rosés ; leur attitude est vive ; rapidement l'anorexie disparaît et, si le sérum a été injecté au début de la maladie, la santé revient sans convalescence.

Dans le cas d'injection tardive, la convalescence est longue, et souvent, vers le quinzième jour, ou à la fin de la troisième semaine, il survient de la faiblesse, de l'anémie, de l'anorexie, le malade se rétablit péniblement, et tous ces symptômes généraux s'accompagnent de troubles nerveux, cardiaques et rénaux. Quelques auteurs ont attribué au sérum ces accidents, purement toxiques : ils sont d'autant plus atténués qu'on a pratiqué une sérothérapie plus précoce, ou plus intensive si elle a été tardive.

Action du sérum sur la température. — Le sérum peut amener une élévation de la température vers la huitième ou douzième heure après l'injection ; quelquefois elle peut se produire dès la cinquième heure. Cette élévation se maintient 4, 6 ou 10 heures et se termine par une chute immédiate ou par une descente en lysis ; sur 65 malades, René Petit n'a observé la fièvre que sept fois.

Lorsque la période fébrile du début est terminée, on constate toujours une baisse de température quand l'état du malade s'améliore. Quand la température ne se rapproche pas rapidement de la normale, il faut renouveler l'injection de sérum.

Dans les diphtéries qui évoluent vers la guérison, la température peut présenter une chute brusque, ou se rapprocher de la normale par une descente en lysis. Dans les jours qui suivent, il importe d'étudier la température ; car souvent elle reste voisine de 36° et

(1) Thèse de doctorat de Paris, 1896.

peut descendre au-dessous dans la convalescence de certaines diphtéries graves. Dans quelques cas, on a signalé des chutes brusques à environ 35° ; c'est généralement le signal du début des accidents d'intoxication tardive. Dans d'autres cas, les complications s'annoncent par une élévation brusque de la température ; le plus ordinairement, cette fièvre annonce des accidents infectieux et non plus des accidents toxiques.

Dans le croup, la température est en général assez élevée ; il est rare qu'elle tombe brusquement. Le plus souvent elle descend progressivement ; mais ce n'est que vers le quatrième ou cinquième jour qu'elle se rapproche de la normale. Dans le croup plus que dans les angines, toute complication est annoncée par une élévation de la courbe thermométrique.

Action du sérum sur le pouls. — Dans les premiers jours qui suivent l'injection, le pouls est presque toujours accéléré, et il reste tel après la chute de la température pendant deux à quatre jours. Plus tard, si les complications surviennent, le pouls s'accélère avant l'élévation de la température, quelquefois il devient irrégulier : c'est toujours le présage d'une complication. Souvent, dans les intoxications, on note une température basse et un pouls élevé ; mais le pronostic est encore plus grave lorsqu'on constate une chute de la température et un pouls à 40 ou 50.

Chez les enfants, il est difficile d'étudier la tension artérielle ; chez l'adulte, on note de l'hypotension dans la convalescence des angines graves.

Action du sérum sur la respiration. — La respiration s'accélère au moment de la période fébrile qui succède à l'injection sérique ; puis, en général, il n'y a pas de modification pour les angines. Pour les croups, il importe de bien suivre les variations de la respiration ; lorsque tout va bien, la respiration diminue de fréquence ; au contraire, toute complication est annoncée par une respiration plus rapide. Dans ce cas, il ne faut pas hésiter à renouveler l'injection de sérum antidiphtérique ; de plus, comme nous l'avons déjà dit, l'injection du sérum antistreptococcique sera indiquée chez les infectés.

Action du sérum sur les symptômes locaux. — **Dysphagie.** — Chez les malades qui ont de la douleur au moment de la déglutition, on note la diminution de la dysphagie deux à trois heures après l'injection.

Engorgement ganglionnaire. — Dans les diphtéries bénignes ou moyennes, lorsque les ganglions sont durs, isolés, on note une diminution du volume, dès le lendemain de l'injection ; après quatre ou cinq jours, les ganglions sont à peine un peu plus gros qu'à l'état normal.

Dans les diphtéries graves et surtout dans celles à microbes associés, avec cou proconsulaire, engorgement douloureux des ganglions, inflammation du tissu périganglionnaire, on voit que l'œdème disparaît assez vite, la peau devient blanche et souple, mais les ganglions restent durs quelques jours encore. La douleur cesse avec l'engorgement dès la fin de la première journée. Nous avons noté assez fréquemment, dans ces angines graves, vers le quinzième jour, une augmentation des ganglions et presque toujours en même temps une poussée inflammatoire du côté des amygdales. Dans d'autres cas, nous avons relevé à la même époque un engorgement de plusieurs groupes ganglionnaires, quelquefois même un engorgement généralisé à tous les ganglions; nous étudierons ces faits avec les complications sériques.

Action du sérum sur les fausses membranes. — Comme l'action du sérum sur les fausses membranes est variable, suivant les diverses modalités de la diphtérie, nous avons décrit leurs modifications dans tous leurs détails, en étudiant chaque localisation. Rappelons que, généralement, les fausses membranes disparaissent vers le troisième jour et que la muqueuse reprend son aspect normal vers le sixième jour; toutefois, dans les diphtéries graves d'emblée ou traitées tardivement, la guérison est beaucoup plus lente.

Dans quelques cas, vers le neuvième ou dixième jour, quelquefois vers le quinzième, il y a récidive de l'angine et même réapparition d'une fausse membrane grisâtre ayant plutôt les caractères d'un enduit pultacé; presque toujours cette angine est d'origine streptococcique; elle cède au sérum antistreptococcique.

Cependant, nous avons observé, dans plusieurs cas d'angine et surtout de croup, *lorsque la dose du sérum avait été trop faible,* vers le dixième ou le quinzième jour, une réapparition de fausses membranes ayant tous les caractères diphtériques; dans ce cas, le sérum antidiphtérique est indiqué, on doit réinoculer le malade qui guérit d'ordinaire très rapidement.

Action du sérum sur les bacilles de la diphtérie. — Si l'on examine tous les jours des mucosités d'un malade ayant reçu du sérum diphtérique, on voit que les colonies diminuent et que, dans la moitié des cas, les bacilles diphtériques disparaissent lorsque la muqueuse revient à l'état normal.

Dans deux tiers des cas, la disparition est complète au quinzième jour; mais, pour un tiers des cas, les bacilles persistent malgré le sérum. Que devient la virulence des bacilles diphtériques sous l'action du sérum? On s'en rend compte en ensemençant chaque jour l'exsudat et en inoculant à des cobayes quelques-unes des colonies isolées. Au début, elles sont nombreuses et toutes virulentes, puis on en trouve de moins meurtrières qui bientôt prédominent. Elles sont constituées par des bacilles courts. Bientôt, les ensemencements fournissent de moins en moins de colonies diphtériques, le bacille disparaissant de la gorge. Cependant il arrive qu'après deux semaines on en trouve encore : dans ce cas, certains d'entre eux ont gardé leur virulence et peuvent causer de nouvelles contagions.

Pour faire disparaître les microbes persistants, on peut recourir à de grands lavages à l'eau oxygénée à 1/100, à des gargarismes avec de l'eau oxygénée à 1/10; nous avons conseillé, en outre, l'emploi de pastilles de sérum antidiphtérique qu'on laisse fondre dans la bouche, une par heure, pendant cinq à six jours.

Dopter, après les avoir employées au Val-de-Grâce, a vu que le plus souvent les bacilles disparaissent vers le cinquième jour. Personnellement nous avons eu quelques échecs chez des gens qui avaient la bouche en mauvais état, dont les gencives et les dents étaient malades, ou qui présentaient des végétations adénoïdes ; mais, avec ce traitement, on réduit considérablement le nombre des malades porteurs de bacilles.

Ces pastilles de sérum sont préparées avec du sérum antidiphtérique de chevaux ayant reçu de la toxine et des corps de microbes ; ce sérum est agglutinant. Chaque pastille contient 2 décigrammes de sérum sec ; ce qui représente 2 centimètres cubes de sérum liquide.

Il est intéressant de rechercher chaque jour ce qui se passe au niveau de la fausse membrane qui guérit et, pour faire cette étude, le mieux est de prélever, avec un tube de verre légèrement recourbé à son extrémité, un peu de mucosité, à la surface des fausses membranes. On fait ensuite des frottis sur lames, et on voit qu'au début les microbes sont libres, très peu sont englobés dans les phagocytes ; puis, lorsque la fausse membrane est sur le point de disparaître, presque tous sont dans les cellules.

Modifications des humeurs par la sérothérapie. — *Action sur le sang.* — De nombreux auteurs ont étudié les modifications du sang produites par la diphtérie et les réactions causées par le sérum ; ils cherchaient dans cette étude un moyen de suivre la marche de la maladie et de porter un pronostic.

Malheureusement on a vu que les faits le plus souvent observés comportaient de nombreuses exceptions ; nous donnerons ici les conclusions formulées par Paris (1), qui tiennent compte de tous les facteurs et sont basées sur un grand nombre d'observations.

(1) Paris, Thèse de la Faculté de Paris, 1903.

Action sur les globules blancs. — En général, on constate que la diphtérie s'accompagne d'hyperleucocytose ; dans ce cas, le sérum occasionne de l'hypoleucocytose. Dans quelques cas graves, Bize et Paris ont vu de l'hypoleucocytose et le sérum cause de l'hyperleucocytose. Dans les diphtéries bénignes, il n'y a pas de changement et le sérum n'en provoque pas ; les effets du sérum peuvent se résumer ainsi : le sérum ramène les leucocytes à leur chiffre normal.

Quant aux modifications produites dans les diverses variétés de leucocytes, Besredka signale que les enfants diphtériques en voie de guérison ont, durant douze à quinze jours, une polynucléose, tandis que celle-ci ne se produit pas chez les enfants qui, malgré le sérum, ne doivent pas guérir.

Paris signale un fait intéressant : chez tous les enfants qu'il a examinés, les polynucléaires éosinophiles avaient diminué de nombre ou même avaient disparu : leur réapparition ou leur augmentation coïncide avec le début de la guérison, et, dans deux cas graves, au moment où se produisait l'amélioration, on vit une véritable éosinophilie (6 et 8 p. 100) qui persista quarante-huit heures.

Dans les cas graves, on remarque dans le sang des myélocytes en proportion minime, 0,4 p. 100, et assez souvent des cellules de Türk.

Dans la convalescence, la leucocytose reste sensiblement normale : dans quelques cas cependant et en particulier dans certaines formes de diphtérie toxiques, après une diminution, le nombre des leucocytes augmente d'une façon notable (16 à 20000). Lorsque surviennent des accidents sériques, il y a une hyperleucocytose passagère.

Action sur les globules rouges. — Nombre. — Dans les diphtéries non traitées, il y a, en général, diminution du nombre des globules rouges (4 000 000 à 4 500 000). Après le sérum, il existe souvent une hypoglobulie dans les heures qui suivent l'injection ; mais de la dix-huitième à la vingt-quatrième heure, il y a augmentation des globules, quand le malade doit guérir, tandis que le nombre des globules reste stationnaire ou même diminué dans les cas graves.

Au moment où les malades vont quitter l'hôpital, ceux qui ont été les moins gravement atteints ont, en général, de l'hyperglobulie et dans les cas graves, de l'hypoglobulie.

Hémoglobine. — Le pourcentage de l'hémoglobine tombe avec le nombre des globules rouges et au même degré relatif ; mais la régénération de l'hémoglobine se fait plus lentement que celle des globules rouges.

Résistance globulaire. — Chez les enfants diphtériques n'ayant pas reçu de sérum, il existe une augmentation de R_1 (résistance minima, solution où commence la destruction globulaire) et une diminution légère de R_1 (solution où le sang paraît laqué), ce qui peut s'exprimer en disant qu'il y a diminution de l'étendue de résistance.

Après l'injection de sérum, si l'on examine le sang presque immédiatement, on voit que R_1 diminue, tandis que R_2 ne se modifie pas. Si l'on fait l'examen dix-huit ou vingt-quatre heures après l'injection de sérum, R_1 augmente ou reste normal, R_2 reste ce qu'il était.

Durant la convalescence, R_1 demeure augmenté et R_2 reste normal.

Action sur le sérum. — En plus des modifications globulaires que nous venons d'étudier, le sérum antidiphtérique provoque dans le sérum des malades des modifications que l'on a pu préciser. On peut d'abord déceler le sérum de cheval qui existe à l'état de forte dilution dans le sérum de l'individu s'il a reçu du sérum antidiphtérique. Enfin, dans certains cas, on constate dans le sang des malades l'apparition de précipitines : pour la technique de ces recherches, nous renvoyons le lecteur à la thèse de Lemaire (1) qui a très bien étudié la question et présenté un résumé des travaux de von Pirquet, Ascoli, Linossier et Lemoine, Marfan, Rovère et Le Play.

Modifications produites dans les urines par la sérothérapie. — Les urines sont généralement peu abondantes dans la diphtérie, et, lorsque la maladie est grave et doit se terminer par la mort malgré le sérum, l'oligurie persiste ; nous avons déjà indiqué que, dans les diphtéries très graves, le malade peut mourir de néphrite avec anurie.

Dans les diphtéries moyennes ou bénignes, avec l'amélioration générale, la quantité d'urine tend à se rapprocher de la normale.

Réaction. — L'urine reste généralement acide. René Petit dit toutefois l'avoir vue passagèrement neutre après l'inoculation.

Densité. — Les variations sont peu sensibles dans les cas bénins ; dans les cas graves, elle augmente, pour se rapprocher de la normale quand l'état s'améliore ; dans ces variations de densité, il faut toujours tenir compte de la quantité d'urine émise.

Chlorures, phosphates et urée. — Poix, qui a étudié leurs variations, conclut : que les chlorures, augmentés par l'infection diphtérique, diminuent après le sérum, que les phosphates subissent un léger accroissement après l'injection, et que l'augmentation de l'urée est constante après la sérothérapie.

D'après Heckel, il y a toujours *peptonurie* et Le Gendre signale de *l'urobilinurie*.

Albuminurie. — Le fait le plus intéressant à étudier est l'influence du sérum sur l'albuminurie.

(1) Lemaire, Thèse de Paris, 1907.

Voyons d'abord ce qui se passait avant la sérothérapie.

Tous les auteurs, et en particulier Barbier, qui a étudié spécialement la question, admettent que l'albuminurie peut être précoce ou tardive.

Pour l'albuminurie précoce, symptomatique d'une lésion toxique déjà avancée, il n'y a pas de doute, le sérum l'atténue et, si l'on intervient assez tôt, le sérum l'évite. Quand elle existe, il faut augmenter les doses de sérum et les renouveler ; de ce fait, l'albuminurie précoce est moins fréquente après la sérothérapie qu'avant la sérothérapie.

L'albuminurie tardive, pour la même raison, devrait être moins fréquente, car la sérothérapie, évitant l'intoxication générale, devrait éviter la néphrite. En réalité, c'est ce qui se passe ; mais il y a des malades atteints de diphtéries graves qui guérissent et qui presque toujours ont des albuminuries tardives. Comme ils mouraient avant la sérothérapie, le pourcentage s'en trouve augmenté. L'albuminurie se trouve aussi accrue par suite des accidents sériques qui souvent s'accompagnent d'albuminurie.

Ces deux causes font que les chiffres des malades atteints d'albuminuries précoces ou tardives sont encore très élevés. Mais, tout compte fait, il y a certainement diminution et des albuminuries précoces et des albuminuries tardives.

Ainsi les statistiques de Barbier donnaient 75 p. 100 d'albuminuries, la statistique de René Petit ne donne plus que 60 p. 100. Avant la sérothérapie, Chaillou et Martin avaient trouvé 66 p. 100 d'albuminuries précoces ou tardives, et, sur 120 enfants traités par le sérum, 54 n'ont pas d'albumine, 12 ont été albuminuriques un seul jour, 54 avaient les urines albumineuses : soit 55 p. 100. Presque toujours l'albumine a rapidement disparu ; sa persistance et son abondance ont été notées seulement dans quelques cas des plus graves.

En résumé, le sérum, par son action antitoxique, diminue le nombre des albuminuries. Cette diminution serait encore plus marquée, si elle n'était pas en partie masquée par l'existence des accidents sériques. Heureusement, ils sont en général bénins et passagers, comme nous allons le voir dans la suite.

Action du sérum sur les complications de la diphtérie. — Depuis la sérothérapie, on guérit nombre de diphtéries graves ; mais, dans ces cas, la convalescence est longue, et il survient de multiples complications. Certains auteurs ont même affirmé que le sérum en favorisait le développement. Il est bien certain que, dans les premiers temps de la sérothérapie, on lui a attribué les accidents de la convalescence ; mais on peut actuellement différencier les complications de la diphtérie simple ou associée d'avec les accidents sériques. Nous allons étudier séparément : les symptômes dus à l'intoxication diphtérique, ceux qui sont d'origine infectieuse et enfin ceux qui sont causés par le sérum lui-même.

Influence du sérum sur les complications toxiques. — **Paralysies**. — On peut dire que les paralysies seront d'autant moins fréquentes que le sérum a été donné plus près du début de la maladie. Au contraire, lorsqu'on intervient alors que les fausses membranes ont envahi les piliers, la luette, le voile du palais, on n'évite pas les paralysies.

Elles seront précoces et intéresseront surtout le voile du palais ; elles pourront être tardives et porter sur le voile du palais, sur les muscles du pharynx, sur les muscles des yeux ou des paupières, sur les intercostaux, le diaphragme, ou prendre le type paraplégique.

Tant que ces paralysies sont localisées, elles ne mettent pas la vie en danger ; mais il en est qui sont plus ou moins généralisées et s'accompagnent de troubles respiratoires ou de troubles cardiaques, qui se traduisent, soit par le ralentissement du pouls, soit par sa plus grande fréquence, ou par son inégalité ; on sait que ces symptômes sont souvent suivis de mort subite.

Presque tous les auteurs admettent que ces troubles sont dus à l'imprégnation des cellules nerveuses par la toxine diphtérique ; au début de la sérothérapie, on regardait comme impossible la guérison de ces accidents tardifs par le sérum antidiphtérique. Comby et Barbier, et à leur suite de nombreux auteurs, ont au contraire démontré l'efficacité de la sérothérapie contre ces paralysies tardives ; aussi faut-il se hâter d'injecter du sérum aux malades qui présentent des symptômes tardifs d'intoxication ; le plus souvent on les guérira plus rapidement, et en tout cas on évitera presque toujours la mort subite.

Influence du sérum sur les complications d'origine infectieuse. — Ces accidents se voient surtout chez les malades infectés qui ont des angines associées, et le microbe associé le plus fréquent est le streptocoque. On sait que ces angines, croups ou bronchites pseudo-membraneuses, se présentent avec un ensemble de symptômes qui les font reconnaître aussitôt. Les fausses membranes sont grisâtres, presque purulentes, il y a du jetage, souvent des hémorragies ; les ganglions sont très engorgés (cou proconsulaire), la fièvre est très vive. Dans ces cas, on doit donner du sérum à haute dose et renouveler l'injection jusqu'à la disparition des fausses membranes ; or, chez les malades infectés, après la disparition des fausses membranes, la gorge reste rouge, et souvent, après le septième jour, quelques points grisâtres apparaissent sur les amygdales, quelquefois même une fausse membrane se forme qui peut ne contenir que des streptocoques. Cette streptococcie, qui évolue après la diphtérie, n'était pas connue avant la sérothérapie ; car les malades, dont nous parlons, mouraient rapidement. Depuis la sérothérapie, elle est fréquente dans certaines épidémies, et alors elle s'accompagne d'adénopathies ; quelquefois même, les ganglions suppurent. On note aussi des troubles rénaux (albuminurie, anurie), de la bronchopneumonie, des troubles à distance, des arthralgies, des érythèmes à types infectieux, c'est-à-dire des placards scarlatiniformes, se localisant surtout aux jointures du côté de l'extension et s'accompagnant toujours de fièvre. Ces complications ne cèdent pas au sérum antidiphtérique ; elles sont souvent très améliorées par le sérum antistreptococcique.

Parmi tous les accidents que nous venons de signaler, nous verrons que l'albuminurie, les arthralgies, les érythèmes se rencontrent aussi dans les troubles sériques ; mais ils ont des caractères spéciaux que nous indiquerons. On comprendra sans peine que, dans les années qui ont suivi la sérothérapie, on n'ait pas fait ces distinctions, et, suivant les cas, les uns attribuaient trop aux accidents infectieux, d'autres aux accidents sériques.

Sérothérapie dans les maladies associées. — *Rougeole*. — Il est très rare de guérir un enfant qui a une diphtérie secondaire à la rougeole, surtout lorsque le larynx est envahi ; ce qui est le cas le plus fréquent. Presque toujours les enfants meurent de bronchopneumonie ; aussi est-il préférable de pratiquer des injections préventives à tous les rougeoleux qui sont soignés dans les hôpitaux.

La rougeole, survenant pendant la convalescence de la diphtérie, ne comporte un pronostic grave que si l'enfant est infecté.

Scarlatine. — Lorsqu'il y a scarlatine et diphtérie, le pronostic est toujours sérieux, car on a souvent des complications dues au streptocoque ; mais l'association scarlatine et diphtérie est loin d'être aussi grave que l'association rougeole et diphtérie. Dans la thèse de René Petit, nous trouvons, pour la scarlatine associée à la diphtérie, 3 décès sur 15 malades, tandis que, dans la rougeole associée à la diphtérie, il signale 12 décès sur 14 malades. Il faut, dans l'association scarlatine et diphtérie, une sérothérapie intensive, comme dans toute association ; mais, en plus, il ne faut pas craindre d'injecter du sérum, dès que l'on voit un exsudat pseudo-membraneux ; car, s'il est diphtérique, on aura un succès thérapeutique presque certain ; s'il n'est pas diphtérique, le malade n'aura pas en général d'aggravation de la maladie et les accidents sériques ne seront pas plus fréquents, ni plus intenses.

La diphtérie, secondaire à la *varicelle*, à la *coqueluche*, est généralement sérieuse; mais elle cède à une sérothérapie un peu plus active que dans les cas ordinaires.

Tuberculose. — Le sérum, injecté au tuberculeux, donne parfois un coup de fouet à la maladie, surtout si le malade est un tuberculeux pulmonaire en période d'activité. Chez les tuberculeux osseux ou ganglionnaires, l'injection produit une élévation de température; mais il n'y a pas de réveil de la tuberculose. Faut-il, comme on l'a conseillé, éviter d'injecter les tuberculeux qui ont une diphtérie déclarée? Nous ne le pensons pas : car alors ils mourraient de diphtérie. Peut-être, dans ces cas, si la diphtérie est bénigne, peut-on, avant l'injection, assurer son diagnostic par un examen bactériologique? Cette thèse peut se défendre; en tout cas, on peut la discuter, et le médecin doit choisir après une étude spéciale de chaque cas.

Bronchopneumonie. — Nous avons signalé cette association en étudiant le croup. Il est certain que depuis la sérothérapie elle a diminué; d'abord, parce que les croups sont moins fréquents et que les opérations sont plus rares, et surtout parce que, le tubage ayant remplacé la trachéotomie, les infections pulmonaires surviennent moins souvent. Répétons que, lorsqu'on prévoit la bronchopneumonie, il faut donner du sérum à haute dose, et renouveler l'injection de sérum antidiphtérique pendant plusieurs jours comme dans les diphtéries très graves. On se trouvera souvent très bien d'associer au traitement le sérum antistreptococcique et les bains tièdes.

Traitement local et sérothérapie. — Avant la sérothérapie, le traitement local était regardé comme très important; depuis qu'on l'applique, toute angine, traitée assez tôt, guérit sans aucun traitement local.

Les angines graves, les angines gangréneuses peuvent bénéficier d'une désinfection de la cavité buccale; mais on doit éviter tout caustique. Actuellement, nous estimons que le meilleur désinfectant est l'eau oxygénée neutre, en solution au dixième pour les simples rinçages de la bouche, en solution au centième pour les grandes irrigations.

En plus, pour détruire les toxines qui se forment au niveau des fausses membranes, nous conseillons de toucher la fausse membrane plusieurs fois par jour avec du sérum antidiphtérique. Dans le même but, on peut user de pastilles antidiphériques qu'on laisse fondre dans la bouche. Chaque pastille contient deux décigrammes de sérum sec antidiphtérique.

Complications sériques. — Pour suivre notre plan, nous devrions ici étudier les complications dues au sérum lui-même; mais il est préférable de faire une étude complète et séparée de ce qu'on appelle souvent la maladie sérique. Cette étude devant s'appuyer sur des faits étudiés à propos de la sérothérapie préventive, nous allons présenter d'abord les résultats de la sérothérapie; puis nous donnerons des indications de la sérothérapie préventive et nous finirons par les accidents sériques.

VII. — RÉSULTATS DE LA SÉROTHÉRAPIE

Pour juger la valeur d'un médicament, on se sert généralement des statistiques; mais trop souvent les chiffres mis en présence ne sont pas comparables. Fort heureusement pour la sérothérapie anti-diphtérique, nous pouvons citer des statistiques qui se passent de tout commentaire et affirment l'absolue efficacité de la méthode.

Mortalité globale. — **Statistiques du pavillon de la diphtérie à l'hôpital des Enfants-Malades.** — Nous choisissons de préférence les chiffres fournis par cet hôpital, pour la simple raison que c'est dans ce même service que MM. Roux, Yersin, Martin et Chaillou ont étudié la diphtérie avant la sérothérapie, et que nous pouvons comparer la mortalité antérieure avec les chiffres obtenus après la sérothérapie par MM. Roux, Martin, Chaillou, Sevestre et Marfan. Voici, du reste, le pourcentage obtenu :

MORTALITÉ AVANT LA SÉROTHÉRAPIE :

1890.	55,88 p. 100
1891.	52,45 —
1892.	47,64 —
1893.	48,47 —

Soit une moyenne de 51,71 p. 100.

MORTALITÉ DEPUIS LA SÉROTHÉRAPIE :

	Mortalité brute p. 100.	Mortalité réduite (1) p. 100.
1894. MM. Roux, Martin et Chaillou (février-août)	24,5	
M. Chaillou (septembre-décembre), inédit	10,0	
1895. M. Sevestre	15,14	9,35
1896. M. Sevestre	16,98	12,69
1897. M. Sevestre	17,49	10,80

(1) La mortalité brute comprend tous les décès; dans la mortalité réduite, on déduit ceux qui sont survenus moins de vingt-quatre heures après l'injection de sérum.

	Mortalité brute p. 100	Mortalité réduite p. 100
1898. M. Sevestre	17,80	12,94
1899. M. Sevestre	20,24	13,78
1900. M. Sevestre	22,18	15,29
1901. MM. Marfan et Benj. Weill	20,79	11,49
1902. MM. Marfan et Leenhardt	15,8	11,1
1903. MM. Marfan et Detot	14,2	9,0
1904. MM. Marfan et Le Play	7,6	3,47
1905. MM. Marfan et Lemaire	10,11	6,97
1906. MM. Marfan, Audouin et Brissand (1)	10,13	6,4

D'après ces chiffres, on voit que, depuis la sérothérapie, la mortalité moyenne de 51,74 p. 100 des années qui ont précédé la sérothérapie n'a jamais été atteinte, et que les nombres sont toujours inférieurs de plus de la moitié, souvent des deux tiers.

Diminution de la mortalité globale à Paris. — A Paris, le traitement a été appliqué à tous les malades des hôpitaux dès le mois d'octobre 1894. Depuis ce moment, grâce aux statistiques du Dr Bertillon, nous avons pu suivre chaque semaine la marche de la maladie, étudier sa morbidité et sa mortalité.

La simple comparaison entre la mortalité moyenne des années qui ont précédé la sérothérapie et celle des treize dernières années nous indiquera le nombre des vies qui, à Paris, ont été épargnées grâce à la sérothérapie.

De 1890 à 1894, il y a eu à Paris, chaque année, une moyenne de 1432 décès causés par la diphtérie. Depuis, nous trouvons :

	Morbidité.	Mortalité.	P. 100.
1895	4 326	427	9,7
1896	3 808	454	11,9
1897	2 735	300	10,8
1898	2 542	255	10,0
1899	3 083	333	10,0
1900	2 955	294	10,0
1901	5 081	713	14,0
1902	5 665	725	12,8
1903	4 680	393	8,4
1904	3 776	250	6,62
1905	3 071	204	6,64
1906	3 081	169	5,48
1907	3 379	221	6,54
1908	2 914	193	6,62
1909	3 033	261	8,60
1910	2 873	284	9,88

Si nous étudions les résultats de la sérothérapie dans la France

(1) Il n'a pas été publié de statistiques comparables aux précédentes depuis 1906.

entière (1), nous voyons que, pour une population de 12 700 000 individus, qui représentent l'ensemble des villes de France de plus de 5 000 habitants, il y avait avant 1894 entre 6 000 et 7 000 décès ; depuis la sérothérapie, la mortalité varie entre 1 500 et 2 200.

Il ne peut plus être question d'atténuation de la maladie ; car, en 1900, 1901 et 1902, il y a eu une épidémie très meurtrière : le pourcentage a, de ce fait, augmenté, mais, malgré tout, la mortalité a été très inférieure aux chiffres d'autrefois.

Pour mieux montrer les bienfaits de la sérothérapie, nous allons étudier séparément son influence sur les angines et sur les croups.

Action du sérum sur les angines. — Voici les chiffres que nous avons pu réunir sur la mortalité des angines, à l'hôpital des Enfants-Malades, avant la sérothérapie :

1890.................	47,30 p. 100	Soit une moyenne de
1891.................	46,64 —	33,94 p. 100.
1892.................	38,80 —	
1893.................	32,02 —	

Dans les cas traités par MM. Roux, Martin et Chaillou, la mortalité totale a été de 12 p. 100. Pendant le même temps, à l'hôpital Trousseau, elle était de 32 p. 100.

Depuis, si nous prenons les dernières statistiques publiées par M. Marfan et ses élèves, nous trouvons :

1903.................	9,09 p. 100	Soit une moyenne de
1904.................	7,67 —	10 p. 100.
1905.................	10,29 —	
1906.................	10,29 —	

Action du sérum sur les croups opérés. — Aux Enfants-Malades, avant la sérothérapie, on avait :

1890. Décès..........................	76,35 p. 100
1891. —	68,36 —
1892. —	74,60 —
1893. —	73,45 —

Soit une moyenne de 73,49 p. 100.

Dans les cas traités en 1894 par MM. Roux, Martin et Chaillou, la mortalité a été de 46 p. 100. Pendant le même temps, à l'hôpital Trousseau, la mortalité sans l'emploi du sérum était de 86 p. 100.

Durant nos six mois d'internat dans le service de M. Sevestre, nous avons eu : 75 opérés, 72 tubages, 3 trachéotomies, avec 17 morts ; soit une mortalité brute de 23,5 p. 100.

(1) Maurice Ollier, Thèse de doctorat, Paris, 1904.

Dans les dernières années, M. Marfan et ses élèves ont obtenu:

1903	21,05 p. 100
1904	12,85 —
1905	18,06 —
1906	19,02 —

Rapport entre les angines et les croups opérés. — La sérothérapie antidiphtérique diminue considérablement le nombre des interventions ; il était, pour les années 1887 à 1894, de 36 p. 100, c'est-à-dire, que pendant ces dix années, sur 100 enfants, entrés au pavillon de la diphtérie, 36 ont été opérés.

Dans les six mois de notre internat dans le service de Sevestre, le chiffre des interventions a été réduit à 14 p. 100, soit une diminution de près des deux tiers.

Toutefois cette diminution dans le nombre des interventions ne se retrouve pas toujours aussi marquée à l'hôpital ; car, depuis la sérothérapie, les médecins gardent souvent les diphtéries bénignes et n'envoient à l'hôpital que les enfants qui ont besoin d'être opérés.

Par contre, dans la clientèle, tous les médecins de Paris reconnaissent que la sérothérapie, qui, dans ce cas, est le plus souvent hâtive, a presque totalement supprimé le croup et par suite les interventions.

Modification des statistiques suivant l'âge. — Il est impossible d'établir une comparaison entre les différentes statistiques publiées, si l'on ne tient pas compte de l'âge des personnes traitées ; car la diphtérie des adultes et des grands enfants, qui peut être facilement traitée dès l'apparition des premiers symptômes, guérit bien plus souvent que la diphtérie des jeunes enfants qu'on ne diagnostique très souvent qu'au moment de l'apparition des symptômes graves.

Enfants du premier âge. — Roger (1), dans ses statistiques, a séparé des autres enfants ceux qui étaient âgés de moins de deux ans, et, sur 35 malades, il note 14 décès, soit une mortalité de 40 p. 100.

Nous avons eu (2) 97 malades avec 29 décès, 12 en moins de vingt-quatre heures, 17 en plus de vingt-quatre heures, ce qui nous donne une mortalité globale de 29,89 p. 100 et une mortalité réduite de 20 p. 100.

Si nous prenons les chiffres donnés par M. Marfan et ses élèves pour les quatre dernières années, on retrouve aussi cette grande

---

(1) Bocra, Les maladies infectieuses, Paris, 1902.
(2) *Soc. méd. des hôpitaux*, 1904, p. 527-550.

mortalité dans les deux premières années de la vie ; mais ce ne sont pas les enfants qui ont simplement de l'angine qui la produisent, ce sont les enfants qui ont du croup et chez eux, malgré le sérum, nous trouvons des mortalités de 20 à 26 p. 100 ; tandis que, pour les enfants de deux à quinze ans, on ne trouve plus que 10 à 15 p. 100.

Deuxième enfance. — Dans notre statistique, nous avons, parmi les enfants de deux à quinze ans, 230 malades avec 14 décès, soit une mortalité globale de 7,39 p. 100.

Quand on voit la grande différence entre 7,39, mortalité pour la deuxième enfance, et 28,89, mortalité du premier âge, on comprend comment les statistiques hospitalières peuvent être si différentes suivant qu'on a reçu dans le service un plus ou moins grand nombre d'enfants de moins de deux ans. Dans les statistiques, il est important de séparer nettement ces deux périodes de l'enfance.

Adultes. — La mortalité de la diphtérie est encore moins considérable, quand il s'agit des adultes. Sur 116 malades, âgés de plus de quinze ans, nous avons eu seulement 4 morts : ce qui donne une mortalité de 3,45 p. 100.

Modification des résultats suivant la classification. — Pour rendre les statistiques comparables, M. Marfan a proposé une classification dans laquelle il tient compte de l'âge, des localisations et des formes de la diphtérie.

Pour les **angines**, il étudie : les communes, les submalignes, les malignes, les lacunaires, les exsudats indéterminés ;

Pour les **croups**, il classe séparément les croups tubés, les croups tubés et trachéotomisés, les croups trachéotomisés.

La tentative de M. Marfan mériterait d'être suivie par tous ceux qui exposent les résultats de la sérothérapie. Toutefois nous regrettons que M. Marfan ne tienne pas compte du moment de l'intervention pour les angines. Nous avons montré combien les résultats étaient différents suivant que la sérothérapie est hâtive ou tardive, et nous proposerons les divisions suivantes pour les angines, en tenant compte de l'âge : A = de 0 à 2 ans, B = de 2 à 15 ans, C = adultes. Nous grouperions dans un premier tableau les angines traitées dans les premières quarante-huit heures de la maladie.

Ces angines sont : 1° bénignes ; ou 2° graves d'emblée.

Après quarante-huit heures, les angines sont : 1° localisées bénignes ; 2° ordinaires ou submalignes ; 3° graves.

Dans ce dernier cas, la gravité peut tenir, soit :

a) A une forme d'emblée envahissante ;

b) A une forme associée ;

c) A une forme ordinaire traitée tardivement.

C'est à peu de chose près les divisions adoptées par M. Marfan. Nous croyons cependant être plus près de la réalité.

VIII. — SÉROTHÉRAPIE PRÉVENTIVE

Dès les débuts de la sérothérapie, on s'est servi des injections de sérum antidiphtérique pour immuniser les enfants qui étaient reçus par erreur au pavillon de la diphtérie. Déjà même, à l'ancien hôpital Trousseau, plusieurs enfants, frères et sœurs de malades, recevaient en 1894 des injections préventives de 10 centimètres cubes de sérum antidiphtérique, et les injections préventives auraient conquis droit de cité en même temps que le sérum curatif sans la publication de plusieurs cas de mort attribués au sérum. Depuis, on a reconnu que les cas publiés pouvaient être discutés, qu'ils n'avaient rien d'absolument probant, et les injections préventives de sérum ont été préconisées par la Société de pédiatrie, et Sevestre, à l'Académie de médecine, a précisé leur mode d'emploi et leurs indications. On trouvera tous les détails historiques dans le rapport présenté au Congrès d'hygiène de 1903, à Bruxelles, par Netter.

Voici les propositions qui ont été votées le 28 avril 1902 par l'Académie de médecine :

1° Les injections préventives de sérum, à la dose de 5 ou au plus de 10 centimètres cubes, ont une action manifeste ; elles produisent l'immunisation chez les enfants exposés à contracter la diphtérie. Elles n'ont jamais donné lieu à des accidents sérieux et produisent tout au plus, dans un certain nombre de cas, des éruptions passagères, plus rarement encore quelques douleurs articulaires. Malheureusement la période d'immunisation n'a qu'une durée peu prolongée, trois ou quatre semaines au plus. Dans des cas rares, malgré l'injection, la diphtérie est survenue ; elle était particulièrement bénigne ;

2° Les injections de sérum sont particulièrement indiquées dans les familles où s'est développé un cas de diphtérie, pour préserver de la contagion les autres enfants ;

3° Les injections préventives sont également indiquées pour les enfants appartenant à une agglomération (école, crèche, salle d'hôpital) dans laquelle a été signalé un cas de diphtérie ;

4° Même en l'absence d'un cas de diphtérie constatée, elles peuvent être indiquées dans certaines conditions spéciales (services de rougeole, de scarlatine). Toutefois, pour la rougeole, l'action préventive paraît moins certaine, les doses de sérum doivent être plus fortes et plus souvent répétées ;

5° La pratique des injections préventives ne dispense nullement des autres mesures prophylactiques : désinfection et isolement, mais elle les rend à la fois plus faciles et plus efficaces.

Injections préventives suivant l'âge. — Nous n'avons pas beaucoup à ajouter aux instructions de l'Académie de médecine. Nous dirons cependant que la sérothérapie préventive est surtout utile aux enfants et particulièrement aux très jeunes enfants. On peut sans inconvénient injecter 5 centimètres cubes à des nouveau-nés.

Ce serait une grande faute de ne pas injecter des enfants de moins de deux ans, qui sont dans des milieux contaminés ; car, si ces enfants viennent à contracter la diphtérie, très rapidement ils ont du croup et de la bronchopneumonie, et leur guérison est très difficile à obtenir ; on leur donnera 10 centimètres cubes.

Pour les enfants de deux à quinze ans, on donnera 10 centimètres cubes.

Pour les adultes, la même dose est généralement suffisante. Nous conseillons toutefois de ne pas abuser pour eux des injections préventives, car les accidents sériques sont souvent sérieux ; on peut éviter dans bien des cas l'injection préventive, en surveillant les malades et en faisant l'examen bactériologique.

Pour plus de précision, entrons dans quelques détails. Il existe dans une famille un cas de diphtérie bénigne qui a été isolé dès le début de la maladie ; il y a des enfants au-dessous de cinq ans et d'autres au-dessus de cinq ans. Que faut-il faire ? En pareil cas, nous injecterons préventivement tous les enfants de moins de cinq ans, et nous surveillerons matin et soir la gorge des enfants plus âgés et des adultes.

Voici, au contraire, un autre exemple où nous avons injecté petits et grands : une mère contracte la diphtérie loin de tout centre médical et pendant trois jours vit avec ses enfants sans prendre aucune précaution, car elle croyait avoir une simple angine. Comme il n'y avait eu aucun isolement, que le médecin le plus rapproché était à 12 kilomètres, nous avons injecté du sérum à toute la famille.

Lorsque la diphtérie revêt un caractère de malignité particulière et aussi en temps d'épidémie, on pourra user des injections préventives largement, inoculer tous les enfants de moins de quinze ans, et les adultes. En résumé, le médecin ne doit pas adopter une règle absolue ; il ne doit pas y avoir des partisans absolus de l'injection préventive ou des médecins qui la rejettent. Le bon praticien, pour mériter la confiance des familles, doit raisonner suivant les cas, suivant le moment ; car, s'il faut éviter la diphtérie, il faut aussi ne pas aller au-devant des accidents sériques lorsqu'on peut éviter et la diphtérie et les accidents.

Dans un exemple qui nous est personnel, nous nous sommes servi du diagnostic bactériologique pour éviter la propagation de la diphtérie. Voici les faits.

En 1903, aux environs de Pâques, nous recevons à l'hôpital Pasteur un jeune homme qui, atteint d'une angine diphtérique très grave, succombe rapidement. Il était employé dans une grande maison de commerce où les employés sont nourris et logés. Deux jours après, le voisin de lit du malade entre à l'hôpital avec une diphtérie sérieuse dont il guérit.

Nous croyons de notre devoir de prévenir aussitôt le médecin traitant et nous lui proposons d'examiner la gorge et d'ensemencer les mucus amygdaliens de tous les jeunes gens qui ont été en contact avec nos deux malades. Ces jeunes gens étaient en pleine période de travail ; il était difficile de proposer une injection préventive qui aurait pu, en raison des accidents sériques possibles, les rendre indisponibles un ou deux jours.

Nous avons donc examiné tous ces suspects et nous n'avons pas trouvé d'exsudats. Quelques-uns avaient seulement la gorge un peu rouge ; tous ont été ensemencés. Sur soixante environ, un seul donna une culture positive ; le tube de sérum était recouvert de nombreuses colonies typiques d'un bacille ayant tous les caractères du diphtérique. Quatre autres sujets fournissent une ou deux colonies, d'un bacille court et gros.

Nous fîmes venir immédiatement le jeune homme aux nombreuses colonies et nous trouvâmes que, sans présenter de fausses membranes, il avait une gorge très rouge, les amygdales un peu grosses, un début d'adénopathie et de la fièvre.

Ce malade fut hospitalisé et injecté avec du sérum antidiphtérique : fait très intéressant, c'était le deuxième voisin de lit du malade qui avait succombé.

Il guérit rapidement ; mais il était bien en puissance de diphtérie, contagieux par conséquent, car ses bacilles, étudiés expérimentalement, tuèrent le cobaye en trente-six heures avec toutes les lésions qui caractérisent l'intoxication diphtérique.

Prophylaxie dans les écoles. — L'exemple que nous venons de citer peut s'appliquer à la prophylaxie des agglomérations comme les casernes, les collèges, où les enfants sont déjà âgés ; mais nous ne la conseillons pas pour les écoles où les enfants sont plus jeunes. Ici, nous pensons que le mieux est d'employer l'injection préventive de tous les élèves, et les médecins qui ont suivi cette pratique en ont obtenu de bons résultats. A propos de la prophylaxie de la diphtérie dans les écoles, nous ne saurions trop protester contre le licenciement des classes quand survient un premier cas de diphtérie. Le licenciement ne conduit pas du tout à la prophylaxie de la maladie; car, au lieu de se réunir en classe, les enfants se retrouvent sur les places, dans les cours des usines où vont leurs parents, dans les églises, ou les temples et, faute grave, on ne peut plus les surveiller, on ne peut plus savoir s'ils sont malades ou non. Lors de l'épidémie de Privas, nous voulûmes pratiquer des injections hâtives, pour éviter la grande mortalité de l'épidémie; or, le plus difficile fut de dépister les cas et, malgré le zèle de nombreuses mères de famille, malgré la bonne volonté de toutes les autorités départementales et municipales, malgré le dévouement des médecins, nous n'arrivâmes à être renseignés que lorsque les écoles furent réouvertes.

Quand une école est fermée, il faut demander sa réouverture, car alors on peut examiner les enfants tous les matins, on peut constater les absences et, par une enquête rapide savoir s'ils souffrent d'une angine, ou s'ils ont une autre raison pour ne pas venir en classe.

Prophylaxie dans les hôpitaux. — Rougeoleux. — Quand dans un service d'enfants, se produit un cas de diphtérie, il est utile d'inoculer préventivement tous les malades de la salle; en plus, il y a des cas où il est préférable d'injecter préventivement tous les enfants qui entrent, par exemple, dans les services de douteux où constamment se trouvent des malades atteints de diphtérie; enfin ces injections préventives doivent surtout être pratiquées dans les services de rougeoleux. Dans les hôpitaux, et surtout chez les rougeoleux, l'injection préventive, pour être efficace, sera de 10 centimètres cubes au moins; on aura de meilleurs résultats avec 20 centimètres cubes et, de plus, il faut renouveler ces injections toutes les trois semaines. C'est pour n'avoir pas pris ces précautions qu'on a supposé que les injections préventives étaient moins efficaces dans la rougeole; ce n'est vrai que si on se contente de faibles doses.

Immunité conférée par les injections. — Les injections préventives, tout en conférant l'immunité immédiatement, n'empêchent pas toujours l'évolution locale de la diphtérie. Voici dans quel cas : on injecte du sérum à un suspect, sa gorge est ou n'est pas rouge, on ne voit pas de fausses membranes au moment de l'injection; le lendemain, quand on revoit le malade, on est surpris de trouver des fausses membranes; il se passe ce que nous avons déjà indiqué : l'exsudat, peu visible au moment de l'injection, devient apparent par suite du gonflement et du changement de couleur de la fausse membrane. Nous n'avons remarqué cela que durant les premières heures qui suivent l'injection; en réalité, on a fait une injection préventive à une diphtérie en évolution. Quand on s'en aperçoit, il faut réinjecter du sérum pour compléter la dose préventive insuffisante et, le plus souvent après quarante-huit heures, la muqueuse reprend son aspect normal.

La durée de l'immunité conférée par le sérum est variable suivant les sujets. Pour fixer le temps de vaccination, on s'est basé sur l'observation qui montre que les sujets exposés à la contamination conservent l'immunité trois semaines environ ; d'autre part, si l'on examine le sang des individus qui reçoivent du sérum de cheval, on voit que l'on peut déceler la présence du sérum et étudier ce qui se passe. Lemaire (1) s'exprime ainsi : « Ce sérum étranger apparaît dans le torrent circulatoire dès les premières heures ; il est alors à l'état de traces. Il augmente rapidement et est abondant, au bout de vingt-quatre heures. Ce sérum de cheval est décelable dans le sang de l'enfant pendant un temps variable. Sa présence a une durée minima de dix jours, une durée maxima de cinquante jours. C'est à peu près dans les mêmes limites que varie la durée de l'immunité conférée par une injection préventive de sérum antidiphtérique.

Quand un sujet qui a reçu une injection préventive de sérum est atteint de diphtérie, l'immunité ayant cessé, on remarque qu'il a presque toujours une diphtérie bénigne. Il semble que l'action préservatrice, n'étant plus suffisante pour conférer une immunité absolue, se traduit néanmoins par une plus grande bénignité de la maladie.

Innocuité des injections. — On sait bien aujourd'hui que toute injection de sérum peut être suivie d'accidents sériques ; mais, ce qui importe dans la pratique, c'est de savoir si les risques sont assez importants pour contre-indiquer la sérothérapie préventive. Dans le pourcentage des accidents, plusieurs facteurs entrent en jeu. Il y a d'abord l'âge des inoculés : la sérothérapie s'accompagne d'accidents surtout chez les adultes, les enfants sont presque toujours indemnes.

Il y a ensuite l'état antérieur des sujets ; on voit des accidents plus souvent chez des individus qui ont eu des maladies antérieures, chez les rhumatisants, les goutteux, si bien qu'on pourrait supposer qu'il en est ainsi parce que les reins éliminent mal les poisons contenus dans le sérum. Cette hypothèse est vraie, mais en partie seulement ; car nous avons pu injecter bien souvent du sérum à des personnes qui avaient une néphrite chronique avec albuminurie chronique ou transitoire, et qui n'ont pas eu d'accidents sériques.

Les accidents sont plus nombreux et plus sérieux chez les personnes infectées, qu'il s'agisse d'enfants ou de grandes personnes ;

____

(1) Lemaire, Thèse de doctorat, Paris, 1907

ainsi l'on comptera plus d'accidents chez les enfants d'une salle d'hôpital que chez les enfants d'une école.

De même, tous les observateurs ont remarqué qu'il existait un grand nombre d'accidents sériques chez les malades qui sont soignés pour des angines ou des laryngites non diphtériques.

Tous ces facteurs étant très variables, on comprend que les pourcentages des accidents soient très différents et que des auteurs signalent 1 ou 2 p. 100, tandis que d'autres trouvent jusqu'à 31 p. 100.

Quelle que soit leur fréquence, ils sont généralement passagers et peu importants, et ne contre-indiquent pas la sérothérapie préventive chez l'enfant. Ils peuvent être plus sérieux chez l'adulte ; aussi conseillons-nous de ne pas user inconsidérément de la sérothérapie préventive pour les grandes personnes, la réservant aux diphtéries familiales graves ou épidémiques.

Dans les accidents, les plus fréquents sont les érythèmes, surtout les urticaires ; par contre, l'albuminurie est plus rare, puisque, sur 422 injections, Adams, après avoir recherché systématiquement les effets du sérum sur le rein, ne trouve pas d'albuminurie. Dans d'autres statistiques, on signale l'albumine dans 1, 2 ou 3 p. 100 des cas ; mais, lorsqu'elle existe, elle dure un ou deux jours et disparaît.

Nous avons signalé en étudiant la sérothérapie, que, lorsque la diphtérie était associée à la tuberculose, le sérum était moins bien toléré par les tuberculeux en activité ; aussi croyons-nous qu'il est préférable d'éviter les injections préventives aux tuberculeux.

IX. — ACCIDENTS SÉRIQUES

Toxicité du sérum de cheval. — Tous les expérimentateurs qui ont étudié les propriétés des sérums reconnaissent qu'ils sont toxiques et qu'ils tuent les animaux de laboratoire quand on les inocule, soit dans le péritoine, soit dans les veines, soit dans le cerveau. Mais, parmi tous les sérums, celui de cheval est des moins nocifs ; c'est une des raisons qui l'ont fait choisir pour la sérothérapie.

La toxicité du sérum se manifeste le plus ordinairement chez l'homme par une série d'accidents que l'on distingue en précoces et tardifs.

Nous allons d'abord décrire les accidents qui peuvent se manifester à la suite des injections sériques ; nous verrons ensuite quelles sont les hypothèses qui peuvent être émises pour les expliquer.

Accidents précoces. — Ils sont locaux ou généraux.

Lorsqu'on inocule du sérum, il arrive que presque instantanément, au point d'inoculation, il y a de l'œdème qui s'accompagne de douleur et parfois de rougeur.

Chez certains sujets particulièrement sensibles, l'œdème peut envahir toute la moitié de l'abdomen, du côté de la piqûre.

Ces symptômes locaux existent assez rarement chez les gens qui n'ont pas encore reçu d'injection de sérum; ils sont, au contraire, assez fréquents chez ceux qui ont reçu du sérum antérieurement; mais, même chez ces individus, ils ne sont pas constants.

Lorsque les symptômes locaux existent, il y a toujours des phénomènes généraux qui les accompagnent. Dans les cas sérieux, on a noté des nausées et même des vomissements, des troubles circulatoires se traduisant par un pouls petit et rapide, des troubles respiratoires, des phénomènes de dyspnée, des signes d'angoisse et de suffocation, enfin des symptômes nerveux se traduisant par des douleurs généralisées (myalgies, arthralgies), par une sensation de grande fatigue, de grande dépression. Ces symptômes généraux graves ne se voient pas en général chez l'enfant: ils sont très rares chez l'adulte; ils sont surtout fréquents chez les gens qui ont reçu du sérum antérieurement et qui sont sensibilisés vis-à-vis des produits toxiques du sérum; ils sont dus à l'anaphylaxie. Nous verrons plus tard comment on les explique.

A côté de ces symptômes graves qui sont très rares, nous le répétons, on note souvent de l'agitation, de la fièvre, de la courbature; ces symptômes généraux apparaissent en général vers la quatrième ou sixième heure qui suit l'injection, et ils disparaissent très rapidement, quelquefois après une ou deux heures, d'autres fois ils persistent six ou huit heures.

Nous ne rangerons pas dans les accidents sériques les abcès qui peuvent se développer au point d'inoculation: ce sont des accidents d'ordre septique qui compliquent toute injection sous-cutanée. Il suffit de prendre les précautions antiseptiques d'usage pour les éviter; ils ne sont pas plus fréquents avec les injections de sérum.

Accidents tardifs. — Ces complications apparaissent du cinquième au vingtième jour après l'injection de sérum. Le plus souvent on note des éruptions, quelquefois des douleurs musculaires, des douleurs articulaires: ces accidents peuvent s'accompagner de fièvre et de symptômes généraux. Il y a aussi des troubles dans les sécrétions: nous allons les étudier séparément.

Fréquence des accidents tardifs. — En France, quand on consulte les différentes statistiques, on voit que les accidents sériques existent en moyenne dans 14 p. 100 des cas.

Ils sont relativement rares chez les enfants bien portants, inoculés préventivement, puisqu'ils ne s'observent que dans 3 à 5 p. 100 des cas.

Ils sont plus fréquents chez les enfants infectés, par exemple chez ceux atteints d'angines non diphtériques inoculés par erreur. Les très jeunes enfants y sont peu sujets : les adultes, par contre, ont des accidents plus fréquents et plus graves.

Exanthèmes. — La complication sérique la plus fréquente est sans contredit l'exanthème ; on lui décrit plusieurs variétés. Nous les passerons successivement en revue ; mais auparavant étudions quelques points qui sont communs à toutes les éruptions sériques.

Date d'apparition des exanthèmes. — C'est presque toujours aux environs du dixième jour qu'ils apparaissent, et ils se développent généralement en une seule journée.

Il y a toutefois des érythèmes apparaissant vers le cinquième jour, et, chose curieuse, ils peuvent, quand ils sont si précoces, disparaître, et on voit une deuxième éruption vers le quinzième jour. Il y a aussi des érythèmes tardifs survenant entre le quinzième et le vingtième jour.

Lieux d'élection. — Il est fréquent de noter le début de l'éruption au niveau même de la piqûre. Quand il en est ainsi, l'éruption reste souvent localisée quelques heures en ce point : ce n'est que plus tard qu'elle se généralise. Assez souvent, l'éruption est d'emblée généralisée.

Énanthèmes. — Ces éruptions s'accompagnent souvent d'une inflammation des muqueuses : par exemple, il y a de l'angine, il y a de la laryngite, quelquefois de l'entérite avec diarrhée, et, dans quelques cas, la muqueuse de la vulve peut s'enflammer. Les séreuses sont rarement atteintes.

Variétés éruptives. — Urticaire. — Pour tous les auteurs, l'éruption la plus fréquente est l'urticaire ; presque toujours elle est précédée ou accompagnée de prurit. L'urticaire peut être fébrile ou non.

L'éruption est caractérisée par des plaques larges, saillantes, rouges sur leur bord, blanches et boursouflées au centre pendant un temps souvent très court ; elles s'étendent par leur périphérie, formant ainsi sur le pourtour une zone rouge circinée.

L'urticaire peut se localiser sur toutes les parties du corps : sur le cuir chevelu, aux mains, aux pieds où il produit des démangeaisons très désagréables.

C'est certainement l'éruption qui s'accompagne le plus souvent d'énanthème. Presque toujours la durée de cette éruption ne dépasse pas quarante-huit heures ; il est rare de la voir persister trois jours.

ÉRYTHÈME MARGINÉ ABERRANT. — Il a été décrit ainsi par Marfan et Lemaire (1) : « Il débute par une macule rouge ; cette macule s'élargit, et son centre blanchit si bien que l'élément éruptif prend la forme d'une couronne, d'un anneau. Les couronnes ainsi formées se fusionnent entre elles par leur bord, se brisent ; l'éruption prend un caractère polycyclique et dessine une série d'arabesques entre-croisées. Cet érythème peut, à sa phase maculeuse, avoir tous les caractères d'un érythème morbilliforme et simuler une rougeole. Il peut enfin succéder à une urticaire. »

D'après les auteurs eux-mêmes, l'érythème marginé aberrant est très voisin des urticaires avec lesquelles il a dû être souvent confondu ; il est manifestement sérique.

Par contre, les érythèmes polymorphes se localisant de préférence aux jointures du côté de l'extension, l'érythème rubéoliforme, l'érythème scarlatiniforme sont presque toujours d'origine infectieuse. Nous ne voulons pas dire que le sérum ne favorise pas leur développement ; nous prétendons simplement qu'ils ne se voient pas chez des sujets sains et bien portants.

Autre fait intéressant, à l'hôpital Pasteur où tous nos malades sont isolés, nous avons surtout des éruptions ortiées ou marginées aberrantes ; chez les infectés seuls, nous notons les polymorphes, les rubéoliformes ou les scarlatiniformes.

Marfan pense même que les érythèmes scarlatiniformes sont souvent des scarlatines modifiées.

Dans leur mémoire sur la sérothérapie, MM. Roux, Martin et Chaillou avaient nettement attribué les érythèmes rubéoliformes et scarlatiniformes à la contagion. Ils traduisaient ce qu'ils avaient vu souvent au pavillon de la diphtérie, où, après une désinfection des locaux, on restait trois semaines, un mois, sans voir d'autres éruptions que les éruptions ortiées ; puis survenait une rougeole, une scarlatine qui infestait la salle, et, dès ce moment, on voyait réapparaître les éruptions rubéoliformes et scarlatiniformes.

En résumé, chez les convalescents de diphtérie, on voit des érythèmes ortiés et marginés aberrants qui sont d'origine sérique, des érythèmes infectieux, et aussi des rougeoles et des scarlatines dont les éléments éruptifs peuvent être plus ou moins modifiés.

Phénomènes généraux qui accompagnent les accidents sériques. — Au début de la sérothérapie, on avait classé les accidents

<hr>

(1) MARFAN et LEMAIRE, L'érythème marginé aberrant (*Revue mensuelle des maladies de l'Enfance*, janvier 1907).

sériques en fébriles et apyrétiques, et l'on attribuait généralement les fébriles aux complications streptococciques, les non fébriles aux accidents sériques. Il faut reconnaître que, si les érythèmes polymorphes rubéoliformes et scarlatiniformes s'accompagnent presque toujours d'une élévation de température, les érythèmes ortiés et marginés aberrants, s'ils sont très développés, peuvent aussi donner la fièvre ; mais ils évoluent souvent sans température.

Presque toujours cependant, ils sont précédés par une période d'excitation et de malaise ; quelquefois il peut y avoir, même dans les cas bénins, un peu d'irrégularité du pouls. Ceci est très important à connaître, car bien des accidents toxiques débutent ainsi ; or, si l'on a affaire à un accident toxique, il faut redonner du sérum ; si c'est une urticaire qui commence, on doit s'abstenir. Dans les accidents sériques, le malade est excité, son faciès est souvent vultueux, son pouls, quoique irrégulier, est plein, bondissant ; dans les complications toxiques, le pouls est petit, filant, irrégulier, en hypotension, le faciès est pâle, et souvent il y a des paralysies prémonitoires d'accidents plus graves.

Arthropathies. — Myalgies. — C'est beaucoup plus rarement qu'on voit les douleurs articulaires et musculaires comme complication des injections de sérum. Cela se rencontre surtout chez les grands enfants et chez l'adulte, et ces douleurs coïncident souvent avec l'éruption.

Ces arthralgies sont généralement passagères comme les éruptions ; elles sont polyarticulaires et symétriques.

Ces deux caractères les différencient des arthrites qu'on peut rencontrer comme complications infectieuses de la convalescence de la diphtérie. Ces arthrites, qui avaient été notées avant la sérothérapie, sont souvent monoarticulaires ; en tout cas, elles sont plus marquées sur un groupe d'articulations, elles durent longtemps et peuvent même suppurer.

Le sérum ne les produit pas et, comme elles ne sont pas plus fréquentes depuis la sérothérapie, le sérum ne favorise pas leur développement.

Engorgement ganglionnaire. — En même temps que l'éruption, on voit souvent de l'engorgement ganglionnaire, quelquefois simplement localisé aux ganglions sous-maxillaires ; il coïncide alors avec une angine que nous avons décrite en parlant des accidents infectieux de la diphtérie. D'autres fois, on peut voir une tuméfaction généralisée des ganglions, et c'est le plus souvent chez des gens infectés, chez des rougeoleux, chez des varicelleux dont les muqueuses et la peau sont envahies par des microbes de la suppuration. Le cas le plus typique que nous ayons vu s'est trouvé chez un étudiant qui avait une blennorragie à l'état aigu ; il eut, dix jours après l'injection de sérum, de violentes douleurs musculaires et en même temps un engorgement de tous les ganglions. Le sérum peut favoriser cette complication, mais ne la provoque pas chez les individus sains.

Pathogénie des accidents. — Les accidents sériques ont été constatés dès les premières applications de la sérothérapie ; mais, pendant longtemps, il n'a pas été possible de les expliquer.

Dans ces dernières années, les nombreuses recherches expérimentales, pratiquées sur les cobayes ou les lapins, ont permis d'étudier divers phénomènes que nous allons d'abord exposer ; nous verrons ensuite comment ils peuvent expliquer les accidents sériques (1).

Phénomène de Théobald Smith. — Les cobayes qui ont servi au dosage des sérums, qui, par conséquent, ont reçu de faibles doses de sérum, présentent des accidents graves si on les réinjecte douze jours après avec un sérum de même espèce animale, soit dans le péritoine, soit dans les veines, soit dans le cerveau ; ces accidents ne se produisent pas avec le sérum d'un animal d'une autre espèce.

Les cobayes sont sensibilisés par une première injection de sérum, et les faits observés rappellent ce que Richet et Portier (2) ont obtenu avec le poison des tentacules d'actinie. Rappelons leurs expériences en quelques mots : un chien reçoit une première injection d'une dose non mortelle de poison actinien, cet animal résiste et son état général reste bon. Au bout d'un certain temps, on pratique une nouvelle injection avec une faible dose. Elle entraîne la mort du chien en quelques heures.

Richet explique cet effet foudroyant par la « propriété curieuse que possèdent certains poisons d'augmenter au lieu de diminuer la sensibilité de l'organisme à leur action ». Cette sensibilité croissante des organismes à des doses successives de poison, Richet l'appelle *anaphylaxie* (de ανα = en arrière, et φυλαξις = protection) (3).

Cette hypersensibilité apparaît seulement quelques jours après l'injection ; elle persiste très longtemps. Avec le sérum on obtient les mêmes résultats chez le cobaye.

Rosenau et Anderson, Otto, Besredka et Mlle Steinhardt (4) ont étudié ces phénomènes d'anaphylaxie sérique, et ils ont montré que

(1) Cette question est étudiée complètement dans le remarquable travail de M. Nicolle et G. Abt, auquel nous ferons de nombreux emprunts (*Annales de l'Institut Pasteur*, 1908).
(2) *Société de Biologie*, 15 février 1908.
(3) Voy. l'article de M. Besredka, Anaphylaxie et antianaphylaxie, dans ce volume.
(4) *Annales de l'Institut Pasteur*, 1907.

les cobayes qui ont servi au dosage du sérum antidiphtérique et tous les animaux qui reçoivent une petite dose de sérum de cheval sont sensibilisés après douze ou quinze jours. Si on leur injecte du sérum, ils succombent dans la proportion de 25 à 50 p. 100, lorsque l'injection est faite dans le péritoine; ils meurent toujours, lorsqu'on injecte une dose suffisante dans le cerveau ou dans les veines.

De plus, Besredka et Mlle Steinhardt ont montré qu'une injection de sérum de cheval dans le péritoine ou dans le cerveau, faite avant l'expiration du délai de douze jours, est inoffensive; elle est de plus vaccinante et l'animal n'est plus sensibilisé.

Phénomène d'Arthus. — Dans le phénomène de Theobald Smith, on sensibilise l'animal avec une dose faible de sérum, injectée en une seule fois. Arthus (1) a étudié chez le lapin l'effet de l'injection sous-cutanée de doses répétées, et il a noté d'abord des réactions locales et, après plusieurs injections, la mort par cachexie.

Maladie sérique. — Chez l'homme, ce que l'on observe le plus souvent, c'est ce que von Pirquet et Schick ont appelé la maladie sérique. Nous en avons décrit les symptômes; voyons comment on peut les expliquer.

Chez un individu qui reçoit pour la première fois du sérum, les accidents apparaissent du cinquième au quinzième jour. Il est naturel de penser que ces accidents relèvent de la présence de poisons sériques et que le temps d'incubation est justement le temps nécessaire à la formation des anticorps. Il est tout indiqué de les rechercher dans le sang des individus qui souffrent d'accidents sériques, dans le sang des animaux sensibilisés; nous allons exposer rapidement les résultats de ces recherches.

Étude des précipitines. — La présence des précipitines a été étudiée par von Dungern, von Pirquet et Schick, Hamburger et Moro, Francioni, Marfan, Le Play et Lemaire (2), Widal et Rostaine. Voici les faits importants qui se dégagent de leurs travaux : Quand on injecte à un lapin le sérum d'un autre animal, on voit apparaître entre le septième et le dixième jour après l'injection dans le sang du lapin des précipitines qui se manifestent en produisant un précipité lorsqu'on mélange du sérum de lapin avec le sérum qui a servi pour l'injection. Si, chez le même animal, on répète l'injection de sérum, les précipitines réapparaissent après un temps d'incubation moindre, et l'incubation est encore raccourcie après une troisième injection.

Chez l'homme qui reçoit du sérum antidiphtérique, par conséquent du sérum de cheval, on ne voit pas toujours apparaître les précipi-

---

(1) *Société de Biologie*, 16 juin 1903.
(2) On trouve tous les détails de la question dans la thèse de Lemaire, Paris, 1906.

tines ; mais, quand elles apparaissent, elles semblent suivre les mêmes accélérations que chez le lapin lorsqu'on renouvelle les injections.

Si l'on étudie le sérum de plusieurs malades qui ont reçu des injections de sérum de cheval, on voit que les précipitines n'existent pas s'il n'y a pas d'accidents sériques ; par contre, si les accidents sériques sont intenses, on trouve toujours des précipitines.

Le fait est admis par tous les auteurs. Quant à la relation entre les précipitines et les accidents sériques, il y a encore discussion.

Pour Hamburger et Moro, il se passerait dans les vaisseaux capillaires ce que l'on constate *in vitro* : les précipitines amèneraient la coagulation du sérum en circulation dans l'organisme, et de petites thromboses se formeraient qui troubleraient la circulation de la peau et détermineraient l'éruption.

Cette explication, admise par Marfan et Le Play (1), a été critiquée par Widal et Rostaine (2), qui ont inoculé à l'homme un sérum très précipitant pour le sérum humain, et 7 malades sur 9 ne présentèrent pas trace d'éruption après l'inoculation intraveineuse de sérum contenant des précipitines.

L'étude des précipitines nous conduit à établir des relations entre la présence de ces anticorps et la disparition de l'immunité. Nous pouvons comprendre comment la durée de l'immunité est si variable, car, chez les enfants qui ont des accidents sériques, elle cesse vers la deuxième semaine, tandis que, chez ceux qui n'ont pas d'accidents, et, par suite, n'ont pas de précipitine, le sérum hétérogène reste dans le sang plusieurs semaines ; en conséquence, l'immunité passive peut persister très longtemps.

L'étude des précipitines conduit Marfan et ses élèves à d'autres constatations intéressantes. Dans les accidents sériques, ils voient que les uns s'accompagnent toujours de précipitine dans le sang ; ce sont ceux que tous les cliniciens regardent comme accidents de nature vraiment sérique : l'urticaire, l'érythème marginé aberrant, quelques érythèmes rubéoliformes, les arthralgies et les myalgies ; par contre, les érythèmes polymorphes, les érythèmes scarlatiniformes ne s'accompagnent pas de formation de précipitine. La clinique avait précédé l'expérimentation ; mais, étant donnés les nombreux auteurs qui attribuaient au sérum ces derniers accidents, on ne peut qu'être heureux de voir cette question définitivement tranchée.

Anticorps spécial. — Sensibilisine. — Von Pirquet et Schick, Arthus, Nicolle, Besredka n'ajoutent aucune importance à la présence des précipitines dans le sang pour expliquer la production

(1) *Société médicale des hôpitaux*, 1905.
(2) *Société médicale des hôpitaux*, 1906.

d'anaphylaxie et, en poursuivant leurs recherches, ils ont mis en évidence un anticorps spécial que Besredka (1) a plus particulièrement étudié et qu'il nomme *sensibilisine*. Voici le résumé de son expérience : Si on prend des cobayes sensibilisés douze jours auparavant par une faible dose de sérum de cheval, on trouve que le sang contient une substance nouvelle; car, si on injecte ce sang à un cobaye neuf, on lui confère immédiatement de la sensibilité et on peut reproduire chez lui tous les accidents de l'anaphylaxie, sans qu'il y ait de période d'incubation. Par cette expérience, Besredka établit que l'anaphylaxie est due à la production d'un anticorps (sensibilisine) aux dépens d'une substance contenue dans le sérum et qui la produit (sensibilisinogène). Cette expérience nous permet donc d'affirmer, comme on l'avait prévu, que la période qui sépare l'injection de sérum des accidents sériques est une véritable incubation pendant laquelle s'élabore la sensibilisine ; elle nous explique aussi pourquoi, chez les malades qui ont reçu du sérum antérieurement, qui par conséquent sont sensibilisés, l'incubation peut manquer, et pourquoi on peut observer des accidents précoces.

Richet et Portier ont obtenu des résultats semblables avec le sérum d'un chien anaphylactisé avec le poison des tentacules d'actinie (2).

Quelle est l'importance de l'anaphylaxie dans la pratique? Les individus qui ont reçu une première injection de sérum sont-ils menacés d'accidents graves?

Il y a deux points à considérer : on ne voit jamais de phénomène d'Arthus chez les enfants qui reçoivent, au cours d'une même maladie, à quelques jours d'intervalle, des doses répétées de sérum ; donc, on peut pratiquer une sérothérapie intensive de la diphtérie sans redouter les accidents ; depuis longtemps, la clinique nous avait permis de tirer ces conclusions.

Mais, lorsque l'injection de sérum remonte à plusieurs semaines, plusieurs mois, on peut voir que l'enfant est sensibilisé ; car, au point de l'inoculation, on a de l'œdème et souvent aussitôt après de l'urticaire, et ces accidents locaux peuvent s'accompagner de symptômes généraux. Ordinairement ces accidents sont bénins et ne rappellent en rien les morts rapides de l'animal ; toutefois l'anaphylaxie peut exister chez l'homme avec toutes ses conséquences; c'est excessivement rare, car, dans les quelques observations citées, une seule paraît probante.

Pour bien montrer ce qui se passe chez l'homme, nous donnons l'observation d'un adulte qui a reçu cinq injections de sérum.

(1) *Annales de l'Institut Pasteur*, 1908.
(2) *Annales de l'Institut Pasteur*, 1905.

1° En 1896, 10 centimètres cubes de sérum antitétanique ; huit jours après, urticaire.

2° En 1898, 10 centimètres cubes de sérum antitétanique ; deux jours après, urticaire et fièvre légère.

3° En 1899 (septembre), 10 centimètres cubes de sérum antipesteux ; pas d'accidents sériques.

4° En 1899, 10 centimètres cubes de sérum antipesteux (quinze jours après la précédente).

Deux heures après, réaction locale, œdème considérable qui envahit les bourses et les membres inférieurs.

Quelques heures après l'injection : étourdissements, nausées, fièvre légère.

5° En 1902, 40 centimètres cubes de sérum antipesteux ; pas d'accidents.

Moyens d'éviter les accidents sériques. — Comme ils sont dus à une substance spécifique, la première idée qui s'offre à l'esprit est de la détruire ; malheureusement, quand on s'attaque à cette substance, on détruit en général le remède, l'antitoxine. On a cependant remarqué que les sérums vieux sont moins toxiques et que le chauffage du sérum à 57° détruit en partie l'effet toxique du sérum, et Besredka a pu mesurer la diminution de toxicité.

Pourra-t-on trouver une vaccination et, après avoir sensibilisé l'individu, une injection à bref délai pourra-t-elle le désensibiliser, comme cela se passe pour les cobayes ? Le fait est possible ; mais, pour l'établir chez l'homme, il faut de nouvelles recherches.

Le moyen le plus simple pour éviter les accidents anaphylactiques serait d'injecter le sérum d'un autre animal que le cheval, lorsqu'on est obligé de pratiquer une réinjection et qu'on craint des accidents graves. Toutefois, l'observation des faits ne nous permet pas actuellement de prévoir dans quels cas les accidents peuvent être graves.

En tout cas, retenons bien que, dans la pratique de la sérothérapie, les accidents sériques sont généralement bénins et qu'ils ne peuvent en rien limiter ce merveilleux traitement de la diphtérie.

SÉROTHÉRAPIE ANTITÉTANIQUE

PAR

le Dr L. VAILLARD

Médecin inspecteur général de l'armée,
Membre de l'Académie de Médecine.

Le tétanos est une affection microbienne, commune à l'homme et aux animaux domestiques, dont le virus agit par l'intermédiaire d'un poison extrêmement actif; il est essentiellement une maladie d'intoxication. Sa mortalité peut être évaluée à 70 p. 100.

Considérations générales sur l'étiologie. — Le virus se rencontre dans la nature à l'état de spores du bacille tétanique, et il y est abondamment répandu. Sa présence est commune, presque constante, dans la terre des rues, des jardins, des champs cultivés et les poussières qui en émanent; dans les fumiers, le sol des écuries, des étables, des fermes et, d'une manière générale, dans tous les milieux souillés par les déjections animales; dans les poussières des habitations, à la surface des végétaux supportant des particules terreuses, etc.

Le tétanos survient à la suite d'une plaie et de la contamination de celle-ci par des produits recélant les spores du bacille spécifique. Mais il existe aussi des faits où la maladie se produit en l'absence de toute plaie accidentelle, avec les apparences de la spontanéité; il existait alors dans l'organisme du sujet atteint des spores tétaniques demeurées inertes jusqu'au jour où est survenue la circonstance propre à leur donner essor.

La simple pénétration de spores tétaniques dans une plaie ne résume pas toute l'étiologie de la maladie. Les spores provenant d'une culture et expurgées du poison élaboré en ce milieu demeurent inoffensives lorsqu'on les injecte par milliers dans les tissus d'un animal sain, pourvu qu'elles y soient introduites à l'état de pureté. Ces spores ne germent pas parce qu'elles sont englobées, immobilisées, puis détruites par les phagocytes. Mais les mêmes spores végètent et provoquent le tétanos à *dose infinitésimale* lorsqu'elles se trouvent protégées contre l'action des cellules phagocytaires. La pathogénie de la maladie, dans les conditions naturelles de l'infection, apparaît dès lors comme un phénomène complexe qui, pour se réaliser, réclame l'intervention de plusieurs facteurs : le germe spécifique d'abord, et, en second lieu, les conditions propres à favoriser sa culture, celles-ci agissant pour diminuer ou supprimer la défense cellulaire de l'organisme. Ainsi s'explique la rareté relative du tétanos, malgré la fréquence des accidents qui peuvent apporter le virus au contact d'une plaie.

L'expérimentation (1) a permis d'établir les circonstances auxiliaires de l'infection et la grande part qui leur revient. La destruction de la vitalité des tissus par une forte contusion, par l'écrasement, le broiement ou la brûlure, l'existence d'un foyer hémorragique dans une plaie et même le simple fait d'une fracture suffisent à réaliser les conditions favorables à la végétation des spores. Les associations microbiennes jouent un rôle de premier ordre dans le même sens. C'est le plus souvent parce que certains microbes sont introduits dans une plaie concurremment avec les spores tétaniques que celles-ci peuvent germer et produire l'intoxication. Aussi les plaies exposées à la souillure par le virus tétanique deviennent particulièrement dangereuses lorsqu'elles suppurent et restent dangereuses pendant tout le temps que dure la suppuration.

Le poison tétanique ; son mode d'action. — Le poison tétanique est le plus actif de tous ceux que les microbes sécrètent ; il agit à doses infinitésimales. Ses propriétés générales sont identiques à celles des diastases. Introduit dans l'organisme, il ne provoque pas des accidents immédiats ; ses effets ne deviennent appréciables qu'après une période dont la durée peut varier de huit heures à plusieurs jours suivant la dose, l'activité, le point de pénétration du poison et l'espèce animale considérée. Ce temps d'*incubation* ne fait jamais défaut.

La toxine tétanique agit essentiellement sur le système nerveux, se fixe sur ses éléments cellulaires en vertu d'une affinité spécifique et, par les modifications qu'elle leur imprime, provoque les symptômes caractéristiques de la maladie. Injectée expérimentalement ou produite au foyer de la culture du virus, cette toxine arrive aux centres nerveux par deux voies (Marie). Une partie passe dans le sang et en est extraite par les cellules nerveuses, selon leur affinité. L'autre est directement absorbée par les filets nerveux périphériques, puis, suivant la voie cylindre-axile, progresse vers leur centre médullaire. Le neurone moteur correspondant à la région où se

(1) Vaillard et Rouget, *Annales Institut Pasteur*, 1892.

fait l'absorption sera donc le premier saturé par la toxine, et c'est pour cela que, chez les animaux de laboratoire (souris, cobaye, lapin), la contracture apparaît d'abord dans la région où l'injection a été pratiquée. Mais, chez l'homme et le cheval, il n'en est pas ainsi. Le tétanos de l'homme commence toujours par le trismus et la dysphagie, quel que soit le point de la culture microbienne ; celui du cheval débute par le corps clignotant pour atteindre les muscles de la mastication et de la déglutition. Chez ces êtres, les cellules des centres correspondant aux muscles contracturés en premier lieu, sont, plus que d'autres, douées d'une sensibilité élective pour la toxine circulant dans le sang.

Immunisation des animaux contre le poison tétanique. — Une première atteinte de tétanos ne confère pas l'immunité. Mais il est facile d'immuniser les animaux contre l'action du poison et de leur en injecter sans dommage des doses considérables. On y parvient à l'aide de procédés différents qui consistent à injecter d'abord de la toxine modifiée par le chauffage ou un agent chimique, puis à renforcer la résistance obtenue au moyen de doses progressivement croissantes de toxine active.

Pourquoi le poison n'a-t-il plus d'effet sur l'animal ainsi préparé ? A cette question qui se posait à leur esprit, Behring et Kitasato ont répondu par l'hypothèse suivante, aussitôt étayée sur des expériences célèbres : *il existe dans les tissus de l'animal immunisé une substance qui détruit le poison à mesure de sa pénétration* (décembre 1900). On doit de la reconnaissance aux savants dont les recherches sur les deux maladies toxiques par excellence, le tétanos et la diphtérie, ont abouti à une découverte aussi mémorable qui a orienté la science vers les propriétés acquises par le sérum des animaux immunisés et fondé la sérothérapie.

Le sérum antitétanique est le sérum d'un cheval immunisé contre la toxine provenant des cultures du bacille en bouillon peptonisé. Pour l'immunisation, on recourt d'abord à l'injection de doses progressivement croissantes de toxine plus ou moins modifiée par le mélange avec une solution iodo-iodurée (liquide de Gram). Lorsque le sang de l'animal est devenu antitoxique, et dans le but de renforcer l'immunisation obtenue, on lui injecte de la toxine *pure*, en commençant par des doses faibles (1 centimètre cube), pour arriver graduellement à introduire d'un seul coup dans les veines 350 centimètres cubes d'une toxine dont deux gouttes suffisent à tuer un cheval vigoureux. A ce moment, on peut obtenir un sérum d'une activité telle que 1/100 000 de centimètre cube au minimum neutralise *in vitro* 100 doses mortelles de toxine : tel est le titre de celui que délivre l'Institut Pasteur de Paris. Pour maintenir au sérum toute son activité, il est nécessaire de renouveler périodiquement les injections de toxine aux animaux qui le fournissent ; non seulement on empêche ainsi l'affaiblissement de son pouvoir antitoxique, mais on l'accroît en proportion des quantités de poison injectées.

Propriétés du sérum antitétanique. — Ses propriétés se manifestent par des faits faciles à vérifier. Si on mélange parties égales de sérum et d'une toxine mortelle pour les cobayes à la dose de $0^{cc},003$, on peut injecter impunément à ces animaux des volumes du mélange contenant 2, 3, 5 centimètres cubes de la toxine si active. L'action s'exerce aussi bien dans l'organisme vivant que dans le verre à expérience. L'injection d'une petite quantité de ce sérum à un animal sensible, si elle est faite quelques heures avant l'inoculation de la toxine, lui permet de résister à une dose de poison sûrement mortelle. On obtient des sérums qui immunisent ainsi à des doses infinitésimales : un dix-millionième de centimètre cube. Une si minime proportion n'est préventive que pour une quantité déterminée de toxine ; elle serait insuffisante pour une dose plus grande. Mais en augmentant le volume du sérum injecté proportionnellement à celui de la toxine on peut rendre les animaux insensibles à des masses de poison tétanique. Le sérum confère donc une immunité véritable, immédiatement acquise et proportionnelle à la dose injectée ; toutefois cette immunité n'est pas durable et diminue rapidement, quelle que soit la quantité injectée.

Comment se forme cette substance nouvelle, *l'antitoxine*, qui apparaît dans le sang des animaux immunisés après l'injection de grandes quantités de toxine ? Cette question a donné lieu à de nombreuses controverses (1). Étant donnée la grande sensibilité des phagocytes à l'égard des toxines microbiennes et leur intervention démontrée dans la lutte de l'organisme contre les poisons, Metchnikoff a été conduit à soutenir le rôle probable de ces éléments cellulaires dans la production des antitoxines ; rien jusqu'ici n'est venu contredire scientifiquement cette conception.

Nature de l'antitoxine. Son mode d'action. — L'antitoxine n'a pu être isolée à l'état de corps défini, et sa nature exacte reste encore ignorée. C'est une substance non cristalisable, intimement adhérente aux matières albuminoïdes du sérum, précipitable avec les globulines et se distinguant en général par une assez grande résistance aux influences physiques ou chimiques ; elle résiste aux températures qui détruisent les cytases et n'est altérée qu'au delà de 60-65°. Obtenue

---

(1) Voir Metchnikoff, L'immunité dans les maladies infectieuses, 1901, p. 395 et suivantes.

à l'état sec par évaporation du sérum et maintenue à l'abri de la lumière et de l'air, elle se conserve pendant très longtemps sans s'affaiblir d'une manière notable.

Comment l'antitoxine agit-elle sur le poison tétanique? Behring et Kitasato avaient pensé que « le sang des animaux immunisés possédait la propriété de *détruire* la toxine » ; les expériences semblaient, en effet, montrer que tout se passe comme si les deux corps se détruisaient mutuellement. Cette hypothèse était bientôt contestée. Tizzoni, le premier, signale des contradictions difficiles à concevoir. Buchner montre ensuite que, à doses égales, un mélange de sérum et de poison tétanique inoffensif pour la souris ne l'est plus pour le cobaye ; il restait donc dans le mélange une quantité de toxine libre que révélait la sensibilité plus grande du cobaye. Par des expériences plus décisives, Roux démontre ensuite que, dans le mélange toxine + sérum, les deux substances conservent leurs propriétés spéciales ; la toxine tétanique ou diphtérique n'est pas détruite. Ce mélange, en effet, est certainement inoffensif pour les cobayes *neufs*, c'est-à-dire n'ayant subi l'action d'aucun microbe ou produit microbien ; mais, lorsqu'on l'injecte à des cobayes soumis antérieurement à l'inoculation de cultures diverses (*prodigiosus*, streptocoque de la gourme, vibrion cholérique, colibacille, etc.), ces animaux succombent avec les symptômes et les lésions de l'intoxication diphtérique ou tétanique. Si les cobayes *neufs* résistent à l'inoculation du mélange, ce n'est donc pas que la toxine y avait été *détruite*. Dans une autre série d'expériences non moins suggestives, Roux injecte à des cobayes une quantité de sérum antitétanique *capable de les immuniser des milliers de fois*, et, peu de temps après, une dose mortelle de toxine tétanique : les témoins restent indemnes ; *les animaux que l'on soumet ensuite à l'action des produits d'autres microbes contractent le tétanos.* Les mêmes faits étaient reproduits avec la toxine diphtérique et le sérum antidiphtérique. Le poison inoculé n'avait donc pas été réellement détruit par l'antitoxine circulant dans les humeurs de l'animal, puisqu'il a suffi d'impressionner l'organisme de ce dernier par certaines substances microbiennes pour mettre le poison en évidence. Cette importante notion sera à retenir. L'expérience suivante de Calmette, inspirée par Roux, n'est pas moins probante ; elle porte sur le venin des serpents et le sérum antivenimeux. Par le chauffage à 68°, ce sérum perd tout pouvoir antitoxique, tandis que le venin résiste à cette température. Si on mélange *in vitro* une proportion déterminée des deux substances et qu'on les chauffe ensuite à 68° pendant trente minutes, l'injection de ce mélange chauffé tue les animaux comme l'inoculation du venin seul, mais avec un retard notable. De cet ensemble de faits expérimentaux, Roux a conclu que l'action de l'antitoxine sur la toxine ne se réduisait pas à une destruction de cette dernière (1) ; mais, ajoutait-il, la manifestation de l'action toxique du venin après le chauffage de son mélange avec l'antitoxine peut se concilier avec l'idée que la combinaison entre les deux substances, si elle se produit, doit être bien instable. Les faits ultérieurs ont démontré la justesse de cette conception : expériences de Wassermann sur la toxine pyocyanique ; de Morgenroth sur le venin des serpents ; de Calmette et Massol (2), établissant qu'il est possible de dissocier la combinaison sérum + venin, et même de la reconstituer au moins partiellement. Il n'est plus douteux, aujourd'hui, que si l'antitoxine se combine avec la toxine dans une sorte d'action chimique pour former une substance inoffensive, cette combinaison est essentiellement instable ; elle peut être dissociée par diverses influences dont quelques-unes nous sont connues et agissent dans l'organisme lui-même. Ces vues sur des phénomènes d'ordre complexe (3) engagent tout au moins à accorder une part aux conditions particulières de l'animal vivant, et, à ce titre, ne manquent pas d'intérêt pour interpréter les faits de la pratique. L'antitoxine agit-elle encore sur les cellules en leur imprimant une stimulation qui les rend capables de résister à l'action du poison ? C'est l'opinion exprimée par Roux. Quelle que soit l'interprétation donnée au mode d'action de l'antitoxine, ses effets demeurent certains : le sérum des chevaux immunisés contre le tétanos rend la toxine inoffensive ; il confère aux animaux qui le reçoivent une immunité réelle contre ce poison.

Durée de l'immunité conférée par le sérum. — Cette immunité est immédiatement acquise après l'absorption du sérum injecté : trente minutes après l'introduction d'une faible dose de sérum dans le péritoine d'un cobaye, le sang de l'animal est devenu antitoxique. Mais l'immunité, si prompte à se produire, n'est point durable ; elle diminue rapidement, quelle que soit la dose de sérum injectée et, chez les animaux de laboratoire, disparaît dans un délai qui peut varier de quinze ou vingt jours à quatre et cinq semaines. Chez l'homme, la durée de cette immunité serait peut-être plus courte. Dehne et Hamburger (4) ont recherché ce que devient une antitoxine d'espèce étrangère (antitoxine tétanique) introduite dans l'organisme

(1) Roux, *Annales Institut Pasteur*, 1894, p. 721.

(2) Calmette et Massol, Relations entre le venin de cobra et son antitoxine (*Ann. Institut Pasteur*, 1907).

(3) Pour plus de détails, voir Metchnikoff, De l'immunité, chapitre XII.

(4) Dehne et Hamburger, *Wiener klin. Woch.*, 1907. — Analyse in *Bulletin de l'Institut Pasteur*, octobre 1907

humain. Quatre expériences pratiquées sur des médecins concordent entre elles pour montrer que la résorption du sérum (12-18 centimètres cubes) n'est pas terminée en vingt-quatre heures. Après deux ou trois jours, la teneur du sang en antitoxine demeure constante pour tomber brusquement vers le septième ou le huitième jour ; toutefois des traces demeurent encore décelables au vingtième jour. Il paraît évident à ces auteurs que la chute du taux de l'antitoxine est en rapport avec la disparition de l'albumine de l'espèce étrangère (cheval), disparition due à la réaction cellulaire, vraisemblablement des leucocytes.

I. — Données expérimentales sur l'emploi du sérum dans la prévention et le traitement du tétanos.

Il ne suffisait pas de connaître la propriété antitoxique du sérum des animaux immunisés contre le tétanos ; l'important était de savoir dans quelle mesure et dans quelles conditions cette propriété peut servir à la prévention et au traitement de la maladie chez l'homme ou les grands animaux domestiques. C'est ce que nous avons cherché à établir avec Roux (1), dans un mémoire qui a servi de base aux applications pratiques et dont un court résumé est ici nécessaire.

A. **Prévention**. — On peut provoquer le tétanos chez les animaux d'expérience, soit en leur injectant de la toxine, soit en leur inoculant le microbe. Dans les deux cas, le poison tétanique produit la maladie. Mais, pour le premier, la dose de toxine est fixe et ne se renouvelle pas ; pour le second, plus semblable à la maladie naturelle, la toxine est produite en quantité indéterminée par le microbe qui se développe au point d'inoculation. Ces deux modes d'infection ont été particulièrement étudiés sur le cobaye en raison de son extrême sensibilité au tétanos.

1° *Infection par la toxine*. — L'expérience suivante établit que le poison tétanique est rapidement absorbé. On injecte une dose mortelle de toxine à la partie moyenne de la queue d'un certain nombre de rats, puis on sectionne les queues, à la base, après des temps variables : tous les rats dont la queue a été coupée plus de quarante minutes après l'inoculation meurent tétaniques dans le même délai que les témoins. On sait, d'autre part, que l'antitoxine du sérum apparaît dans le sang de trente-cinq à soixante minutes après l'injection. Il y avait donc lieu de prévoir que, si le sérum était administré de quarante à soixante minutes *avant* la toxine, celle-ci

(1) Roux et Vaillard, *Annales Institut Pasteur*, 1893.

serait sûrement neutralisée dès son arrivée dans le sang, puisque l'antitoxine y circule déjà. Il en est réellement ainsi : le sérum préserve toujours du tétanos, même à doses extrêmement faibles, lorsqu'il est injecté avant la toxine.

Si on injecte *simultanément* dans le même tissu, mais en des points différents, le sérum et la toxine, les deux substances ne diffusent pas avec la même vitesse ; le poison devance le sérum et la minime quantité qui échappe alors à l'antitoxine suffit à provoquer un tétanos limité, léger et toujours curable.

Aussi conçoit-on qu'il devienne difficile de prévenir le tétanos lorsque le sérum intervient *après* la pénétration de la toxine, et cela d'autant plus que le laps de temps écoulé aura été plus grand et la dose de poison plus élevée. Toutefois, en employant une plus grande dose de sérum ou un sérum plus actif, on peut intervenir efficacement plusieurs heures après l'injection de la toxine ; mais il se produira encore un tétanos partiel et curable. Après un certain temps écoulé, variable suivant les animaux, la prévention est impossible, même avec de grandes quantités de sérum.

2° *Infection par le bacille tétanique*. — L'incubation de la maladie peut être longue ou courte suivant que la culture du virus débute presque aussitôt après l'infection ou qu'elle est retardée. On ne connaît alors ni le moment où la toxine commence à agir, ni les quantités qui interviennent, car le microbe en élabore tant qu'il est vivant ; l'empoisonnement ne se fait plus en un seul temps, il est continu. Ces conditions sont bien celles de l'infection naturelle. L'infection a été réalisée par l'inoculation de spores additionnées de microbes favorisants. L'essai de prévention s'est borné à l'injection d'une *seule* dose de sérum.

Il est alors possible de préserver les animaux en leur injectant le sérum *au moment même de l'infection* ; toutefois, la dose doit être plus grande que celle qui suffirait à prévenir contre une quantité déterminée de toxine.

Si le sérum intervient plus tardivement, pendant la période d'incubation, les résultats varient suivant plusieurs conditions, parmi lesquelles figurent la dose de sérum et le tissu dans lequel l'infection évolue. Lorsque l'infection a pour siège le *tissu cellulaire sous-cutané*, la préservation complète de l'animal est presque certaine, pourvu que le sérum soit donné quarante heures et quelquefois plus après l'inoculation. Mais, si l'infection se fait par l'*implantation dans un muscle d'une écharde imprégnée de virus*, la préservation devient aléatoire et peut aussi n'être que temporaire : on voit alors des cobayes, qui paraissaient d'abord indemnes, prendre un tétanos mortel, douze et même seize jours après l'injection immunisante. La phagocytose, en effet, est beaucoup moins active dans le muscle que dans le tissu cellulaire sous-cutané. Les cas de tétanos tardif surviennent lorsque la propriété antitoxique du sang a déjà diminué; alors les bacilles, mieux protégés contre les phagocytes dans le muscle que dans le tissu cellulaire, continuent à se cultiver et à déverser de nouvelles doses de toxine. C'est un fait remarquable que, pour entraver la maladie, il ne suffit pas que le sang soit antitoxique; il faut qu'il le soit à un très haut degré.

En résumé, la réussite de la prévention dépend de la quantité de sérum injectée, du temps écoulé entre l'infection et l'intervention du sérum, du tissu où le bacille végète. Quand l'inoculation est faite dans le muscle, la prévention échoue le plus souvent si l'on a réalisé un tétanos rapide; elle réussit, au contraire, si l'évolution est plus lente, mais, pour être alors définitive, elle exige l'ablation du foyer.

B. — **Traitement du tétanos déclaré**. — Les faits concernant la prévention laissaient déjà prévoir que la guérison de la maladie déclarée serait malaisée à obtenir sur des espèces aussi sensibles que la souris et le cobaye.

Les expériences de traitement ont porté sur les souris, les cobayes, les lapins, les moutons, animaux de réceptivité très différente. Le mode d'infection a été varié : injection de toxine, inoculation de spores tétaniques ou de terre tétanigène. Le plus souvent, l'infection était faite à une patte, de façon à saisir les plus légers signes de la maladie et à commencer l'administration du sérum dès le début des accidents. Le sérum, très actif, était injecté à doses massives sous la peau ou dans le péritoine. Les résultats obtenus se résument ainsi :

		Morts.	Guérisons.
Animaux témoins	43	39	4
Animaux traités	83	73	10

Contrairement aux premières affirmations de Behring et Kitasato, il est donc très difficile de guérir le tétanos déclaré chez les animaux. Quelques instants après l'administration du sérum, le sang des sujets traités est devenu antitoxique et immunisant à un haut degré; la maladie poursuit cependant son cours. La raison en est simple. Au moment où apparaissent les premiers symptômes, la toxine a déjà agi sur les éléments cellulaires, et ceux-ci peuvent être assez atteints pour que la mort survienne fatalement : l'antitoxine neutralise bien le poison qu'elle rencontre dans les humeurs, mais demeure sans action sur les lésions déjà faites.

Les expériences ci-dessus comportaient l'injection du sérum dans le péritoine ou sous la peau. Or, en ces conditions, comme Roux et Borrel l'ont montré ultérieurement (1), l'antitoxine circule bien dans le sang, mais ne semble pas arriver au contact des éléments nerveux ; du moins ne les préserve-t-elle pas contre l'action du poison tétanique. La preuve en est la suivante. Les cobayes auxquels on donne *préventivement* des doses élevées de sérum immunisant sont préservés contre une dose cinq fois mortelle de toxine introduite *sous la peau*, mais ils ne le sont plus contre une dose beaucoup plus faible *injectée directement dans le cerveau* : les animaux succombent presque tous au tétanos cérébral décrit par les auteurs. Pendant que l'antitoxine circule avec le sang, la toxine injectée dans le cerveau peut donc se fixer sur les éléments nerveux. « Le contre-poison n'arrive pas au contact du poison et les deux substances, pourtant si rapprochées, ne se rencontrent pas. Le sérum est efficace contre la toxine mise sous la peau, parce que la majeure partie de celle-ci passera par le sang, mais il est impuissant contre le poison déjà arrivé aux éléments nerveux. C'est pourquoi, dans le tétanos déclaré, il échoue si souvent. Au moment où on l'emploie, une partie de la toxine est déjà adhérente aux cellules nerveuses ; l'antitoxine neutralise bien le poison qui circule encore, mais n'atteint pas celui qui est fixé aux éléments de la moelle épinière. Elle limite l'empoisonnement. Si celui-ci est trop avancé, la maladie suivra son cours, car *la toxine diffusera de cellule nerveuse à cellule nerveuse* à l'abri de l'antidote. » De là, l'idée d'introduire l'antitoxine dans les centres nerveux, de façon à préserver les portions vitales de la moelle avant qu'elles soient atteintes.

Roux et Borrel ont traité le *tétanos déclaré* chez les animaux par l'injection directe du sérum dans la masse cérébrale : sur 45 cobayes rendus tétaniques au moyen de la toxine et traités ainsi à divers moments, 35 ont survécu, tandis que, des 17 cobayes qui avaient reçu le sérum *sous la peau* à doses beaucoup plus fortes, 2 seulement sont restés vivants. Les cobayes rendus tétaniques à l'aide d'échardes imprégnées de virus vivant peuvent aussi être guéris, de même que les lapins auxquels on injecte une dose mortelle de toxine dans les veines. « L'antitoxine portée dans le cerveau protège donc la moelle supérieure, alors que la moelle inférieure est déjà atteinte par le poison, mais elle ne défait pas les lésions accomplies ; les contractures établies au moment de l'intervention persistent longtemps. Aussi l'injection intracérébrale ne sauve pas tous les animaux ; si l'empoisonnement des parties supérieures de la moelle est fait, la

_____

(1) Roux et Borrel, Tétanos cérébral (*Ann. Inst. Pasteur*, 1898).

mort ne sera pas évitée. Il y a un temps après lequel l'antitoxine ne peut rien, quelle que soit la façon dont elle est employée. L'injection intracrânienne augmente la période d'intervention efficace. »

En relatant ces expériences mémorables de guérison du tétanos déclaré chez le cobaye et le lapin, Roux et Borrel ont eu soin de faire toutes réserves pour les autres espèces animales, « car il se pourrait que, sur les chevaux et les moutons, le résultat fût différent de celui constaté chez les cobayes. Un animal dont le tétanos serait bulbaire dès le début ne guérirait peut-être pas mieux par le sérum injecté dans le cerveau que par le sérum injecté sous la peau ». Or, à l'inverse du tétanos du cobaye, qui débute toujours par la région du corps où se fait l'infection, le tétanos de l'homme commence toujours par des symptômes indiquant que certains centres bulbaires sont primitivement atteints.

II. — Emploi du sérum dans la prévention du tétanos chez les grands animaux domestiques.

C'est à Nocard qu'est due l'application du sérum à la prophylaxie du tétanos en vétérinaire, et l'on sait avec quel succès.

Nocard avait constaté que, chez le cheval, une faible dose de sérum suffit à préserver lorsqu'elle est injectée sous la peau, vingt-quatre et même quarante-huit heures après l'infection par une dose mortelle de toxine ; la marge laissée à l'action préventive du sérum était donc plus étendue que chez les petits animaux de laboratoire. Aussi déduisait-il de ce fait que, dans la pratique, on pourrait enrayer l'évolution du tétanos ou l'empêcher d'apparaître en intervenant même plusieurs jours après le traumatisme, sous la réserve que, plus l'intervention est tardive, plus aussi la dose de sérum doit être considérable. Dès la fin de l'année 1894, Nocard incitait les praticiens à utiliser ce moyen, recommandant d'injecter 10 centimètres cubes de sérum le plus tôt possible après le traumatisme suspect, accidentel ou opératoire, et de renouveler l'injection douze ou quinze jours après. En 1897, il a fait connaître, d'abord à l'Académie de médecine (1), puis au Congrès de Moscou, les résultats obtenus.

Les observations recueillies ont porté sur 3 088 animaux, dont 2 708 chevaux inoculés préventivement après une intervention chirurgicale ou un traumatisme accidentel. Un premier groupe

_____

(1) Nocard, Sur la sérothérapie du tétanos (*Acad. de méd.*, 1897).

comprend 2 500 animaux inoculés aussitôt après l'une des opérations ordinairement compliquées de tétanos (castration, amputation de la queue, hernie ombilicale ou inguinale) ; pas un seul de ces animaux n'a pris le tétanos. Le second groupe réunit près de 600 sujets traités, un, deux, quatre jours et même plus après un traumatisme accidentel : clou de rue, enclouure, javart, morsures, blessures par dents de herse, coups de pied, blessures souillées par de la terre ou du fumier, etc. *Un seul* cheval traité cinq jours après l'accident (piqûre de maréchal) a présenté un tétanos très bénin. Pendant la durée de l'expérience, les vétérinaires qui relevaient ces documents ont constaté dans leur clientèle 314 cas de tétanos sur des animaux non traités, dont 220 chevaux. — Une statistique particulière de Labat (1) portait sur 705 solipèdes blessés ou opérés dans des conditions telles que le tétanos devait être redouté. Aucun des traités n'est infecté ; parmi les quelques animaux non traités, 3 deviennent tétaniques.

De tels résultats ne pouvaient que frapper les esprits et imposer la vulgarisation d'une méthode prophylactique si simple et si sûre ; aussi l'emploi du sérum s'est-il très rapidement généralisé.

Poursuivant l'enquête de Nocard, nous avons pu, grâce à l'obligeance du professeur Vallée (d'Alfort), connaître les résultats fournis par l'inoculation préventive dans quelques régions de France. Cette enquête s'est limitée à la pratique de *huit* vétérinaires. Le nombre des animaux inoculés par eux de 1898 à 1906 a été de 13 124. Dans le plus grand nombre des cas, il s'agissait d'injections préventives en vue de diverses opérations chirurgicales (castration, écourtage de la queue, hernie ombilicale) ; pour les autres, dont la proportion a été de plusieurs centaines, le sérum était injecté à la suite de traumatismes accidentels, particulièrement dangereux. *Pas un seul de ces 13 124 animaux n'a contracté le tétanos.* Tel vétérinaire qui enregistrait autrefois des désastres pendant ses campagnes de castration n'a plus perdu un opéré depuis dix ans, grâce au sérum. Et il ne s'agit pas d'une simple coïncidence, car maint de ces praticiens qui avaient ainsi éteint le tétanos dans leur clientèle, l'observaient encore avec une redoutable fréquence chez les propriétaires dont les animaux étaient confiés aux soins des hongreurs et empiriques ou refusaient l'injection du sérum pour n'en pas payer le prix. Pendant les années sur lesquelles l'enquête a porté, deux vétérinaires ont, à eux seuls, constaté 139 cas de tétanos parmi les animaux non traités.

LABAT, *Revue vétérinaire*, 1902.

Si aux chiffres de Nocard et de Labat on ajoute ceux de notre statistique, on voit que sur 16917 animaux traités préventivement, *un cheval* a présenté des symptômes tétaniques! Il serait difficile de fournir une preuve plus convaincante de l'efficacité du sérum. Son action préservatrice s'applique aussi bien aux interventions chirurgicales qu'aux traumatismes accidentels, et ces derniers cas, dont le nombre est aujourd'hui considérable, sont particulièrement suggestifs : ils démontrent toute l'étendue des services que l'on doit attendre du sérum puisque, intervenant plusieurs jours après le traumatisme infectant, il empêche le développement du tétanos avec une constance qui ne paraît pas se démentir.

En vérité, la sérothérapie préventive représente une des conquêtes les plus heureuses de la médecine vétérinaire ; on peut mesurer, en quelque sorte, la confiance qu'elle inspire à la progression continue des doses de sérum annuellement délivrées aux praticiens qui, de 1300 en 1896 ont passé à 87 264 en 1900.

La technique de l'inoculation est simple : « On injecte sous la peau de l'encolure 10 centimètres cubes de sérum liquide pour le cheval et les bovidés adultes, 3 à 5 centimètres cubes pour le mouton, la chèvre et le porc. Il est indiqué, en général, de pratiquer deux injections successives à dix ou douze jours d'intervalle. Chez les animaux porteurs de plaies persistantes, exposées à des infections renouvelées par le sol ou les fumiers, il est prudent de faire une troisième et même une quatrième injection. L'emploi préventif du sérum ne dispense pas du traitement des plaies. Les surfaces souillées sont l'objet d'un nettoyage aseptique rigoureux. Les corps étrangers sont enlevés avec soin ; leur séjour dans les tissus pourrait provoquer une infection tardive, après la disparition de l'immunité passagère conférée par le sérum » (1).

III. — Emploi du sérum dans la prévention du tétanos chez l'homme.

Malgré l'application de l'antisepsie au traitement des plaies, certains traumatismes, légers ou graves, provoquent encore l'apparition du tétanos. Aussi semblait-il naturel d'utiliser chez l'homme les propriétés du sérum antitoxique pour prévenir avec plus de sûreté le développement de cette maladie.

L'expérimentation, disions-nous en 1893 (2), démontre que les

(1) Nocard et Leclainche, *Maladies microbiennes des animaux*, Article *Tétanos*.
(2) Roux et Vaillard, *Annales Institut Pasteur*, 1893.

animaux peuvent être préservés par l'injection de ce sérum. Les mêmes effets se produiront chez l'homme. Pourquoi le médecin appelé à soigner une plaie contuse souillée de terre, ou ces traumatismes des extrémités que l'on sait particulièrement favorables à l'infection tétanique, n'injecterait-il pas de l'antitoxine à titre préventif? De petites doses suffisent à prévenir; de grandes doses ne guérissent pas les formes graves. Cette pratique mériterait d'être appliquée à la chirurgie journalière; si elle se généralisait, assurément bien du sérum serait employé inutilement, mais assurément un certain nombre de blessés lui devraient la vie. Dès ce moment, quelques chirurgiens, comme Guinard, appliquèrent systématiquement le sérum dans des cas de plaies suspectes; mais c'est surtout la communication de Nocard (1895) sur les premiers résultats obtenus en vétérinaire qui excita les médecins à marcher dans cette voie. En 1896, Bazy (1) porte la question devant la Société de chirurgie. Après avoir observé 4 cas de tétanos au cours d'une seule année dans son service de Bicêtre, Bazy résolut d'appliquer l'injection préventive de sérum (10 centimètres cubes) à tous les traumatismes avec plaie, et depuis lors il cessait de voir le tétanos se produire, bien que les blessures en cause fussent de celles qui en fournissent le plus. La méthode apparut rationnelle et devint bientôt d'un usage très répandu dans tous les grands services de chirurgie, en France et à l'étranger. Au Congrès de chirurgie de 1902, J. L. Championnière, Bazy, Schwartz, Guinard, Maunoury, Vallas, Reboul déclaraient avoir fait disparaître le tétanos de leur pratique en soumettant systématiquement aux injections préventives de sérum tous les sujets porteurs de plaies suspectes. Et Vallas (2) traduisait bien l'impression générale lorsqu'il terminait une partie de son rapport sur le tétanos par la conclusion suivante : « Un fait indubitable se dégage : c'est la prévention possible de cette redoutable maladie. La sérothérapie préventive possède une action certaine. Le traitement préventif est formellement indiqué dès qu'on se trouve en présence d'une plaie suspecte. L'abstention, en pareil cas, est une faute. » — « Dès que l'indication est posée, il faut faire une injection de 10 centimètres cubes le premier jour, une seconde injection le troisième jour, et enfin une troisième le dixième jour. Si la plaie tétanigène persiste plus longtemps, surtout s'il existe des complications locales qui, par des associations microbiennes, favorisent la végétation du bacille tétanique, il sera prudent de renouveler l'injection préventive tous les quinze jours. »

Krafft (de Lausanne) porta de nouveau la question devant le Congrès

<hr>

(1) Bazy, De la sérothérapie dans le tétanos (*Soc. de Chir.*, 1896, p. 186).
(2) Vallas, Traitement du tétanos (*Congrès français de chirurgie*, 1902).

français de chirurgie de 1906 (1). Depuis plusieurs années, il injectait systématiquement le sérum aux blessés atteints de plaies profondes et souillées de terre ; tous avaient été préservés, sauf un seul qui prit un tétanos mortel. Mis en éveil par cet échec, Krafft procéda à une enquête auprès des chirurgiens de divers pays, dont 122 répondirent à son questionnaire : 101 déclaraient n'avoir jamais vu le tétanos survenir après une ou plusieurs injections préventives de sérum ; par contre, 21 avaient observé des cas de tétanos se produisant dans ces conditions. Après examen critique des 21 cas signalés, Krafft n'hésita pas à reconnaître que la plupart de ces insuccès n'étaient pas imputables à une défaillance fondamentale de la méthode, car, dans le traitement de certaines plaies en cause, tout le nécessaire n'avait peut-être pas été fait pour concourir utilement à la préservation du tétanos. « Ces échecs cliniques, dit-il, étaient prévus par le laboratoire et clairement annoncés dès l'origine ; il n'y a lieu ni de s'en étonner, ni surtout de les laisser amoindrir la confiance dans la sérothérapie préventive. » Le doute sur la valeur des injections préventives n'en a pas moins pénétré dans certains esprits ; il s'est fait particulièrement jour à la Société de chirurgie de Paris, où le procès de cette méthode prophylactique a été débattu, au cours de l'année 1907, avec une vivacité égale du côté de ses adversaires et du côté de ses partisans. Les arguments émis doivent être reproduits et discutés pour en dégager la vérité.

Les partisans des injections préventives (ils constituent la majorité) s'appuient :

1° Sur la démonstration fournie par Nocard en médecine vétérinaire ;

2° Sur les résultats de leur pratique personnelle. Ces chirurgiens n'observent plus le tétanos dans leur service depuis le jour où ils ont établi comme règle invariable de soumettre à l'inoculation prophylactique tout porteur d'une plaie pouvant donner lieu au développement de cette maladie. S'ils le rencontrent encore, c'est uniquement parmi les blessés amenés du dehors en pleine évolution du mal et n'ayant pas été soumis à l'injection préventive, ou chez les sujets de leur propre service qui, par infraction à la règle établie, n'avaient point reçu l'injection prescrite. On a pu objecter que dans tel service chirurgical où le titulaire attribuait au sérum la disparition du tétanos, son successeur obtenait exactement le même résultat par l'abstention (Thiéry). Il est, cependant, impossible de n'être pas impressionné par ces milliers d'injections demeurées préservatrices,

<hr>

(1) Krafft, Utilité des injections préventives du sérum antitétanique (*Congrès français de chirurgie*, 1906).

et cette survenance singulière du tétanos chez les seuls blessés que l'on avait omis de soumettre au traitement préventif. A-t-on le droit de ne voir là qu'une pure coïncidence ?

Contre la valeur de la méthode, on a opposé les arguments suivants :

1° **L'emploi des injections préventives n'a pas influencé la mortalité par tétanos à Paris.** — Si le sérum est réellement actif, a dit Delbet (1), la mortalité par tétanos doit avoir diminué depuis que la pratique des injections préventives s'est généralisée à Paris. Or, il n'en serait rien.

De 1886 à 1890 : 135 individus sont morts, à Paris, du tétanos ;

De 1891 à 1895 : 128   —   —   —

En 1896, on commence les injections préventives dans un certain nombre de services hospitaliers ; et, de 1896 à 1900, la mortalité augmente pour s'élever à 176.

A partir de 1900, la pratique des injections préventives est adoptée à peu près dans tous les services. De 1901 à 1905, la mortalité baisse un peu, mais reste encore à 153.

Ces chiffres de mortalité pris en bloc semblent prouver, dit Delbet, l'inefficacité absolue du sérum.

Cette statistique aurait une valeur si tous les cas de tétanos suivis de mort s'étaient déclarés *après*, c'est-à-dire *malgré les injections préventives de sérum*. Rien n'établit qu'il en soit ainsi ; on doit même croire le contraire en raison du soin avec lequel ont été relevés les insuccès plus ou moins imputables à la sérothérapie préventive.

Les cas de tétanos survenus de 1896 à 1907 dans les hôpitaux de Paris, *après injection de sérum*, ont été mentionnés pendant la discussion de la Société de chirurgie ; ils sont exactement au nombre de 11 (2), et, si d'autres s'étaient produits, on n'eût pas omis de les rapporter. Il est donc permis de dire que, sur les 329 décès tétaniques enregistrés à Paris de 1896 à 1905, 318 *sont survenus chez des sujets qui n'avaient pas reçu d'injections préventives*. Dès lors, la statistique de Delbet ne prouve absolument rien, sinon l'augmentation manifeste du tétanos à Paris et l'insuffisance des mesures prises pour préserver les blessés de cette redoutable maladie.

2° **Le tétanos se déclare assez souvent malgré les injections préventives.** — En colligeant tous les faits publiés en France et à l'étranger, on a réuni un ensemble de 41 cas dans lesquels le tétanos est apparu plus ou moins longtemps après l'injection du sérum.

« Devant ces faits positifs, n'ayant que des faits négatifs à objecter,

(1) Delbet, *Société de Chirurgie*, 1907, p. 135.
(2) Cas de Rémy, Monod, Bougie, Reynier (2), Mauclaire (2), Thiéry, Roches, Tercier (2).

il faut, dit Reynier, avoir une foi bien robuste pour continuer à affirmer scientifiquement la vertu prophylactique des injections de sérum antitétanique (1). »

Quelle est donc la réelle signification de ces 41 cas dits positifs d'où l'on pense déduire l'inefficacité du sérum ?

Deux d'entre eux (cas de Deutschländer, cas de Piery) ne se prêtent pas à l'analyse, faute de renseignements à leur sujet.

Des 39 cas reproduits avec les détails suffisants, quatre cités par Sutter (2) ne ressortissent certainement pas au tétanos (observations de Bruschke, Tizzoni et Ulrich). Il en est de même pour trois faits (n°s 2, 3, 4) sur six rapportés par N. Jacobson et H. Pease (3), à propos desquels la nature des symptômes relatés permet de croire à de simples accidents sériques. Enfin, des deux cas de Lotheisen (4) mentionnés dans la statistique de Reynier, l'un vise un malade qui, *ayant reçu l'injection prophylactique, n'a pas contracté le tétanos*; il n'y a donc pas lieu de l'imputer au passif de la méthode.

Restent donc 34 cas pour lesquels le diagnostic tétanos ne saurait être douteux. Ils se divisent ainsi suivant la date de l'apparition du tétanos après l'injection du sérum :

I. — Dans 10 cas, le tétanos est survenu du 17e au 87e jour
après l'injection du sérum.

Obs. de Mauclaire	17 jours.	Obs. de Jacobson et Pease.	47 jours.
— Prehammer	21 —	— Sutter	48 —
— Dionis du Séjour.	21 —	— Juillard	49 —
— Kocher	3 semaines.	— Lannelongue (Bordeaux).	57 —
— Rémy	39 jours.	— Terrier	87 —

II. — Dans 8 cas, le tétanos est survenu du 11e au 15e jour
après l'injection du sérum.

Obs. 1 de Jacobson et Pease.	11 jours.	Obs. de Bouglé	15 jours.
Obs. 5 — —	11 —	— de Monod	14 —
— de Reynier	11 —	— de Reynier	14 —
— de Reclus	11 —	— de Maunoury	14 —

III. — Dans 13 cas, le tétanos est survenu du 2e au 10e jour
après l'injection du sérum.

Obs. de Vidal	2 jours.	Obs. de Kuster	6 jours.
— de Haltenhoff	2 j. 1/2	— Bar	7 —
— Krafft	5 jours	— Wendel	7 —
— Grenda	5 —	— Terrier et Mercade.	8 —
— Mauclaire	6 —	— Thiéry	9 —
— Lotheisen	6 —	— Lop.	9 —
		— Tixier	du 8e au 10e —

(1) Reynier, *Société de Chirurgie*, 1907, p. 389.
(2) Sutter, *Arch. f. klin. Chir.*, 1905, p. 113.
(3) Jacobson et Pease, *Annals of Surgery*, 1908.
(4) Lotheisen, *Wien. Klin. Woch.*, n° 21, 1905.

Il est de notion vulgaire que l'immunité conférée par le sérum est essentiellement provisoire et s'efface après un laps de temps toujours court. Dehne et Hamburger ont établi que, chez l'homme auquel on injecte de 12 à 18 centimètres cubes de sérum, la quantité d'antitoxine circulant dans le sang demeure à peu près fixe pendant près d'une semaine pour tomber ensuite rapidement en deux à six jours. Les 10 faits où le tétanos est survenu du dix-septième au quatre-vingt-septième jour après l'injection préventive ne peuvent donc être retenus comme des insuccès de la méthode, puisque l'antitoxine n'existait certainement plus dans le sang des sujets bien avant le moment où la maladie s'est déclarée; la faute n'en est pas au sérum.

Une critique de même genre s'adresse aux 8 faits où le tétanos s'est produit entre le onzième et le quatorzième jour après l'injection du sérum, c'est-à-dire à un moment où l'antitoxine introduite dans le sang avait subi vraisemblablement cette chute rapide constatée par Dehne et Hamburger. Encore faut-il ajouter que les recherches de ces auteurs ont porté sur des sujets ayant reçu de 12 à 18 centimètres cubes de sérum; or, à six de ces huit blessés, il n'avait été injecté que 10 et même 7 centimètres cubes de sérum (cas de Reclus). L'antitoxine ne se trouvait donc plus en quantité suffisante dans le sang pour neutraliser le poison que le bacille sécrétait dans la plaie. L'issue eût pu être différente si l'injection de sérum avait été renouvelée en temps opportun.

Restent 13 cas où le tétanos a éclaté de deux à dix jours après l'injection du sérum, c'est-à-dire dans ce délai de préservation qu'il est possible de demander à l'antitoxine. Un d'eux doit être récusé, car le chirurgien (cas de Lop) s'est borné à *saupoudrer la plaie avec du sérum sec*, ce qui n'équivaut pas à l'injection du sérum liquide. Suivant la très juste remarque de Tuffier, il en est alors du sérum sec comme de la strychnine déposée sur la plaie d'un chien : sur une plaie à nu, la strychnine est rapidement absorbée et produit l'intoxication; sur une plaie recouverte de gaze aseptique, la strychnine est absorbée, non par la plaie, mais par le pansement, et l'animal ne présente aucun accident. Le cas de Wendel est particulièrement cité par Reynier comme une preuve de l'impuissance des injections préventives. Un serviteur du laboratoire de Behring se blesse avec un instrument portant de la *toxine tétanique*. L'injection de sérum est aussitôt pratiquée et un tétanos léger apparaît le septième jour; le malade guérit. Cette survenance d'un tétanos léger était facile à prévoir d'après les expériences de laboratoire, car la toxine s'absorbe plus vite que le sérum. Si à un cobaye on injecte *simultanément, mais en des points différents*, la toxine et le sérum, il se produit toujours un tétanos local; à plus forte raison, lorsque le sérum est injecté *après* la toxine, ce qui était le cas du serviteur de Behring. L'incidence dont Reynier tire un argument démesuré n'est que le résultat obligé des phénomènes biologiques.

En définitive, le tétanos s'est déclaré 11 fois malgré le sérum; pour 6 des blessés, l'injection n'avait été que de 10 centimètres cubes. C'est un chiffre d'insuccès bien minime, si on le compare aux milliers d'injections préventives pratiquées depuis 1896 dans tous les pays; il n'est pas de méthodes prophylactiques, même parmi les plus sûres et les mieux établies, qui ne puissent admettre de pareils aléas.

3° Les conditions qui permettent la prophylaxie du tétanos en médecine vétérinaire ne sont pas réalisables en médecine humaine. — Opposant les résultats obtenus en vétérinaire aux échecs signalés chez l'homme, Reynier croit expliquer cette contradiction par ce fait que, sur les animaux, le sérum est injecté avant une intervention opératoire, tandis qu'en médecine humaine le sérum intervient toujours plusieurs heures après le traumatisme, c'est-à-dire trop tard. « Évidemment, dit-il, si on pouvait, en même temps que la plaie se produit, faire l'injection de sérum, nous aurions une garantie réelle. Mais c'est trois ou quatre heures, quelquefois vingt-quatre heures après qu'on peut dans nos hôpitaux pratiquer cette injection. Scientifiquement ne soyons donc pas étonnés que, malgré ces injections, faites dans de pareilles conditions, le tétanos puisse se déclarer encore assez souvent (1). »

Cette argumentation semble supposer que, dès le moment précis où des spores tétaniques ont accès dans une plaie, commence aussitôt la sécrétion de la toxine qui produira la maladie. Il n'en est rien : il faut d'abord que les spores germent, deviennent bâtonnets et que ceux-ci se multiplient; alors seulement la toxine est élaborée dans la plaie, puis absorbée. Ces diverses phases nécessitent un laps de temps qui se compte par plusieurs jours si on en juge par le délai habituellement écoulé entre le traumatisme et l'apparition du tétanos : les cas les plus fréquents se groupent du sixième au douzième jour; peu nombreux sont les faits où le tétanos éclate le deuxième et même le troisième jour après la blessure. Si donc le sérum est injecté quelques heures, et même vingt-quatre heures après le traumatisme, on a toutes les chances possibles de faire circuler l'antitoxine dans le sang, bien avant que la toxine y pénètre; et dès

---

(1) Reynier, *Société de Chirurgie*, 1897, p. 390.

lors la prophylaxie est réalisable, comme chez les cobayes expérimentalement infectés.

D'ailleurs, la prophylaxie en vétérinaire ne vise pas seulement les interventions opératoires ; elle s'adresse aussi, et avec le même succès, aux traumatismes accidentels, aux plaies de rue surtout, et ces dernières circonstances sont exactement celles de la pratique humaine.

L'objection ne repose donc sur aucun fondement. Les conditions de l'application du sérum sont identiques en médecine vétérinaire et en médecine humaine : ce que l'une obtient, l'autre peut aussi bien l'obtenir.

5° **Le sérum serait moins actif sur l'homme que sur le cheval.** — Delbet (1) a émis l'opinion que, du fait de sa provenance équine, le sérum antitétanique devait agir moins sûrement sur l'homme que sur le cheval. On peut concevoir, en effet, que ce sérum constitue comme un corps étranger dans l'organisme humain, et, à ce titre, soit plus rapidement éliminé ou détruit que dans le corps de l'espèce animale à laquelle il est emprunté. Mais l'essentiel est de savoir si l'antitoxine du sérum persiste dans le sang de l'homme avec ses attributs et pendant un temps suffisant pour produire les effets qu'on attend. Le fait est indubitable après les expériences de Dehne et Hamburger. Dès lors, il n'existe aucun motif de croire que cette antitoxine actionnera moins bien le poison tétanique dans les humeurs de l'homme que dans celles du cheval. Ne sait-on pas d'ailleurs que le sérum antitétanique produit exactement les mêmes effets chez le cheval, le mulet, le bœuf, le mouton, la chèvre, le porc et les petits animaux de laboratoire. Rien donc n'autorise à admettre que, du fait de son transport à l'homme, le sérum peut perdre une partie de son efficacité.

Depuis les discussions envisagées ci-dessus, aucun fait nouveau ne s'est produit qui puisse porter atteinte à la valeur des injections préventives de sérum dans la prophylaxie du tétanos. Bien au contraire, les preuves de leur incontestable efficacité se sont multipliées ; nous nous bornerons à relater les suivantes.

La célébration anniversaire de la proclamation de l'Indépendance aux États-Unis (4 juillet) est toujours la cause occasionnelle d'un nombre considérable de traumatismes par armes à feu. Chaque année, les feuilles publiques enregistrent plusieurs milliers d'accidents (plus de 5 000) qui provoquent une véritable épidémie de tétanos. L'enquête poursuivie à ce sujet par le *Journal of the american asso-*

(1) Delbet, *Société de Chirurgie*, 1907.

ciation a établi qu'en l'année 1903 le chiffre des cas de tétanos, consécutifs à cette journée, s'est élevé à 415, presque tous mortels. A la suite de cette révélation, les journaux médicaux publièrent une instruction destinée à faire connaître aux praticiens les dangers des plaies par armes à feu, la nécessité de leur nettoyage chirurgical, et surtout la valeur des injections préventives de sérum antitétanique dans les blessures de ce genre. L'instruction fut renouvelée pendant quatre ans. Les résultats en furent remarquables. Malgré la progression croissante des accidents du 4 juillet, le nombre des cas de tétanos s'abaissa progressivement de 415 en 1903, à 105 (1904), 104 (1905), 89 (1906) et 73 en 1907. « L'emploi prophylactique de l'antitoxine tétanique, écrit le professeur Gidéon Wells qui rapporte ces faits, a brillamment fait ses preuves dans une série d'essais très étudiés. L'antitoxine fut employée dans des centaines de cas, et il n'est pas arrivé à nos oreilles que le tétanos ait apparu ensuite chez un malade traité de la sorte.... Nous pouvons ajouter que les heureux effets du traitement prophylactique par l'antitoxine en ont amené l'emploi de plus en plus fréquent en Amérique dans les cas de fracture compliquée, dans les blessures à l'occasion desquelles le tétanos peut apparaître dans la suite (1). »

Biron et Pied exercent à l'hôpital d'Argenteuil, au centre d'une région industrielle et agricole où, de tout temps, le tétanos a gardé une fréquence marquée. Communs y sont les traumatismes graves, brûlures étendues, vastes plaies souillées de terre et de fumier, écrasements des membres qui, d'habitude, apportent un fort contingent à l'infection tétanique. Pendant une période de leur pratique s'étendant de 1895 à 1902, ces chirurgiens, influencés par les doutes émis sur la valeur prophylactique du sérum, n'avaient point recouru aux injections préventives : ils enregistrent *onze cas de tétanos, tous mortels.* A dater de 1903, Biron et Pied appliquent systématiquement les injections prophylactiques à tous les traumatismes comportant quelque chance d'infection tétanique ; or, de 1903 à 1910, c'est-à-dire pendant une période égale à la première, *aucun cas de tétanos ne se développe dans leur pratique.* On ne saurait arguer de coïncidence possible avec une accalmie fortuite de l'infection tétanique dans la région, car, pendant cette période où la maladie disparaissait de leur service, ces chirurgiens recevaient 4 tétaniques provenant du dehors ; 3 tétaniques confirmés entraient dans un autre service de l'hôpital et 2 décès par tétanos se produisaient en ville (2).

(1) Professeur Gidéon Wells, *L'épidémie annuelle de tétanos aux États-Unis (Bulletin médical,* 1908, p. 773).

(2) *Bulletin Académie de médecine,* 28 mars 1911.

En résumé, les objections formulées contre la valeur des injections préventives manquent de fondement réel, et les quelques insuccès signalés ne représentent qu'une infime proportion au regard des milliers d'injections pratiquées. De ce que la méthode a quelquefois échoué, on n'a surtout pas le droit d'en inférer qu'elle ne préserve jamais.

Ces insuccès n'établissent pas moins que le sérum ne préserve pas *toujours* et *dans toutes les conditions*. Sous l'inspiration des faits observés en vétérinaire, mais sans bien se pénétrer des effets de l'antitoxine et des expériences de laboratoire, certains ont pensé que le sérum devait offrir au blessé une garantie absolue, que, grâce à lui, le tétanos de l'homme pouvait être toujours évité ; après quelques échecs, et par un entraînement inverse, on proclamerait volontiers aujourd'hui son inefficacité habituelle.

La vérité est tout autre, et il convient d'y revenir.

Le sérum antitétanique n'exerce aucune action sur le bacille tétanique ; il n'est pas bactéricide. C'est ainsi que des spores *protégés contre les phagocytes* (1) germent et cultivent abondamment dans le corps d'un animal *immunisé dont le sang est très antitoxique*, et cela sans rien perdre de leur propriété toxigène ; malgré cette culture intensive *in vivo*, l'animal ne contractera pas le tétanos, parce que l'antitoxine de son sang annihile le poison au fur et à mesure de sa production. Il ne faut donc pas compter sur le sérum injecté pour mettre obstacle à la germination des spores tétaniques. Ces spores se développeront si elles trouvent au foyer du traumatisme les conditions propices à leur culture (associations microbiennes, suppuration, sphacèle des tissus, caillots sanguins). C'est au chirurgien à se prémunir en supprimant, s'il le peut, ces conditions favorables à la culture du virus.

Le sérum est simplement *antitoxique*. Il neutralise le poison produit par la culture du virus et, pendant la durée de son action, met ainsi l'organisme à l'abri de l'intoxication, laissant aux cellules phagocytaires dont il excite l'activité le soin de lutter contre le bacille qui se développe dans la plaie, au chirurgien l'obligation et le temps de supprimer ce foyer dangereux. Le sérum est donc un des moyens, mais non le moyen strictement suffisant pour prévenir le tétanos. Sans son aide, et par le seul jeu de la défense cellulaire, l'animal se préserve lorsqu'on lui inocule dans un tissu sain des spores pures et sans toxine. Dans les conditions naturelles de l'infection, il ne s'agit plus de spores pures et de tissus sains ; les plaies

(1) VAILLARD, De l'action des humeurs d'un animal immunisé contre le tétanos (*Ann. Inst. Pasteur*, 1892).

sont de nature variée, les spores sont associées à des bactéries diverses, toutes conditions qui peuvent favoriser leur germination plus ou moins rapide. Le sérum confère alors une assurance éventuelle contre les risques d'intoxication résultant de la végétation du virus, et, par là, donne aux phagocytes comme au chirurgien le délai nécessaire pour accomplir l'œuvre qui leur incombe.

Mais cette assurance est limitée dans le temps; elle dure tant que l'antitoxine se trouve présente et circule en quantité suffisante, c'est-à-dire une semaine environ chez l'homme. Après ce délai, si la culture du virus se poursuit encore au foyer de la blessure, la toxine sécrétée ne trouvera plus d'antitoxine pour la neutraliser et produira ses effets habituels. Si, au contraire, la provision d'antitoxine est renouvelée en temps opportun, la préservation sera prorogée pour un nouveau laps de temps. De là l'absolue nécessité de réitérer les injections de sérum tant que persiste le foyer d'où peut sortir le tétanos. Encore faut-il aussi que le sérum soit donné à dose suffisante. L'expérience montre, en effet, que la quantité de sérum n'est pas indifférente. Des doses fortes protègent mieux que des doses faibles. Une habitude arbitrairement prise fixe à 10 centimètres cubes la quantité de sérum à employer; il conviendrait de doubler, de tripler même la dose de la première injection dans ces cas de traumatismes graves, propices à l'infection tétanique et fatalement exposés à la suppuration ultérieure.

On ne peut prétendre que le sérum préservera *toujours infailliblement*; les données expérimentales démontrent le contraire. Lorsque l'infection tétanique évolue dans les muscles, la préservation des cobayes est très aléatoire, même presque impossible si le corps étranger infectant (écharde) demeure fixé dans la plaie; outre que la phagocytose s'effectue mal dans ces conditions, la richesse des éléments nerveux (nerfs, plaques motrices terminales) favorise l'absorption et le cheminement de la toxine par des voies où l'antitoxine ne semble pas pouvoir pénétrer. La préservation est aussi incertaine lorsque la culture du bacille se fait en un foyer viscéral ou hémorragique. D'autre part, chez l'animal imprégné de substances microbiennes diverses, le composé atoxique sérum + toxine peut se dissocier en libérant un poison encore actif; cette éventualité ne pourra-t-elle se produire chez le blessé au cours des incidents septiques dont une plaie grave est le siège? Enfin le tétanos peut éclater très tardivement après la blessure, jusqu'à 87 jours, comme dans un des cas de Terrier. Il serait donc puéril de ne point prévoir des insuccès possibles, puisqu'ils surviennent dans les faits expérimentaux. On ne doit pas demander au sérum cette certitude absolue qui n'appartient guère aux phénomènes d'ordre biologique parce qu'ils sont soumis à des conditions individuelles ou à des contingences dont notre esprit ne saisit pas toujours les effets.

Même dans les circonstances où le tétanos est survenu malgré le sérum, ce dernier n'en procure pas moins quelque bénéfice au blessé, car souvent alors la maladie est rendue plus bénigne. 35 cas envisagés à ce point de vue par Berger « ont donné 16 morts et 19 guérisons, c'est-à-dire une proportion de guérisons infiniment supérieure à celle que l'on observe dans la majorité des cas de tétanos développés en l'absence d'injections préventives ». L'avantage est encore appréciable.

Mode d'emploi du sérum à titre préventif. — Le sérum doit intervenir aussitôt que possible après le traumatisme et la dose de la première injection doit varier avec la nature ou la gravité de ce dernier. Pour les blessures peu profondes, régulières, facilement accessibles aux soins antiseptiques, 10 centimètres cubes suffisent habituellement. Pour les plaies contuses, profondes ou souillées de corps étrangers, pour les blessures anfractueuses avec mortification des tissus et foyers hémorragiques, les écrasements, les fractures ou luxations compliquées, il est indiqué d'injecter d'emblée 20 à 30 centimètres cubes de sérum, car la quantité comme la qualité de l'antitoxine contribue au succès de la préservation. Les risques de tétanos sont particulièrement à redouter dans les traumatismes graves qui s'accompagnent si fréquemment de suppurations prolongées ou d'autres accidents septiques. Aussi est-il nécessaire de renouveler l'injection de sérum à des périodes convenables pendant tout le temps que le danger d'infection tétanique subsiste ; et l'on sait, par les exemples précédemment cités, que le tétanos a pu apparaître de trente-neuf à quatre-vingt-sept jours après la blessure. Des observations faites sur l'homme ont montré que la quantité d'antitoxine introduite avec le sérum demeure à peu près stable pendant près d'une semaine pour tomber ensuite rapidement en deux à six jours. C'est donc avant la fin de la première semaine, et ensuite hebdomadairement qu'il conviendra de réitérer le sérum. Si la dose initiale a été de 20 à 30 centimètres cubes, il suffira de 10 à 15 centimètres cubes pour les injections subséquentes.

L'emploi du sérum sec saupoudré à la surface de la plaie ne saurait être substitué à l'injection sous-cutanée du sérum liquide. L'absorption du sérum sec peut se faire sur une solution de continuité laissée à nu (Calmette), mais elle n'est plus assurée lorsque la plaie est recouverte par un pansement ordinaire (Tuffier) ; confier à ce seul moyen la prévention du tétanos serait une imprudence.

L'injection préventive ne dispense en rien des soins les plus minutieux qu'exige le traitement des plaies. Celles-ci seront expurgées de tous les corps étrangers qui les souillent, des caillots sanguins qu'elles renferment. L'antisepsie doit être aussi parfaite que possible ; mais, sous le prétexte de viser à la destruction des germes, elle ne doit pas aller jusqu'à détruire ou amoindrir la vitalité des éléments cellulaires, dont l'intervention est indispensable dans la lutte contre l'infection locale.

Anaphylaxie. — La question de l'anaphylaxie ayant été parfois posée à l'occasion des injections préventives, il est bon de rappeler que l'on doit en tenir compte dans la pratique de la sérothérapie.

Une personne qui reçoit du sérum étranger quelconque pour la première fois n'en éprouve aucun effet fâcheux, même si la quantité introduite est considérable. Chez un certain nombre de sujets, du huitième au douzième jour, peuvent survenir les accidents sériques bien connus : fièvre, urticaire, éruptions variées, parfois arthralgies. A partir du dixième jour environ, que les manifestations sériques se soient ou non produites, s'établit une modification de l'organisme qui peut persister *pendant des mois et même des années*. Elle se traduit par l'apparition *rapide* d'accidents sériques à la suite d'une nouvelle injection. La tuméfaction locale, les éruptions, la fièvre, etc., peuvent se manifester *aussitôt après* l'introduction du sérum. Dans l'immense majorité des cas, les accidents se dissipent promptement ; on a cependant cité des exemples, très rares il est vrai, où ils deviennent graves et auraient même pu entraîner la mort par des troubles de la respiration et de la circulation.

Faudrait-il en conclure qu'il est dangereux de recourir à *des injections répétées* de sérum au cours d'une maladie ? Assurément non ; la pratique courante dans le traitement des affections auxquelles la sérothérapie s'applique est là pour le démontrer. Une seconde injection de sérum ne cause d'accidents sériques que si elle est faite *de dix à douze jours après la première*. Avant ce délai, elle ne présente aucun inconvénient ; elle a même pour effet de retarder la production de l'état anaphylactique, de sorte que l'on peut éviter indéfiniment ce dernier, en pratiquant une série d'injections à de courts intervalles, deux, quatre, six, huit jours par exemple.

Mais, lorsque la question se pose d'utiliser un sérum thérapeutique pour traiter ou prévenir une maladie, il faut toujours s'enquérir si le patient a déjà reçu du sérum antérieurement. S'il en est ainsi, on ne lui en injectera que dans le cas d'absolue nécessité. On pourra même, sans doute, éviter au sujet tout accident résultant de son état d'anaphylaxie, en employant un des procédés qui ont si bien réussi à Besredka chez les animaux, c'est-à-dire, par exemple, l'injection d'une très faible dose de sérum (1 ou 2 centimètres cubes) pratiquée cinq ou six heures avant l'injection de la dose normale.

IV. — La sérothérapie dans le traitement du tétanos déclaré.

La découverte des propriétés antitoxiques du sérum semblait ouvrir une ère pleine de promesses pour le traitement du tétanos : Behring et Kitasato avaient annoncé la possibilité de guérir les animaux en pleine évolution du mal, lorsque les accidents, déjà très accusés, sont menaçants pour la vie. Peu de mois après se publiait en Italie une série d'observations de tétanos humain guéri avec l'antitoxine préparée par Tizzoni et Cattani. Les faits ne tardèrent pas à réduire ces espérances à leur juste valeur.

L'expérimentation établissait, en effet, qu'il est très difficile de guérir le tétanos déclaré chez les animaux. À l'heure où ses premiers symptômes apparaissent, la toxine élaborée au foyer d'infection est déjà parvenue aux centres nerveux, et ceux-ci peuvent être assez atteints pour que la mort survienne fatalement. L'antitoxine injectée sous la peau ou dans le péritoine neutralise bien la toxine en circulation, mais ne remédie pas aux lésions produites et ne peut rien contre un empoisonnement réalisé ; si celui-ci est trop avancé, la toxine diffusera de cellule nerveuse à cellule nerveuse, à l'abri de l'antidote, et la maladie suivra son cours. Seule, l'injection intra-cérébrale, pratiquée dès les premiers symptômes, se montre capable de guérir les animaux de laboratoire dont le tétanos est d'abord spinal avant de devenir bulbaire.

Nocard démontrait d'autre part que, chez le cheval, l'injection intraveineuse est impuissante à enrayer l'évolution du tétanos provoqué par une dose de toxine mortelle pour les témoins. Il n'en concluait pas moins que, si les cas aigus échappent à l'action de la sérothérapie, celle-ci reste, cependant, le traitement le plus rationnel pour les formes à marche lente qui sont entretenues ou aggravées par des apports incessants de toxine dans les centres nerveux ; le sérum peut être alors immédiatement utile en neutralisant le poison à mesure de sa formation. Les statistiques indiquent, d'ailleurs, que la sérothérapie est supérieure aux autres médications dans le tétanos du cheval : selon Dieckerhoff, elle a fait tomber le taux de la mortalité de 80 ou 90 à moins de 50 p. 100.

Le sérum a été appliqué au traitement du tétanos humain dès la découverte même de Behring et Kitasato.

Les résultats n'ont certes pas réalisé les espoirs du début, mais ils démontrent que l'antitoxine à laquelle on reproche aujourd'hui de n'être pas héroïque, parce qu'il lui était trop demandé, possède du moins une valeur incontestable : le sérum ne guérit pas les atteintes déjà portées, mais demeure un moyen précieux pour enrayer les progrès d'une redoutable intoxication. Réunissant tous les faits publiés en France et à l'étranger jusqu'en 1902, Vallas (1) a établi la statistique suivante :

Cas traités	508
Morts	217
Mortalité	42,7 p. 100.

On peut ajouter à ce décompte 84 faits nouveaux qui n'y figurent pas, soit :

Cas traités	592
Morts	265
Mortalité	44,7 p. 100.

Si l'on considère que la mortalité moyenne, avant l'emploi du sérum, pouvait s'évaluer à 70 p. 100, il semblera bien ressortir de ces chiffres que la sérothérapie a abaissé, d'une manière appréciable, le taux obituaire du tétanos.

En décomposant, avec Vallas, les éléments de la statistique globale selon la date de survenance du tétanos après le traumatisme, on arrive à cette conclusion déjà prévue que l'action du sérum se montre surtout favorable dans les cas dont l'incubation est égale ou supérieure à huit jours.

	Cas.	Morts.	Proportion.
Incubation de moins de 8 jours...	411	90	70,2 p. 100.
— de 8 jours et au-dessus,	229	62	27,1 —
— indéterminée	222	101	46,1 —

C'est donc dans les tétanos à début relativement tardif, à marche lente ou chronique que le sérum paraît modifier heureusement l'évolution des accidents ; par contre, son impuissance demeure certaine à l'égard des formes aiguës et dans le tétanos splanchnique à point de départ viscéral. En cela, la clinique se montre d'accord avec l'expérimentation sur les animaux. Dans le tétanos rapide ou viscéral, l'intoxication est mortelle d'emblée ; le sérum arrive toujours trop tard. Lorsque l'empoisonnement est modéré et progressif dès le début, l'antitoxine intervient pour en enrayer les progrès et permettre au chirurgien de tarir sa source ; elle ne modifie et ne diminue

(1) Vallas, Congrès français de Chirurgie, 1902.

pas la durée des contractures existantes, mais prévient l'atteinte des centres nerveux jusque-là indemnes. Toutefois, les circonstances de la pratique sont loin de se prêter toujours à la meilleure utilisation du sérum ; pour réaliser toutes les possibilités de succès, celui-ci doit intervenir dès les premiers signes qui révèlent l'invasion du mal : or, le traitement est trop souvent tardif, et, en matière de tétanos, chaque heure perdue augmente les chances de mort. Quoi qu'il en soit, les chiffres ci-dessus signifieront sans doute, pour tout esprit non prévenu, que la sérothérapie n'est pas étrangère à l'abaissement de la mortalité ; le gain n'apparaît pas éclatant ; il est, cependant, réel et bien digne d'attention.

Modes d'administration du sérum. — Le sérum a été injecté le plus habituellement sous la peau ; on l'a introduit aussi dans les veines, la cavité sous-arachnoïdienne, le cerveau. Vallas a divisé les résultats obtenus suivant la technique employée :

	Cas.	Morts.	Mortalité.
Injection sous-cutanée	374	39	39 p. 100.
— intraveineuse	34	13	41,9
— cérébrale	84	52	61
— sous-arachnoïdienne	20	13	65

Ces différences ne sauraient exprimer la valeur de tel ou tel procédé ; elles tiennent sans doute beaucoup moins aux modes d'injection qu'à la gravité particulière des cas qui ont motivé le choix de la voie veineuse, arachnoïdienne ou cérébrale pour l'application du sérum ; d'ailleurs, le plus souvent, les injections sous-cutanées ont été associées aux autres modes d'introduction du sérum.

Injection sous-cutanée. — L'injection sous-cutanée est simple, expéditive, facile à pratiquer par tous ; elle se prête à une absorption suffisamment rapide de l'antitoxine dont la présence dans le sang se constate alors dès les deux premières heures qui suivent l'inoculation. Ce procédé, le plus usuel, permet aussi d'injecter le sérum à hautes doses et d'en renouveler l'emploi aussi souvent qu'il est nécessaire.

La dose initiale doit être massive : 80 à 100 centimètres cubes répartis en deux points différents. Les injections subséquentes peuvent être moindres (30 à 40 centimètres cubes) et réitérées tous les deux ou trois jours jusqu'à ce que les symptômes menaçants soient enrayés. Certains malades qui ont guéri avaient ainsi reçu de 400 à 600 centimètres cubes et même plus (1 800 centimètres cubes).

Injection intraveineuse. — L'injection intraveineuse a été employée pour la première fois par Morax (1893) dans un cas de tétanos aigu chez l'enfant. Le malade mourut, mais l'idée était juste et méritait d'être reprise dans les cas où il importe d'agir rapidement. On sait, en effet, que, dans la sérothérapie de la peste, les injections intraveineuses agissent d'une manière beaucoup plus efficace que les injections sous-cutanées pour le traitement des cas graves et des formes pneumoniques. D'autre part, Arloing a établi expérimentalement que l'action antitoxique des divers sérums apparaît plus grande lorsqu'ils sont injectés dans les veines. Nocard avait constaté le même fait avec le sérum antitétanique employé préventivement chez le cheval. La voie veineuse appliquée aux cas graves chez l'homme semble avoir donné des résultats encourageants ; presque toujours on a utilisé concurremment les injections sous-cutanées. La dose sera de 20 à 30 centimètres cubes (1).

Injection sous-arachnoïdienne. — Déposer l'antitoxine dans la cavité sous-arachnoïdienne, c'est-à-dire presque en contiguïté des centres nerveux actionnés par le poison tétanique, paraissait *a priori* une méthode rationnelle entre toutes. D'autre part, il est facile d'extraire 10 à 20 centimètres cubes de liquide céphalo-rachidien et de le remplacer par une quantité de sérum équivalente ou un peu moindre. Ce procédé a été mis en pratique, sans succès d'ailleurs, par Sicard (1898), puis en Allemagne d'où sont venues la plupart des observations recueillies jusqu'à ce jour. Les résultats d'ensemble ne sont guère favorables : sur 25 cas ainsi traités, 16 se sont terminés par la mort, soit 64 p. 100. Ce mode d'injection est aujourd'hui abandonné, car rien n'assure que l'antitoxine introduite dans la cavité sous-arachnoïdienne diffuse rapidement vers les éléments nerveux qu'il importe de préserver.

Injection intracérébrale. — La valeur de l'injection intracérébrale s'est imposée à l'attention par la précision et l'importance des faits expérimentaux qui la démontraient. Mais son application à la médecine humaine n'a pas donné jusqu'ici les résultats qu'on en pouvait attendre ; d'une efficacité presque absolue chez le cobaye et le lapin dont le tétanos débute toujours par la région inoculée, l'injection intracérébrale devait moins facilement réussir dans le tétanos de l'homme qui est d'emblée bulbaire. Sur 101 cas traités, on compte 66 morts, soit 63,3 p. 100, et parfois l'injection a été suivie de lésions locales ou d'accidents généraux. De là l'appréciation sévère portée par Vallas et les chirurgiens français. Une pareille défaveur est peut-être excessive, tout au moins prématurée. On ne saurait oublier que cette méthode, appliquée dès les premiers signes du

(1) Dans un cas de tétanos subaigu chez l'enfant, les injections intra-veineuses pratiquées par L. Martin ont donné un excellent résultat ; 520 centimètres cubes de sérum avaient été injectés dont 120 centimètres cubes dans la même journée (*Soc. méd. des hôp.*, 1900).

tétanos, se montre à peu près infaillible chez les animaux de laboratoire. Elle constitue le seul moyen de préserver les centres nerveux supérieurs encore épargnés par le poison. Il est certain aussi que, chez l'homme, comme chez l'animal, un tétanos à marche grave a pu être immédiatement enrayé par l'introduction d'une petite quantité de sérum dans le cerveau : cas de Chauffard ; 4 cas de Ledoux ; 2 cas de Maunoury ; cas de Nimier dont nous avons été témoin. Cette injection a d'autant plus de chance d'être efficace qu'elle est faite le plus près possible du début des accidents. Or, suivant la très juste remarque de Maunoury (1), « dans un certain nombre d'observations données comme des échecs, divers moyens ont été essayés pendant plusieurs jours, et c'est devant l'aggravation de la situation que l'on a eu recours à l'injection intracérébrale. Est-il juste en pareil cas de mettre au passif de la méthode ces faits malheureux dans lesquels elle a été employée comme ressource suprême ou simplement trop tard ». Avant de renoncer à l'espoir d'obtenir chez l'homme des résultats comparables à ceux que Roux et Borrel ont constatés chez les animaux, il serait légitime de poursuivre encore l'application de la méthode dans les conditions favorables à sa réussite, c'est-à-dire dès le début même des premiers accidents. Sans doute l'échec sera certain si l'intoxication a été rapide, massive et mortelle d'emblée ; mais si l'empoisonnement s'est effectué d'une manière plus graduée, les chances de guérison se trouveront accrues par l'immunisation immédiate des centres nerveux encore indemnes. Il sera nécessaire d'ajouter à l'injection intracérébrale des injections sous-cutanées, afin de neutraliser la toxine circulant dans le sang et les humeurs.

L'injection intracérébrale est facile. Elle se pratique à travers une trépanation capillaire faite au moyen du foret à curseur de Borrel ou d'un petit perforateur de dentiste. Par ce pertuis osseux on introduit une fine aiguille, longue de 4 centimètres, avec laquelle le sérum est injecté lentement, à la dose de 5 centimètres cubes, dans la substance de l'hémisphère cérébral, et en dehors de la zone motrice (2).

La sérothérapie n'est en aucune façon exclusive des divers modes de traitement qui exercent une action sédative ou stupéfiante sur le système nerveux ; leur utilisation est donc justifiée. Parmi les agents médicamenteux auxquels on a eu successivement recours, un seul,

(1) Maunoury, *Congrès français de Chirurgie*, 1902, p. 601.
(2) Maunoury choisit pour la trépanation un point situé à 3 ou 4 centimètres en avant de la suture fronto-pariétale et à 2 centimètres en dehors de la ligne médiane.

le chloral, est resté dans la pratique depuis les travaux de Langenbeck et de Verneuil. Son emploi produit presque toujours un amendement des symptômes tétaniques, mais l'amélioration ne persiste que durant l'action du médicament. L'administration, même prolongée, du chloral n'enraye pas la maladie; celle-ci continue à évoluer sous une forme moins dramatique, sans rien perdre de sa gravité. A vrai dire, le chloral n'est qu'un palliatif, mais un palliatif d'une incontestable utilité. Dans les cas aigus, fatalement mortels, il sert à diminuer les tortures du patient. Dans les cas à marche lente ou chronique, il facilite la guérison en procurant au malade le repos, le sommeil, le relâchement des muscles contracturés. A ce titre, le chloral est un puissant auxiliaire dans le traitement du tétanos.

Si le tétanos n'a pas bénéficié au même degré que la diphtérie de l'emploi thérapeutique du sérum antitoxique, la raison en doit être cherchée dans les caractères différents de ces deux infections. La diphtérie évolue d'une manière ostensible à la surface de muqueuses faciles à explorer. Sa lésion spéciale, l'exsudat membraneux, constitue le premier effet et aussi l'indice certain de la culture microbienne qui prépare l'intoxication. Cette culture est donc apparente dès le début de l'infection; elle attire l'attention et décèle à la vue le danger prochain, permettant ainsi d'intervenir avant que l'empoisonnement soit réalisé. L'infection tétanique, au contraire, évolue silencieusement dans la profondeur des plaies. La culture du virus commence et se poursuit sans signes extérieurs, sans déterminer de lésions spéciales propres à la faire soupçonner; rien ne la traduit à nos sens et lorsqu'éclatent les symptômes révélateurs de la maladie qui va se dérouler, l'intoxication est déjà effectuée depuis plusieurs jours et trop souvent irrémédiable. Enfin, le poison tétanique est d'une activité incomparablement supérieure à celle du poison diphtérique; et il porte ses atteintes sur les centres nerveux les plus essentiels à la vie. La lutte pour la guérison n'est donc pas égale dans les deux maladies, bien que la puissance du sérum antitétanique dépasse de beaucoup celle du sérum antidiphtérique.

SÉROTHÉRAPIE DE LA DYSENTERIE BACILLAIRE

par

le Dr L. VAILLARD,
Médecin Inspecteur général de l'armée,
Membre de l'Académie de médecine.

et

le D^r CH. DOPTER,
Médecin Major,
Professeur agrégé du Val-de-Grâce.

Le terme nosographique de *dysenterie* englobe des infections essentiellement différentes, malgré les apparences symptomatiques qui invitent à les confondre. Deux formes principales, bien distinctes par leur cause comme par leurs lésions, sont aujourd'hui définitivement disjointes, et cette connaissance importe à la pratique, car les deux modalités de la maladie ne sont plus justiciables, désormais, du même mode de traitement.

L'une est due à un protozoaire pathogène, l'*Amœba dysenteriæ* ou *Entamœba histolytica* de Schaudinn, dont la présence dans les selles fraîches se constate aisément par l'examen microscopique. Cette dysenterie, dite *amibienne*, qui donne lieu à l'abcès du foie, est spéciale aux pays chauds ; aussi, en France, l'observe-t-on uniquement chez les sujets infectés pendant leur séjour aux colonies, et, plus rarement, chez des personnes qui, n'ayant jamais quitté leur pays d'origine, ont pu se contaminer par cohabitation avec les précédents. Cette forme ne sera pas visée ; son traitement spécifique est encore à trouver.

L'autre, la dysenterie *bacillaire*, est produite par un microbe spécial, le *bacille dysentérique*, répandu à profusion dans la muqueuse altérée du gros intestin et les déjections du malade ; elle appartient à toute la zone des pays tempérés (1) et s'y montre fréquente sans jamais déterminer l'abcès du foie proprement dit. Jusqu'ici on ne connaît guère d'autre forme en France, du moins comme maladie autochtone et susceptible de se répandre. Affection essentiellement estivale, cette dysenterie se manifeste par des épidémies plus ou moins extensives, d'où le nom de dysenterie *épidémique* qui lui est aussi donné ;

---

(1) La dysenterie bacillaire se rencontre aussi dans les régions chaudes ou tropicales, concurremment avec la forme amibienne et, en certains points, comme aux Indes anglaises, aux Philippines, elle semble même aussi fréquente que cette dernière.

elle est facilement transmissible, parfois très contagieuse. Sa léthalité, variable suivant les temps et les lieux, se montre souvent
grande. On ne possède pas de renseignements exacts sur la mortalité
dysentérique de la population civile en France, mais il demeure
notoire que les épidémies annuelles sont communes en diverses
régions, notamment dans l'Ouest, et s'y marquent souvent par une
gravité excessive : il n'est pas exceptionnel, dans les épidémies de
Bretagne, de voir la mortalité s'élever à 20, 50 et même 60 p. 100.

Le bacille dysentérique a été vu, en 1888, par Chantemesse et
Widal. Après dix ans d'oubli, Shiga (1) a nettement différencié ce
bacille (1898) et fourni la première preuve valable de sa spécificité
en l'établissant sur la constance du microbe chez les dysentériques
du Japon, son absence dans les selles des autres malades et surtout
l'agglutination de sa culture par le sérum des sujets atteints ou
récemment affectés de dysenterie, d'où le nom de *bacille de Shiga*
qui lui est communément attribué. Les recherches ultérieures poursuivies en divers pays (Kruse, Flexner, Strong et Musgrave, Dri-
galski, Vaillard et Dopter) ont confirmé les observations de Shiga et
mis définitivement hors de cause la spécificité de son bacille en
démontrant que l'inoculation sous-cutanée du virus vivant ou de la
toxine extraite des corps microbiens déterminait, chez diverses espèces
animales (lapin, chien, porc), une dysenterie mortelle dont les symptômes et les lésions sont exactement ceux de la maladie humaine (2).
A côté du bacille de Shiga, généralement considéré comme l'agent
typique de la dysenterie épidémique, on n'a pas tardé à en décrire
d'autres plus ou moins voisins et susceptibles, comme lui, de provoquer les symptômes de la dysenterie. Ces variétés, par trop multipliées aujourd'hui, peuvent essentiellement se ramener à deux
groupes principaux : bacilles du type Shiga-Kruse, bacilles du type
Flexner (Manille), lesquels se distinguent entre eux, mais par des
caractères d'importance insuffisante pour justifier une séparation
radicale : ce sont, sans doute, des races issues d'une même souche
et dont l'étroite parenté, sinon l'identité, ne saurait être mise en
doute (3). De même que le choléra peut être produit par des vibrions
quelque peu différenciés, de même la dysenterie épidémique peut
être provoquée par des bacilles dont certains caractères, non essentiels,
varient suivant les régions où règne la maladie (4).

<hr>

(1) Shiga, Ueber den Erreger der Dysenterie in Japan (*Centr. f. Bakt.*, 1898).
(2) Vaillard et Doerr, La dysenterie épidémique (*Ann. Inst. Pasteur*, 1903).
(3) Doerr, La dysenterie bacillaire (*Bulletin Inst. Pasteur*, 1906).
(4) Après avoir minutieusement étudié 71 variétés de bacilles dysentériques provenant de
tous les pays, Chun en arrive à cette conclusion que si les uns se distinguent des autres par

Le bacille dysentérique est abondant dans les glaires sanguinolentes qui constituent les selles caractéristiques. Il se multiplie dans la muqueuse du gros intestin où siègent les altérations : on l'y trouve aggloméré en îlots ou dispersé à peu près uniformément dans le tissu adénoïde et dans les tubes de Lieberkühn. En dehors de l'intestin, le bacille ne se rencontre guère que dans les ganglions mésentériques. La dysenterie est donc une maladie infectieuse, localisée à la muqueuse du côlon, mais elle est aussi une maladie d'intoxication ; c'est la toxine sécrétée par la culture du virus dans la muqueuse atteinte qui engendre les lésions et les symptômes généraux propres à la maladie.

I. — Historique.

Dès le début de nos connaissances sur la nature microbienne d'une maladie parfois si redoutable, les efforts se sont orientés vers la recherche de son traitement spécifique au moyen du sérum des animaux immunisés contre le virus.

Shiga (1), le premier, dès 1898, immunisa de grands animaux (chèvre, âne, cheval), par l'inoculation sous-cutanée des cultures mortes, puis vivantes, du bacille qu'il avait décrit dans la dysenterie épidémique du Japon. Le sérum des animaux ainsi traités avait la propriété de prévenir et de guérir l'infection expérimentale. Injecté vingt-quatre heures *avant* le virus, il préserve la souris et le cobaye contre une dose cinq fois mortelle introduite dans le péritoine. Intervenant de cinq à quinze heures *après* l'infection par la dose mortelle, ce sérum assure la survie des cobayes traités ; mais, s'il est retardé jusqu'à la vingtième heure, tous les animaux succombent. Encouragé par ces résultats, Shiga appliqua ce sérum à la maladie de l'homme : 298 dysentériques furent exclusivement traités par le sérum à la dose de 20 à 50 centimètres cubes ; 31 succombaient, soit 10,8 p. 100. Or, 2599 dysentériques soumis aux médications usuelles avaient donné 957 morts, soit 35,4 p. 100. La mortalité était donc diminuée de plus des deux tiers. Shiga résumait ainsi les effets du sérum chez l'homme : diminution immédiate et rapidement progressive du nombre des selles et du sang qu'elles contiennent, apaisement brusque de tous les symptômes douloureux, cessation de la fièvre, amélioration de l'état général, rapidité de la guérison.

C'est donc à Shiga que revient le mérite d'avoir établi les bases de la sérothérapie antidysentérique.

---

leurs caractères fermentatifs à l'égard de la mannite, tous cependant doivent être rangés en un groupe unique (Institut pour les maladies infectieuses, Tokyo, 1906).

(1) Shiga, Études sur la dysenterie épidémique au Japon (*Deutsche med. Woch.*, 1901).

Après avoir isolé le bacille de la dysenterie allemande, Kruse (1) poursuivit à son tour la recherche d'un sérum spécifique : « Non pas, dit-il, un sérum *antitoxique*, car le bacille dysentérique ne produit pas de toxine particulièrement active et l'évolution clinique de la maladie ne donne guère l'impression d'une intoxication ; mais un sérum uniquement *bactéricide*, capable d'empêcher la reproduction rapide du microbe et de juguler l'infection. » Il immunisa divers animaux par l'inoculation sous-cutanée de cultures vivantes, et obtint ainsi un sérum préventif et curateur pour l'infection expérimentale du cobaye. Kruse applique alors le sérum à la dysenterie de l'homme : 100 cas traités donnent 8 décès, soit 8 p. 100, tandis que la mortalité habituelle des épidémies en Westphalie est de 10 à 11 p. 100. L'écart était évidemment minime ; aussi, pour mettre en relief la valeur du sérum, l'auteur s'attache-t-il à faire ressortir son action bienfaisante sur les symptômes douloureux, l'amendement rapide des troubles intestinaux et l'évolution en quelque sorte abortive de la maladie.

Shiga et Kruse immunisaient les animaux par l'inoculation *sous-cutanée* de cultures mortes, puis vivantes. Leur sérum possédait certainement des propriétés *antimicrobiennes*, mais son efficacité, si réelle qu'elle fût, restait encore insuffisante, car la dysenterie ne se réduit pas à l'infection intestinale ; elle est aussi une maladie d'intoxication. On sait, en effet, que la toxine extraite des corps microbiens détermine chez le lapin une maladie exactement semblable à celle que provoque le virus vivant ; l'intoxication joue donc un rôle dans la pathogénie des lésions et des symptômes de la dysenterie. Dès lors, il était naturel d'admettre que, pour répondre aux indications d'un traitement rationnel, le sérum devait posséder aussi la propriété *antitoxique*. L'obtention de cette propriété devenait un progrès nécessaire.

Il avait paru établi que le bacille dysentérique ne produisait pas de toxine soluble à la manière des bacilles diphtérique et tétanique, du moins ne se trouvait-elle pas dans les milieux de culture liquides au moment où le développement du microbe est achevé. Le seul poison connu était celui qu'abandonnent les microbes tués lorsqu'on les soumet à la macération, c'est-à-dire, suivant le terme usité, l'*endotoxine* dysentérique, laquelle tue le lapin à des fractions de centimètre cube. Cependant Todd (2), puis Rosenthal (3) constataient que, par la filtration des cultures prolongées pendant un mois en

(1) Kruse, Die Blutserumtherapie bei der Dysenterie (*Deutsche med. Woch.*, 1903).
(2) Todd, Sur une antitoxine dysentérique (*British Med. Journ.*, 1904).
(3) Rosenthal, La toxine dysentérique (*Deutsche med. Woch.*, 1903).

milieu très alcalin (Todd), ou trois semaines dans un bouillon Martin faiblement alcalin (Rosenthal), on obtenait une toxine dont $0^{cc},1$ suffit à tuer un lapin adulte. L'un et l'autre ont pensé que ce poison représentait la toxine *soluble*, excrétée par le bacille au cours de son développement. L'interprétation ne semble pas exacte. La végétation du microbe est rapide et courte dans le bouillon ; elle se termine du quatrième au cinquième jour et, à ce moment, la toxine n'existe pas d'une manière appréciable. Si elle apparaît par la suite, en proportion d'autant plus marquée que l'attente se prolonge, c'est que, par le fait de la macération et de l'*autolyse*, les cellules microbiennes abandonnent au liquide le poison retenu à leur intérieur. L'*endotoxine* a été simplement mise en liberté.

Quoi qu'il en soit de cette question secondaire, on pouvait donc trouver dans les cultures vieillies une toxine très active. Todd l'injecte au cheval, à l'exclusion des cultures, et recueille un sérum nettement antitoxique (1) dont l'emploi chez l'homme n'est pas mentionné. Rosenthal, à Moscou, procède de même chez le chien : le sérum de cet animal n'est pas seulement antitoxique ; il préserve aussi contre la dose mortelle de virus vivant.

Dès lors, Rosenthal immunise systématiquement des chevaux par l'inoculation de toxine et de bacilles vivants, suivant une technique que Gabritchewsky (2) a fait connaître, et prépare ainsi un sérum *antimicrobien et antitoxique* dont l'emploi chez l'homme a été l'objet d'un compte rendu détaillé. Sur 157 malades traités par ce sérum, 7 sont morts, soit 4,5 p. 100. Au même moment, la mortalité était de 10 à 11,7 p. 100 sur d'autres sujets soumis aux médications usuelles. Les effets du sérum se sont montrés particulièrement frappants au début de la maladie : presque toujours alors la maladie était jugulée en un ou deux jours ; les épreintes et les coliques s'apaisent dans les dix-huit ou vingt heures qui suivent l'injection ; le sang et le ténesme disparaissent en même temps que les selles diminuent de fréquence et la guérison est complète. En résumé, dit Rosenthal, le sérum abaisse la mortalité de plus de moitié, abrège d'un tiers la durée de la maladie, prévient le passage à l'état chronique et les rechutes.

Le sérum de Rosenthal a été utilisé avec succès dans les hôpitaux de Mandchourie pendant la guerre russo-japonaise (Korentchewsky, Barikin).

(1) Par la suite, Todd constate la même propriété antitoxique dans le sérum d'un cheval ayant uniquement reçu dans *les veines* des cultures du bacille dysentérique.

(2) Gabritchewsky, *Congrès des Sociétés savantes*, Moscou, 1903.

Nous avons fait connaître en 1906 et 1907 (Académie de médecine) nos recherches poursuivies sur ce sujet depuis 1903, et les résultats obtenus en France par l'application de la sérothérapie à plus de 500 cas de dysenterie ; leur exposé détaillé fera l'objet des développements qui vont suivre.

À ces premiers documents, d'autres sont venus s'ajouter. Par une étude minutieuse, Kraus et Dœrr ont fixé les bases expérimentales de l'action du sérum. Ludke, Rosculch, Lewis, Karlinski, Budwik, Skschivan et W. Stepansky, etc., ont confirmé, par des observations personnelles, sa valeur nettement curative chez l'homme.

De l'ensemble des faits recueillis, il ressort aujourd'hui avec une entière évidence que la sérothérapie représente réellement le moyen spécifique du traitement de la dysenterie bacillaire.

II. — Immunisation des animaux. — Propriétés de leur sérum.

Les chevaux sont immunisés par l'inoculation hebdomadaire de doses progressivement croissantes de bacilles vivants. Ces inoculations sont faites, non par la voie sous-cutanée, mais *dans les veines*, et cette méthode est essentielle pour assurer au sérum son maximum d'activité.

L'introduction directe des corps microbiens dans la circulation générale est, en effet, comme l'a montré Besredka (1), le procédé d'immunisation qui donne les sérums les plus actifs avec les microbes à endotoxine ; la propriété anti-endotoxique ne serait pas obtenue au moyen des inoculations sous-cutanées.

Les cultures ont toujours été fournies par un même bacille dysentérique du type Shiga ; ce microbe, très pathogène pour le lapin, conserve depuis longtemps un degré de virulence sensiblement égal et donne, en milieu approprié, une toxine très active.

En raison de la grande sensibilité du cheval à l'action du bacille dysentérique et de sa toxine, les premières inoculations doivent être faites à doses faibles, 1/4 de centimètre cube d'une culture de vingt-quatre heures, puis 1/2, 1, 2, 3 centimètres cubes, etc. Encore ces doses déterminent-elles une vive réaction qui se traduit par un frisson violent, une élévation thermique pouvant dépasser 40° et des symptômes généraux accusés. La quantité maxima de cultures injectée n'a jamais excédé 50 centimètres cubes. La progression des doses doit être lente et très ménagée, car l'accoutumance n'est, pour

(1) Besredka, De l'anti-endotoxine typhique, et des anti-endotoxines en général (*Ann. Inst. Pasteur*, février 1906).

ainsi dire, jamais acquise, et chaque inoculation nouvelle provoque une ascension de la température (40° ou 41°) qui persiste pendant vingt-quatre ou quarante-huit heures, s'accompagnant d'abattement, parfois même d'une parésie transitoire du train postérieur. Il n'est point rare de voir survenir une période d'amaigrissement progressif avec inappétence qui conduirait à des accidents plus sérieux si les inoculations n'étaient momentanément suspendues. Les saignées destinées à recueillir le sérum sont pratiquées deux à trois semaines après la dernière inoculation.

Propriétés du sérum. — Le sérum de ces chevaux possède des propriétés préventives et curatives qui se manifestent également bien contre le bacille dysentérique et sa toxine. La souris, le rat, le lapin surtout sont les animaux de choix pour les vérifier. Chez le lapin, l'inoculation sous-cutanée des cultures vivantes détermine une maladie mortelle en trois, quatre ou cinq jours, et dont les lésions reproduisent assez fidèlement celles de la dysenterie humaine. L'injection de la toxine peut, suivant la dose et la voie de pénétration, produire, soit la mort en quelques heures, soit une maladie de courte durée (trois ou quatre jours), exactement semblable à celle que provoque le virus vivant. Le cobaye utilisé par Shiga et Kruse dans leurs essais se montre, au contraire, assez résistant à l'action du bacille injecté ailleurs que dans le péritoine et presque réfractaire à la toxine.

1° **Effets préventifs.** — Des lapins du poids de 1 800 à 2 000 grammes reçoivent sous la peau 0^{cc},5 à 0^{cc},25 de sérum spécifique ; soit au même moment, soit plusieurs heures ou même deux jours après, on leur inocule dans le tissu sous-cutané une dose de culture sûrement mortelle en quatre jours. *Tous ces animaux résistent*, tandis que les témoins meurent du troisième au quatrième jour.

Les lapins qui ont reçu le sérum présentent, au point infecté, un œdème d'étendue variable et riche en polynucléaires contenant à leur intérieur une grande quantité de microbes. Chez les témoins, l'œdème est peu marqué, presque pauvre en leucocytes et la phagocytose y fait à peu près complètement défaut. La comparaison des deux états indique bien le mécanisme de la préservation.

Les résultats sont identiques avec la toxine, mais alors la dose de sérum doit être augmentée (1 centimètre cube). La toxine employée tue en douze ou seize heures un lapin de 2 kilogrammes, lorsqu'elle est injectée dans le sang à la dose de 0^{cc},25 ; introduite sous la peau à la dose de 1 centimètre cube, elle produit la mort en trois ou quatre jours.

Un mélange à parties égales de cette toxine et de sérum est absolument inoffensif, qu'on l'injecte sous la peau ou dans la circulation générale.

Les lapins qui reçoivent d'abord du sérum, puis vingt-quatre heures *après* la dose mortelle de toxine, n'accusent aucun état morbide ; les témoins meurent du troisième au quatrième jour.

L'immunité ainsi conférée contre le virus ou la toxine persiste pendant huit à dix jours ; passé ce délai, elle s'efface rapidement.

Il résulte donc nettement de ces faits que le sérum spécifique est à la fois *antimicrobien* ou phagocytaire et *antitoxique*.

2° **Effets curatifs**. — Intervenant vingt-quatre heures *après* l'infection par une quantité de virus sûrement mortelle en quatre jours, le sérum assure la guérison des animaux à la dose de 1 à 2 centimètres cubes : *tous les témoins meurent du troisième ou quatrième jour ; tous les lapins traités résistent après avoir présenté un léger état morbide.*

Si l'application du sérum est retardée jusqu'à la quarante-huitième heure qui suit l'infection, la survie devient alors très aléatoire ; certains animaux guérissent, la plupart finissent par succomber. Mais on augmente la proportion des guérisons en injectant le sérum dans les veines : deux fois sur quatre, la survie est ainsi obtenue.

Avec la toxine, la marge laissée à l'action curatrice du sérum devient moindre. La survie n'est pas certaine lorsque le sérum est injecté vingt-quatre heures après la dose mortelle ; sur 10 animaux traités, 5 résistent, 5 succombent. Après quarante-huit heures, tous les lapins meurent. Il n'en est pas moins remarquable de constater que, même vingt-quatre heures après l'introduction de la toxine sous la peau, le sérum est encore souvent capable de sauver les animaux.

Par suite de sa rapide évolution, la dysenterie expérimentale du lapin ne laisse que des délais assez restreints au pouvoir curatif du sérum. Cependant, pour une maladie qui tue en trois ou quatre jours, ce délai est encore de vingt-quatre heures après l'infection bacillaire et peut aller, parfois, jusqu'à quarante-huit heures. La dysenterie de l'homme n'offre heureusement pas une allure aussi précipitée et, de ce fait, la limite d'action du sérum va se trouver singulièrement élargie, comme l'expérience clinique le démontre.

III. — Application du sérum au traitement de la dysenterie chez l'homme.

La valeur de la sérothérapie dans le traitement de la dysenterie humaine s'affirme par des faits démonstratifs : *l'abaissement de la* mortalité ; l'apaisement presque immédiat de tous les symptômes de la maladie ; la rapidité de la guérison.

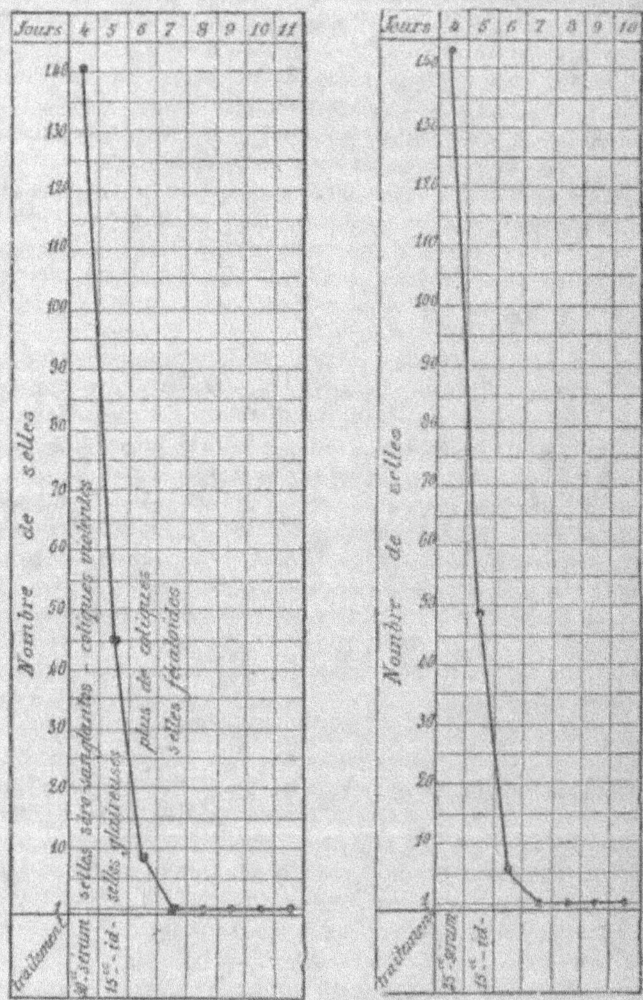

Fig. 8 et 9. — Dysenteries graves ; 4e jour ; deux injections de sérum.

1° Avec un sérum dont l'activité est aujourd'hui dépassée, Shiga diminuait déjà des deux tiers la mortalité dysentérique au Japon, et

Kruse réduisait de 11 à 8, puis à 5 p. 100, la léthalité de la dysenterie rhénane. Avec le sérum plus actif de Rosenthal, la mortalité de la dysenterie, à Moscou, fléchissait de 11 ou 12 p. 100 à 4,5 p. 100. Les résultats obtenus avec le sérum que nous avons préparé à l'Institut Pasteur sont encore plus décisifs. De 1905 à 1911, 892 dysenteries aiguës chez des sujets de tout âge ont été soumises à la sérothérapie ; elles comprenaient 631 cas d'intensité moyenne, 217 formes graves et 44 considérées cliniquement comme devant être presque sûrement mortelles. Le chiffre des décès a été de 12, soit 1,36 p. 100. Cette faible mortalité apparaît éloquente lorsqu'on la rapproche du nombre des cas graves (217) et surtout des cas *mortels* (44) traités par le sérum. Le bénéfice obtenu se suppute aussi par la comparaison avec la léthalité moyenne de la dysenterie en divers pays :

— 24 p. 100 au Japon (Shiga) ;

— 12 à 17 p. 100 à Moscou (Rosenthal) ;

— 11 p. 100 en Westphalie rhénane (Kruse) ;

— 6,9 p. 100 à Toulon sur les 129 malades de l'épidémie de 1906, bien que, vers la fin de l'épidémie, 20 dysentériques parmi les plus graves aient été soumis à la sérothérapie ;

— 20 à 50 p. 100 en Bretagne au cours de l'été 1899 (Netter) ;

— 50 à 60 p. 100 dans les épidémies annuelles des environs de Carhaix (Finistère) (Dr Marchais).

2° Le critérium de la valeur du sérum ne réside pas seulement dans l'abaissement de la mortalité ; on le trouve aussi dans le soulagement immédiat qu'il procure aux malades et la rapidité de leur guérison.

Les symptômes de la dysenterie sont trop connus pour qu'il y ait lieu de les rappeler. L'intensité de la maladie se mesure non par l'élévation thermique, car la dysenterie est peu ou point fébrile, mais par le nombre des selles quotidiennes, la violence des symptômes douloureux et les signes d'intoxication. La fréquence des déjections muco-sanglantes est, en effet, presque toujours en rapport avec la diffusion et l'intensité des lésions du gros intestin. Chaque exonération étant douloureuse par elle-même et suivie de ténesme, on conçoit que cette fréquence des selles, surtout quand leur nombre s'élève à 80, 150, 200 et même plus par vingt-quatre heures, constitue un des tourments les plus cruels pour les malades et une cause d'épuisement nerveux. De même l'acuité et la répétition des coliques abdominales se proportionnent très généralement à l'étendue et à la gravité des altérations de la muqueuse ; le retour de ces tranchées si douloureuses est parfois à ce point subintrant qu'il ne laisse, pour ainsi dire, aucun répit au dysentérique. Enfin l'envahissement copieux de l'intestin par le bacille pathogène donne lieu à de l'intoxication

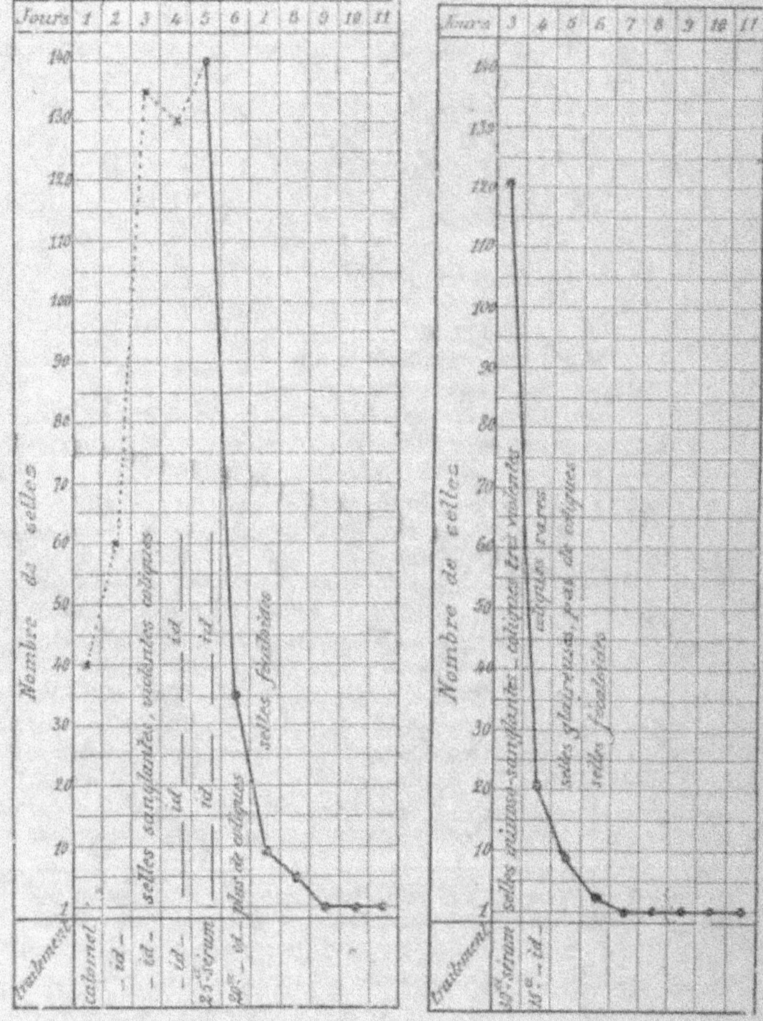

Fig. 10. — Dysenterie grave ; 3ᵉ jour ;
deux injections de sérum

Fig. 11. — Dysenterie grave ; 3ᵉ jour ;
deux injections de sérum.

qui se traduit par les signes suivants : vomissements, hoquet, hypothermie, pâleur plombée de la face, faiblesse du pouls, anéantisse-

ment des forces, amaigrissement rapide, etc. Tous ces troubles réunis concourent à faire de la dysenterie une affection particulièrement impressionnante dans sa phase aiguë ; et celle-ci, pour les cas traités par les moyens usuels, peut durer de six à vingt jours, parfois plus encore et aboutir aussi à une phase chronique.

D'une manière constante, peu d'heures après l'injection du sérum, les malades éprouvent un réel sentiment d'*euphorie* : les douleurs abdominales, le ténesme et les épreintes s'apaisent déjà, puis, sauf pour les cas les plus graves, disparaissent presque toujours dans les vingt-quatre heures qui suivent. Parallèlement, les troubles intestinaux subissent une modification remarquable. Les déjections cessent d'être sanglantes. Leur nombre, si élevé soit-il au début du traitement, fléchit d'une manière brusque, profonde, et, par une détente rapide que les courbes des figures 10 à 19 inscrivent d'une manière saisissante, s'abaisse bientôt à quelques unités. Souvent aussi, quarante-huit heures après la première injection, les selles deviennent moins glaireuses, prennent le caractère fécaloïde et ne tardent pas à se réduire à une évacuation quotidienne d'apparence normale. L'état général et les symptômes d'intoxication ne sont pas moins vite influencés. Le vomissement et le hoquet, s'ils existent, s'arrêtent rapidement ; l'algidité centrale ou le refroidissement périphérique, très communs dans les dysenteries sévères et graves, font place à une température normale en même temps que le pouls se relève ; la face perd son teint plombé et son aspect grippé ; à la faiblesse générale et à l'anéantissement des forces succède une sensation de bien-être que les malades opposent en termes saisissants à l'état antérieur ; l'appétit renaît et réclame aussitôt de la nourriture. La détente est plus lente à se produire dans les cas très graves ; elle ne se manifeste guère qu'après quarante-huit heures, mais, une fois commencée, elle s'achève en quelques jours (voy. fig. 8 à 16).

La guérison de la dysenterie, traitée par les méthodes usuelles, nécessite de dix à quinze jours pour les cas moyens, de vingt à trente jours ou plus encore pour les formes graves ; la convalescence est, en outre, souvent longue et difficile. Or, chez les sujets soumis au sérum, la guérison est survenue dans un laps de temps qui n'excède guère deux à trois jours pour les cas moyens, trois à quatre jours pour les cas sévères et quatre à six jours dans les cas graves. Dans les formes qui imposent le présage d'une issue fatale, la guérison, quand elle se produit, se fait plus longtemps attendre ; certains sujets entrent en convalescence du dixième au douzième jour, d'autres du quinzième au vingtième jour.

La durée de l'affection se trouve donc très réduite. Dans maints cas pris au début, la dysenterie est réellement jugulée. D'autre part, la convalescence est rendue plus courte et plus facile. Dès que les troubles intestinaux ont pris fin, beaucoup de malades rentrent, pour ainsi dire, de plain-pied dans l'état normal et supportent impatiemment le régime prudent qu'on leur impose ; chez la plupart des

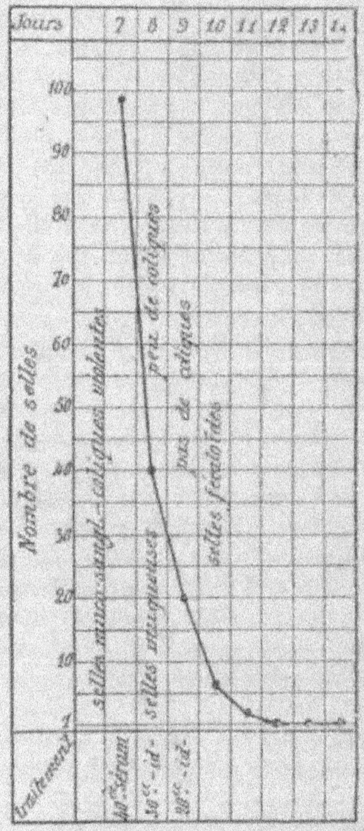

Fig. 12. — Dysenterie grave ; 7ᵉ jour ; trois injections de sérum.

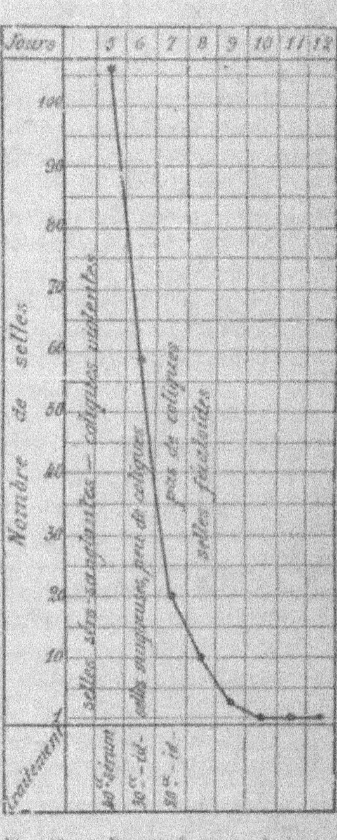

Fig. 13. — Dysenterie grave ; 5ᵉ jour ; trois injections de sérum.

autres, le rétablissement définitif est complet en huit ou dix jours.

Les rechutes sont rares ; elles surviennent du dixième au quinzième jour après la dernière injection de sérum, c'est-à-dire au moment où l'action de celui-ci est épuisée.

L'expérimentation montre, en effet, que, chez le lapin, la propriété préservatrice du sérum ne persiste guère au delà de huit à dix jours.

Plusieurs circonstances intentionnelles ou fortuites ont permis de comparer sur le même sujet la valeur des médications traditionnelles et celles du sérum spécifique. Il s'agissait de dysentériques soumis depuis six, huit et dix jours déjà au traitement par les purgatifs (calomel ou sulfate de soude), par les lavages intestinaux au permanganate de potasse ou à l'eau chaude. La maladie n'était pas amendée ; les coliques, le ténesme et les épreintes avaient persisté au même degré ; les selles conservaient leur caractère muco-sanglant. Le sérum est injecté et aussitôt le tableau change : détente brusque et guérison en deux ou trois jours. Le contraste a été frappant.

On conçoit sans peine que le sérum agisse mieux et plus vite que tous les moyens médicamenteux. Ceux-ci n'ont rien de spécifique ; ils ne peuvent atteindre le bacille dans l'épaisseur des tissus et n'exerce aucun effet sur ses sécrétions. Le sérum, au contraire, immunise l'organisme contre l'agent pathogène et ses produits toxiques : par son action phagocytaire, il arrête la pullulation du bacille dans l'intestin et son antitoxine annihile le poison circulant.

Les effets du sérum se manifesteront d'autant plus rapides et décisifs que l'administration en sera plus rapprochée du début de la maladie, c'est-à-dire lorsque la culture du bacille est restreinte à un segment limité du côlon et l'intoxication encore nulle ; l'infection

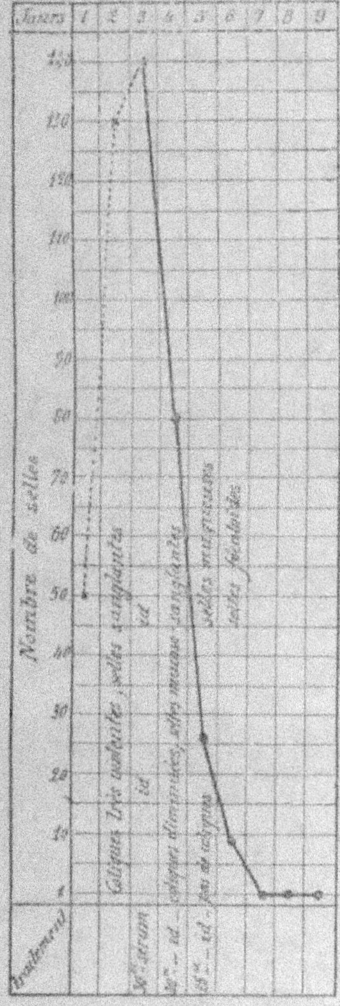

Fig. 14. — Dysenterie grave ; 3ᵉ jour, trois injections de sérum.

peut être alors immédiatement enrayée. De là l'indication d'inter-

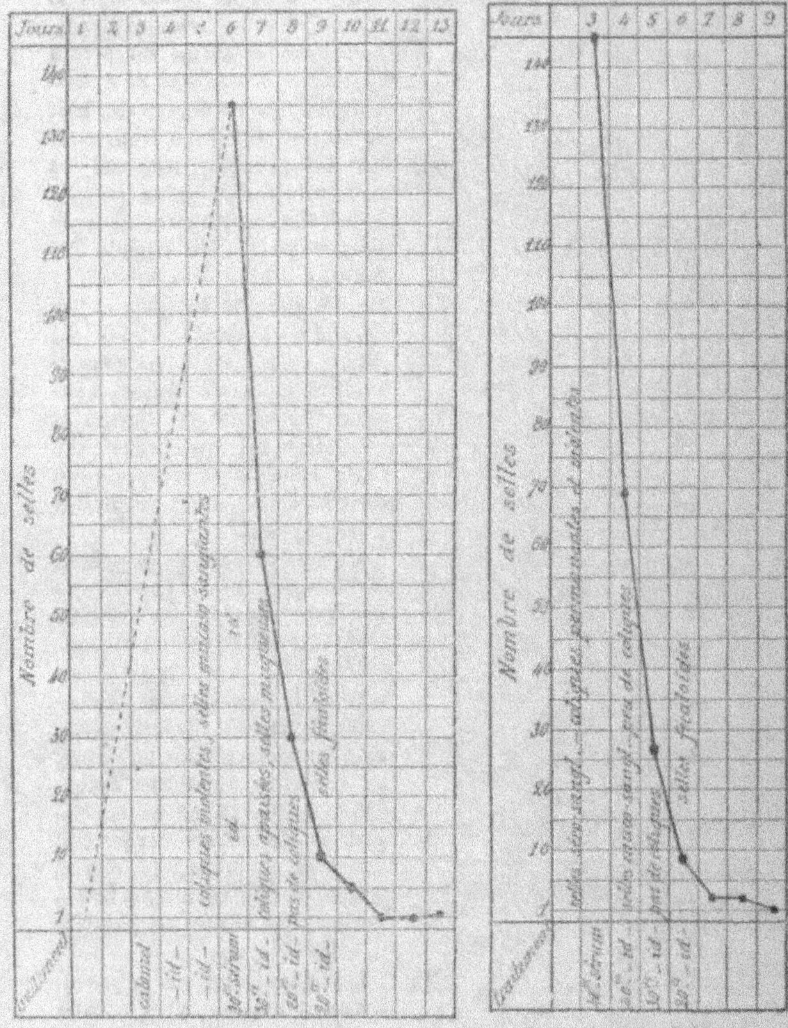

Fig. 15. — Dysenterie grave; 6e jour; quatre injections de sérum.

Fig. 16. — Dysenterie grave; 3e jour; quatre injections de sérum.

venir le plus rapidement possible après l'apparition des symptômes initiaux. Les faits établissent cependant que son efficacité n'est guère moindre aux périodes plus avancées de la maladie. C'est qu'il n'en est pas de la dysenterie comme des infections essentiellement toxiques (diphtérie, tétanos) ou rapidement septicémiques (peste) dans lesquelles d'étroites limites sont imposées à la sérothérapie. En matière de dysenterie, le champ laissé à l'action utile du sérum se montre assez large, parce que l'infection demeure localisée au gros intestin ou à l'un de ses segments et que, d'autre part, l'intoxication ne crée pas souvent des dangers immédiats. Nous avons vu des sujets traités au huitième, dixième, seizième jour de leur maladie, éprouver le soulagement habituel de tous les symptômes et guérir très rapidement (fig. 17 et 19). Mais encore le sérum doit-il arriver à temps, avant la détresse irrémédiable de l'organisme, à cette période où la défense cellulaire peut bénéficier du secours qui lui arrive. Comme on ne peut jamais prévoir la gravité ultérieure d'une dysenterie qui commence, il sera toujours prudent d'injecter le sérum de bonne heure. Encore faut-il aussi que le sérum soit donné en quantité convenable, proportionnée à l'intensité de l'infection. Si les doses faibles (20 centimètres cubes) suffisent habituellement aux cas moyens, elles restent au-dessous des nécessités dans les formes graves, surtout quand leur début date déjà de plusieurs jours. Ces formes dangereuses réclament impérieusement et d'emblée des doses fortes (50, 80, 100 centimètres cubes), et un traitement intensif : la guérison est à ce prix. Agir autrement, c'est favoriser des insuccès qu'il serait possible d'éviter (voir fig. 17, 18 et 19).

Les formes prolongées ou chroniques de la dysenterie bacillaire ne bénéficient pas moins de la sérothérapie que les formes aiguës : des dysenteries ou diarrhées dysentériformes datant de plusieurs mois ont guéri rapidement sous l'influence du sérum, après avoir résisté jusque-là aux moyens médicamenteux.

Action du sérum sur les différents types du bacille dysentérique. — Des différences biologiques d'ordre secondaire ont permis de distinguer, mais non de séparer radicalement, deux types principaux de bacille dysentérique : le type Shiga-Kruse et le type Flexner. L'un et l'autre peuvent donner lieu à des dysenteries cliniquement semblables et pareillement graves ; l'un et l'autre peuvent se rencontrer au même lieu, dans la même épidémie, mais chez des groupes distincts.

Divers auteurs ont pensé qu'un sérum exclusivement préparé avec l'un ou l'autre de ces bacilles pathogènes ne pouvait agir indistinctement sur les deux formes de la maladie. Kraus et Dœrr déduisaient, en effet, de leurs recherches expérimentales qu'un Shiga-sérum est dénué d'action sur les bacilles de Flexner, comme un

Flexner-sérum demeure impuissant contre le bacille de Shiga et sa toxine ; d'où la nécessité d'un sérum polyvalent capable d'agir indifféremment sur les deux variétés du bacille dysentérique. De même,

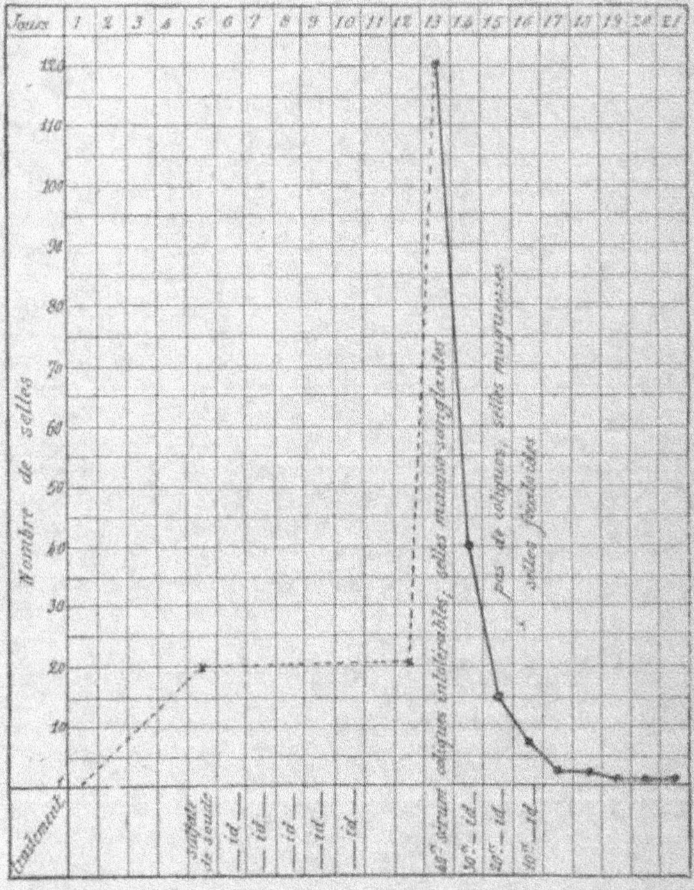

Fig. 17. — Dysenterie grave ; 13e jour ; quatre injections de sérum.

Shiga, après avoir étudié les cinq types de bacille dysentérique décrits par Hiss, concluait à l'utilité d'immuniser les animaux contre trois d'entre eux, puis de mélanger les sérums ainsi obtenus pour aboutir à une résultante douée d'action sur les causes pathogènes éventuelles. Mais il ne semble pas que la réalisation de ce sérum polyvalent ait été pratiquement poursuivie par les auteurs précités, du moins n'est-il pas fait mention de leur application à l'homme.

Coyne et Auché (1) se sont également posé la question de savoir si un immun-sérum préparé avec les bacilles de Shiga-Kruse possédait vis-à-vis des bacilles du type Flexner la même action préventive et curative que vis-à-vis des bacilles homologues. Admettant comme valable la différenciation entre les deux principaux groupes de bacilles dysentériques, influencés aussi par les insuccès de la sérothérapie en Amérique dans les diarrhées dysentériques des enfants dues le plus souvent au bacille de Flexner, ces auteurs ont pensé « que cette action n'était vraisemblablement pas la même ». Dès lors, ils ont poursuivi la réalisation d'un immun-sérum polyvalent préparé par l'immunisation d'un même animal au moyen des bacilles du type Shiga et du type Flexner. Employé au traitement de 13 cas de dysenterie infantile, parmi lesquels 11 étaient dus au bacille de Flexner, le sérum a donné de bons résultats. Mais rien ne prouve que le sérum antidysentérique ordinaire n'eût pu produire des effets identiques.

La nécessité d'un sérum polyvalent ne semble pas démontrée, jusqu'ici ; elle ne résulte pas, du moins, des observations de notre pratique personnelle. Bien que les seules cultures du type Shiga-Kruse aient servi à l'immunisation de nos chevaux, toutes les dysenteries, qu'elles fussent produites par le bacille de Shiga-Kruse ou celui de Flexner, ont été influencées d'une manière également favorable par le traitement spécifique. Dans tous les cas où il a été appliqué à la dysenterie des enfants en bas âge, ce sérum a produit exactement les mêmes effets que dans la dysenterie ordinaire de l'adulte.

Jusqu'à plus ample informé, il n'y a donc pas lieu, pour l'application de la sérothérapie, de se préoccuper du type bacillaire en cause ; l'essentiel est de savoir que la dysenterie est de nature bacillaire.

Emploi du sérum pour la prévention de la dysenterie. — Le sérum qui guérit la dysenterie peut aussi en empêcher le développement.

Kruse (2) l'a déjà utilisé dans les conditions où son emploi prophylactique semble le plus rationnel, c'est-à-dire pour prévenir l'extension de la maladie dans les familles atteintes. Sur 10 sujets injectés, un seul a contracté la dysenterie trois jours après l'administration

(1) Coyne et Auché, Recherches sur le sérum polyvalent de la dysenterie bacillaire (*Revue de médecine*, 1907).

(2) Kruse, Die Blutserumtherapie bei der Dysenterie (*Deutsche med. Woch.*, 1908).

de 2 centimètres cubes de sérum ; l'auteur reconnaît que cette dose
a été insuffisante, et conseille de la porter à 5 centimètres cubes.

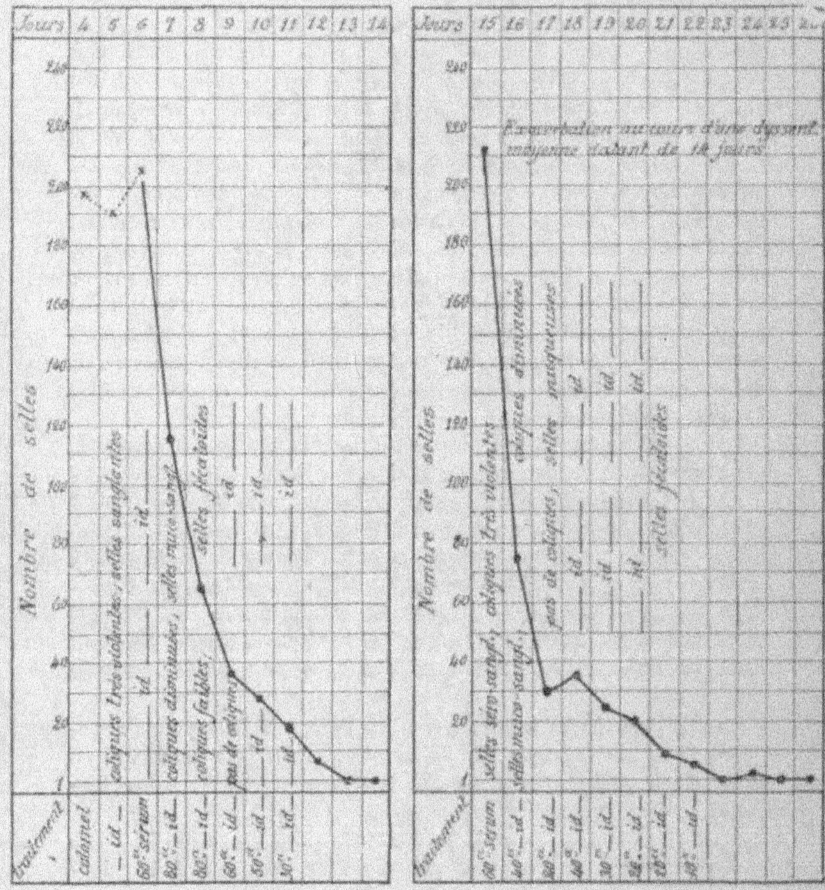

Fig. 18. — Dysenterie extrêmement grave ;
6ᵉ jour ; six injections de sérum.

Fig. 19. — Dysenterie extrêmement grave ;
15ᵉ jour ; huit injections de sérum.

Pour Lüdke (1), l'application prophylactique du sérum ne serait
guère indiquée en raison de la courte durée de l'immunisation ; il a
vu, en effet, la dysenterie survenir deux à quatre semaines après

(1) Lüdke, *Centr. f. Bakt.*, 1905-1906.

l'injection. Un tel fait n'a rien d'imprévu, car on sait depuis longtemps que la préservation conférée par les sérums est éminemment temporaire et n'excède pas quinze à vingt jours. Chez les lapins traités préventivement par le sérum antidysentérique, l'immunité s'efface rapidement après huit à dix jours.

Mais la seule question qui importe, au point de vue prophylactique, est de savoir si le sérum antidysentérique est en état de préserver efficacement pendant un laps de temps suffisant pour légitimer son emploi. De cela on ne saurait douter après l'expérimentation chez le lapin ; le sérum qui protège l'animal pendant huit à dix jours protégera bien l'homme pendant la même période, s'il est injecté à dose convenable, et même plus longtemps si la dose est renouvelée en temps opportun.

Or, il est des circonstances nombreuses où son emploi sera non seulement utile, mais nécessaire. L'histoire de la dysenterie rurale montre avec quelle facilité et quelle fréquence cette maladie se propage successivement aux occupants d'une maison où elle a pénétré, surtout aux enfants. Des familles entières sont ainsi décimées, parfois tous les enfants succombent. La gravité de la maladie chez les enfants et les sujets débiles justifie donc une mesure qui a si bien fait ses preuves pour la diphtérie, c'est-à-dire l'injection préventive du sérum.

Les deux faits suivants justifient cette opinion :

En 1907, Rosculet observait dans un village une épidémie assez dense de dysenterie bacillaire ; les cas de contagion étaient nombreux dans les familles des sujets atteints. Il injecta préventivement 3 centimètres cubes de sérum à 16 personnes appartenant à l'entourage immédiat des malades ; aucun cas ne se déclara chez elles, tandis que sur 18 autres, qui ne furent pas injectées, 14 atteintes se produisirent.

Autre exemple rapporté par le D' Michiels. A Chauvigny (Vienne) éclate, en 1908, une épidémie qui se propage rapidement dans plusieurs familles. A 15 sujets il pratique des injections préventives de 10 centimètres cubes de sérum : 14 restèrent indemnes ; un seul contracta une dysenterie très bénigne, neuf jours après l'injection.

Dix centimètres cubes semblent une dose suffisante à une préservation minimale de huit à dix jours ; la durée de l'immunité pourra, d'ailleurs, être prolongée par une nouvelle injection si les circonstances l'exigent. Ainsi seront évitées ces épidémies de maison, si communes et parfois si meurtrières (1).

(1) En raison de la courte durée de l'immunité obtenue au moyen du sérum, on a cherché une préservation plus persistante par la vaccination *bactérienne*. Shiga, au Japon, a préconisé l'emploi d'une vaccination mixte par un mélange de sérum et de culture de bacills

Modes d'emploi du sérum. — Le sérum antidysentérique, préparé à l'Institut Pasteur, ne contient aucun antiseptique et peut être donné à haute dose sans inconvénients ; il contient, au minimum, 100 unités antitoxiques suivant la notation d'Ehrlich, et se montre préventif pour la souris à 1 pour 2000 (notation de Roux). On l'emploie en injections dans le tissu cellulaire sous-cutané avec les précautions antiseptiques d'usage.

Doses. — La dose à employer varie avec le moment de l'intervention, la gravité des cas et l'âge des sujets.

La gravité de la dysenterie s'apprécie par le nombre des selles quotidiennes, l'intensité et la répétition des symptômes douloureux, les signes d'intoxication.

La fréquence des déjections est presque toujours en rapport avec la diffusion des lésions du gros intestin. L'acuité et la répétition des douleurs abdominales (coliques) se proportionnent très généralement à l'étendue et à la gravité des altérations de la muqueuse. L'intoxication se traduit principalement par les signes suivants : vomissements, adynamie, faiblesse du pouls, altération des traits, hypothermie, état syncopal, etc. C'est en se basant sur ces trois éléments que l'on jugera la gravité d'une dysenterie. Si on tient compte surtout de la fréquence des selles, on pourrait, mais très arbitrairement, et à titre de simple indication, établir la division suivante :

Cas moyens..................................	15 à 30 selles par jour.
Cas sévères.................................	30 à 50 —
Cas graves..................................	50 à 100 —
Cas très graves.............................	100 à 150 et plus —

Toutefois cette division, qui néglige les signes d'intoxication, risque parfois de n'être pas exacte. Il est, en effet, des cas où une toxémie précoce (algidité, faiblesse du pouls, tendance au collapsus) se manifeste avec des troubles intestinaux relativement modérés (dix à vingt selles par jour) ; cette situation comporte une réelle gravité.

La variabilité des faits cliniques ne permet pas de fixer d'une manière absolue la quantité de sérum qui guérit un cas de dysen-

dysentérique, son application à plusieurs milliers de sujets aurait donné des résultats avantageux. Après les essais très concluants sur les petits animaux de laboratoire, Dopter a proposé un procédé dérivé du précédent et basé sur l'inoculation de bacilles dysentériques préalablement sensibilisés par l'action du sérum spécifique suivant la méthode de Besredka. Ce mode rationnel de vaccination lui semble pouvoir être utilement appliqué à l'homme ; il n'a pas encore reçu la sanction de la pratique.

terie ; mais les indications suivantes fournies par la pratique serviront de guide à la conduite du médecin.

ADULTES. — Dans les dysenteries d'*intensité moyenne*, prises au début, 20 centimètres cubes de sérum suffisent habituellement pour assurer la sédation immédiate de tous les symptômes et la guérison rapide. Si, après vingt-quatre heures écoulées, les coliques persistent avec leur intensité première et si les selles, bien que très diminuées, restent encore fréquentes, il est indiqué de renouveler l'injection le lendemain. Quelquefois même, dans les *formes sévères* ou datant de plusieurs jours, une troisième injection en moindre quantité deviendra utile pour précipiter la guérison.

Dans les dysenteries *graves*, il faut injecter d'emblée 40 à 60 centimètres cubes et réitérer cette dose le lendemain ; si les troubles intestinaux ne sont pas alors suffisamment apaisés, l'emploi du sérum doit être poursuivi à doses décroissantes jusqu'à ce que le nombre des selles s'abaisse à quelques unités. Le médecin devra se guider sur la nature et la fréquence des évacuations quotidiennes : aussi longtemps que celles-ci restent glaireuses et multiples au cours des vingt-quatre heures, on ne peut considérer la maladie comme terminée.

Dans les formes *les plus graves*, surtout quand l'intervention est tardive, il est nécessaire de recourir d'emblée à des doses massives, 80, 90 et même 100 centimètres cubes, répartis en deux injections au cours de la journée, jusqu'à ce que les troubles intestinaux s'amendent. Comme précédemment, le sérum sera ensuite continué à doses décroissantes ; il est prudent de procéder graduellement à cette réduction de la dose injectée, tant que le nombre des selles se maintient au-dessus de vingt par jour.

ENFANTS. — Pour les enfants, les doses indiquées ci-dessus seront réduites de moitié et plus encore chez les très jeunes enfants.

RECHUTES. — Les rechutes sont exceptionnelles ; elles se produisent après le dixième jour qui suit la dernière injection de sérum, c'est-à-dire lorsque l'action de celui-ci commence à s'épuiser. Ces rechutes sont facilement enrayées par une seule injection de sérum.

Inconvénients du sérum. — Comme tous les sérums thérapeutiques, le sérum antidysentérique détermine des accidents dits *sériques* (urticaire, érythème polymorphe, arthralgies), qui peuvent être accompagnés d'une légère élévation de la température. Les adultes semblent plus sujets que les enfants aux manifestations érythémateuses fébriles. Tous ces accidents sont très passagers et ne présentent jamais de gravité sérieuse. D'après Netter, on peut les éviter, ou tout au moins les atténuer, en faisant ingérer au malade

2 à 3 grammes de chlorure de calcium le jour de l'injection et les deux jours suivants.

En résumé, le sérum antidysentérique compte parmi les plus fidèles au point de vue curatif ; il est de ceux dont les effets immédiats se traduisent d'une manière évidente, et le malade est le premier à en accuser les bienfaits. Ce sérum représente réellement le moyen spécifique du traitement de la dysenterie bacillaire ; par son action et son efficacité, il devient à cette dernière ce que le sérum anti-diphtérique est à la diphtérie. Sa vulgarisation permettra de réduire au minimum la mortalité dysentérique. Grâce à son emploi, le médecin peut avoir la certitude de soulager rapidement les souffrances du malade, d'abréger leur durée en agissant sur la cause qui les provoque et, par cela même, d'assurer à l'intéressé toutes les chances possibles d'une prompte guérison. Et la prophylaxie y trouvera aussi son compte, car, en réduisant l'évolution de la maladie, on diminue d'autant la période pendant laquelle est émis le contage qui la propage.

SÉROTHÉRAPIE ANTISTREPTOCOCCIQUE

par

A. BESREDKA

Professeur à l'Institut Pasteur.

La sérum antistreptococcique, quoique entré depuis plus de quinze ans dans la thérapeutique humaine, est loin d'y avoir acquis le droit de cité. Tout au contraire, depuis sa découverte, jamais il n'a soulevé autant de discussions qu'en ces temps derniers. Le fait est que, outre les imperfections que ce sérum partage avec la majorité des sérums antimicrobiens, il a un point faible, qui lui appartient en propre et qui dérive de l'incertitude qui plane de tout temps sur la nature même du streptocoque.

Marmorek (1), qui s'est occupé beaucoup de la sérothérapie antistreptococcique, soutenait, même jusqu'à ces temps derniers, que tous les streptocoques, d'où qu'ils viennent, appartiennent à une seule et même espèce.

Cette opinion, sans être unanime, a été celle que l'on enseignait généralement ; dans les traités aussi bien que dans les cours de bactériologie, on parlait couramment *du* streptocoque.

Aujourd'hui, c'est l'opinion contraire qui semble prévaloir ; il paraîtrait qu'il n'y a pas deux streptocoques qui se ressemblent ; non seulement, les streptocoques varient d'une maladie à l'autre, mais, dans la même maladie, cliniquement bien déterminée, comme la scarlatine par exemple, les streptocoques seraient différents les uns des autres.

On conçoit aisément qu'une divergence aussi profonde d'opinions n'est pas sans avoir eu une répercussion sur la sérothérapie antistreptococcique, et voici pourquoi celle-ci a mis tant d'années à se frayer un passage dans la clinique.

(1) *Annales de l'Institut Pasteur*, 1905, p. 593 ; 1902, p. 172.

Il n'est pas douteux que nos connaissances sur la biologie du streptocoque sont encore imparfaites ; il n'en est pas moins certain que la tendance actuelle à voir partout et toujours des streptocoques variés est aussi peu fondée que l'opinion des unicistes hypnotisés par la ressemblance morphologique de cocci en chaînettes.

Le problème qui se pose aujourd'hui est de trouver les moyens d'individualiser les streptocoques ; c'est de cela que dépend, pensons-nous, l'avenir de la sérothérapie antistreptococcique, et tant que ce problème ne sera pas résolu, on sera réduit à des tâtonnements et à de l'empirisme plus ou moins heureux.

Aujourd'hui nous ne sommes pas encore en état d'individualiser les streptocoques par des procédés scientifiques purs. Comme il y a encore beaucoup de savants, et non des moindres, qui croient à l'unicité des streptocoques et d'autres qui sont de l'avis opposé, il ne nous reste qu'à exposer les arguments des uns et des autres et à en faire juge le lecteur.

Après s'être fait une idée personnelle, le lecteur saura choisir lui-même, parmi les différents types de sérums antistreptococciques, celui qu'il jugera le meilleur ; car, on ne saurait trop le répéter, toute la sérothérapie antistreptococcique est dominée par cette question primordiale, à savoir s'il existe un ou plusieurs streptocoques.

Unicistes et pluralistes.

Le problème, placé sur le terrain pratique, se réduit à ceci : oui ou non, un sérum préparé avec un streptocoque agit-il contre tous les streptocoques ? Cette formule n'embrasse pas, évidemment, toute la question de la sérothérapie, mais elle vise le point le plus urgent à résoudre.

Toutes les opinions émises à ce sujet peuvent être ramenées à deux : les unicistes estiment que les nuances individuelles, que l'on observe entre divers échantillons de streptocoques, s'effacent devant les caractères généraux communs à la totalité des streptocoques ; les pluralistes, au contraire, pensent que ces nuances sont essentielles, et que l'englobement de toutes les chaînettes sous la même enseigne n'est rien moins que justifié.

Pour permettre au lecteur de s'orienter dans ces opinions contradictoires, nous allons exposer les arguments apportés de part et d'autre, en évitant, autant que possible, les détails et les chiffres qui ne peuvent que gêner la vue d'ensemble ; nous chercherons à nous rendre compte de la valeur de ces différents arguments, et si, en pesant tous les *pro* et *contra*, le lecteur arrive à se faire une idée

neite et personnelle de l'état actuel de la question, notre effort sera
largement récompensé.

Les principaux points de repère qui ont servi de base aux nombreuses discussions dans les deux camps, étaient fournis par l'étude
macro- et microscopique des streptocoques, de leur origine, de leurs
propriétés bio-chimiques, de leurs propriétés hémolytiques, du
pouvoir préventif et enfin de la propriété fixatrice des sérums antistreptococciques.

Nous allons passer en revue chacun de ces arguments en particulier.

Classification basée sur les caractères morphologiques.

On ne s'est pas beaucoup attardé à des distinctions purement morphologiques, surtout d'ordre macroscopique.

L'aspect *microscopique* a bien donné lieu à plusieurs classifications ;
ainsi, on a proposé, entre autres, d'établir deux types de streptocoques (*longus* et *brevis*), en tenant compte de la longueur des
chaînettes.

Mais, adopter cette division, c'est avouer n'avoir jamais vu se
transformer de longues chaînettes en courtes, et inversement. Du
reste, est-il besoin d'ajouter que toutes ces classifications, soit
macro-, soit microscopiques, ne reposent sur aucune base solide ?
elles courent au-devant d'un échec certain et ne peuvent être utiles
qu'en tant qu'elles prouvent l'inanité de pareilles tentatives.

Classification basée sur la provenance.

L'idée de classer les streptocoques d'après leur origine, c'est-à-dire
d'après la maladie d'où ils étaient isolés, avait plus de chances
d'aboutir ; ce fut, du reste, l'idée qui s'imposa à l'esprit dès les
premières recherches : aussi a-t-elle été soutenue avec énergie par
Fehleisen qui défendait jalousement la spécificité de son érysipélo-
coque et ne voulait à aucun prix admettre qu'il fût identique au
streptocoque du phlegmon.

De même, Rosenbach affirmait pouvoir distinguer à coup sûr, en
cultures, le streptocoque pyogène de celui de l'érysipèle.

Il a fallu renoncer à toutes ces distinctions pathogéniques,
surtout après que Petruschky eut provoqué, avec le même streptocoque, l'érysipèle, le phlegmon et la septicémie générale, aussi bien
chez l'homme que chez les animaux.

Du reste, la clinique a fourni plus d'un exemple prouvant que le streptocoque de l'érysipèle pouvait devenir une source d'infection puerpérale, en passant par les mains d'une sage-femme peu soigneuse.

Ainsi se trouve établi le fait qu'une infection streptococcique peut revêtir différentes formes cliniques, suivant la résistance individuelle du sujet, suivant la structure intime de la région inoculée, et cela tout à fait indépendamment de la nature du streptocoque employé, ou de son origine primitive.

Certes, ces temps derniers, sous l'impulsion des communications de Moser (1), il s'est dessiné de nouveau une tendance à attribuer un caractère spécifique à certains streptocoques tels que celui que l'on rencontre dans la scarlatine ou dans la variole ; mais, à part de rares partisans, cette hypothèse n'a pas encore reçu la confirmation voulue.

Les tentatives infructueuses faites pour diviser les streptocoques en plusieurs groupes, contribuèrent beaucoup à faire pencher l'opinion générale vers l'hypothèse uniciste, et lorsque, en 1895, Marmorek se déclara résolument en faveur de cette dernière, il a eu presque l'unanimité des bactériologistes de son côté. Les choses ne se sont pas passées, il est vrai, sans quelques protestations ; on citait des cas (Van de Velde, Méry, J. Courmont), où l'infection streptococcique n'était pas justiciable du sérum monovalent de Marmorek, mais on était porté à mettre ces faits plutôt sur le compte de l'imperfection du sérum que de la diversité des streptocoques.

Classification basée sur les caractères bio-chimiques.

Pour répondre à ses contradicteurs, Marmorek (2) a publié, en 1902, tout un mémoire, dans lequel il a maintenu intégralement son opinion uniciste, en l'appuyant sur des arguments nouveaux.

Comme en 1895, il a déclaré n'attribuer aucune importance aux caractères extérieurs des streptocoques, tels que la grosseur des grains, la longueur des chaînettes ou leur pouvoir de troubler plus ou moins le bouillon de culture. Ce qui importe avant tout, d'après cet auteur, ce sont les caractères *biochimiques*; ceux-ci permettant d'établir des liens de parenté entre tous les streptocoques d'origine humaine. Parmi les caractères bio-chimiques des streptocoques, il a

---

(1) *Wiener klin. Wochenschr.*, 1902, p. 1022. — Moser et Pirquet, *Centralbl. f. Bakter.*, 1. Origin., t. XXXIV, 1903, p. 550, 711 ; *Wiener klin. Wochenschr.*, 1902, p. 1086.
(2) *Loc. cit.*

insisté sur l'hémolyse, d'une part, et sur l'incapacité du streptocoque de pousser dans un filtrat streptococcique, d'autre part; nous proposons d'appeler ce dernier phénomène « le signe de Marmorek ».

Plus de 40 échantillons de streptocoques d'origine humaine ont été essayés par Marmorek au point de vue hémolytique; tous ont donné des résultats positifs. Seuls, les streptocoques isolés des cas de scarlatine hémolysaient moins bien, mais, si faible qu'elle fût, l'hémolyse a été constatée dans tous les cas.

Quant au deuxième caractère — le signe de Marmorek, — il est également commun, d'après ce savant, à tous les streptocoques. Si l'on ensemence le streptocoque dans une culture en bouillon, filtrée, de ce même échantillon ou d'un échantillon étranger, le bouillon ne se trouble pas, alors que tout autre microbe, tel que le staphylocoque ou le pneumocoque, ensemencé dans le même bouillon filtré, donne une culture abondante.

La grande majorité des chaînettes essayées par Marmorek ayant répondu à ce desideratum biochimique, Marmorek en a conclu qu'elles appartiennent à une seule et même famille. Les streptocoques rencontrés dans la scarlatine s'écartent un peu de cette règle; ils peuvent donner, dans les conditions indiquées, une culture, bien que très faible. Quant au streptocoque de la gourme, il se distingue nettement de tous les autres : dans un filtrat streptococcique, il cultive presque aussi bien qu'un microbe étranger. En plus de ces deux réactions biochimiques, Marmorek a vu un troisième argument en faveur de l'unité des streptocoques dans l'action spécifique de son sérum (antitoxique) contre tous les streptocoques, y compris celui de la scarlatine. (Sous ce rapport, également, le streptocoque de la gourme est le seul qui se singularise, le sérum n'ayant aucune action sur lui).

Vu cet ensemble de faits, Marmorek n'a pas hésité à rattacher tous les streptocoques, celui de la gourme excepté, à une même espèce et cela, répétons-le, parce que tous ils hémolysent les globules rouges de lapin, tous ils se montrent incapables de pousser dans un filtrat streptococcique, et tous ils sont justiciables du même sérum antistreptococcique.

Classification basée sur les caractères hémolytiques.

Il est vrai que le phénomène auquel nous avons donné le nom de Marmorek, n'a jusqu'ici soulevé aucune objection. Il n'en est pas de même pour ce qui concerne les deux autres qui sont passibles de critiques. La conclusion de Marmorek doit donc être acceptée avec réserves. Ainsi, pour l'hémolysine, le fait ne semble pas aussi général que le croyait Marmorek.

Schlesinger (1) a souvent observé des streptocoques soit pathogènes, soit non pathogènes, qui n'hémolysaient pas du tout. Nous-mêmes avons souvent rencontré, au cours de nos études sur le sérum antistreptococcique, des échantillons qui non seulement ne dissolvaient pas les hématies *in vivo*, ce qui est, du reste, fort rare, mais ne déterminaient pas de diffusion d'hémoglobine *in vitro*, même après vingt-quatre heures de contact avec les globules. Si, par conséquent, cette propriété d'hémolyser ou de ne pas hémolyser les hématies de lapin devait avoir l'importance que veut lui attacher Marmorek, on aurait dû voir là plutôt un argument sérieux contre l'unité des streptocoques.

Nous nous garderons cependant bien de tirer des conclusions d'aucun genre de ce fait, car, pour nous, la propriété de cultures *entières* streptococciques de dissoudre les globules rouges est un phénomène de peu d'importance et ne mérite pas d'entrer en ligne de compte dans la discussion qui nous préoccupe.

Ne savons-nous donc pas aujourd'hui que presque tous les microbes sont doués d'un pouvoir hémolytique, à un degré plus ou moins prononcé. Si, à l'exemple de Marmorek, on voulait tirer un parti de cette propriété des streptocoques, il aurait mieux valu, pensons-nous, s'adresser *non à des cultures entières*, mais à des *cultures filtrées*, c'est-à-dire au produit que nous avons décrit (2) sous le nom de *streptocolysine* ; ce produit seul porte en lui un cachet de spécificité ; cette streptocolysine filtrée présente des caractères qui ne permettent de la confondre avec aucune autre hémolysine ; de plus, la plupart des microbes cessent d'être hémolytiques aussitôt qu'ils sont filtrés.

Classification basée sur l'agglutination.

Nous allons passer maintenant aux arguments tirés de l'étude des propriétés des sérums antistreptococciques, notamment de leurs propriétés *agglutinatices*, *préventives* et *fixatrices*.

Chaque fois que les caractères morphologiques d'un microbe prêtent à des doutes sur son identité, on a grand avantage à s'adresser à des sérums spécifiques. Ce fut le cas pour les différentes races de vibrions que l'on a appris à distinguer, en grande partie, grâce aux

(1) *Zeitschr. f. Hyg.*, 1903, vol. XLIV, p. 428.
(2) *Annales de l'Institut Pasteur*, 1901, p. 880.

sérums; ce procédé s'est montré souvent très utile pour les cas du
B. typhique, du B. de la dysenterie, du colibacille. Il était tout
naturel qu'on l'essayât également pour le streptocoque.

L'*agglutination* des streptocoques a été signalée par Van de Velde (1).
En immunisant des chevaux avec différents streptocoques, il a
remarqué que le sérum était à la fois préventif et agglutinant vis-à-
vis des streptocoques employés et point vis-à-vis d'autres. Ce parallélisme fut tel qu'il se demanda « si on n'aurait pas dans l'agglutination un moyen sûr et facile de savoir si un microbe donné est
justiciable ou non d'un sérum donné ».

Les mêmes espérances ont été formulées par Tavel (2).
Nous savons aujourd'hui que ces deux propriétés — préventive
et agglutinante — n'ont rien de commun entre elles, et ces
espérances ont d'autant moins de chances de se réaliser que
l'agglutination des streptocoques est un phénomène éminemment
changeant. Déjà Van de Velde a remarqué que l'on a là un réactif
peu stable et que le même streptocoque peut s'agglutiner différemment suivant le cas; « ce fait, dit-il, est de nature à enlever une
grande partie de sa valeur à la réaction d'agglutination, comme
critérium de classification ».

Cette remarque n'est intéressante que parce qu'elle a été faite il y
a bientôt quinze ans et qu'à cette époque-là déjà on s'est aperçu que
l'agglutination ne saurait être utilisée pour la différenciation des
streptocoques.

Cela n'a pas cependant empêché beaucoup d'auteurs de revenir
plus tard sur ce phénomène avec l'espoir de baser sur lui une classification rationnelle.

Ainsi, Meyer (3), en 1902, a cru pouvoir diviser les streptocoques
d'après la propriété agglutinative, en deux groupes : dans le premier,
il place les streptocoques des angines (scarlatine, rhumatisme,
angine simple) ; dans le deuxième groupe, il range les streptocoques
des infections pyogènes.

Mais c'est surtout à la suite de la communication retentissante
de Moser (4) que cette question, qui semblait jugée et tombée définitivement dans l'oubli, fut de nouveau appelée à l'ordre du jour. Les
tentatives pour démontrer la spécificité du streptocoque scarlatineux
ou sa non-spécificité nous ont valu une série de travaux, dont
quelques-uns fort remarquables; ils portent les signatures d'Aronson,

_____

(1) *Archives de médec. expérim.*, 1897, p. 833.
(2) *Deutsche mediz. Woch.*, 1903, p. 950, 979.
(3) *Deutsche mediz. Woch.*, 1902, p. 72.
(4) *Loc. cit.*

Neufeld, Weaver, Moser et von Pirquet, Baginsky et Sommerfeld, Tavel, Wlassiewski, Solge et Hasenknopf, Dopter, etc.

On devine que les principaux arguments apportés par ces auteurs pour ou contre la spécificité du streptocoque scarlatineux, roulaient sur des chiffres exprimant le titre agglutinatif de divers sérums vis-à-vis de divers streptocoques. Nous n'entrerons pas dans ces détails, d'autant plus que la conclusion générale qui se dégage de tous ces travaux, même de ceux qui sont favorables à la spécificité, est que l'agglutination n'est pas à même de trancher cette question.

En effet, si l'on fait abstraction de quelques observations cliniques de Solge et Hasenknopf (1) qui auraient vu le sérum des malades agglutiner le streptocoque de la scarlatine dans la proportion de 1 : 150, on ne connaît aucun autre fait clinique du même genre.

Moser lui-même, en collaboration avec von Pirquet, a examiné le sérum de 51 malades atteints de scarlatine et un grand nombre de sérums d'autres personnes. « L'agglutination », disent-ils en manière de conclusion, « se voit plus souvent chez les scarlatineux que chez les non-scarlatineux ; plus souvent dans les cas graves que dans les cas légers ».

On conviendra qu'une pareille conclusion n'est pas de nature à entraîner la conviction en faveur de la spécificité. A côté de cela, Baginsky et Sommerfeld (2), Weaver (3), et Dopter (4) n'ont enregistré que des faits négatifs.

Tels sont les renseignements puisés dans la clinique.

Quant à l'agglutination des streptocoques scarlatineux par le sérum des animaux immunisés, elle n'est pas non plus en faveur de la conception de Moser. Il nous suffira pour cela de citer un exemple parmi beaucoup d'autres ; c'est au travail d'Aronson que nous l'empruntons. Ce savant a immunisé un cheval avec un streptocoque de la scarlatine et un autre cheval avec un streptocoque isolé d'un cas de septicémie. Lorsque, à la fin de l'immunisation, Aronson essaya les deux sérums vis-à-vis d'un nouvel échantillon de streptocoque scarlatineux, il vit que ce dernier était agglutiné mieux par le sérum du cheval septicémique que par celui du cheval scarlatineux.

On eût été en droit de s'attendre à autre chose d'un streptocoque spécifique. Du reste, l'agglutinabilité des streptocoques par des sérums préparés est extrèmement changeante et ne se prête guère à la précision voulue.

(1) *Centralbl. f. Bakter.*, t. XXXII ; Refer., p. 642.
(2) *Berlin. klin. Woch.*, 1900, p. 588, 618.
(3) *Journal of infect. diseases*, 1904, p. 91 ; *Journal of medic. Research*, 1903, p. 246.
(4) *Comptes rendus Soc. Biologie*, 1904, p. 737.

Ainsi, Neufeld (1) a pu constater que quelquefois un sérum agglutinait mieux un streptocoque étranger que celui avec lequel il avait été préparé ; la présence, dans le sérum, de certaines substances comme le tricrésol, suffit pour détruire son pouvoir agglutinant ; ce dernier varie sous l'influence du moindre changement de réaction du milieu ; et, chose curieuse, le même streptocoque, suivant qu'il est plus ou moins virulent, manifeste un titre agglutinatif différent. Neufeld a pu s'en assurer en prenant deux streptocoques de même origine, mais de virulence différente.

Le sérum de Moser, dit antiscarlatineux, se montra très agglutinant (1 : 20.000) pour la variété atténuée ; mais, dès qu'on le mit en contact avec la variété virulente, il n'y eut pas d'agglutination, même à la proportion de 1 : 100. Lorsque l'auteur exalta la virulence de la culture atténuée, en la faisant passer plusieurs fois par la souris, le streptocoque, devenu virulent, perdit la propriété de s'agglutiner.

L'agglutinabilité du streptocoque étant très variable, ne convient donc pas à un dosage rigoureux, ce qui lui enlève une grande partie de sa valeur au point de vue auquel nous nous plaçons. Ajoutons à cela que souvent les streptocoques poussent en amas, en donnant de gros grumeaux qu'il est nécessaire de transformer préalablement en une émulsion homogène, avant de procéder aux essais d'agglutination ; cette opération préalable varie nécessairement avec chaque expérimentateur, ce qui rend les résultats peu comparables.

Vu toutes ces difficultés, il serait hasardeux de vouloir baser sur le phénomène de l'agglutination des conclusions au sujet de l'unité ou de la multiplicité des streptocoques.

Classification basée sur l'action préventive du sérum.

Comme nous l'avons déjà fait remarquer au début de cet article, si l'on a tant cherché à éclaircir cette question, c'est surtout parce qu'elle est liée à une question pratique fort importante, le mode de préparation du sérum antistreptococcique. Mais alors, il eût été plus simple d'aborder le sujet de face et de voir si un sérum monovalent agit vis-à-vis de tous les streptocoques ou non ; car, en somme, c'est là le point où aboutissent toutes les discussions que nous avons résumées plus haut.

La question fut posée sous cette forme plus d'une fois ; mais il y fut répondu de différentes façons.

(1) *Zeitschr. f. Hyg.*, 1903, p. 161.

Après que Marmorek eut annoncé (1895) que le sérum préparé avec un seul streptocoque, très virulent pour le lapin, préservait contre toute infection streptococcique, Méry (1) d'abord (1896), J. Courmont (2) ensuite (1898) publièrent des observations qui ne cadraient pas avec cette manière de voir. Le streptocoque, employé par Méry, a été isolé chez un enfant atteint de scarlatine, pendant la vie; injecté à des animaux, ce streptocoque déterminait une infection mortelle, et cela aussi bien chez les animaux traités par le sérum que chez les témoins. Ce fait s'étant reproduit chez plusieurs animaux, Méry en conclut que « l'unicité du streptocoque, qu'on rencontre en pathologie humaine, lui paraît définitivement infirmée ».

Deux ans plus tard (1898), Courmont a observé un phénomène analogue avec d'autres streptocoques. Il essaya sept échantillons dont un était celui de Marmorek : seul, ce dernier fut influencé par le sérum de Marmorek. Ce résultat lui fit penser que « les streptocoques représentent une famille microbienne mal différenciée, composée d'une série de variétés impossibles à distinguer; le sérum, qui immunise contre l'une, n'immunise pas contre l'autre ».

Ces critiques n'ont pas cependant ébranlé la conviction de Marmorek qui, dans son mémoire de 1902, persista à affirmer que son sérum, préparé avec la toxine de son streptocoque virulent, est actif vis-à-vis de tous les streptocoques; ce fut même, pour lui, une preuve, comme nous l'avons déjà dit, de l'unité de tous les streptocoques, celui de la gourme excepté.

Conception uniciste d'Aronson et de Neufeld.

Cette thèse uniciste a trouvé des partisans convaincus en la personne de deux autres bactériologistes de valeur, Aronson et Neufeld, qui ne peuvent pas cependant être soupçonnés de tendresse pour le sérum de Marmorek.

Aronson (3) nie catégoriquement la multiplicité des streptocoques. D'après lui, il existe une parenté « extraordinairement grande » entre tous les streptocoques et, à l'appui de son dire, il cite son sérum qui, quoique préparé avec un seul streptocoque, protège contre tous les streptocoques, quelle que soit leur origine.

De même, Neufeld (4), qui a réussi à vacciner des lapins, par un

(1) *Comptes rendus Soc. Biologie*, 1896.
(2) *Comptes rendus Soc. Biologie*, 1898.
(3) *Berlin. klin. Woch.*, 1902, p. 979, 1906; *Deutsche medizinische Woch.*, 1903, p. 439.
(4) *Loc. cit.*

procédé très rapide, déclare que son sérum, obtenu avec une seule espèce virulente, préserve les souris, non seulement contre cette espèce, mais même contre les streptocoques étrangers, tels que ceux d'Aronson ou de Marmorek.

Voici donc deux savants qui opèrent sur des animaux différents, qui emploient des procédés d'immunisation différents et qui arrivent à la même conclusion que Marmorek a toujours fait sienne, c'est-à-dire que le streptocoque est unique dans son espèce et que le sérum monovalent agit contre tous les streptocoques que l'on rencontre chez l'homme.

Tel est le dernier mot au sujet de cette question, d'après les travaux les plus récents.

Critique de la conception d'Aronson.

Est-ce que réellement la question se trouve ainsi résolue ?

Tel n'est pas notre avis ; ni les expériences d'Aronson, ni celles de Neufeld ne démontrent l'unité des streptocoques.

Expliquons-nous. Commençons par Aronson.

Ce savant a immunisé des chevaux avec un streptocoque qu'il avait rendu extrêmement virulent en le faisant passer de souris à souris. Il a obtenu un sérum d'une très grande activité, non seulement pour le streptocoque qui a servi à l'immunisation, mais encore, dit-il, pour d'autres streptocoques de diverses provenances : ainsi, il a pu constater que le streptocoque de la scarlatine est également justiciable de ce sérum, au même titre que son propre streptocoque.

En règle générale, les streptocoques qui sont isolés directement chez l'homme ne sont guère pathogènes pour la souris ; pour les rendre virulents, Aronson a été naturellement obligé de les faire passer plusieurs fois par la souris. Ceci fait, il vit que, quelle que fût l'origine primitive du streptocoque, le sérum était toujours actif. Nous connaissons la conclusion qu'en tire l'auteur. Eh bien, cette conclusion est basée sur une erreur.

En prenant des streptocoques de provenance différente et en les faisant passer par l'organisme de la souris, en vue d'exalter leur virulence, Aronson leur a enlevé leur individualité et les a transformés tous en une seule espèce, pathogène pour la souris.

Si le sérum monovalent d'Aronson se montre actif vis-à-vis de tous les streptocoques essayés, ce n'est pas parce qu'ils appartiennent, dès leur origine, à la même famille, mais parce qu'Aronson les a uniformisés artificiellement par des passages successifs de souris à souris. Il n'est dès lors pas surprenant que son sérum, qui avait été préparé avec un streptocoque, ayant fait de nombreux passages par la souris, se soit montré actif vis-à-vis de cette espèce unifiée d'Aronson.

Et cela est si vrai que, lorsque cet expérimentateur s'adressa à un streptocoque qui est d'emblée pathogène pour la souris, comme c'est le cas du microbe de la gourme, le sérum n'eut pas d'action sur lui. Par contre, quand le même microbe eut fait plusieurs passages par la souris et que sa virulence se trouva de la sorte beaucoup plus exaltée, ce même sérum, d'inactif, devint actif.

Il y a là un fait paradoxal : un sérum n'a pas d'action sur un streptocoque peu virulent, puis, devient actif dès que ce streptocoque augmente de virulence.

L'explication en est, cependant, très simple. Le streptocoque de la gourme, tel qu'on le rencontre dans la nature, étant différent de celui d'Aronson, n'est pas justiciable du sérum d'Aronson ; mais ce même streptocoque de la gourme, dès qu'il perd son individualité et se trouve transformé par la souris en un streptocoque particulier que nous appellerons volontiers un *streptocoque de passage*, devient justiciable du sérum préparé avec un streptocoque semblable, c'est-à-dire avec un streptocoque de passage.

Il s'ensuit donc que tous les essais de sérum, faits par Aronson sur des streptocoques de la scarlatine, de l'angine, etc., n'ont été faits, en réalité, que sur un seul streptocoque, celui de la souris, c'est-à-dire sur le streptocoque de passage.

Quant à savoir si ce sérum monovalent, mis en présence de streptocoques originels de la scarlatine ou d'autres streptococcies humaines, se serait montré efficace, c'est là un problème qui reste encore ouvert.

Aronson lui-même s'en rend compte, car, pour immuniser ses chevaux, il adjoint maintenant à son streptocoque virulent d'autres streptocoques qui n'ont jamais fait de passage par l'animal.

Critique de la conception de Neufeld.

Quant aux recherches de Neufeld, elles n'autorisent pas non plus, nous semble-t-il, à conclure à l'unité des streptocoques.

Un exemple concret fera mieux comprendre notre pensée.

Cet auteur nous parle d'un lapin qu'il avait immunisé, par son procédé rapide, contre un streptocoque très virulent, F.

Le sérum de ce lapin se montra très actif non seulement vis-à-vis de ce streptocoque F, mais encore vis-à-vis de deux autres streptocoques, celui d'Aronson, isolé de la scarlatine, et celui de Marmorek, isolé de l'angine. D'où la conclusion, facile à tirer, en faveur des sérums monovalents.

Mais voyons cette expérience de près. D'abord, qu'est-ce que ce streptocoque F ? Il provient, nous dit l'auteur, d'un phlegmon et tue le lapin en trente-six heures, à la dose de 0,00001 de centimètre cube ; il n'en dit pas davantage.

Et cependant il y a un détail de première importance qu'il serait utile de connaître en ce qui concerne le passé de ce F.

Ce streptocoque F a-t-il passé par l'animal ou non ? Car c'est là tout l'intérêt de l'expérience de Neufeld.

On sait, et nous l'avons déjà dit plus haut, que les streptocoques qui proviennent directement de l'homme sont rarement pathogènes pour les animaux ; nous avons tout lieu de croire que ce streptocoque F était dans le même cas, et qu'il n'est devenu si meurtrier pour les lapins qu'après avoir fait des passages par le lapin ou la souris. S'il en est ainsi, on comprend sans peine pourquoi un sérum, préparé avec le streptocoque F, se montre également actif vis-à-vis du streptocoque d'Aronson et de celui de Marmorek ; ces trois streptocoques n'en font, en réalité, qu'un, le streptocoque de passage, bien que l'un ait pour ancêtre un streptocoque de la scarlatine, un autre, un streptocoque d'angine, et le troisième, un streptocoque de phlegmon ; tous ces caractères ancestraux ont eu le temps de s'effacer depuis longtemps, pour céder la place aux caractères nouvellement acquis du streptocoque de la souris.

Ce raisonnement n'est juste, évidemment, qu'à la condition que notre hypothèse sur l'origine de F soit vraie, et nous avons d'autant plus de raisons de la croire telle que ce streptocoque F se comporte, même au point de vue agglutinatif, pareillement à ceux de Marmorek et d'Aronson.

La preuve de l'unité des streptocoques, basée sur l'action préventive des sérums, est donc à faire tout entière.

La fera-t-on jamais par ce moyen ? C'est peu probable, et cela parce que l'on ne possède pas, actuellement, d'animal pour lequel les streptocoques humains soient pathogènes d'emblée ; certes, de temps à autre, on isole chez l'homme un streptocoque qui tue le lapin ou la souris ; mais ces cas sont exceptionnels.

Classification basée sur la nature des fixateurs.

Ainsi, aucun des procédés employés pour résoudre le problème d'unicité ou de multiplicité des streptocoques n'a apporté d'arguments décisifs.

Faut-il donc renoncer à tout jamais à pénétrer cette question et nous résigner à immuniser les chevaux au petit bonheur, sans savoir au juste ce que l'on injecte ?

Nous ne le pensons pas ; il existe encore une ressource sur laquelle nous fondons un grand espoir. Nous voulons parler des fixateurs ou sensibilisatrices dont il a été si souvent question ces temps derniers.

Leurs propriétés sont assez connues pour que nous n'ayons pas besoin d'en parler ici ; rappelons seulement qu'aussi bien pour les cellules que pour les microbes, les fixateurs se sont montrés, jusqu'à présent, d'une spécificité remarquable. On les a trouvés dans presque tous les sérums antimicrobiens ; le sérum antistreptococcique est à peu près le seul où le fixateur n'ait pas été observé. Il y existe cependant et, dans certaines conditions d'expériences, comme nous l'avons montré, il est facile de le mettre en évidence. Le fixateur streptococcique, comme tous les autres, est spécifique ; il y a des streptocoques qui possèdent des fixateurs particuliers ; il y en a qui ont un fixateur commun. Ainsi, nous avons pu constater (1) un fixateur commun à trois streptocoques, de provenance tout à fait différente : un de ces streptocoques fut isolé chez un enfant mort de septicémie ; un autre, dans un cas d'érysipèle, et le troisième, chez un enfant mort de scarlatine. D'autre part, nous avons observé plusieurs fois que deux streptocoques, provenant tous les deux du sang du cœur de scarlatineux, réagissaient différemment vis-à-vis du même fixateur.

On aura, peut-être, là un nouveau point de repère pour établir une classification naturelle des streptocoques.

Ces recherches, à peine commencées, ont besoin d'être poursuivies longtemps et variées le plus possible, avant que l'on puisse se prononcer d'une façon définitive. Mais d'ores et déjà les quelques expériences faites dans cet ordre d'idées amènent à conclure qu'il en est des streptocoques comme des vibrions ou des spirilles, c'est-à-dire qu'il n'y a pas un seul streptocoque, mais un certain nombre de variétés dont quelques-unes peuvent être aussi distinctes les unes des autres que l'est le vibrion cholérique du *Vibrio Metchnikovi* ; de plus, que les streptocoques que l'on rencontre au cours d'une maladie, au cours de la scarlatine, par exemple, peuvent appartenir à plusieurs variétés ; enfin, que la même variété de streptocoque peut se rencontrer au cours de maladies cliniquement distinctes.

____

(1) *Annales de l'Institut Pasteur*, 1904.

Préparation du sérum. Milieu.

S'il en est ainsi, il ne nous reste, à l'heure actuelle, qu'à vacciner les chevaux contre le plus de streptocoques possibles. Si, dans le nombre, il s'en trouve plusieurs pareils, contre lesquels les chevaux vont réagir de façon identique, le mal ne sera pas grand.

En revanche, en multipliant le nombre d'échantillons, nous augmentons les chances d'avoir un sérum réellement polyvalent, c'est-à-dire, le seul qui réponde aux besoins de la pratique journalière.

En discutant le problème de l'unicité ou de la multiplicité de streptocoques, nous avons indiqué, chemin faisant, les principaux types de sérums actuellement employés. Nous allons décrire maintenant celui que depuis huit ans nous préparons à l'Institut Pasteur (1).

La question du milieu a été, pour le streptocoque, toujours une de celles qui préoccupaient le plus les bactériologistes. Marmorek, qui essaya un grand nombre de milieux, s'arrêta finalement au bouillon-ascite. Plus près de nous, Aronson, auquel nous devons un des sérums les plus actifs, se sert de bouillon glucosé, milieu excellent, mais fort capricieux. D'autres bactériologistes ont employé des milieux plus ou moins compliqués, mais toujours à base de bouillon.

Nous avons dérogé à cet usage : nous opérons sur des streptocoques cultivés en milieu solide. Or, sur gélose, le streptocoque forme des colonies très petites et souvent, comme c'est le cas pour le microbe de Marmorek, c'est à peine si l'on y distingue une trace de culture. Il faut, cependant, pour immuniser les chevaux, avoir de grandes quantités de corps microbiens.

Pour cela, nous avons recours au procédé suivant.

Tous les échantillons de streptocoques — et nous en possédons plus de 40 — sont ensemencés et conservés dans notre milieu qui est un mélange de parties égales de bouillon Martin et de sérum chauffé (56°, une demi-heure) de cheval ; dans ce milieu, les streptocoques restent longtemps vivants et conservent très bien leur virulence.

Après s'être ainsi habitués à vivre en présence de sérum, les streptocoques poussent ensuite très abondamment sur la gélose que l'on a eu soin d'arroser préalablement avec un peu de sérum de cheval.

Nous faisons nos cultures dans des boîtes de Roux, ayant 22 centimètres de longueur sur 11 centimètres de largeur. Une heure avant

(1) *Annales de l'Institut Pasteur*, juin 1904.

de procéder à l'ensemencement, nous ajoutons dans chaque boîte de gélose 1-1,5 centimètre cube de sérum chauffé de cheval. Sur une gélose ainsi préparée, puis largement ensemencée, on a, vingt-quatre heures après, une culture si riche que, pour être injectée dans les veines d'un cheval, elle a besoin d'être diluée dans 100 centimètres cubes environ d'eau physiologique.

Ce milieu de *gélose-sérum*, tout en fournissant une grande quantité de corps microbiens, offre cet avantage qu'il permet un dosage assez précis du virus injecté, ce qui n'est pas à dédaigner, vu la sensibilité extrême des chevaux aux *injections intraveineuses*, les seules que nous pratiquons pour les immuniser.

Injection de streptocoques aux chevaux.

A chaque injection, nous introduisons dix différents streptocoques dont tous, sauf un seul, ont été isolés dans les streptococcies humaines (scarlatine, érysipèle, fièvre puerpérale, phlegmon, septicémie, etc.). Ces streptocoques de provenance humaine, étant généralement peu pathogènes pour les animaux de laboratoire, ne peuvent guère servir au dosage du sérum ; c'est pourquoi nous leur adjoignons un streptocoque qui, par des passages successifs, avait été rendu très virulent pour la souris et pour le lapin.

En admettant — ce n'est qu'une hypothèse — que le cheval s'immunise d'une façon à peu près égale vis-à-vis de tous les streptocoques qu'on lui inocule, il y a lieu d'espérer que le streptocoque virulent, le streptocoque de passage, pourrait servir en quelque sorte d'indicateur de l'état d'immunité du cheval vis-à-vis de la totalité des streptocoques.

Chaque injection est suivie d'une forte réaction thermique (plus de 40°) qui, du reste, ne se maintient pas longtemps ; après quarante-huit heures, tout rentre dans l'ordre.

De temps à autre, on observe cependant ceci : un cheval qui paraissait complètement rétabli, est de nouveau pris de fièvre dix à quinze jours après l'injection. Tantôt il accuse des troubles articulaires, tantôt il présente des phénomènes inflammatoires à quelque distance des articulations. Dans ce dernier cas, on voit apparaître dans l'épaisseur des muscles un liquide séreux qui finit par se frayer un passage au dehors. L'animal maigrit et pendant des semaines il est hors de service. Dans un cas, le cheval est mort après quelques jours de maladie ; à l'autopsie faite par M. Frasey, médecin-vétérinaire de l'Institut Pasteur, on a trouvé les muscles de la région malade infiltrés de masses gélatineuses baignant dans un liquide séreux absolument stérile. Les mêmes altérations ont été observées chez un autre cheval qui, pris des mêmes symptômes, avait été abattu.

Ces accidents dont les causes nous échappent et qui peuvent survenir à tous les stades d'immunisation, sont liés, évidemment, à notre mode d'inoculation ; mais, si ce dernier procure des déboires, il offre aussi des avantages précieux, car il permet, en peu de temps relativement, d'obtenir un sérum doué de propriétés préventives et curatives très marquées.

Dosage du sérum.

Voici quelques chiffres pour donner une idée du pouvoir thérapeutique de notre sérum.

Les dosages ont été faits sur des souris et sur des lapins.

Une souris inoculée sous la peau avec une dose plus de dix fois mortelle de streptocoques, peut être sauvée si on lui injecte, dix-huit à vingt-quatre heures *après*, 1/1000 de centimètre cube de sérum dans le péritoine. Avec 1/40 à 1/400 de centimètre cube de sérum, on peut préserver dans les mêmes conditions contre une dose au moins 2 000 fois mortelle. La dose mortelle, prise comme unité, a été, dans nos expériences, égale à 1/16 000 000 de centimètre cube de culture de vingt-quatre heures en bouillon-sérum ; en réalité, on pourrait tuer une souris avec une dose beaucoup plus faible ; mais nous nous sommes arrêté au chiffre indiqué pour éviter de trop grandes dilutions.

Quant à l'effet préventif du sérum, il a été déjà manifeste avec des doses dix fois inférieures à celles qui étaient nécessaires pour obtenir un effet curatif.

Chez les lapins, il faut employer des doses plus fortes ; ainsi, après avoir inoculé sous la peau d'un lapin une dose de streptocoques plus de 100 fois mortelle (1/40 000 de centimètre cube), on peut le sauver sûrement en lui injectant, deux heures après, dans les veines ou dans le péritoine, 1cc,5 à 2 centimètres cubes de sérum.

Emploi du sérum chez l'homme.

Il est beaucoup plus difficile, sinon impossible, de préciser la valeur du sérum antistreptococcique chez l'homme. Depuis que l'on fait de la sérothérapie antistreptococcique, il a été publié des milliers d'observations, mais elles ont tellement l'air dépareillé que l'on serait fort embarrassé si l'on devait citer, ne fût-ce qu'une seule bonne statistique dans le genre de celles que l'on possède au sujet de la diphtérie.

Le fait est que l'infection streptococcique n'est pas une comme la diphtérie ; les streptococcies sont multiples et elles revêtent les formes cliniques les plus variées, suivant l'organe touché.

De plus, les streptococcies sont rarement pures, dans le sens bactériologique du terme ; le plus souvent, on a affaire à des infections mixtes. Il ne suffit pas de constater au microscope, au cours d'une infection, la présence de streptocoques pour conclure à une streptococcie et, partant, à la nécessité de faire intervenir le sérum antistreptococcique. Or, dans la pratique, ne voyons-nous pas journellement appliquer ce dernier dans les maladies où le rôle du streptocoque est tout à fait secondaire ; n'emploie-t-on pas le sérum antistreptococcique dans le rhumatisme articulaire, dans la variole, dans la tuberculose, sans parler de la scarlatine de laquelle il sera encore question plus loin ? Ne l'applique-t-on pas dans toutes les formes de septicémie puerpérale, sans se préoccuper si elles sont réellement d'origine streptococcique ou non ?

Pour toutes ces raisons, il est très difficile d'avoir des statistiques bien faites, capables d'entraîner la conviction, et voici pourquoi on rencontre, à côté des partisans convaincus de la sérothérapie antistreptococcique, des détracteurs non moins convaincus.

Mais, il existe un fait dont on ne saurait pas méconnaître l'importance, c'est que l'usage du sérum antistreptococcique augmente d'année en année ; pour s'en assurer, on n'a qu'à se reporter aux demandes adressées de tous côtés à l'Institut Pasteur. Ce qui est regrettable au plus haut degré, c'est que des milliers et des milliers de litres de sérum s'en vont tous les ans sans laisser aucune trace et sans qu'on ait des renseignements précis sur l'effet produit par le sérum chez les personnes injectées.

Nous pouvons citer cependant l'opinion du professeur Pinard qui fait autorité en la matière et qui s'est exprimé ainsi dans son rapport fait au dernier Congrès international de médecine à Budapest, sur le *Traitement des infections puerpérales*. « Assurément, dit-il, le sérum antistreptococcique ne constitue pas un moyen infaillible ; il n'a pas guéri et il ne guérira pas toutes les femmes infectées. Mais je ne crois pas que nous ayons à l'heure actuelle, entre les mains, un agent pouvant lutter plus victorieusement lorsque les femmes sont en proie à l'infection streptococcique. Je crois que nous ayons dans le sérum antistreptococcique un traitement rationnel de l'infection puerpérale, car cet agent me paraît augmenter, plus que tout autre, le coefficient de résistance de l'organisme, lorsque le streptocoque est l'agent pathogène. »

Sérum antiscarlatineux.

On est, par contre, relativement bien renseigné sur l'action du sérum dit antiscarlatineux, dont il a été beaucoup question ces temps derniers.

On savait depuis fort longtemps que le streptocoque était très fréquent dans la scarlatine; mais sa présence a été de tout temps considérée comme un fait banal, et bien rares étaient ceux qui y voyaient autre chose qu'une simple association microbienne.

Or, en 1902, Moser (1) fit au Congrès de Carlsbad une communication qui eut un grand retentissement et ébranla sérieusement cette manière de voir.

Cet auteur partit de l'idée que les streptocoques, que l'on trouve chez les enfants atteints de scarlatine, sont spécifiques et que, de plus, ils présentent des caractères individuels chez différents malades.

Fort de cette idée, Moser s'est mis à préparer un sérum en se servant des streptocoques isolés du sang du cœur chez les enfants morts de scarlatine.

Il a obtenu un sérum qu'il qualifia d'antiscarlatineux.

Les premiers essais cliniques, faits en Autriche par Bokay et Escherich, ayant été favorables, on vit bientôt paraître une quantité de publications, aussi bien sur la spécificité du streptocoque scarlatineux que sur la valeur thérapeutique du sérum.

Commençons par les cliniciens.

A la suite de sa première publication, Escherich rapporta au Congrès de Madrid de nouveaux cas, d'où il résulte que, depuis l'emploi du sérum de Moser, la mortalité par scarlatine est tombée de 16,44 à 6,70 p. 100. Cet auteur déclare que, si l'on injecte les malades dès le début et avec des doses massives de sérum (100-200 c. c.), la température baisse presque immédiatement et l'état général s'améliore d'une façon très nette, par comparaison avec les enfants non traités par le sérum.

Bujwid et Gertler (2) ont traité des enfants ayant une scarlatine grave avec un sérum qu'ils avaient préparé eux-mêmes d'après le procédé de Moser. Sur 16 malades, ils ont eu 14 morts; sur ces 14 décès, deux sont survenus une heure après l'arrivée des enfants à l'hôpital. En

(1) *Loc. cit.*
(2) *Przegląd lekarski*, 1903, p. 87.

comparant la mortalité globale des années précédentes avec celle obtenue après l'introduction du sérum, ces auteurs concluent que ce dernier a fait diminuer la mortalité de trois fois environ.

Pospischill (1), qui n'a traité avec du sérum que 26 cas, estime que, pour juger de la valeur thérapeutique du sérum, il y a lieu de tenir compte surtout de l'évolution de la maladie et moins des résultats statistiques.

En injectant à ses malades 100-200 centimètres cubes de sérum en une fois, cet auteur a constaté l'abaissement de la température ; le pouls et la respiration sont devenus moins fréquents ; la cyanose a disparu ; dans un certain nombre de cas, le sérum fit disparaître la fétidité de l'haleine et les phénomènes douloureux.

En janvier 1904, c'est-à-dire un an environ après sa première communication, Bokay (2) eut à traiter 12 nouveaux cas de scarlatine plus ou moins graves.

La dose minima de sérum injectée en une seule fois fut de 100 centimètres cubes, la dose maxima de 200 centimètres cubes. Chez tous les malades, le sérum a amené une amélioration très nette de l'état général, et cela déjà dans les vingt-quatre heures qui ont suivi l'injection. Les enfants, qui étaient sans connaissance et en proie au délire, reprenaient le lendemain de l'injection leur aspect normal.

La température baissait de 0°,9 à 3°,4. En même temps, le pouls devenait meilleur et moins fréquent. L'éruption elle-même se trouvait très favorablement influencée par le sérum. Bokay a observé également d'excellents effets du sérum sur les différentes manifestations de la scarlatine, du côté de la gorge, des reins, des oreilles. En présence de ces faits, il se déclare très partisan du traitement de la scarlatine par le sérum, et il pense avec Moser et Escherich que celui-ci agit en vertu de ses propriétés antitoxiques.

Plus tard (septembre 1905), ce même clinicien a rapporté (3) l'histoire de 17 nouveaux cas traités par le sérum de Moser. Cette fois aussi il conclut à l'action spécifique du sérum.

Dans une publication parue fin 1905, Schick (4) relata les résultats de ses observations faites dans la clinique de Vienne sur 60 malades ; il se trouva si bien du sérum de Moser qu'il émit le vœu que son emploi pût se généraliser sous peu dans tous les pays intéressés.

Des résultats favorables ont été observés aussi par d'autres cliniciens, notamment en Russie où la scarlatine revêt souvent un carac-

(1) *Wiener klin. Wochenschr.*, 1903, p. 433.
(2) *Deutsche mediz. Wochenschr.*, 1904, p. 6.
(3) *Jahr. f. Kinderheilk.*, LXII, p. 428.
(4) *Deutsche mediz. Wochenschr.*, 1905, p. 2093.

tère de gravité exceptionnelle. Nous ne pouvons que signaler ici les observations de Palmirski et Zebrowski à Varsovie, celles de Menchikoff à Kasan, puis le travail de deux médecins de Moscou, Eghise et Langowoï, qui porte sur 400 malades environ.

Adversaires du sérum. — Il existe cependant un assez grand nombre de cliniciens qui font des réserves, puis d'autres encore qui refusent au sérum antiscarlatineux toute valeur thérapeutique.

Moltchanoff, qui a observé à Moscou 133 cas de scarlatine grave traités par le sérum, a constaté que : 1° la baisse de la température, qui s'observe en effet dans les deux premiers jours, n'était pas durable (elle s'est maintenue chez 4 malades sur 26 guéris); 2° l'amélioration de l'état général ne marche pas de pair avec la baisse de la température ; 3° l'action locale sur les troubles pharyngés est insignifiante ; 4° le sérum ne préserve pas contre les complications et, d'une façon générale, n'influe pas sur la marche de la maladie. Chez les malades traités par le sérum, la période fébrile et la durée de la maladie n'étaient pas, d'après cet auteur, plus courtes que chez les non traités.

D'autres auteurs, tels que Quest, Troïtsky, Iasni et Mitzkewitch, se prononcent dans le même sens.

Le travail de Bilik, bien que ne portant que sur 10 cas, a sa valeur parce que l'histoire de chaque malade est étudiée avec le plus grand soin. Or, ce clinicien arrive à conclure que le sérum antiscarlatineux est dépourvu de toute action spécifique.

Bilik examine, en plus, en détail les statistiques si favorables d'Eghise et Longowoï dont il a été question plus haut, et il arrive à conclure que les résultats obtenus par ces cliniciens sont en réalité loin d'être aussi encourageants qu'ils ne le croyaient eux-mêmes.

En effet, si l'on groupe les malades d'Eghise et de Longowoï en quatre catégories (I, II, III, IV) d'après la gravité de leur cas, on ne tarde pas à s'apercevoir que la mortalité fut encore assez élevée. Ainsi, si l'on défalque du nombre total des malades (384), 22 qui sont morts dans les premières vingt-quatre heures, puis 95 de la catégorie II à pronostic bénin, il reste 257, qui ont fourni 54 morts, ce qui fait une mortalité de 21 p. 100. La mortalité a été encore beaucoup plus élevée (50 p. 100) chez les malades de la catégorie IV qui comportaient un pronostic grave.

A l'autopsie de 17 enfants (sur 26 morts de la catégorie IV), il a été constaté des phénomènes septicémiques ; il en fut de même chez 14 enfants (sur 28) de la catégorie III.

Bilik rappelle à ce propos que la fréquence des septicémies chez les enfants traités par le sérum a été signalée aussi par Heubner.

Ces cas de septicémie mortelle n'excluaient pas une baisse initiale de la température, si fréquente après l'injection du sérum.

Quant aux complications, telles que œdème, adénophlegmon, néphrite, elles n'étaient pas moins fréquentes chez les traités par le sérum que chez les non traités.

Il semble donc évident que les bons effets du sérum antiscarlatineux ont été fortement exagérés.

Du reste, en Allemagne et en Autriche, on est beaucoup revenu de l'enthousiasme des premiers temps ; ainsi, des pédiatres qui font autorité en la matière, comme Baginsky à Berlin, Czerny à Breslau, Ganghofner à Prague et d'autres encore, ont renoncé aujourd'hui à l'emploi du sérum antiscarlatineux.

Non-spécificité du streptocoque scarlatineux. — Rien ne justifie, d'ailleurs, au point de vue biologique, la spécificité d'un tel sérum.

Du fait que le streptocoque se rencontre souvent dans la gorge des scarlatineux ou même dans leur sang, il ne s'ensuit pas encore qu'il soit nécessairement l'agent pathogène de la maladie.

La présence des streptocoques dans le sang des malades n'est pas, du reste, aussi fréquente qu'on l'a dit.

Hektoen [1] a examiné sous ce rapport 100 malades ; chez chaque malade, il a été prélevé 1/2 à 1 centimètre cube de sang, puis ensemencé aussitôt dans 100 à 150 centimètres cubes de bouillon glycériné. Or, le streptocoque ne fut trouvé que chez 12 malades ; voici, d'ailleurs, quelle était leur fréquence suivant la gravité des cas.

	Cas bénins.	Modérément graves.	Graves.	Fatals.	Total.
Nombre total.........	45	40	11	4	100
Streptocoque dans...	5	5	2	0	12

A peu près à la même époque, Weaver [2] a examiné la gorge de 95 scarlatineux. Il a constaté les streptocoques chez presque tous les malades, surtout au début de la maladie. Cet auteur fit une étude morphologique et culturale très soigneuse de vingt-quatre échantillons de streptocoques, isolés de la gorge des scarlatineux ; cette étude l'amena à conclure que ces streptocoques ne différaient en rien de streptocoques d'autres origines.

La réaction agglutinante ne plaide pas non plus en faveur de la spécificité.

Ainsi, dans un autre travail, Weaver s'est demandé si le sérum

[1] *Journ. of americ. medic. Assoc.*, 14 mars 1903.
[2] *Loc. cit.*

des malades atteints de scarlatine agglutinait spécifiquement les streptocoques isolés dans les cas de scarlatine.

Dans le cas positif, cela aurait été de grande importance, car non seulement on saurait à quoi s'en tenir au sujet de la spécificité du streptocoque, mais, en plus, on aurait un moyen précieux pour se guider dans les cas de diagnostic douteux.

Or, il résulte de l'étude très consciencieuse de l'auteur que l'agglutination du streptocoque n'a rien de spécifique. Weaver a étudié des sérums de personnes atteintes des maladies les plus variées (scarlatine, pneumonie, érysipèle, rougeole, endocardite, fièvre typhoïde, etc.), vis-à-vis des streptocoques isolés des cas de scarlatine, ainsi que de fièvre puerpérale, endocardite ulcéreuse, péritonite; la conclusion à laquelle ont abouti toutes ces recherches est que la spécificité du streptocoque de la scarlatine n'est rien moins que démontrée. C'est aussi la conclusion de Dopter.

Des résultats à peu près analogues ont été consignés dans un travail de Jogichès (1). Cet auteur a vu, il est vrai, que le sérum des scarlatineux agglutinait les streptocoques (1 : 500), que cette réaction apparaissait surtout nettement dans le courant de la cinquième ou sixième semaine ; seulement, il a vu aussi que le sérum des scarlatineux agglutinait avec la même intensité les streptocoques scarlatineux et ceux isolés dans d'autres maladies.

La réaction agglutinante n'est donc pas spécifique dans la scarlatine.

On pouvait se demander si le sérum des scarlatineux ne renfermait pas un fixateur spécifique, ou une sensibilisatrice, vis-à-vis du streptocoque de la scarlatine.

Besredka et Dopter (2) ont fait un grand nombre d'expériences dans cet ordre d'idées. Ils ont prélevé du sérum à divers stades de la maladie, puis ils ont éprouvé les sérums vis-à-vis de divers échantillons de streptocoques isolés dans des scarlatines avérées.

Ces expériences ont donné des résultats nettement négatifs. Sans en conclure d'une manière catégorique que le streptocoque ne joue aucun rôle dans la scarlatine, il faut évidemment conclure à l'absence de toute spécificité. Le streptocoque ne joue dans la scarlatine que le rôle d'un microbe d'association ; quant au véritable agent de la scarlatine, il est encore à trouver.

Indications du sérum. — Que faut-il conclure, en définitive, de toutes ces données cliniques et expérimentales?

Que le streptocoque rencontré dans la scarlatine n'en est pas

(1) *Centralbl. f. Bakter.*, 1., Origin., t. XXXVI, p. 602.
(2) *Annales de l'Institut Pasteur*, 1904, p. 373.

l'agent spécifique, cela paraît aujourd'hui hors de doute; il est cependant certain que sa fréquence dans la scarlatine est très grande. Personne n'osera assigner aujourd'hui au sérum dit antiscarlatineux une action thérapeutique spécifique; il n'en est pas moins vrai que ce sérum peut être d'une certaine utilité dans la lutte contre les associations streptococciques du virus scarlatineux.

On s'explique dès lors, jusqu'à un certain degré, les opinions si divergentes des cliniciens sur la valeur du sérum en question: ceux qui réclament une action spécifique sont naturellement déçus, mais ceux qui appellent ce sérum en aide contre les streptococcies concomitantes peuvent évidemment s'en trouver bien dans nombre de cas.

Le sérum de Moser n'est pas plus spécifique que celui de Menzer n'est spécifique dans la tuberculose ou le rhumatisme articulaire.

Menzer(1) a traité des tuberculeux par le sérum antistreptococcique, en partant de ce principe que le streptocoque, qui est souvent fréquent au début de la tuberculose, contribue à l'extension des lésions initiales.

Il a traité avec du sérum 22 tuberculeux, dont 11 étaient au premier degré et 3 au deuxième. Or, sur les 11 malades, il enregistre, sous l'influence du sérum antistreptococcique, 8 guérisons; sur les 3 malades au deuxième degré, 1 guérison; quant aux malades qui étaient au troisième degré, ils ont bénéficié seulement d'une augmentation de poids. Menzer a traité également des rhumatisants avec du sérum antistreptococcique; d'après lui, ce traitement est supérieur à tous les autres; même, les complications du côté de l'endocarde en seraient justiciables.

Du fait que l'on rencontre des streptocoques dans la tuberculose et dans le rhumatisme, et que les malades atteints de ces maladies peuvent se trouver bien du sérum antistreptococcique, il ne viendra à personne l'idée de conclure à la spécificité de ces streptocoques; pas plus que l'on n'admettra jamais que le streptocoque, que l'on rencontre dans la variole, en est l'agent spécifique, si fréquente que soit sa présence dans cette maladie.

Si nous avons insisté un peu longuement sur le sérum antiscarlatineux, c'est aussi parce que les observations cliniques qui s'y rattachent constituent, en somme, une contribution à l'étude de la sérothérapie antistreptococcique, en général.

Le caractère épidémique de la scarlatine se prête mieux à une étude d'ensemble sur le sérum, que toute autre maladie à streptocoque; mais il est certain aussi que, si le sérum antistreptococcique peut rendre des services importants, c'est surtout dans les infections

---

(1) *Münchner medic. Woch.*, 1903, p. 1873; 1904, p. 1461.

streptococciques généralisées dont le pronostic est généralement très grave ; malheureusement, vu le caractère sporadique de ces infections, il est difficile, sinon à peu près impossible, de réunir un grand nombre de cas qui seraient observés par le même individu, et dans des conditions comparables.

Il appartient aux cliniciens de combler, dans la mesure du possible, cette lacune dans l'étude de la sérothérapie antistreptococcique.

Vaccin antiscarlatineux.

Pour terminer, il nous reste à dire quelques mots sur le vaccin antiscarlatineux.

En se basant sur l'analogie qui existerait entre la gourme des chevaux et la scarlatine, Gabritchewsky (1) eut l'idée de préparer un vaccin contre cette dernière maladie.

Ce vaccin est une culture en bouillon de streptocoque isolé d'un cas de scarlatine, chauffée à 60° et additionnée de 0,5 p. 100 d'acide phénique.

Pour avoir beaucoup de corps de microbes sous un petit volume, Gabritchewsky centrifuge la culture ; il décante une partie de liquide et n'en laisse que la quantité nécessaire, pour que chaque centimètre cube de vaccin renferme 0gr,005 de microbes secs.

On commence par injecter 0gr,5 de ce liquide vaccinal (enfants de deux à dix ans) ; on répète ensuite les injections encore deux fois en augmentant chaque fois la dose de vaccin de une et demi à deux fois.

L'injection est généralement suivie d'une réaction locale et générale assez faible. Dans un certain nombre de cas, il a été constaté une éruption rappelant celle de la scarlatine, puis une angine. Gabritchewsky a vu là la preuve de la spécificité de son vaccin.

D'après lui, que le streptocoque soit l'agent pathogène de la scarlatine ou qu'il ne joue qu'un rôle secondaire dans cette maladie, ce procédé de vaccination par les cultures chauffées « constitue un moyen à la fois nouveau et peu cher pour lutter contre une des maladies les plus graves de l'enfance ».

Or, on ne saurait, jusqu'à nouvel ordre, partager l'optimisme de l'auteur, quant à l'efficacité de son vaccin.

En effet, si même il était démontré que, au moyen des streptocoques chauffés, on arrive à vacciner contre la gourme, il ne s'ensuit pas encore que le même procédé soit applicable à la scarlatine, qui n'a qu'une ressemblance assez éloignée avec la gourme.

(1) *Centralbl. f. Bakter.*, 1., Origin., p. 719, 844. — *Berlin. klin. Wochenschr.*, 1907, p. 306.

Pour que le vaccin de Gabritchewsky soit efficace dans la scarlatine, il faut, avant tout, que le streptocoque soit pour quelque chose dans l'étiologie de cette maladie. Admettons même, pour un instant, que le streptocoque est l'agent pathogène de la scarlatine; rien ne prouve que l'on réussisse à vacciner contre cette maladie avec des cultures chauffées de streptocoque. Ne savons-nous donc pas que les infections à streptocoques sont précisément celles dans lesquelles, contrairement à la majorité des infections microbiennes, on n'arrive pas à vacciner les animaux (les souris, par exemple), au moyen de cultures mortes ?

Pour toutes ces raisons, on ne peut guère s'empêcher de formuler les plus grandes réserves sur l'avenir du vaccin antiscarlatineux de Gabritchewsky.

D'ailleurs, les expériences récentes faites sur les singes par Cantacuzène, par Bernhardt, puis par Landsteiner, Levaditi et Pracek, semblent nous donner raison.

Cantacuzène a fait (février-mars 1911) ses expériences sur les singes inférieurs (*Cercopithecus cephus*, *Macacus rhesus*, *M. sinicus*, *Cercopithecus griseo-viridis*). Il leur a injecté du sang, du liquide péricardique ou des ganglions trachéo-bronchiques de scarlatineux. Après une incubation de cinq à trente-sept jours, ces singes ont présenté les phénomènes suivants : fièvre oscillant entre 40° et 41°, pendant trois jours ; adénopathies ; éruption pourprée uniforme au front, à la face, même aux avant-bras, durant trente-six heures environ. Cette éruption était suivie de desquamation par larges squames sur la face, par petites écailles sur le dos, discrète sur les membres, durant cinq jours. Un des singes a présenté, en plus, un œdème considérable à la base de la queue, des fesses et des cuisses.

Peu de temps après (avril 1911), Bernhardt a publié ses recherches sur la scarlatine expérimentale, en mettant surtout en évidence que le virus scarlatineux n'a rien à voir avec le streptocoque, mais que c'est un virus filtrant, qui traverse les bougies ; avec ce virus filtré sur bougie Berkefeld, Bernhardt a réussi à reproduire la maladie chez deux singes sur quatre.

A peu près en même temps, Landsteiner, Levaditi et Pracek ont réussi, en badigeonnant la gorge d'un chimpanzé avec le dépôt amygdalien prélevé chez les scarlatineux, à provoquer chez cet animal une élévation de la température, une rougeur et une tuméfaction des amygdales, puis un exanthème généralisé.

Toutes ces expériences, qui sont loin d'être terminées, indiquent, dès maintenant, que le streptocoque doit être étranger au véritable agent de la scarlatine.

SÉROTHÉRAPIE ANTIMÉNINGOCOCCIQUE

PAR

Le Dr CH. DOPTER,

Médecin-major de 1re classe,
Professeur agrégé libre du Val-de-Grâce.

La sérothérapie antiméningococcique, la dernière venue dans le groupe des médications spécifiques, est entrée dans la pratique courante; elle a été appliquée dans un nombre de cas suffisant pour qu'on puisse actuellement juger de son efficacité.

Historique. — Dès le jour où il fut établi que la méningite cérébro-spinale, dite épidémique, était une affection spécifique, déterminée exclusivement par le méningocoque de Weichselbaum, plusieurs auteurs s'efforcèrent de préparer un sérum capable de lutter contre cette maladie.

Les premiers travaux dans ce sens sont à peu près contemporains :

S. Flexner et Jobling (1) aux États-Unis, Kolle et Wassermann (2), Jochmann (3), Ruppel (4) en Allemagne, Markl (5) en Autriche, firent connaître presque simultanément les résultats qu'ils obtinrent sur l'animal, puis sur l'homme.

Les applications à la thérapeutique humaine étaient encourageantes, et, dès la fin de 1907, sur les conseils de M. Roux, j'ai commencé à vacciner des chevaux contre le méningocoque. Depuis le mois d'octobre 1908, le sérum que j'ai obtenu a été utilisé sur les nombreux cas qui se sont produits en France à cette époque.

Après quelques renseignements préliminaires sur la préparation du sérum antiméningococcique, j'étudierai ses propriétés biologiques, sa valeur dans le traitement de la méningite méningococ-

(1) FLEXNER, *Journal of American Association*, 1906, t. XLVII. — FLEXNER et JOBLING, *Journal of Exp. Medicine*, 1907, t. IX, 26 juillet 1908.
(2) KOLLE et WASSERMANN, *Deutsche med. Wochenschrift*, 19 avril 1906 et sept. 1907, n° 32.
(3) JOCHMANN, *Congrès de Munich*, 23-26 avril 1906.
(4) RUPPEL, *Deutsche med. Wochenschrift*, 23 août 1905.
(5) MARKL, *Centralbl. f. Bakteriologie*, 1906, t. XLIII.

cique, ses modes d'action et d'emploi, les causes des insuccès de la méthode, les accidents séro-toxiques.

IMMUNISATION DES ANIMAUX

La préparation du sérum est très délicate ; elle est riche et fertile en incidents qui rendent la technique très difficile. Elle présente quelques différences suivant les auteurs.

Technique. — Au début, Flexner injectait d'abord sous la peau des cultures mortes puis vivantes de méningocoques, obtenues sur agar ordinaire. Puis il substituait les injections intraveineuses aux injections sous-cutanées. En même temps, il injectait les extraits autolytiques des cultures. Plus tard, en raison de nombreux accidents observés chez ses chevaux, il abandonna complètement la voie veineuse. Actuellement, il n'emploie plus que la voie hypodermique.

Kolle et Wassermann immunisent trois chevaux : le premier reçoit sous la peau, dans les veines ensuite, des cultures mortes, puis vivantes, d'un seul méningocoque bien authentique ; le second reçoit dans les mêmes conditions des cultures de plusieurs échantillons du même germe ; enfin le troisième est vacciné sous la peau, puis dans les veines, à l'aide de l'extrait d'un seul méningocoque. Le mélange, à parties égales, du sérum de ces trois chevaux constitue le sérum antiméningococcique, que les auteurs livrent pour la thérapeutique humaine.

En ce qui me concerne, j'ai commencé la vaccination par le procédé de Kolle et Wassermann, cherchant à obtenir, comme eux, un sérum antimicrobien et antitoxique. Mais, l'expérience m'ayant montré qu'un sérum exclusivement antimicrobien est aussi anti-endotoxique que le sérum antitoxique lui-même, je n'utilise plus que les cultures vivantes sans addition de toxine.

La technique que j'emploie actuellement est la suivante. On injecte d'abord sous la peau l'émulsion microbienne vivante, provenant de 1, puis 2 tubes d'agar. Les injections sont ensuite pratiquées dans les veines ; dans ce but, on émulsionne une boîte de Roux dans 100 centimètres cubes d'eau physiologique, et l'on injecte au cheval progressivement : 5, 10, 15, 25, 35, 50 centimètres cubes de l'émulsion obtenue ; certains chevaux supportent même volontiers 75, 100, 150 et même 200 centimètres cubes. Ces vaccinations sont pratiquées tous les sept jours. Pour obtenir un sérum polyvalent, j'emploie des méningocoques authentiques, et des méningocoques différents des premiers par leur agglutinabilité et l'intensité du pouvoir fermentatif sur les sucres. Chaque cheval est ainsi vacciné au moyen d'une trentaine d'échantillons de méningocoques.

Quelques chevaux ont été uniquement vaccinés sous la peau : je n'ai pas eu beaucoup à me louer de ce procédé : on injectait successivement 15, 25, 50, 100, 150, 200 centimètres cubes de l'émulsion précédente.

Les premières injections étaient bien supportées, mais après la 5e ou 6e, l'œdème local était intense, s'étendant fort au loin ; puis on assistait à la formation d'abcès stériles ; enfin le cheval maigrissait dans des proportions énormes, tout cet ensemble symptomatique rappelant assez bien le phénomène qu'Arthus a décrit chez le lapin sensibilisé par les injections multiples de sérum hétérogène. J'ai remarqué enfin que le sérum des chevaux ainsi traités était à peine agglutinant et précipitant, très peu antitoxique ; enfin, au point de vue curatif, sa valeur est bien inférieure à celle qu'il acquiert par la vaccination intraveineuse.

Réactions des chevaux. — Les injections sous-cutanées de 1 à 2 tubes d'agar sont suivies d'un œdème assez intense qui rétrocède rapidement ; la fièvre est habituellement peu élevée (38° à 39°) et ne dure que quelques jours. On a vu plus haut les troubles locaux et généraux qui se produisent quand cette technique est longtemps continuée.

Quand l'injection est pratiquée dans les veines, elle est bientôt suivie d'une forte élévation de la température qui monte rapidement à 39°, 40°, voire même 41° ; elle disparaît le lendemain, ou au plus tard, après trente-six ou quarante-huit heures. On observe en même temps de l'inappétence et une diarrhée qui peut être très intense, et parfois sanguinolente.

Certains chevaux supportent bien cette vaccination jusqu'au moment où ils peuvent fournir un sérum efficace, en quatre mois environ. Chez d'autres, au contraire, de nombreux incidents se produisent, qui la rendent très difficile à poursuivre.

En effet, après trois mois environ d'une tolérance remarquable, même à de très fortes doses, ils présentent immédiatement après l'injection, comme du vertige, titubent en marchant, paraissent ivres, mais se rétablissent presque aussitôt.

Ces troubles peuvent être beaucoup plus marqués : après quelques contractures, l'animal perd l'équilibre, s'affaisse brusquement sur le train postérieur et tombe ; il présente en même temps une dyspnée intense ; les nasaux battent fortement ; les globes oculaires sont exorbités et congestionnés ; une angoisse et une anxiété violentes se manifestent ; des convulsions peuvent se produire après quelques minutes de cet état inquiétant ; puis ces phénomènes s'atténuent pour disparaître complètement : le cheval se relève ; sa marche, hésitante encore, se régularise et redevient normale, et le cheval retourne à son box sans paraître souffrir de la crise grave qu'il vient de traverser ; il garde seulement de la dyspnée, et souffre de coliques qui disparaissent après la défécation.

Enfin, en certains cas, des accidents plus graves encore sont observés : aux symptômes précédents s'ajoute du collapsus, et la mort survient vingt à quarante minutes après l'inoculation ; elle peut même se produire en cinq minutes, d'une façon foudroyante. L'autopsie ne relève aucune lésion appréciable ; le sang est fluide, visqueux et se coagule difficilement.

Briot et Dopter, puis Besredka ont cherché à expliquer la genèse de ces accidents :

On émulsionne dans 20 centimètres cubes d'eau physiologique une culture de méningocoque sur gélose en boîte de Roux, âgée de vingt-quatre heures. On en prélève 1 centimètre cube qu'on mélange *in vitro* avec 1 centimètre cube de sérum antiméningococcique *non chauffé*, provenant d'une saignée récente. Ce mélange est injecté immédiatement dans la veine jugulaire d'un cobaye *neuf*. Quelques secondes après, l'animal présente quelques secousses ; inquiet, comme angoissé, il titube, se couche sur le côté, présente des contractures, essaie de se relever sans y parvenir tout d'abord ; la dyspnée est très marquée. Au bout de quelques minutes, il se relève, présente une difficulté marquée de la marche, due en général à un certain degré de parésie des membres postérieurs ; il semble se remettre complètement ; puis, au bout d'une demi-heure environ, son poil se hérisse, des secousses se produisent à nouveau, la respiration s'embarrasse, et la mort survient dans un délai de quelques heures.

Quand on augmente la dose, soit de microbes, soit de sérum, l'animal paraît être foudroyé ; après quelques secousses, la mort survient en deux à cinq minutes.

On obtient encore les mêmes résultats en injectant le sérum dans les veines ou le péritoine vingt-quatre heures auparavant ; l'injection d'émulsion seule, faite le lendemain, amène des troubles identiques.

Il est remarquable de constater le parallélisme étroit qui existe entre les accidents observés chez le cheval en immunisation et le cobaye dans les veines duquel on introduit le mélange sérum-méningocoques.

Briot et Dopter avaient pensé, en attendant mieux, pouvoir interpréter la pathogénie de ces troubles de la façon suivante :

L'injection de méningocoques vivants dans les veines du cheval devait amener dans le sérum de cet animal la production d'une lysine destinée à exercer son action sur ces germes. Sous son influence, le corps microbien mettait en liberté une substance toxique provoquant instantanément les accidents relatés. D'après cette hypothèse, cette lyse brusque se manifesterait chez le cheval dès la prise de contact des microbes avec la lysine préformée par des injections antérieures ; elle se manifesterait immédiatement aussi chez le cobaye neuf qui a reçu le mélange sérum-microbes effectué *in vitro*.

Ces données essentielles leur ont permis d'éviter ces accidents qui entravent la vaccination des chevaux ; le procédé utilisé était basé sur les expériences suivantes :

1° On mélange 10 centimètres cubes de sérum antiméningococcique et 10 centimètres cubes d'une émulsion de méningocoques (20 centimètres cubes d'eau physiologique pour une boîte de Roux). On laisse en contact pendant seize à dix-huit heures. On centrifuge, on décante le liquide surnageant.

Si on injecte dans la veine de cobayes neufs un mélange *in vitro* de 1 centimètre cube d'émulsion méningococcique et de 2 centimètres cubes de ce liquide décanté, on n'observe chez l'animal aucun trouble immédiat. Nous avons vu, au contraire, que l'injection intraveineuse de la même quantité de microbes et de sérum antiméningococcique (dilué à un demi pour le ramener aux proportions de l'expérience précédente) donnait lieu à des accidents graves pouvant entraîner la mort.

Dans le premier cas, les méningocoques devaient avoir fixé tout ou partie de la lysine supposée, contenue dans le sérum devenu par là même inactif.

2° Comparant ensuite, chez un même cheval, au point de vue du même pouvoir, le sérum prélevé avant, puis trente, soixante minutes et dix-huit heures après la vaccination, nous avions remarqué les faits suivants :

Au bout de trente minutes, le sérum paraît avoir conservé son activité ; au bout d'une heure, celle-ci est déjà fort diminuée ; au bout de dix-huit heures, elle a totalement disparu.

Dès lors, il était permis de penser qu'en injectant tout d'abord aux chevaux une dose incapable de provoquer des accidents, ou du moins des accidents graves, on pourrait, une heure après environ, injecter impunément le complément de la dose totale ; c'est ce que l'expérience a montré.

Voici, entre toutes, l'observation d'un cheval (cheval n° 5), en immunisation depuis le 12 avril 1910.

Ce cheval avait jusqu'alors bien supporté les injections intraveineuses de méningocoques vivants.

Le 14 *juin*. Il reçoit dans les veines 35 centimètres cubes d'émulsion (100 centimètres cubes d'eau physiologique pour une boîte de Roux). Aussitôt après, vertige, titubation, dyspnée, angoisse. Il se remet rapidement.

Le 21 *juin*. 35 centimètres cubes (même dose). Les troubles sont plus accusés : vertige, titubation, contracture, angoisse et dyspnée intense, chute sur le train postérieur, se couche, présente des convulsions généralisées, stertor. Il se relève au bout de cinq minutes, retourne à son box avec une démarche hésitante et raide.

Ces accidents font craindre une mort rapide lors de la vaccination suivante.

Le 28 *juin*. On injecte 35 centimètres cubes d'émulsion, *en deux fois*, à 1 h. 45 d'intervalle : à 2 h. 45, 20 *centimètres cubes*, aucun trouble ne se produit ; à 3 h. 30, 15 *centimètres cubes*. *Aucun accident*.

Le 5 *juillet*. 40 centimètres cubes *en deux fois*, à 1 h. 10 d'intervalle (20 et 20 centimètres cubes). On ne constate *aucun trouble*.

Le 12 *juillet*. 45 centimètres cubes *en deux fois* à 1 heure d'intervalle (20 et 25 centimètres cubes). *Aucun accident*.

Le 19 *juillet*. 50 centimètres cubes *en deux fois*, à 1 h. 20 d'intervalle (25 et 25 centimètres cubes). *Aucun accident*.

Le contraste est frappant entre les résultats de ces injections pratiquées en deux fois, et ceux où l'émulsion a été injectée totalement d'emblée.

A vrai dire, cette méthode rappelle celle des vaccinations subintrantes imaginées par Besredka pour éviter les accidents d'anaphylaxie sérique ; nous l'avons appliquée sur un grand nombre de chevaux qui supportaient mal les vaccinations méningococciques ; nous n'avons plus dès lors observé les accidents si graves que nous constations antérieurement.

Besredka (1), Strobel et Jupille sont tentés d'attribuer les accidents décrits, non pas à une lyse microbienne, mais à une « peptotoxine » développée à la faveur de la peptone, venant du milieu de culture et absorbée par les microbes. En effet :

1° Des cobayes de 230 à 250 grammes auxquels on injecte dans les veines un mélange de 1/20 de boîte d'une culture de méningocoques ayant poussé sur *gélose peptonée* et de 1cc,5 de sérum antiméningococcique, sont foudroyés en une à deux minutes.

2° Des cobayes de même poids, auxquels on injecte dans les mêmes conditions la même quantité de sérum et de méningocoques ayant poussé sur *gélose non peptonée*, ne manifestent aucun trouble.

(1) BESREDKA, STROBEL et JUPILLE, *Soc. de Biologie*, 23 décembre 1911.

3° Enfin, les cobayes qui ont reçu, dix minutes avant l'injection de sérum et de méningocoques peptonés, une injection intraveineuse préventive de 0⁰,5 de solution de peptone de Witte à 10 p. 100 ne présentent aucun phénomène morbide.

Ces faits tendent à prouver que les accidents observés chez les chevaux et les cobayes reconnaissent pour cause un poison, étranger à la substance fondamentale du microbe, mais lié à la peptone incorporée dans le milieu ; ce serait une « peptotoxine » se développant rapidement aux dépens de cette dernière sous l'influence de l'alexine fixée par les germes sensibilisés par le sérum spécifique.

D'après ces dernières données, l'injection préventive d'une petite dose de microbes, destinée à éviter chez les chevaux les accidents dus à l'inoculation massive, devrait ses propriétés vaccinantes, non plus à la fixation de la lysine du sérum par les microbes, mais à la peptone qu'ils véhiculent.

Aussi Besredka pense-t-il que l'injection microbienne préventive pourrait être remplacée par une injection de peptone. Les accidents seraient encore évitables en utilisant des méningocoques apeptonés, cultivés sur gélose sans peptone ; à la vérité, sur ce milieu peu nutritif, les cultures seraient trop peu abondantes. Il serait préférable de soumettre l'émulsion provenant d'une culture sur gélose peptonée à deux lavages à l'eau physiologique, qui les débarrasseraient de la peptone absorbée.

Cette technique mériterait d'être mise à l'épreuve.

PROPRIÉTÉS BIOLOGIQUES

Comme tous les immun-sérums, le sérum antiméningococcique possède des propriétés spécifiques dont la plupart se traduisent par l'existence d'anticorps.

Propriété agglutinante. — Le sérum antiméningococcique *non chauffé* agglutine le méningocoque dans des proportions élevées. La recherche doit se faire par le procédé macroscopique, et de la façon suivante :

On verse dans un premier tube 1 centimètre cube d'une dilution d'antisérum à 1 p. 100 ; dans un deuxième, 1 centimètre cube d'une dilution de sérum de cheval normal à 1 p. 100 ; dans un troisième, 1 centimètre cube d'eau physiologique ; et dans tous on émulsionne finement une öse d'une culture de méningocoques sur agar, âgée de vingt-quatre heures. On agite chacun de ces tubes pour rendre l'émulsion plus homogène ; on met le tout à l'étuve à 37°. Au bout de vingt-quatre heures, on observe : alors que, dans les tubes contenant le sérum normal et l'eau physiologique, le trouble est resté homogène, dans le tube de sérum spécifique, des grumeaux se sont déposés au fond, et le liquide s'est éclairci ; on perçoit mieux les amas qui se sont formés en imprimant au tube quelques secousses.

Cette agglutination varie suivant le degré d'immunisation de l'animal ; elle est en moyenne de 1 p. 800 à 1 p. 1000 ; le sérum de certains chevaux agglutine à 1 p. 1500.

En général, l'agglutination est plus intense à 55° qu'à 37° (Kutscher) ; pour d'autres, c'est le contraire qu'on observe (Dopter).

En général, le sérum agglutine davantage les germes qui ont servi à l'immunisation ; mais cette règle n'est pas absolue, et bien souvent l'agglutination est plus prononcée avec des méningocoques étrangers à la vaccination.

Cette agglutination est-elle spécifique ?

Nombre d'auteurs ont répondu par la négative, car il n'est pas rare de voir le sérum antiméningococcique agglutiner des germes similaires, notamment certains *Flavus*, le *Diplococcus crassus*, le *gonocoque*, si bien qu'ils ont dénié à cette recherche toute valeur pour l'identification du méningocoque.

Ces faits d'agglutination des bactéries voisines du méningocoque sont exacts ; mais, dans ces cas, la formation des amas se produit aussi avec le sérum normal, ce qui n'existe jamais pour le méningocoque authentique. De plus, l'épreuve de l'*absorption des agglutinines* (1) résout définitivement le problème :

Soit un sérum antiméningococcique qui agglutine le méningocoque à 1 p. 500, et le gonocoque à 1 p. 250. Dans un tube à essai, on verse 3 centimètres cubes de ce sérum. Dans l'un d'eux (tube M), on émulsionne à deux reprises différentes, à quatre ou six heures d'intervalle, la totalité d'une culture sur agar, âgée de vingt-quatre heures. On met à l'étuve à 37° après chaque opération. Le lendemain, on répète l'expérience de la même façon.

On répète la même technique avec le tube G où l'on émulsionne une quantité égale de culture de gonocoque.

Quarante-huit heures après cette préparation, les microbes sont agglutinés et déposés au fond des deux tubes. Au-dessus, le sérum est clair ; s'il est encore trouble, on centrifuge pour le clarifier complètement. Avec le sérum décanté de chacun d'eux, on pratique des essais d'agglutination sur l'un et l'autre germe. Voici ce qu'on observe alors :

Pouvoir agglutinant du sérum { Sur le méningocoque = 0
        du tube M.   { Sur le gonocoque   = 0
Pouvoir agglutinant du sérum { Sur le méningocoque = 1/450
        du tube G.   { Sur le gonocoque   = 0

(1) Bœrza et Koch, *Soc. de Biologie*, octobre 1908.

Par conséquent, dans le tube M, le méningocoque a fixé toutes les agglutinines qui sont devenues inactives sur les deux germes; dans le tube G, au contraire, le gonocoque a laissé intactes les agglutinines du méningocoque.

L'expérience, effectuée avec d'autres germes similaires, également agglutinables, donne les mêmes résultats.

Donc, si le sérum antiméningococcique agglutine parfois les bactéries voisines du coccus de Weichselbaum, c'est à la faveur des agglutinines de groupe ou coagglutinines; les *agglutinines qu'il contient vis-à-vis du méningocoque sont toutes spécifiques.*

La propriété agglutinante du sérum antiméningococcique est donc bien spécifique.

Propriété précipitante. — Quand on additionne un extrait autolytique de méningocoque authentique d'une minime quantité de sérum antiméningococcique non chauffé, il se produit, à la température du laboratoire, un précipité dont l'abondance varie avec la quantité de sérum ajouté (Brückner et Cristeanu, Dopter et Raym. Koch).

Ici se pose la même question que pour l'agglutination : la réaction précipitante est-elle spécifique? En effet, elle se produit, avec un même sérum, avec les extraits non seulement des méningocoques, mais des pseudo et des para-méningocoques (1).

	Extrait autolytique.	Sérum ajouté :					
		1 g.	1/2 g.	1/5 g.	1/10 g.	1/20 g.	1/40 g.
Dipl. *ph. Flavus* I.	1/2 c.c.	+++	++	+	+	0	0
— II.	1/2 c.c.	+++	++	+	+	0	0
— III.	1/2 c.c.	+++	+++	++	+	0	0
M. *cinereus*........	1/2 c.c.	+++	++	+	+	0	0
M. *catarrhalis*......	1/2 c.c.	+++	++	+	0	0	0
Méningocoque B...	1/2 c.c.	+++	+++	++	+	+	0
Paraméningocoque.	1/2 c.c.	+++	++	+	0	0	0
Dipl. *crassus*......	1/2 c.c.	+++	++	+	+	0	0

On voit ainsi que, si l'extrait du méningocoque B donne un précipité net avec 1/20ᵉ de goutte, les pseudo-méningocoques peuvent donner la même réaction avec 1/5ᵉ et même 1/10ᵉ de goutte.

J'ai cherché à connaître la nature de ces précipitines ainsi obtenues. A *priori*, les précipitines des pseudo-méningocoques devaient rentrer dans le cadre des coprécipitines. L'expérience de *l'absorption des précipitines* le prouve nettement.

Dans un tube A, on mélange à parties égales de l'extrait autolytique d'un méningocoque, et du sérum antiméningococcique; dans

(1) DOPTER, *Société de Biologie*, 1909.

un tube B, le même sérum et l'extrait de *Dipl. crassus.* Dans les deux, un précipité très abondant se forme; on les abandonne à la température du laboratoire pendant vingt-quatre heures, en ayant soin de les agiter de temps à autre. Le lendemain, le précipité s'est déposé et la partie supérieure du mélange (sérum dilué à 1/2) est claire. On la prélève et on la fait agir, d'une part, sur les mêmes extraits neufs de méningocoque et, d'autre part, de *Dipl. crassus.* On constate alors ce qui suit :

Le sérum du tube A est sans action précipitante sur l'extrait de méningocoque et l'extrait de *Dipl. crassus.* Par conséquent, le pouvoir précipitant du sérum y est annihilé, et les précipitines sont *spécifiques.*

Le sérum du tube B, au contraire, *a conservé son activité précipitante sur l'extrait de méningocoque.* Par conséquent, les précipitations obtenues par mélange du sérum et de *Dipl. crassus* ne sont pas spécifiques; le pouvoir précipitant spécifique étant respecté, il s'agit donc bien de *coprécipitines* (1).

L'expérience, répétée avec les *Flavus* I et III, a donné des résultats identiques.

Cette réaction précipitante a été appliquée par H. Vincent et Bellot au diagnostic de la méningite cérébro-spinale : à L gouttes de liquide céphalo-rachidien, éclairci par centrifugation prolongée, on ajoute une ou plusieurs gouttes de sérum antiméningococcique *non chauffé* ; un tube témoin contient du liquide céphalo-rachidien seul : on met le tout à l'étuve à 37° ou à 55° pendant vingt-quatre heures. On constate alors que le tube contenant l'antisérum présente une opalescence qui n'existe pas dans le tube témoin ; pour Vincent et Bellot, ce trouble résulterait de la précipitation produite par le sérum sur les poisons émanés du corps bactérien du méningocoque.

Une expérience, basée sur de multiples examens pratiqués par ce procédé, ne me permet pas de souscrire entièrement à ces affirmations. En effet :

1° Même quand il s'agit de méningite méningococcique à la période d'état, la réaction peut être nulle ;

2° La réaction peut être positive, même quand le méningocoque n'est pas en cause, et que la méningite a été produite par le streptocoque, le pneumocoque, le *catarrhalis*, le *Diplococcus crassus*, un paraméningocoque. Ces constatations s'expliquent par la teneur du sérum en coprécipitines signalées plus haut. De plus, dans 3 cas de

---

(1) Une série de tubes témoins était instituée, dans lesquels le mélange a été fait avec la même quantité d'extrait, et le sérum dilué à demi pour ramener les proportions au taux où il existait dans les tubes où l'expérience de la saturation était effectuée.

méningite tuberculeuse, vérifiés à l'autopsie, et où la tuberculose était seule en cause, la réaction s'est montrée nettement positive. Ces faits sont donc de nature à troubler le diagnostic, et à faire prendre l'infection méningococcique pour toute autre infection ;

3° Enfin, la réaction peut se produire encore avec le sérum de cheval normal. Letulle et Lagane ont signalé, d'autre part, qu'elle pouvait être spontanée avec le liquide céphalo-rachidien seul.

Pouvoir sensibilisateur. — Les travaux de Wassermann et Brück, Krumbein et Schatiloff, Kraus et Baccher, Vannod, Dopter, etc., ont démontré que le sérum antiméningococcique contenait des ambocepteurs spécifiques pour le méningocoque et son extrait.

La réaction peut s'effectuer, soit par la méthode ancienne de Bordet-Gengou (Dopter), soit par le procédé, dérivé de cette dernière, que Wassermann a employé pour le séro-diagnostic de la syphilis. Wassermann et Brück prennent comme antigène l'extrait autolytique des cultures de méningocoques. La fixation du complément s'obtient de la même façon, en utilisant comme antigène des microbes vivants (Krumbein et Schatiloff, Dopter).

Les ambocepteurs décelés par cette réaction sont spécifiques, car

1° La fixation du complément ne s'obtient qu'avec le sérum antiméningococcique ; 2° elle est nulle quand, au lieu de ce dernier, on emploie des antisérums différents (sérums antistreptococcique, antipneumococcique, antigonococcique, etc.). Le tableau suivant le démontre nettement :

ÉMULSION de méningocoques.	SÉRUM antiméningococcique.	SÉRUM antityphique.	SÉRUM antigonococcique.	SÉRUM antistreptococcique.
4 gouttes d'une émul-	0,05 = 0	0,05 = +	0,05 = +	0,05 = +
sion d'un tube	0,01 = 0	0,01 = +	0,01 = +	0,01 = +
d'agar dans 2 cent.	0,005 = 0	0,005 = +	0,005 = +	0,005 = +
cubes d'eau phy-	0,001 = ±	0,001 = +	0,001 = +	0,001 = +
siologique.........	0,0005 = +			

0 signifie : pas d'hémolyse.
± signifie : début d'hémolyse.
+ signifie : hémolyse nette.

Cette spécificité se montre encore quand on fait agir le sérum antiméningococcique sur le méningocoque et des germes différents, quoique rapprochés de ce dernier :

SÉRUM antiméningo-coccique.	MÉNINGO-COQUE.	DIPL. FLAVUS III.	M. CATAR-RHALIS.	DIPLOC. CRASSUS (Jaeger).	GONO-COQUE.	STAPHY-LOCOQUE.
0,05	0	+	+	+	+	+
0,01	0	+	+	+	+	+
0,005	0	+	+	+	+	+
0,001	±	+	+	+	+	+
0,0005	+	+	+	+	+	+

On voit par ce tableau que la fixation du complément ne s'effectue que dans les tubes où le méningocoque a été pris comme antigène.

Toutefois cette fixation s'opère encore quand on met une émulsion de paraméningocoques (1) en présence du sérum antiméningococcique. Pensant que, dans ce cas particulier, la fixation s'effectuait à la faveur de cosensibilisatrices, j'ai tenté, avec M. Armand-Delille, l'épreuve de l'absorption des sensibilisatrices, rappelant celle de l'absorption des agglutinines et précipitines. L'expérience n'a pas donné les résultats attendus, sans doute parce que le sérum en contact avec l'émulsion microbienne opère un certain degré de bactériolyse, mettant en liberté de l'antigène dont le sérum est imprégné. Quand, pour la deuxième partie de l'épreuve, on utilise le sérum décanté, on verse dans les tubes, en même temps que ce dernier, de l'antigène qui fixe le complément pour son propre compte (2).

On peut néanmoins, par un moyen détourné, se rendre compte de la non-spécificité de la sensibilisatrice agissant sur le paraméningocoque. En effet, quand, au lieu d'antisérum expérimental, on emploie le sérum des malades, on observe ce qui suit :

Mis en présence du sérum d'un malade atteint de méningite

(1) Les paraméningocoques se rapprochent très étroitement du méningocoque par le phénomène de la fixation du complément, par les fermentations sucrées qui sont identiques à celles du coccus de Weichselbaum; ils s'en séparent par l'absence d'agglutination avec le sérum antiméningococcique (Dopter).

(2) La technique était la suivante : dans un tube (tube M), on mélangeait 10 centimètres cubes de sérum antiméningococcique inactivé avec une émulsion de méningocoques (une boîte de Roux dans 10 centimètres cubes d'eau physiologique). Dans un autre tube (tube P), l'émulsion microbienne était constituée par une quantité égale de paraméningocoques. Après séjour de vingt-quatre heures à la température du laboratoire, les deux mélanges étaient centrifugés. On décantait le sérum clarifié, et on l'utilisait comparativement à des témoins (sérum dilué à 1/2), pour rechercher la fixation du complément dans les conditions suivantes. Le sérum du tube M était mis en présence de méningocoque, d'une part, de paraméningocoque, de l'autre; la même recherche était effectuée avec le sérum imprégné de paraméningocoque. Il nous a semblé plusieurs fois que le sérum saturé par le méningocoque avait perdu son pouvoir sensibilisateur pour ce germe et l'avait conservé pour le paraméningocoque, et inversement pour l'autre sérum. Mais les résultats n'ont pas été assez nets pour qu'on en puisse faire état.

méningococcique, le méningocoque fixe le complément, alors que
la réaction reste négative, si l'antigène est du paraméningocoque.
Inversement, avec le sérum d'un sujet infecté par le paraméningocoque, ce dernier seul fixe le complément, le méningocoque le laissant
en liberté. Par conséquent, chacun de ces sérums possède une
sensibilisatrice spécifique qui lui est propre. La différence qui existe
à cet égard avec le sérum de cheval tient à ce fait connu que le
sérum de cheval peut être très riche en anticorps de groupe ou co-
anticorps.

En définitive, les ambocepteurs contenus dans le sérum antiméningococcique vis-à-vis du méningocoque sont bien spécifiques.

Néanmoins, comme le fait a été noté plus haut pour l'agglutination, tous les échantillons de méningocoques mis en présence d'un
même sérum ne donnent pas toujours une réaction également intense.
Il arrive même que les échantillons utilisés pour la vaccination du
cheval fixent moins le complément que des méningocoques d'origine
différente (Krumbein et Schatiloff). Enfin, on a observé le défaut
de parallélisme entre les réactions agglutinante, précipitante et
sensibilisatrice. C'est ce qui fit supposer à Baecher et Hachla que
les substances donnant lieu à la réaction de fixation étaient indépendantes des autres.

Nous verrons plus loin que Wassermann et Leuchs ont utilisé le
phénomène de la fixation du complément pour le dosage du sérum
antiméningococcique.

On peut, dans une certaine mesure, l'appliquer au diagnostic de
la méningite cérébro-spinale, en faisant agir le sérum antiméningococcique sur le liquide céphalo-rachidien (1 centimètre cube). Sur
10 cas de méningite cérébro-spinale à méningocoques en pleine évolution, la fixation du complément a été positive 6 fois ; elle est
nulle quand le liquide provient de méningite tuberculeuse, de méningites à pseudo-méningocoques, etc. (Dopter).

Pouvoir antitoxique. — Le sérum antiméningococcique possède
des propriétés nettement antitoxiques (recherches de Flexner, Kolle
et Wassermann, Kraus et Doerr, Dopter, Krumbein et Diehl).

L'épreuve s'effectue en injectant un mélange de sérum et d'extrait
autolytique dans le péritoine de jeunes cobayes de 150 grammes
environ.

L'autolysat se prépare de la façon suivante :

On racle une culture sur gélose en boîte de Roux, âgée de vingt-
quatre heures, dans 20 centimètres cubes d'eau *distillée* stérile (1).

(1) Kraus et Doerr ajoutent du tolvol à l'émulsion ainsi obtenue; ils le font disparaître
ensuite par un court séjour à l'étuve à 37°.

On verse l'émulsion obtenue dans des vases de verre noir (pour éviter l'action nocive de la lumière), et on la soumet à l'action d'un agitateur mécanique pendant quarante-huit heures, à la température du laboratoire (1). On la soumet ensuite à la centrifugation prolongée, jusqu'à ce que le liquide surnageant soit clair. Ce dernier décanté contient des produit toxiques (une endotoxine vraisemblablement), qui, injectés dans le péritoine du jeune cobaye, le tuent en douze à seize heures, à la dose 1/10 ou 1/4 de centimètre cube.

Le sérum antiméningococcique, mélangé *in vitro* à ces autolysats, neutralise, suivant son activité, une plus ou moins grande quantité de ces derniers.

Dans des verres stériles, on verse 1 centimètre cube de sérum non chauffé, puis 1/10, 1/4, 1/2, 1 centimètre cube d'extrait; on met à l'étuve pendant vingt minutes, et on injecte le mélange dans le péritoine des cobayes.

L'expérience montre que 1 centimètre cube de sérum peut neutraliser plusieurs doses mortelles de l'extrait.

    Cobaye 1. Extrait = 0,10 + 1 c.c. sérum = Survit.
    Cobaye 2.   —   = 0,25 + 1 c.c. sérum = Survit.
    Cobaye 3.   —   = 0,50 + 1 c.c. sérum = Survit.
    Cobaye 4.   —   = 1 c.c. + 1 c.c. sérum = Meurt en 15 heures.
    Cobaye 5.   —   = 01 (Témoin) = Meurt en 12 heures.

Dans cette expérience, choisie entre toutes, le sérum a neutralisé cinq doses mortelles.

Le résultat peut être obtenu avec le sérum des chevaux immunisés par inoculation d'extrait, mais aussi par injection de cultures vivantes seules. C'est ce que prouve l'expérience suivante :

DOSE DE L'EXTRAIT	COBAYES TÉMOINS	COBAYES ayant reçu 1 c.c. de sérum antitoxique.	COBAYES ayant reçu 1 c.c. de sérum antimicrobien.
2 cent. cubes.	+ en 6 heures.	+ en 10 heures.	+ en 20 heures.
1 cent. cube.	+ en 10 heures.	+ en 24 heures.	Survit.
0cc,05	+ en 8 heures.	Survit.	Survit.
0cc,03	+ en 16 heures.	Survit.	Survit.
0cc,01	+ en 12 heures.	Survit.	Survit.
0cc,005	Survit.	Survit.	Survit.

(1) L'agitation mécanique, préconisée par Kolle et Wassermann, n'est pas indispensable; la dissolution des microbes s'obtient ainsi aisément quand le liquide est au repos, et son pouvoir toxique est sensiblement le même dans les deux techniques.

La lecture de ce tableau montre que le sérum antimicrobien est même plus antitoxique que le sérum antitoxique lui-même, puisqu'il neutralise 10 doses mortelles, et le second 5 doses mortelles. Ce résultat, paradoxal en apparence, s'explique fort bien quand on considère que la vaccination par les extraits ne peut être poussée proportionnellement aussi loin qu'avec les cultures.

Pouvoir bactéricide. — Le pouvoir bactéricide *in vitro* a été étudié tout d'abord par Jochmann qui aurait démontré son existence par la méthode de Neisser-Wechsberg. Kraus et Baecher n'ont pu confirmer ses résultats.

Pouvoir antimicrobien. — Le pouvoir antimicrobien du sérum antiméningococcique est indéniable ; on en trouve les preuves dans les faits observés en thérapeutique humaine, où le sérum se présente avec des propriétés curatives élevées ; nous les étudierons plus loin. Ce pouvoir antimicrobien se déduit encore des expériences de Jochmann, de Flexner, sur les cobayes :

A une série de cobayes, Flexner (1) injecte dans le péritoine 0,5 centimètre cube d'une émulsion de méningocoques qui tue l'animal en dix-huit heures, et 0,01 à 0,5 centimètre cube d'antisérum de chèvre. Alors que les témoins succombent, les animaux, ayant reçu simultanément le sérum, survivent. Il observa les mêmes résultats en injectant le sérum préventivement vingt-quatre heures avant, et curativement deux heures après l'émulsion microbienne.

Comme de nombreux auteurs, j'ai répété ces expériences ; elles n'offrent pas une constance absolue, en raison des différences énormes de réceptivité individuelle du cobaye vis-à-vis de la dose minima mortelle qu'il est dès lors impossible à établir. Mais, d'une façon générale, elles mettent en évidence ce pouvoir préventif et curatif expérimental du sérum.

Des constatations analogues ont été faites par Flexner sur le singe, chez lequel il inoculait, dans la cavité rachidienne, du sérum et l'émulsion microbienne ; les témoins succombaient, les singes traités résistaient dans la plupart des cas.

Le pouvoir antimicrobien peut encore être prouvé par la teneur du sérum en *bactériotropines*. On peut les mettre en évidence *in vitro* par la méthode de Wright, et principalement la méthode de Neufeld. Nous verrons plus loin qu'on a tenté de les appliquer au dosage du sérum.

Jochmann, puis Flexner injectent préventivement dans le péritoine

(1) Flexner, *Journal of exper. medicine*, 1908.

0,1 centimètre cube d'antisérum et, le lendemain, une émulsion mortelle de méningocoques ; quelques heures après cette dernière injection, avec des pipettes capillaires, ils prélèvent de l'exsudat péritonéal : ils constatent l'existence de nombreux leucocytes ayant phagocyté les méningocoques ; l'animal survit ; avec le sérum normal, ce phénomène est infiniment moins accusé. Quand le sérum est remplacé par du bouillon simple, et à plus forte raison quand l'émulsion a été injectée seule (animaux témoins), le liquide examiné à la même époque fourmille de méningocoques, est très pauvre en leucocytes, et le plus souvent l'animal succombe.

Kraus et Baecher (1) injectent simultanément dans le péritoine de cobayes de 250 grammes 1 à 2 centimètres cubes d'une forte émulsion de méningocoques, tuant l'animal en vingt-quatre ou quarante-huit heures, et 0,2 à 0,5 centimètre cube d'antisérum. Ils prélèvent l'exsudat péritonéal trois, sept et vingt-quatre heures après l'injection, l'ensemencent sur plaques et font la numération des colonies qui ont poussé.

Dans ces conditions, ils constatent que, chez les témoins ayant reçu l'émulsion seule, ou additionnée de bouillon, les colonies sont innombrables trois, quatre, cinq, et souvent huit heures après l'injection ; avec du sérum normal, elles sont encore très nombreuses ; avec du sérum antiméningococcique, au bout de trois heures, elles sont disséminées, moins nombreuses que dans les cas précédents ; vers la cinquième ou septième heure, elles sont très rares. Toutefois, les tableaux fournis par les auteurs, tout en prouvant l'influence indéniable du sérum, ne montrent pas dans son action des résultats d'une constance absolue.

Il est préférable d'employer une autre technique : au lieu d'employer des doses mortelles, qui varient, on le sait, avec chaque animal, j'ai utilisé des doses *non mortelles*, devant lesquelles le péritoine du cobaye jeune réagit d'une façon identique d'un animal à l'autre, soit 1/6 d'une culture sur agar de vingt-quatre heures (2).

A une série de cobayes on injecte dans le péritoine 0,5 centimètre cube de sérum normal, 0,5 centimètre cube de sérum antiméningococcique non chauffé ; vingt-quatre heures après, 1 centimètre cube d'une culture sur agar émulsionnée dans 6 centimètres cubes d'eau physiologique. On prélève l'exsudat péritonéal de cinq en cinq minutes, on l'étale sur lame et, après coloration à la thionine phéniquée, on examine au microscope.

(1) Kraus et Baecher, *Zeitschrift für Immunitätforschung und experimentelle Therapie*, 5 juillet 1909.
(2) Dopter, *Société de Biologie*, décembre 1910.

Chez les cobayes témoins n'ayant reçu que *l'émulsion microbienne seule*, on constate, pendant plusieurs heures après l'inoculation, une foule innombrable de méningocoques; les leucocytes ne commencent à arriver que vers la sixième heure ; à ce moment, les méningocoques diminuent progressivement de nombre pour disparaître ensuite vers la dixième heure.

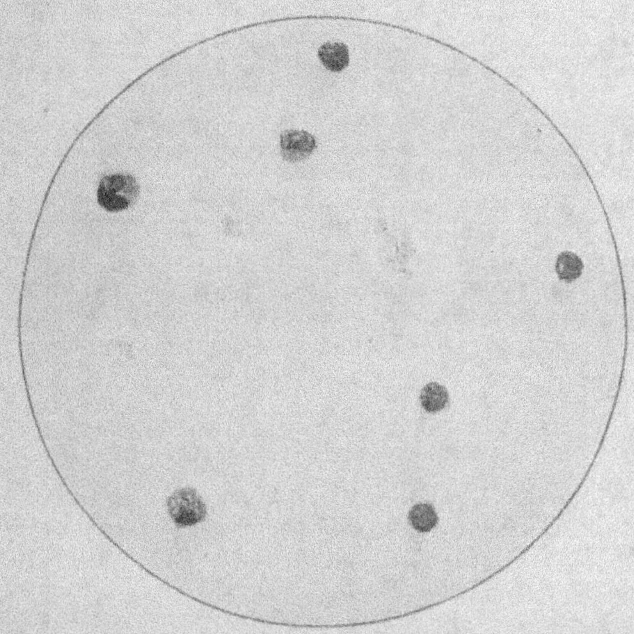

Fig. 20. — Épreuve du péritoine (sérum antiméningococcique et méningocoque). Examen du liquide péritonéal du cobaye vingt minutes après l'injection de microbes. Les méningocoques ont presque complètement disparu. Seul un amas est perceptible où ils sont en état de bactériolyse manifeste.

Chez les animaux qui ont reçu préalablement du *sérum normal*, l'évolution est plus rapide ; la leucocytose apparaît vers la deuxième ou troisième heure, et les méningocoques, très nombreux jusqu'alors, disparaissent.

Chez ceux qui ont été injectés avec le *sérum antiméningococcique*, on est frappé de voir qu'après une phagolyse intense qui ne dure que cinq à huit minutes, l'hypoleucocytose est la règle, et les méningocoques subissent une fonte progressive, en même temps qu'une phagocytose intense s'exerce au niveau de l'épiploon; mais, fait essentiel, vingt minutes après l'injection microbienne, l'examen ne montre que quelques lymphocytes, et la disparition des germes est complète (fig. 20).

Il est difficile de montrer d'une façon plus saisissante l'influence nocive du sérum antiméningococcique sur le méningocoque. Il l'exerce par son pouvoir excito-phagocytaire, mais aussi par son pouvoir bactériolytique. Il est infiniment vraisemblable que ce dernier n'est mis en œuvre qu'indirectement à la faveur de la phagolyse. Metchnikoff a démontré, en effet, que, dans le phénomène de Pfeiffer, qui est en réalité reproduit ici pour le méningocoque, la destruction extracellulaire des bactéries « se présente comme la manifestation bactéricide du liquide issu des leucocytes atteints ou désagrégés pendant la phase de phagolyse » (1).

Quoi qu'il en soit, ces propriétés antimicrobiennes sont spécifiques. L'expérience montre que ces phénomènes ne sont réalisés, vis-à-vis du méningocoque, que par le sérum antiméningococcique. Si on fait agir de la même manière le même sérum sur les pseudo ou paraméningocoques, l'exsudat péritonéal reste riche en bactéries pendant une heure et demie à deux heures, comme si l'expérience avait été faite avec du sérum normal (fig. 21).

EFFETS DU SÉRUM ANTIMÉNINGOCOCCIQUE EN THÉRAPEUTIQUE HUMAINE.

L'application de la sérothérapie antiméningococcique à la médecine humaine a montré son indiscutable efficacité sur les diverses manifestations pathologiques de la méningococcie : manifestations méningées et extra-méningées.

Traitement de la méningite cérébro-spinale.

Son efficacité dans le traitement de la méningite repose sur les données suivantes :

1° Diminution de la mortalité ;

2° Atténuation des symptômes dans chaque cas particulier ;

3° Réduction de la durée de la maladie, et rareté des séquelles ;

4° Diminution de la proportion des séquelles.

I. **Diminution de la mortalité.** — La méningite cérébro-spinale est une affection grave ; si, en certains cas, sa mortalité atteint à peine 30 p. 100, en d'autres, on la voit s'élever fréquemment à 70, 80 et même 100 p. 100. D'une façon générale, on estime que la

(1) Metchnikoff, *Annales de l'Institut Pasteur*, 1895, p. 444.

léthalité moyenne, quand la méningite sévit à l'état épidémique,
oscille entre 60 et 80 p. 100. Chez les enfants de moins d'un an, elle
est plus sévère encore, car elle atteint facilement 90 et même 100
p. 100.

Or, dans les cas où la méningite cérébro-spinale bénéficie de la
sérothérapie, la mortalité subit une diminution considérable, ainsi

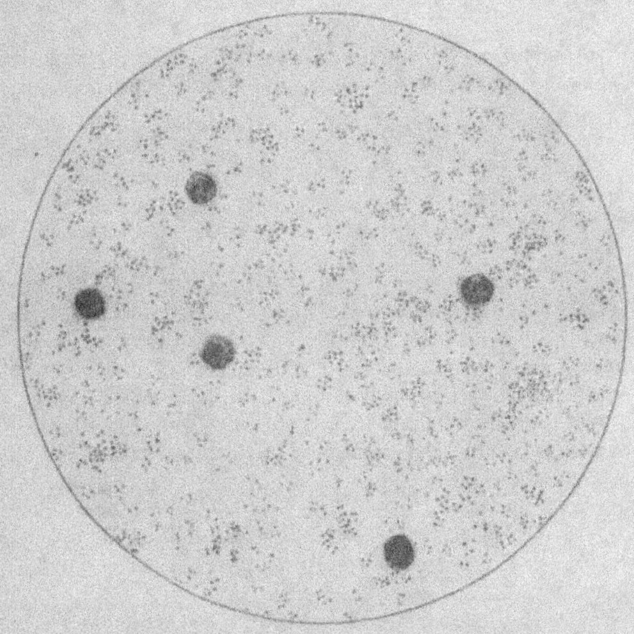

Fig. 31. — Même épreuve avec du sérum normal. Examen du liquide péritonéal du cobaye
après trente minutes. Les méningocoques sont très abondants et nullement bactériolysés.
On obtient le même aspect chez les cobayes traités par le sérum antiméningococcique et
un paras ou un pseudo-méningocoque.

que plusieurs statistiques importantes l'affirment de la façon la plus
éclatante :

Flexner, réunissant tous les cas traités par son sérum, comptait
442 cas ayant donné 147 décès, soit une mortalité globale de
33 p. 100. De ce chiffre, il défalque 49 cas où le sérum a été injecté
en des atteintes foudroyantes ou sur des moribonds, et en des cas où
la mort est survenue à la suite d'une infection intercurrente.

Dans ces conditions, il reste 393 cas avec 98 décès, soit 25,4 p. 100.

Donc : mortalité globale, 33 p. 100;

Mortalité rectifiée, 25,4 p. 100.

Dans une statistique plus récente, Flexner a réuni 712 cas avec 224 décès, soit une léthalité brute de 31,4 p. 100.

Or, pendant les années précédentes et durant la période où ces essais ont été tentés, les atteintes non traitées par le sérum ont donné une mortalité incomparablement plus élevée, oscillant entre 70 et 80 p. 100 (G. Robb : 72,3 p. 100 ; Ker : 80,5 p. 100 ; Dünn : 79 p. 100).

Entre les mains de Krohne, Lévy, Hohn, Tobben, Em. Crocro, le sérum de Kolle et Wassermann a donné les résultats qui suivent :

Krohne	22 cas.	6 décès.	
Lévy	44 —	5 —	
Hohn	44 —	3 —	
Tobben { 1907...	29 —	10 —	
{ 1908...	15 —	1 —	
E. Crocco	10 —	2 —	
	153 cas.	29 décès, soit 18,35 p. 100.	

Il est vrai que Matthes et Hochhaus à Cologne n'ont pu réduire la mortalité ; mais leurs malades ont été insuffisamment traités ; leurs résultats ne sauraient être retenus.

Récemment Lévy disposait de 164 atteintes avec 30 décès, soit 18, 29 p. 100. En retranchant 11 cas foudroyants et 6 autres où la mort a été attribuée à des complications, il reste 147 cas avec 13 décès, soit 8,84 p. 100.

Avec le sérum de Jochmann, Schone a pu abaisser la mortalité de 53 à 27 p. 100. Raczinski cependant n'aurait observé aucun effet favorable. Jehle, utilisant le sérum de Markl, la voit diminuer de 80 à 45 p. 100.

En France, au cours des épidémies de 1909, 1910, 1911, de nombreux cas ont été traités par le sérum que j'ai préparé à l'Institut Pasteur.

Pour juger de son efficacité, j'ai réuni toutes les observations publiées ou inédites où seul il a été utilisé.

J'ai eu connaissance de 882 atteintes survenues en diverses régions de France. En certaines localités, la sérothérapie a été employée systématiquement chez tous les malades ; en d'autres, les praticiens n'y ont eu recours que dans les cas graves et désespérés.

Or, ces 882 cas ont fourni 129 décès, soit une mortalité globale de 14,5 p. 100. De ces atteintes, on peut légitimement défalquer les cas où :

1° Le sérum a été injecté *in extremis* et où le malade a succombé quelques heures après l'injection (28 cas) ;

2° Les malades ont succombé par suite d'affections étrangères à la méningite, les phénomènes méningés ayant complètement rétrocédé (4 cas);

Soit : 32 cas qu'on peut éliminer de la statistique. Restent donc 850 cas, dont 97 se sont terminés par la mort.

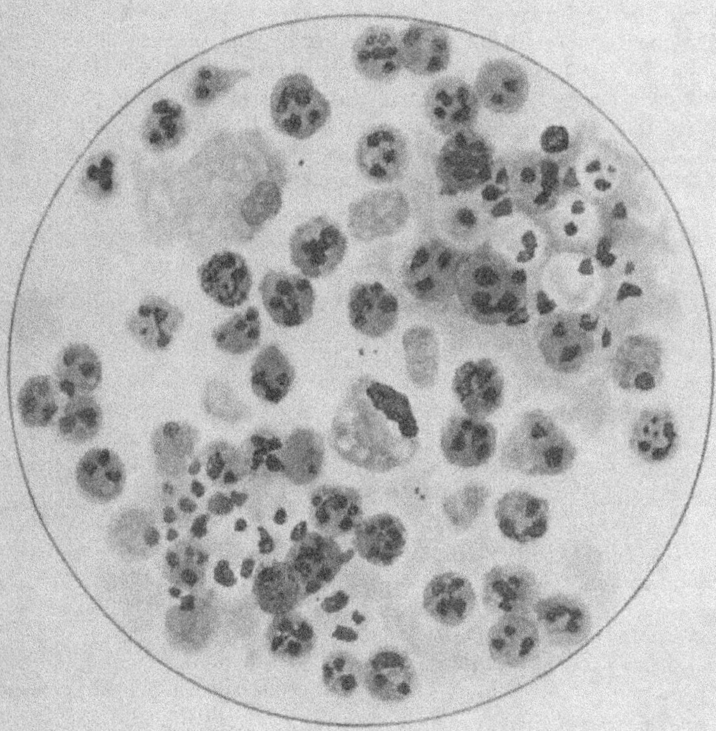

Fig. 22. — Liquide céphalo-rachidien à aspect classique : cellules endothéliales, polynucléaires dégénérés, méningocoques extra et intracellulaires.

La mortalité globale atteint donc 14,5 p. 100 et la mortalité rectifiée : 11,7 p. 100.

La comparaison de ce pourcentage avec celui des atteintes non traitées par la sérothérapie à la même époque (65 p. 100 approximativement) est suffisamment éloquente pour qu'on puisse, sans hésitation, croire à l'efficacité du sérum.

Netter, qui a utilisé des sérums de diverses origines dans 100 atteintes, a relevé 28 décès, soit 28 p. 100 de mortalité brute. Sur ces

28 morts, 19 se sont produites en des atteintes traitées *in extremis*, ou sont survenues par le fait de « complications sans rapport avec l'infection méningococcique (tuberculose, bronchopneumonie, etc.) ». Donc la mortalité réelle comporte 9 décès sur 81 cas, soit 10,9 p. 100.

II. **Atténuation des divers symptômes dans chaque cas particulier**. — En général vingt-quatre ou quarante-huit heures après une ou plusieurs injections de sérum, on observe une sédation très nette de la plupart des symptômes ; en certains cas, l'amélioration est même manifeste au bout de quelques heures.

On voit, en effet, s'atténuer graduellement la plupart des symptômes nerveux : les phénomènes comateux, la céphalée, le délire, l'insomnie s'amendent les premiers ; en même temps, la fièvre diminue : ou bien la défervescence est brusque et atteint la normale le lendemain ou le surlendemain ; ou bien elle s'effectue en lysis, demandant trois à quatre jours pour descendre à 37° et s'y maintenir. Cette défervescence est souvent précédée d'une légère exacerbation de la température.

L'intensité du signe de Kernig, de la raideur de la nuque s'atténue de même, mais ces symptômes persistent encore assez longtemps et survivent, mais plus légers, à la guérison clinique de la méningite. Néanmoins, quand on compare, à formes égales, les malades traités et non traités par le sérum, ces phénomènes de contracture persistent infiniment moins chez les premiers.

Les symptômes auditifs, oculaires, paralytiques subissent une rétrocession analogue.

L'état général s'améliore parallèlement ; la pâleur de la face, la déchéance organique profonde qu'on observe si fréquemment, les phénomènes toxémiques disparaissent progressivement.

Enfin, l'amélioration qui se produit peut s'apprécier d'une façon précise par l'*examen du liquide céphalo-rachidien* qui permet de suivre journellement l'état anatomique des méninges et la rétrocession graduelle des lésions.

Son aspect macroscopique renseigne déjà le clinicien. De trouble qu'il était, il devient moins louche, plus clair, reprenant bientôt son aspect normal. Au microscope, on constate que les cellules conjonctives disparaissent ; les polynucléaires dégénérés (fig. 22) diminuent de nombre et sont remplacés par des polynucléaires normaux (fig. 23) ; des lymphocytes s'y mêlent. En même temps, les méningocoques deviennent plus rares ; ceux qui persistent subissent une bactériolyse manifeste, se révélant par le gonflement du protoplasma et son défaut de colorabilité ; la culture, pratiquée à cette époque, reste stérile ; enfin les méningocoques disparaissent complètement ; les

polynucléaires deviennent de moins en moins abondants et une
formule lymphocytaire (fig. 24) fait progressivement place à la polynucléose initiale, annonçant ainsi la guérison prochaine. L'étude chimique du liquide montre la disparition de l'albumine et du glucose;
de même les produits de désintégration microbienne disparaissent,
ainsi qu'en témoigne la réaction négative des précipitines.

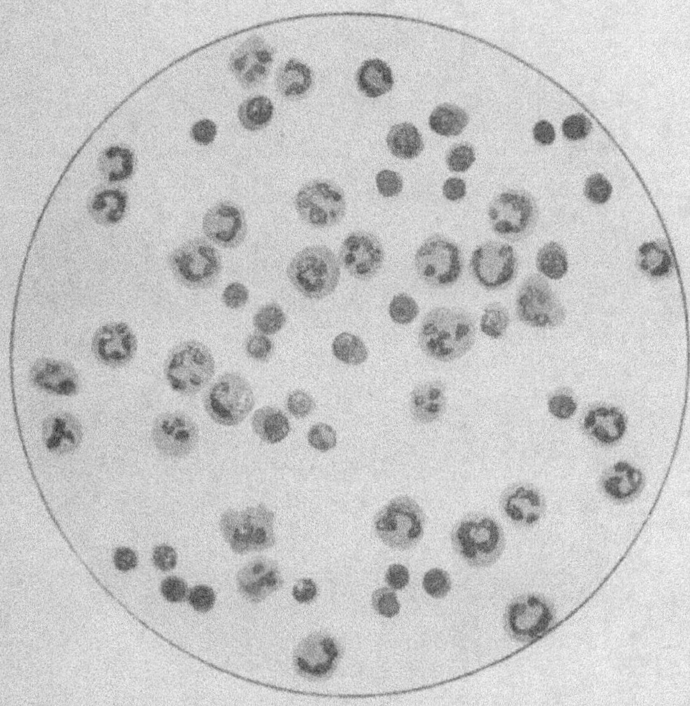

Fig. 24. — Liquide céphalo-rachidien vingt-quatre à quarante-huit heures après l'injection de
sérum. Polynucléaires normaux. Quelques lymphocytes. Pas de méningocoques.

Cette marche régressive, habituellement rapide, des symptômes
et des lésions méningées dans chaque cas particulier sont des
témoins indiscutables de l'efficacité du sérum. Mais où cette dernière
s'affirme hautement, c'est dans les cas où des rechutes successives
se produisent dès que les injections sont suspendues; chaque nouvelle intervention est suivie de la même rétrocession des phénomènes
cliniques (fig. 25).

Telle est le plus souvent la marche de l'amélioration observée, mais les symptômes ne disparaissent pas toujours d'une façon aussi régulière; leur atténuation peut subir une véritable dissociation; on peut voir, en effet, la température s'abaisser alors que certains phénomènes persistent, ou bien les troubles méningés disparaissent, la température restant la même et l'état général restant précaire.

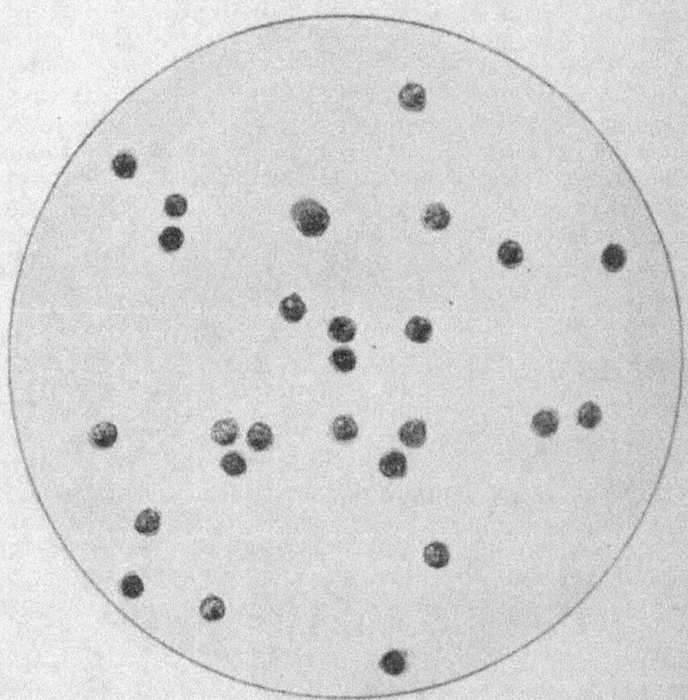

Fig. 25. — Liquide céphalo-rachidien d'une méningite en voie de guérison. Lymphocytes. Pas de méningocoques.

A cet égard, il y a lieu, avec Lévy, d'envisager sous trois aspects différents les éventualités qui peuvent se produire :

Dans un premier type, la chute de température commence après l'injection de sérum, s'effectuant en crise (fig. 26) ou en lysis (fig. 27); l'état général s'améliore en même temps; la céphalée, l'insomnie, etc. cessent; la contracture de la nuque et le signe de Kernig s'atténuent, puis disparaissent plusieurs jours après. L'amélioration porte donc simultanément sur tous les symptômes.

Dans un deuxième type, la fièvre reste élevée et peut même s'exacerber durant les jours qui suivent ; cependant l'état général devient meilleur, et les symptômes cardinaux rétrocèdent.

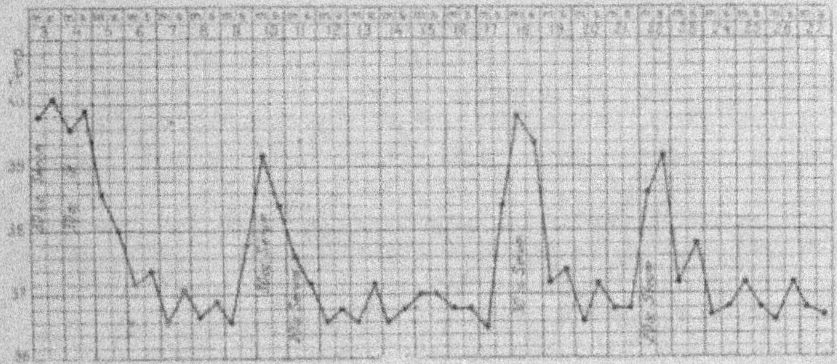

Fig. 25. — Rechutes successives jugulées chaque fois par l'injection intrarachidienne du sérum.

Enfin, dans un troisième type, où l'efficacité du sérum paraît moins nette, aucun changement brusque ne survient tout d'abord dans l'état du malade ; ce n'est que quelques jours plus tard que se

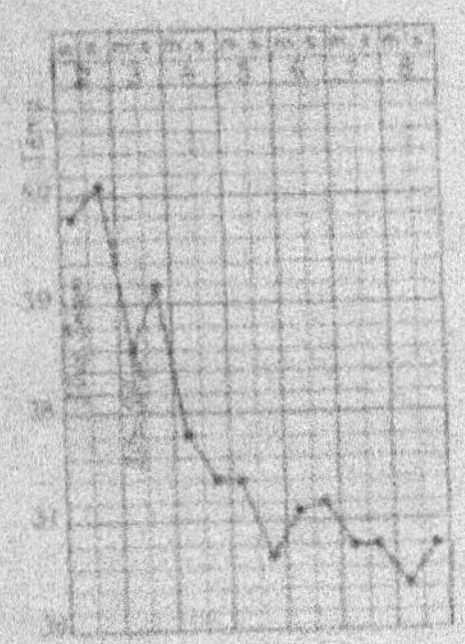

Fig. 26. — Défervescence brusque.

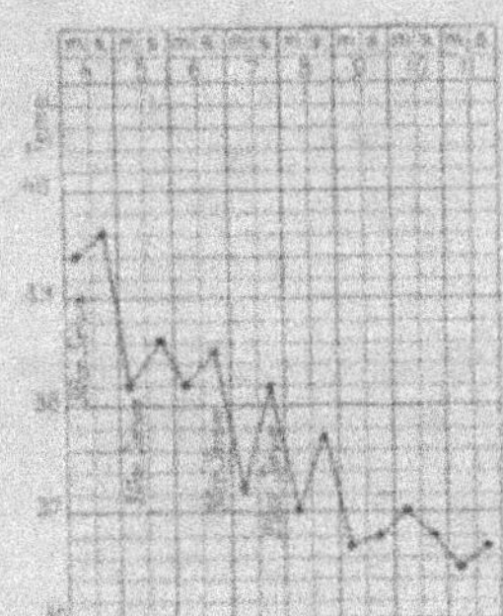

Fig. 27. — Défervescence en lysis.

dessine lentement l'amélioration de la fièvre, de l'état général et des divers symptômes.

III. Réduction de la durée de la méningite. — La rapidité habituelle de l'action du sérum entraîne une réduction notable de la durée des symptômes méningés. D'une façon générale, à part quelques formes rebelles qui se prolongent deux, trois, quatre semaines, et que nous étudierons plus loin, la durée de la maladie n'excède pas huit à douze jours. D'après Netter, « avant le sérum, les méningites nécessitant un traitement de moins d'une semaine étaient dans la proportion de 18 p. 100. Elles sont dans une proportion de 66 p. 100 après le sérum. La proportion des guérisons se faisant attendre plus de deux semaines était, avant le sérum, de 62 p. 100 ; depuis le sérum, elle est de 9,7 p. 100. »

De plus, la convalescence est beaucoup plus courte que dans les cas non traités par le sérum ; l'état général est meilleur, les forces reviennent plus rapidement, et le malade ne présente pas ce faciès sans vie, ce regard terne, indifférent, figé, les traits immobiles qui constituaient le masque spécial des méningitiques guéris par les moyens anciens (Salebert).

IV. **Diminution de la proportion des séquelles.** — Cette rapidité dans la rétrocession des troubles méningés entraîne une autre conséquence : c'est la rareté des séquelles, l'application du sérum ne leur laissant pas, en général, le temps de se développer.

Avant l'avénement de la sérothérapie, Netter observait 23,5 p. 100 de séquelles sur les sujets qui survivaient ; en maints épisodes épidémiques, nombre d'auteurs ont observé jusqu'à 70 et 80 p. 100 de ces complications (surdité, cécité, paralysies diverses) entraînant le plus souvent des infirmités définitives et incurables. Depuis la sérothérapie, Flexner enregistre 2,50 p. 100 de séquelles, Netter 6,30, Dopter 6,70. Et encore est-il juste d'ajouter que la plupart de ces séquelles surviennent à la suite des lésions déjà établies avant que les malades n'aient été traités par le sérum ; celles qui apparaissent après le traitement spécifique peuvent s'expliquer, d'après Triboulet, par l'organisation des lésions que le sérum n'a pu atteindre.

Mode d'emploi du sérum antiméningococcique.

Il ne suffit pas d'employer la sérothérapie antiméningococcique pour guérir ses malades, *il faut savoir l'appliquer.*

I. **Voies d'introduction du sérum.** — A. *Injections sous-cutanées.* — Lors des premières tentatives de sérothérapie anti-méningococcique, le sérum a été introduit par la voie hypodermique. Les statistiques ci-dessous montrent *l'inefficacité absolue de la méthode :*

	Mortalité sans sérum.	Mortalité après injections sous-cutanées.
W. Scholtz	53,7 p. 100	56,3 p. 100
Tobben	56,7 —	54,3 —
Huber	?	55,9 —
Ch. Müller	73,3 —	78 —
G. Kolb	72,3 —	74 —
Currie	70,4 —	64,75 —

Ces chiffres prouvent nettement qu'avec cette technique, la mortalité est aussi élevée dans les cas traités et non traités par le sérum.

De semblables faits s'expliquent par les notions connues sur la physiologie normale et pathologique des méninges.

A l'état normal, les méninges sont peu perméables de dehors en dedans; elles ne laissent passer ni substances cristalloïdes, ni substances colloïdes; les expériences anciennes sur le bleu de méthylène, l'iodure de potassium, le salicylate de soude le démontrent pleinement. En ce qui concerne les sérums hétérogènes, il en est de même : chez des enfants ayant reçu à titre préventif du sérum antidiphtérique, Debré a cherché vainement dans le liquide céphalo-rachidien recueilli, de quelques minutes à plusieurs heures après l'injection, la réaction de précipitation avec un sérum anti-cheval.

Le sérum passerait-il, les anticorps qu'il contient sont arrêtés encore au passage. D'après Debré et Lemaire (1), l'antitoxine tétanique, introduite sous la peau sous forme de sérum antitétanique, ne passe dans le liquide céphalo-rachidien qu'en quantité infinitésimale. Ce fait concorde, d'ailleurs, avec ce que l'on sait de l'absence de pouvoir agglutinant du liquide céphalo-rachidien des typhoïdiques, dont le sérum contient cependant des agglutinines à un taux élevé.

A l'état pathologique, cette perméabilité peut être observée, mais si minime que les substances introduites sous la peau passent dans les espaces sous-arachnoïdiens en quantité insuffisante pour qu'on puisse compter sur l'efficacité du sérum antiméningococcique.

Ce qui vient d'être dit des injections sous-cutanées s'applique, pour des raisons identiques, aux injections intraveineuses.

B. **Voie intrarachidienne.** — Pour être réellement actif, *le sérum doit être mis en contact direct avec les lésions anatomiques*, et, dans la plupart des cas, être introduit *dans les espaces sous-arachnoïdiens par la voie rachidienne.*

Voici la technique qu'il convient d'employer :

1° **On commence par pratiquer une ponction lombaire.** — Elle peut s'effectuer, le malade étant assis ou couché :

Dans le premier cas (fig. 28), le malade s'assoit sur le bord du lit, tournant le dos à l'opérateur, les bras accolés au tronc, les jambes pendantes, la tête fléchie; la colonne vertébrale courbée en avant pour « faire le gros dos », attitude qui exagère l'écartement des apophyses épineuses. Cette position assise, très commode pour l'opérateur, est souvent impossible à réaliser pour un malade atteint de méningite. De plus, elle expose à des syncopes, puis, quand l'ai-

____

(1) Debré et Lemaire, *Journal de physiologie et de pathologie générale*, 1911.

guille a pénétré dans le canal rachidien, à une issue trop brusque du
liquide céphalo-rachidien, habituellement en hypertension.

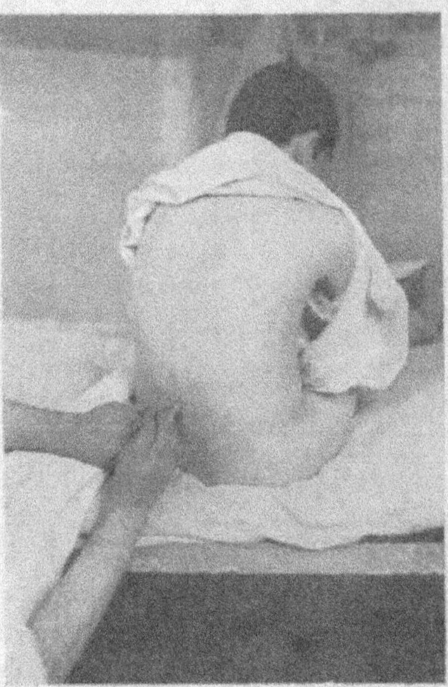

Fig. 28. — Ponction lombaire dans la position assise.

Le décubitus latéral est donc préférable (fig. 29). Le malade est couché sur le bord du lit ; les cuisses sont fortement fléchies sur l'abdomen, les jambes sur les cuisses, la tête sur le thorax. Ici encore, le sujet, en faisant le gros dos, écarte ses apophyses épineuses. La tête repose sur un traversin peu élevé.

Enfin, on aura recours à un aide pour maintenir le sujet et l'empêcher de faire des mouvements brusques au moment de la piqûre.

On aseptise soigneusement le champ opératoire ; on savonne, puis, après avoir essuyé, on lave avec du coton imbibé d'alcool-éther, puis au sublimé.

Chez les sujets hyperesthésiques, il est utile de projeter du chlorure d'éthyle au point de la piqûre des téguments. En certains cas, quand l'agitation du malade est extrême, il convient de lui pratiquer, au préalable, une injection de morphine ; si ce moyen ne suffit pas, il ne faut pas hésiter à employer l'anesthésie générale à l'éther ou au chloroforme.

On repère ensuite l'espace intervertébral où l'aiguille sera introduite. L'espace de choix est celui qui sépare la 4ᵉ de la 5ᵉ vertèbre lombaire. Pour le trouver, il suffit de joindre par une ligne horizontale la partie la plus élevée des deux crêtes iliaques (fig. 32) ; elle passe habituellement par le sommet de l'apophyse épineuse de la 4ᵉ lombaire ; l'espace situé au-dessous est celui que l'on doit choisir.

Entre temps, l'opérateur s'est muni d'une aiguille dite à ponction lombaire : aiguille de Tuffier ou de Krœnig.

L'aiguille de Tuffier (fig. 30) est une aiguille de platine, longue

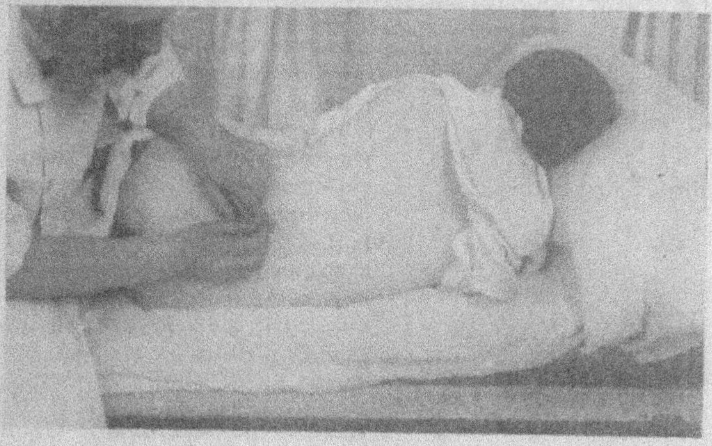

Fig. 29. — Ponction lombaire dans la position couchée.

de 8 centimètres de long, et mesurant un millimètre de diamètre extérieur ; l'extrémité piquante est taillée en biseau court. Elle est munie d'un mandrin intérieur, petit fil métallique résistant.

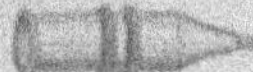

Fig. 30. — Aiguille de Tuffier.

L'aiguille de Krœnig (fig. 31) est analogue, mais elle est munie d'un robinet destiné à modérer l'issue du liquide quand l'hypertension du liquide céphalo-rachidien est trop considérable, et à éviter ainsi les accidents dus à une décompression trop brusque.

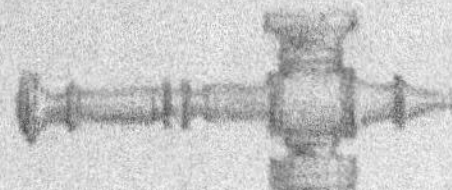

Fig. 31. — Aiguille de Krœnig.

L'aiguille qu'on emploie doit être stérilisée à l'autoclave à 120° pendant vingt minutes. Dans la pratique courante, une ébullition d'une demi-heure est suffisante.

L'opérateur, qui a assuré l'antisepsie de ses mains, est alors prêt pour la ponction : de l'index de la main gauche, il repère l'espace intervertébral qu'il a choisi ; de la main droite, il prend comme une plume à écrire l'aiguille munie de son mandrin, et pique les téguments sur la *ligne médiane* (fig. 28). Après ce premier temps, il l'enfonce alors profondément, d'avant en arrière, et légèrement de bas en haut : il traverse ainsi le ligament interépineux ; puis l'aiguille est momentanément arrêtée sur le ligament jaune qui offre une certaine résistance à la pénétration : on pousse alors un peu plus fortement, on éprouve la sensation de traverser une barrière à consistance cartilagineuse ; aussitôt cette sensation perçue, l'aiguille qui a traversé du même coup la dure-mère et les feuillets de l'arachnoïde, tombe dans l'espace sous-arachnoïdien (fig. 33). On retire le mandrin, et le liquide s'écoule par l'extrémité de l'aiguille ouverte à l'extérieur (1).

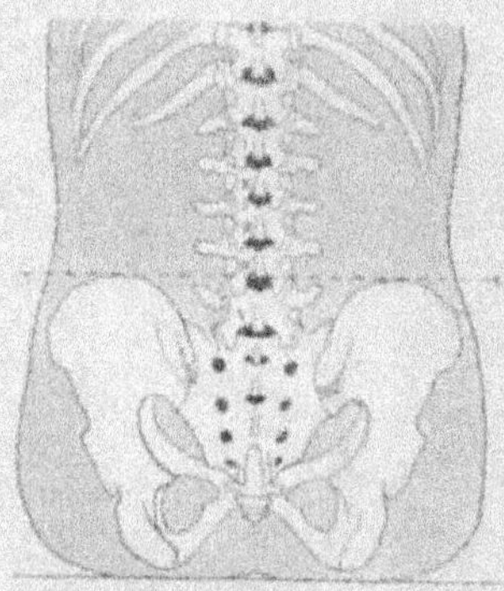

Fig. 32. — Repères pour la ponction lombaire.

La piqûre peut encore être pratiquée, non plus sur la ligne médiane, mais à un centimètre de cette dernière : on dirige alors l'aiguille un peu obliquement en haut et en dedans pour la faire passer entre les lames vertébrales.

On recueille le liquide qui s'écoule dans une éprouvette graduée, destinée à mesurer la quantité de liquide céphalo-rachidien, détail qui a son importance pour savoir quelle quantité minima de sérum on doit injecter.

D'une façon générale, il est préférable de retirer plus de liquide qu'on ne veut injecter de sérum ; cette pratique présente un triple avantage ; on opère tout d'abord une décompression plus considérable, salutaire pour l'état du malade ; on enlève ensuite de la cavité rachidienne une plus grande quantité de substances toxiques ; enfin le sérum que l'on introduira sera moins dilué et par conséquent plus actif.

(1) Parfois, bien que l'aiguille se trouve dans la cavité, le liquide ne s'écoule pas. En ce cas, son extrémité piquante peut être bouchée par un tissu adipeux, recueilli dans la traversée ; on enfonce alors le mandrin pour dégager l'orifice. Ou bien, l'aiguille, poussée trop loin, s'est engagée dans les interstices des nerfs de la queue de cheval ; il suffit de l'attirer légèrement à soi et le liquide s'écoule librement.

Quand on estime suffisant le volume du liquide soustrait par la ponction, on se prépare à pratiquer l'injection de sérum.

2° Technique de l'injection de sérum. — On a stérilisé préalablement une seringue de Roux que l'on remplit de sérum maintenu tiède, à la température de 38°. Pour l'injection, on adapte

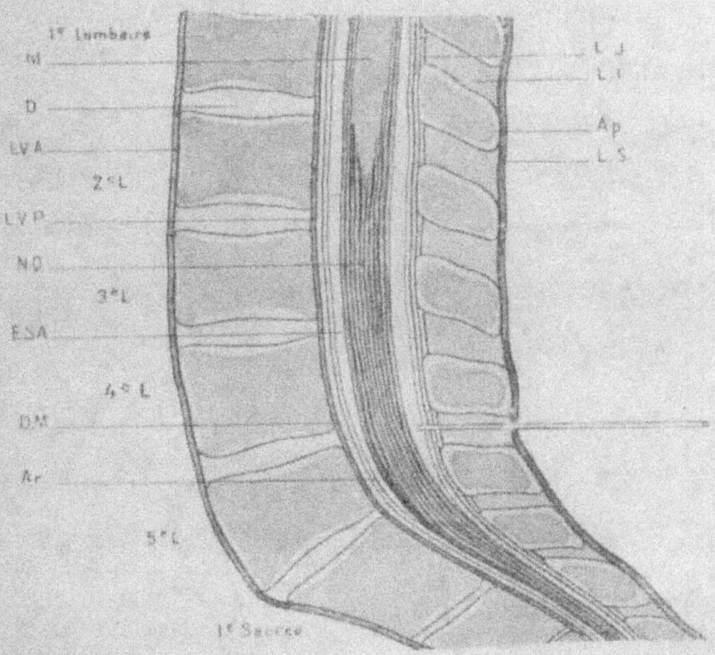

Fig. 37. — Ap., apophyse épineuse; LS., ligament surépineux; LI., ligament interépineux; LJ., ligament jaune; LVA., ligament vertébral antérieur; LVP., ligament vertébral postérieur; D., disque intervertébral; DM., dure-mère; Ar., arachnoïde; ESA., espace sous-arachnoïdien; M., moelle; NQ., nerfs de la queue du cheval.

l'embout de la seringue au pavillon de l'aiguille, et l'on pousse l'injection lentement et très doucement, d'une façon continue et sans à-coups. Si, entre temps, on sent une résistance un peu forte, il est préférable de s'arrêter.

Pendant l'injection, le malade devra être maintenu par un ou plusieurs aides, car, parfois, elle peut occasionner des douleurs lombaires, s'irradiant vers les membres inférieurs, assez vives pour provoquer de l'agitation et rendre l'intervention difficile. Elles semblent dues à des troubles irritatifs survenant du côté des nerfs de la queue de cheval.

L'injection terminée, on retire brusquement l'aiguille et l'on panse la petite plaie à l'aide de coton imbibé de collodion.

Puis on place le malade dans une position telle que le sérum introduit par la voie lombaire puisse facilement diffuser vers les centres nerveux supérieurs (fig. 34). Dans ce but, on enlève tout traversin et oreiller ; on surélève le bassin au-dessous du plan du lit. Si le malade peut supporter cette attitude, il est préférable de

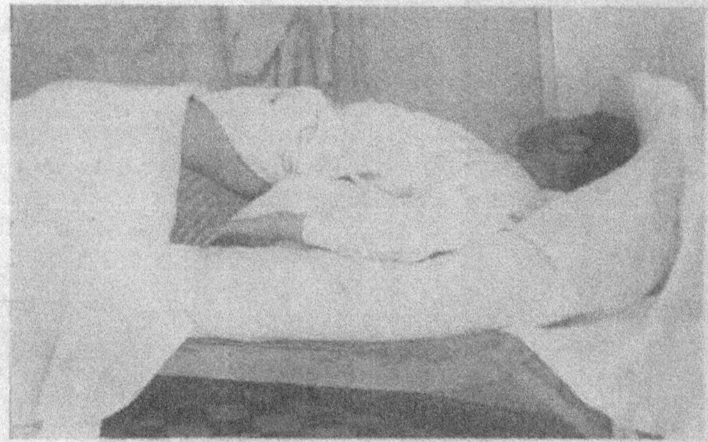

Fig. 34. — Position à donner au malade après l'injection.

la lui faire conserver pendant deux à trois heures. Sinon, au bout de quinze à vingt minutes, on le place dans la position horizontale, mais en surélevant les pieds du lit de 25 à 30 centimètres pendant quelque temps. Si le malade est agité ou délirant, il est utile de lui pratiquer une injection de morphine qui entraîne une sédation salutaire.

C. *Autres voies d'introduction du sérum.* — La voie rachidienne convient dans la grande majorité des cas ; mais nous verrons plus loin qu'en certaines atteintes les lésions sont peu accessibles au contact du sérum introduit par la voie lombaire ; en d'autres, il existe un cloisonnement des espaces sous-arachnoïdiens qui empêche le sérum de diffuser jusqu'aux centres supérieurs. Aussi a-t-on proposé diverses méthodes capables d'assurer le contact direct du sérum avec ces altérations méningées qui y échappent.

Nous faisons allusion ici aux injections *intraventriculaires*, aux injections par la *voie sphénoïdale* (Bériel), etc., procédés d'exception qui seront exposés plus loin, et qui ne doivent être appliqués que si l'échec de la sérothérapie par la voie rachidienne est notoire.

II. Lois générales concernant le mode d'administration du sérum. — Le succès de la sérothérapie antiméningococcique dépend en grande partie de la façon dont le traitement a été conduit. Deux facteurs essentiels entrent en ligne de compte pour l'assurer : la *dose* et la *répétition des doses*.

A. *Doses.* — Tous les auteurs insistent sur la nécessité d'injecter des doses élevées, même chez l'enfant : chez un adulte, une dose de 10 centimètres cubes est absolument insignifiante ; il faut injecter au moins 20 centimètres cubes, et dans la grande majorité des cas, surtout s'il s'agit de formes graves, il ne faut pas hésiter à injecter 30, 40 et même 45 centimètres cubes de sérum. La courbe de la figure 35 montre l'influence des doses sur l'évolution de l'affection. Il s'agit d'un malade qui, atteint d'une

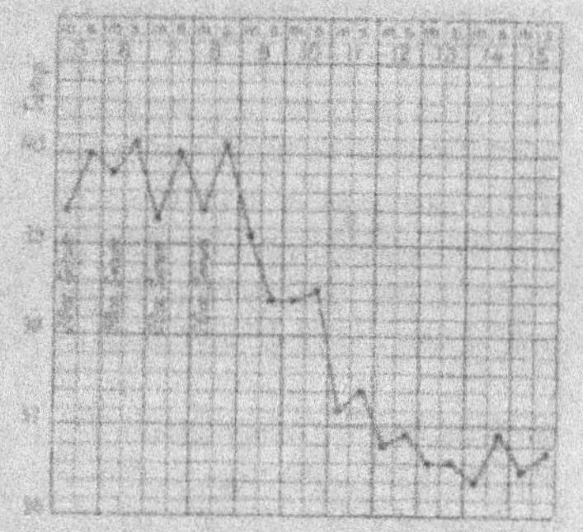

Fig. 35. — Influence des doses sur l'évolution de l'affection.

forme grave, ne reçoit pendant trois jours que 20 centimètres cubes de sérum ; la température et les signes cliniques ne variant pas, on injecte 40 centimètres cubes. Dès le lendemain, on note, avec une défervescence brusque, l'atténuation marquée de tous les symptômes.

Chez l'enfant, même au-dessous d'un an, il est facile d'injecter 10, 15, 20, et même 30 centimètres cubes.

Il est évident que plus l'atteinte est sévère, plus grande doit être la quantité de sérum introduite.

B. *Répétition des doses.* — Sauf dans les atteintes légères, il est rare qu'une seule injection, même à doses élevées, soit capable de juguler complètement la maladie. Après une seule injection, tous les symptômes peuvent s'atténuer au point que l'on juge inutile une nouvelle intervention : on croit le malade guéri ; mais, dès le lendemain, ou le surlendemain, une recrudescence de la température et des phénomènes méningés se déclare ; de nouvelles injections sont nécessaires. Certains malades doivent même recevoir du sérum à de multiples reprises pour que la guérison soit définitive.

Pareils faits s'expliquent : d'après Netter et Debré, le sérum introduit dans le liquide céphalo-rachidien passe rapidement dans la circulation générale. Ils ont constaté par la précipito-réaction de Lemaire (mélange du sérum de lapin anti-cheval et du sérum du malade) que, déjà dix à vingt minutes après l'injection intrarachidienne, le sérum est décelable dans le sang du sujet ; la réaction est très intense au bout de quelques heures ; après vingt-quatre ou quarante-huit heures, elle est encore très marquée, mais pour ainsi dire insignifiante quand, au lieu du sérum, on fait l'expérience avec le liquide céphalo-rachidien. Par conséquent, le sérum s'élimine très rapidement de la cavité rachidienne ; par le fait, il ne reste en contact avec les lésions méningées qu'un temps relativement limité, trop restreint sans doute pour enrayer d'emblée les altérations parfois profondes et étendues de la méningite cérébro-spinale.

C'est pour cette raison qu'à la suite de Dunn, Churchill, Lévy, Netter a montré la nécessité de répéter les injections de sérum, et de les continuer systématiquement pendant quelques jours, même si l'amélioration due à la première injection fait supposer une guérison rapide.

III. **Règles concernant la conduite à tenir.** — Soit un malade présentant les symptômes de méningite aiguë ayant l'allure symptomatique de la méningite cérébro-spinale. On pratique une ponction lombaire pour confirmer le diagnostic clinique ; que le liquide soit louche ou clair, on examinera immédiatement au microscope après centrifugation. Cet examen direct *extemporané* donne déjà d'utiles renseignements sur la teneur du liquide en éléments cellulaires et en bactéries.

Si le liquide est clair et ne contient aucun élément surajouté, en un mot, s'il est normal, l'idée de méningite vraie peut être écartée ; il ne s'agit alors le plus souvent que de méningisme ou d'un état méningé, décrit par Widal et ses élèves.

Si le liquide louche, ou même clair, contient des leucocytes et des bactéries, l'attention devra se porter principalement sur la morphologie et la colorabilité de ces dernières, car elles permettent déjà une certaine orientation diagnostique : l'examen révèle l'existence d'un germe présentant les caractères du staphylocoque, du streptocoque, du pneumocoque, du bacille de Pfeiffer, etc. ; il s'agit d'une infection étrangère au méningocoque ; il faut alors s'abstenir de pratiquer une injection de sérum ; il en sera de même si, en l'absence de germes colorables par les méthodes de coloration simple, on décèle dans le culot de centrifugation, par la technique habituelle, des bacilles de Koch.

Si, au contraire, l'examen microscopique fait percevoir sur les frottis un coccus en grain de café, ne prenant pas le Gram, intra ou extra-cellulaire, il est fort vraisemblable que ce germe est un méningocoque. En ce cas, il ne faut pas hésiter à pratiquer sans tarder une première injection de sérum. Il serait imprudent d'attendre, pour intervenir, les deux ou trois jours nécessaires à l'identification de ce germe (culture, agglutination, fermentations sucrées) ; on risquerait fort de faire perdre au malade le bénéfice d'une méthode qui s'applique très vraisemblablement à son cas. S'il est reconnu plus tard que le germe en question est différent du méningocoque (1), on arrêtera la sérothérapie ; mais, en attendant, il ne faut pas en priver le patient.

Telle est la conduite à tenir pour la première intervention ; elle est dictée par un sentiment de prudence, pour éviter de provoquer des accidents séro-toxiques, puis de sensibiliser au sérum de cheval et de préparer ainsi à l'anaphylaxie des sujets qui, plus tard, pourraient être alors atteints d'une méningite à méningocoques ou de toute autre affection justiciable d'une sérothérapie spécifique.

Si le malade est bien atteint d'une méningite cérébro-spinale à méningocoques, nous nous rallions complètement à la méthode de traitement que Netter et Debré préconisent, et dont les règles sont les suivantes :

Règles de la première série systématique (Netter et Debré). — La première injection est donc pratiquée ; elle est souvent suivie d'une atténuation notable des symptômes méningés ; mais, quel que soit l'état du malade, stationnaire ou amélioré, il convient de continuer systématiquement des injections quotidiennes aux doses indiquées plus haut, pendant trois à quatre jours de suite.

Cette méthode présente l'énorme avantage d'abréger la durée de l'affection, et de diminuer la fréquence des rechutes. Elle est d'autant plus indiquée quand l'amélioration ne se dessine pas et que l'état du malade s'aggrave. Dans ce dernier cas, si le processus méningé prend une marche rapide qu'il faut souvent craindre, il est avantageux d'avoir recours à des injections bi-quotidiennes, pour que la méninge soit en contact permanent avec le sérum, ce dernier, on le sait, s'éliminant très rapidement. J'ai appliqué cette technique en plusieurs atteintes très graves à allure suraiguë, où j'ai injecté, matin et soir, deux jours de suite, 40 et même 50 centimètres cubes

---

(1) Nous faisons allusion ici aux atteintes assez rares, dues à des germes voisins du méningocoque, s'en rapprochant par leur morphologie, mais que les réactions biologiques permettent d'en séparer (pseudoméningocoques, paraméningocoques).

de sérum à chaque injection ; je n'ai eu qu'à me louer de cette façon de procéder.

Règles des injections ultérieures. — Après cette première série d'injections, les phénomènes ont subi le plus souvent une rétrocession telle que le malade peut être considéré comme guéri ; en d'autres cas, tout en ayant subi une certaine atténuation, ils persistent. Quelle est alors la conduite à tenir ?

On est évidemment tenté, dans le premier cas, de s'abstenir de nouvelles injections, et, dans le second, de les continuer. Mais une semblable conduite, basée sur la seule observation clinique, risquerait fort d'engager le praticien dans une fausse voie. En matière de méningite cérébro-spinale, en effet, les manifestations cliniques sont souvent trompeuses ; la courbe de température à laquelle on a tendance à accorder trop de confiance, est un guide infidèle ; le plus souvent, sa chute, brusque ou progressive, participe à une détente générale de tous les symptômes ; mais elle n'indique parfois qu'une détente partielle. De plus, en certaines atteintes graves, la fièvre est parfois peu marquée, voire même nulle ; en d'autres, elle présente, d'un moment à l'autre de la journée, des oscillations qu'on ne peut toujours expliquer. Enfin elle peut rester élevée, alors que tous les autres symptômes rétrocèdent ; elle constitue donc un indice trompeur.

D'autre part, les contractures, la raideur de la nuque, le signe de Kernig persistent souvent, alors même que la méningite est en résolution.

Il est assurément préférable de tenir compte de l'amélioration générale de tous les symptômes, mais une semblable appréciation ne peut être basée que sur une impression d'ensemble, impression qui cependant risque trop souvent d'être erronée.

On possède dans l'état cytologique et microbien du liquide céphalo-rachidien une base d'indications beaucoup plus nettes. On sait, en effet, que sa teneur en cellules et en germes est pour ainsi dire le reflet de l'état anatomique des méninges, et son étude suivie renseigne exactement sur les modifications que subissent les lésions au fur et à mesure de leur évolution (aggravation ou résolution). Ce sont donc les résultats de l'observation cytologique et bactériologique du liquide céphalo-rachidien, qui devront guider le thérapeute dans la conduite qu'il devra tenir.

Par conséquent, que le malade paraisse guéri, ou que les symptômes persistent après la série initiale des injections systématiques, l'examen du liquide céphalo-rachidien s'impose. Voici plusieurs exemples qui peuvent se rencontrer :

1° Malgré la détente observée, le liquide céphalo-rachidien, louche ou même clair, contient des leucocytes et des méningocoques morphologiquement sains ; l'ensemencement est positif. Dans ce cas, le processus méningé est encore en évolution ; de nouvelles injections de sérum sont nécessaires.

A plus forte raison, l'intervention s'impose-t-elle quand, avec ces constatations, les symptômes cliniques persistent.

2° Les phénomènes méningés et la température, bien qu'atténués, n'ont pas complètement rétrocédé. Le liquide céphalo-rachidien est plus clair qu'au début ; il contient, non plus des méningocoques vivants, mais des méningocoques dégénérés, mal colorés, à contours flous, à l'état de cadavres par conséquent ; de plus, les globules pyoïdes ont disparu, et sont remplacés par des polynucléaires normaux, et des lymphocytes. Il faut alors s'abstenir de nouvelles injections.

3° Après plusieurs injections, tous les troubles sont rentrés dans l'ordre, puis brusquement la température s'élève, la raideur de la nuque, la céphalée surviennent à nouveau. En ce cas, il s'agit, soit d'une reprise de la méningite, soit d'accidents séro-toxiques particuliers, sur lesquels nous reviendrons, et qui réalisent, à eux seuls, un symptôme méningé.

S'il s'agit d'une rechute vraie due au méningocoque, le liquide céphalo-rachidien est redevenu trouble, contenant à nouveau des polynucléaires dégénérés et des méningocoques : une nouvelle série d'injections de sérum est indiquée ; s'il s'agit d'accidents séro-toxiques, le liquide est resté clair sans éléments cellulaires ou avec des polynucléaires neufs ; mais jamais on ne constate de méningocoques. En ce cas, on doit s'abstenir de toute injection.

Ces quelques faits, qu'on est appelé à rencontrer à chaque pas dans la pratique, montrent suffisamment combien les méningitiques doivent être surveillés de près ; au moindre doute, à la moindre alerte, c'est moins l'examen clinique qui peut renseigner sur l'opportunité des interventions, que l'examen du liquide céphalo-rachidien. C'est ce dernier qui donne les indications les plus sûres et les plus précises pour nous dicter la conduite thérapeutique. Netter le tient, et à juste titre, pour un guide si fidèle qu'il conseille, chez les sujets qui paraissent guéris cliniquement, de « pratiquer de propos délibéré une ponction lombaire, quatre à huit jours après la première série d'injections…. On pourra ainsi parfois surprendre le début d'une rechute encore latente, et la traiter à un moment favorable ». Bref, il faut suivre son malade, *l'aiguille à ponction lombaire à la main et à l'œil sur le microscope, et renouveler les injections tant que le méningocoque persiste.*

A cet égard, il ne faut pas craindre de réitérer les interventions un grand nombre de fois, et quotidiennement. Il n'est pas rare d'être obligé de les multiplier et d'injecter parfois au total des doses énormes de sérum : « Les malades ponctionnés 8, 10 ou 12 fois, ne sont pas exceptionnels, et les doses de 150 à 250 centimètres cubes sont assez aisément atteintes dans ces cas. De très belles guérisons n'ont été obtenues, chez certains méningitiques adultes, enfants, ou mêmes nourrissons, que grâce à ces quantités vraiment considérables de sérum antiméningococcique. » (Netter et Debré). On connaît même des atteintes qui ont nécessité l'emploi de 400, 500 et même 800 centimètres cubes de sérum.

Mode d'action du sérum antiméningococcique.

Quand il est introduit par la voie rachidienne, et mis ainsi en contact avec les méninges, le sérum antiméningococcique agit : 1° directement sur les lésions méningées ; 2° à distance sur l'organisme en général.

Action directe sur les lésions méningées. — Les phénomènes régressifs qui se produisent au niveau des méninges, après les injections de sérum, sont de toute évidence. On s'en rend compte aisément par les modifications signalées plus haut que présente le liquide céphalo-rachidien : les globules pyoïdes disparaissent et sont remplacés par des polynucléaires neufs ; enfin on observe la désintégration et la disparition progressive du méningocoque. Ces mêmes modifications s'observent sur le liquide des ventricules, quand on a été obligé de recourir à l'injection intraventriculaire.

Cette action du sérum s'apprécie surtout par les changements morphologiques dont le méningocoque est le siège. Aussi la plupart des auteurs sont-ils tentés de les attribuer à l'action bactériolytique du sérum. L'hypothèse ne saurait être admise dans les cas où le méningocoque est inclus dans les leucocytes et à l'abri du sérum (1).

---

(1) Le leucocyte protège assurément le méningocoque qu'il a ingéré contre le contact direct du sérum ; en voici un exemple frappant :

On injecte dans la veine d'un cobaye 1 centimètre cube de sérum antiméningococcique, puis, quelques minutes après, 1 centimètre cube d'une forte émulsion de méningocoques recueillis comme il a été dit page 296. Le cobaye présente immédiatement des phénomènes d'intoxication aiguë, et succombe en quelques minutes.

Renversons l'ordre des injections : on injecte tout d'abord la même quantité d'émulsion microbienne que dans l'expérience précédente, puis cinq minutes après la même quantité de sérum : aucun trouble immédiat ne se produit. C'est qu'en effet, déjà cinq minutes après l'injection intraveineuse, les germes ont été happés par les phagocytes ; on peut s'en rendre très exactement compte dans les frottis des viscères (foie, rate, poumons) où ils se sont réfugiés. L'absence de troubles semble donc bien due à ce que les bactéries, incluses dans les leucocytes, se sont ainsi trouvées à l'abri de l'action du sérum.

Elle est plus légitime quand les méningocoques sont extracellulaires, et encore Metchnikoff n'a-t-il pas démontré que la destruction extracellulaire des bactéries était due à la mise en liberté de substances émanées des phagocytes ? Ce fait est d'ailleurs particulièrement net dans les expériences citées plus haut, concernant la réaction péritonéale du cobaye vis-à-vis de l'infection méningococcique.

On peut tout aussi bien supposer que le sérum agit en excitant la phagocytose, après avoir provoqué un appel de polynucléaires intacts : on en trouve la preuve dans les cas où les méningocoques extracellulaires sont retrouvés, le lendemain, dans l'intérieur des leucocytes ; les phénomènes de bactériolyse du germe infectant s'expliquent fort bien par la digestion intracellulaire des méningocoques qui ont subi préalablement la phagocytose.

Le sérum semble présenter aussi un pouvoir neutralisant sur l'endotoxine mise en liberté dans le liquide céphalo-rachidien, mais on peut admettre aussi que cette endotoxine est absorbée et détruite par les phagocytes.

Action sur l'organisme en général. — Le sérum antiméningococcique n'agit pas seulement par action directe sur la méninge : grâce à la perméabilité connue de la séreuse de dedans en dehors, il passe dans la circulation, et peut agir secondairement sur toutes les cellules de l'organisme, à la manière des autres sérums introduits sous la peau.

La diffusion dans la circulation générale est prouvée par les constatations de Netter et Debré : à l'aide de la réaction de H. Lemaire, ils ont décelé la présence du sérum de cheval dans le sang des sujets traités par la voie rachidienne ; d'après eux, l'absorption est aussi rapide qu'après l'injection sous-cutanée. D'ailleurs, les accidents sériques surviennent comme après les injections hypodermiques. Enfin une preuve manifeste de ce passage dans la circulation est fournie par la guérison des méningococcies avec ou sans méningite, par le sérum injecté dans la cavité rachidienne. Le sérum lutte, en effet, avec la plus grande efficacité contre l'envahissement général du méningocoque ; de même, les phénomènes toxi-infectieux sont favorablement influencés : l'amélioration parfois rapide de l'état général, la disparition des pétéchies, de l'albuminurie, etc., le prouvent surabondamment.

Par conséquent, l'efficacité du sérum se fait sentir, non seulement sur la lésion locale, mais encore sur les troubles extra-méningés dus à la généralisation méningococcique.

Cette action du sérum antiméningococcique présente un *caractère de spécificité non douteux*; dans les cas où la méningite, en effet, est due à un microbe de la suppuration banale (staphylocoque, streptocoque, pneumocoque, etc.), voire même à un des pseudo-méningocoques connus, ou à des germes plus voisins encore, comme les paraméningocoques (Dopter), l'efficacité du sérum est nulle.

Quelques auteurs cependant ont pensé que d'autres sérums, notamment le sérum antidiphtérique, étaient doués de propriétés thérapeutiques équivalentes à celles du sérum antiméningococcique. Netter, avec juste raison, a fait justice de semblables affirmations, en citant les faits relevés par Peabody et Jacobi, Wolff, Draper, Kinnicut, Leszinski, Loomis, Van Santwoord, Emmet Holt, Graner, Rotsch, Park.

Entre leurs mains, l'emploi du sérum antidiphtérique dans le traitement de la méningite méningococcique a donné une mortalité moyenne de 70 à 80 p. 100. Les quelques succès enregistrés ne sont dus qu'à d'heureuses coïncidences.

Traitement des manifestations extraméningées de l'infection méningococcique.

Le sérum antiméningococcique possède des propriété curatives non seulement vis-à-vis de la localisation méningée de l'infection méningococcique, mais aussi de ses manifestations extraméningées.

Nous avons vu déjà que l'état de septicémie méningocorcique, qui accompagne souvent l'évolution de la méningite, bénéficiait dans une large mesure de la sérothérapie dirigée contre les lésions méningées. Il en est de même des cas de méningococcémie sans méningite.

En juillet 1909, Netter [1] a signalé l'observation très intéressante d'une malade ayant contracté une méningococcémie au contact de sa sœur atteinte de méningite cérébro-spinale. Cette malade, qui présentait un purpura fébrile avec hémorragies intestinales et érythème polymorphe, et une fièvre intense, sans aucun phénomène méningé, reçut deux injections *intra-arachnoïdiennes* de sérum; la défervescence ne tarda pas à s'effectuer et les troubles septicémiques rétrocédèrent rapidement.

Monziols et Loiseleur [2] ont observé une atteinte semblable, compliquée d'un épanchement pleural à méningocoques. La septicémie fut combattue avec succès par les injections *sous-cutanées* de

(1) Netter, *Acad. de Médecine*, 27 juillet 1909.
(2) Monziols et Loiseleur, *Soc. méd. des hôpitaux*, 25 février 1910.

sérum ; les injections intrapleurales furent employées contre la pleurésie.

Dans le cas de Chevrel et Bourdinière (1), les auteurs utilisèrent les *injections intraveineuses*.

Ces faits sont de nature à montrer que le sérum intervient avantageusement dans ces septicémies méningococciques, et qu'on peut l'introduire par diverses voies, même la voie rachidienne.

En d'autres faits, on a employé le sérum en applications locales *loco dolenti*. C'est ainsi que Barbier (2). Teissier 3) ont pratiqué, dans des cas d'arthrite méningococcique, complication assez fréquente, des injections intra-articulaires de sérum. Ils n'ont eu qu'à se louer de cette méthode.

Enfin l'observation rapportée par Cantonnet (4) est particulièrement intéressante. Chez un homme en défervescence d'une méningite cérébro-spinale apparaît un ulcère cornéen grave et progressant avec une grande rapidité. Au traitement classique des ulcères cornéens furent associées des instillations de sérum antiméningococcique (4 instillations par jour). Dès le lendemain de la première intervention, l'ulcère s'arrêta dans son extension. Le surlendemain, l'ulcère perdait son aspect purulent pour prendre une teinte gélatineuse et demi-transparente. Les jours suivants, la réparation s'opérait rapidement, et l'ulcération était bientôt remplacée par une taie relativement peu étendue.

Cette action locale du sérum est intéressante à mettre en évidence.

INSUCCÈS DE LA SÉROTHÉRAPIE ANTIMÉNINGOCOCCIQUE

D'une façon générale, l'efficacité de la sérothérapie antiméningococcique est indéniable ; mais, comme toute méthode thérapeutique, si active soit-elle, elle comporte des échecs.

D'autre part, parmi les atteintes qui guérissent, il en est dont le succès n'est obtenu qu'au prix de nombreuses injections de sérum ; il s'agit là d'échecs relatifs.

Pour expliquer ces insuccès qui ont entraîné chez quelques auteurs un certain scepticisme sur l'efficacité de la méthode, la première pensée est d'incriminer la valeur du sérum utilisé. Une semblable affirmation peut à la rigueur paraître légitime, quand

(1) Chevrel et Bourdinière, *Soc. méd. des hôpitaux*, 29 juillet 1910.
(2) Barbier, *Soc. méd. des hôpitaux*, 7 mai 1910.
(3) Teissier, *Soc. méd. des hôpitaux*, 21 mai 1910.
(4) Cantonnet, *Société d'ophtalmologie de Paris*, 1909.

l'observation porte sur un ou deux cas isolés qui n'ont pas bénéficié du traitement spécifique ; elle devient erronée, au contraire, quand on observe en milieu épidémique : en effet, dans une série de cas traités, à côté d'atteintes même légères, rebelles à la sérothérapie, on en rencontre, et c'est le plus grand nombre, où l'état du malade est grave, et l'affection est jugulée rapidement par deux ou trois injections. Et cependant le sérum employé est le même pour tous les sujets.

Les échecs avérés qu'on est appelé à observer de temps à autre doivent donc, selon toute évidence, reconnaître une cause étrangère au sérum.

Gravité de l'infection. — Un premier facteur d'insuccès provient de la haute gravité de certaines atteintes. Ce sont d'ailleurs celles qui, sans sérum, fournissent le taux le plus élevé de léthalité. Il s'agit le plus souvent, en ces cas, de formes où, à la méningite, s'associent des phénomènes graves de septicémie avec éruption pétéchiale, des troubles viscéraux (bronchopneumonie, péricardite, néphrite, etc.) en rapport avec des localisations extraméningées du méningocoque.

Les échecs s'expliquent fort bien dans les atteintes foudroyantes où les malades sont emportés en quelques heures. Telle l'observation de cet artilleur qui, à 5 heures du soir, écrit à sa famille qu'il est en excellente santé ; à 5 h. 30, brusquement il tombe dans le coma, et succombe à 10 heures d'une méningite suraiguë. Tel, encore, le cas de cet ouvrier qui tombe d'une échelle et perd connaissance ; croyant à une fracture du crâne, on le transporte à l'hôpital. A peine arrivé, il succombe, et l'autopsie révèle l'existence d'une méningite cérébro-spinale à sa phase initiale.

Il n'existe aucun traitement, si spécifique soit-il, qui puisse en pareil cas amener la guérison. Il en est de même encore de ces formes ambulatoires qui évoluent silencieusement pendant plusieurs jours, au point que le malade, n'accusant aucun symptôme, continue à vaquer à ses occupations habituelles et ne se présente pas au médecin. Puis, brusquement, il tombe dans le coma et meurt au bout de quelques heures. A l'autopsie, les centres nerveux baignent dans un véritable pus, qui a demandé évidemment plusieurs jours avant de se former ; la médication la plus active sera toujours impuissante à lutter contre une évolution terminale si rapide.

Age des malades. — Autre facteur important. On sait, en effet, que la mortalité varie suivant l'âge des malades ; elle atteint son maximum chez les nourrissons, diminue progressivement dans les années suivantes pour atteindre son minimum vers l'âge de dix ans. Flexner, Netter, etc., ont insisté sur la gravité particulière de la méningîte dans le tout jeune âge, et, dans les meilleures statistiques le taux le moins élevé de léthalité oscille encore entre 48 et 50 p. 100, même après sérothérapie.

Le tableau suivant renseigne, d'ailleurs, à cet égard :

	Flexner.	Netter.	Dopter.
Mortalité des sujets de moins d'un an	50 p. 100	50 p. 100	48,6 p. 100
— 1 à 2 ans	42,1 —	0 (6 cas)	20,1 —
— 2 à 5 ans	23,5 —	16,6 —	9,2 —
— 5 à 10 ans	11,1 —	12,5 —	8,5 —
— 10 à 20 ans	23,3 —	0 (8 cas)	10,2 —
— plus de 20 ans	26,4 —	0 —	14,1 —

Tares antérieures. — Il est à peine utile d'insister sur le rôle défavorable des tares antérieures. Quel que soit le traitement employé, l'existence de tares rénales, hépatiques, nerveuses, etc., est un obstacle sérieux à l'action bienfaisante de toute médication ; elle ne fait pas exception à la règle vis-à-vis de la sérothérapie antiméningococcique. Il en est de même de la misère physiologique et de toute cause amenant une débilitation accusée de l'organisme. Signalons encore tout particulièrement l'action défavorable d'une tuberculose actuelle ou antécédente.

Moment de l'intervention. — On conçoit sans peine que la sérothérapie antiméningococcique agisse d'autant mieux qu'elle est appliquée de meilleure heure ; d'où cette règle qu'on doit intervenir le plus tôt possible après l'apparition des premiers symptômes. Plus le traitement est différé, plus les lésions ont le temps de se constituer, de s'étendre, de s'aggraver, et plus l'organisme s'infecte et s'intoxique. D'ailleurs, on peut s'en convaincre en comparant les lésions des cas anciens et récents. Quand la méningite est récente, c'est à peine si le liquide céphalo-rachidien est louche ; les méninges sont congestionnées, sans présenter encore d'exsudat puriforme ; bref, les désordres paraissent réduits au minimum. Dans les atteintes datant de quinze, vingt jours et davantage, les lésions méningées sont très marquées. Les méninges, soit sur toute leur étendue, soit partiellement, sont recouvertes d'un exsudat purulent qui s'est concrété, véritable magma formant une couche épaisse, dense, que le sérum ne peut évidemment atteindre qu'à la surface, laissant intacts les méningocoques fourmillant dans l'épaisseur.

Le fait est particulièrement net quand la base est intéressée ; il est des cas, en effet, où tout le mésencéphale, bulbe, protubérance, etc., est compris dans une gangue fibrino-purulente, englobant les paires crâniennes à leur émergence, et où le sérum est incapable d'agir.

Ces atteintes ne peuvent bénéficier de la sérothérapie au même titre que les cas récents. D'ailleurs, les statistiques prouvent d'une façon péremptoire cette influence du moment de l'intervention sur le taux de mortalité :

	Flexner.	Dopter.
Avant le 3e jour......	14.9 p. 100	8,20 p. 100
Du 4e au 7e jour......	22 —	14,4 —
Après la 1re semaine..	36,4 —	24,1 —

Insuccès dus à la technique de la sérothérapie. — Un grand nombre d'insuccès sont dus à l'application défectueuse de la sérothérapie, et à la méconnaissance des règles appropriées à l'utilisation du sérum.

Nous ne reviendrons pas ici sur la nécessité absolue d'injecter le sérum, non sous la peau, mais dans le canal rachidien, de l'injecter à doses suffisantes, et à doses répétées, en se guidant sur l'état général du sujet et l'aspect microscopique du liquide céphalo-rachidien (voir p. 325-329). C'est faute de se conformer à ces règles que l'on s'expose à des échecs.

En voici deux exemples :

La figure 36 démontre nettement l'insuffisance du traitement sérothérapique : 1° les quantités de sérum injecté (20 centimètres cubes) ont été trop peu élevées ; 2° les injections ont été pratiquées en nombre insuffisant et ont été trop espacées.

Un autre malade (fig. 37) reçoit une première injection de 30 centimètres cubes ; dès le lendemain, les troubles méningés rétrocèdent brusquement ; on abandonne la sérothérapie, mais, au bout de neuf jours, une rechute se déclare. Et cependant, dans l'intervalle, la courbe de température (38° pendant plusieurs jours) montre que la guérison n'était pas définitive et que l'infection couvait toujours, ce qu'eût démontré un examen du liquide céphalo-rachidien ; au lieu d'une seule injection initiale, il eût fallu en pratiquer plusieurs jours de suite.

Signalons, avec Lévy (1), une cause d'insuccès provenant de la technique de l'injection elle-même : il arrive parfois, surtout chez l'enfant, que l'injection est poussée, non pas dans la cavité sous-arachnoïdienne, mais dans l'espace subdural. Le sérum s'accumule alors dans ce dernier, en formant une poche liquide, où les ponctions ultérieures pénètrent, donnant issue au liquide qu'elle contient, et non, comme on le suppose, au liquide céphalo-rachidien. Croyant recueillir ce dernier, on injecte à nouveau du sérum qui remplit à nouveau la poche en question et n'est pas porté, par conséquent,

<hr>

(1) Lévy, *Medizin Klinik*, 1908.

au contact des lésions méningées. Dans ces cas, les échecs ne sauraient surprendre.

Conditions anatomiques particulières. — L'étude des lésions méningées sur le cadavre des sujets qui n'ont pas été traités par le sérum montre qu'en général elles ne sont pas uniformément réparties sur toute l'étendue de l'axe cérébro-spinal. Si, dans la grande majorité des atteintes, elles présentent leur maximum

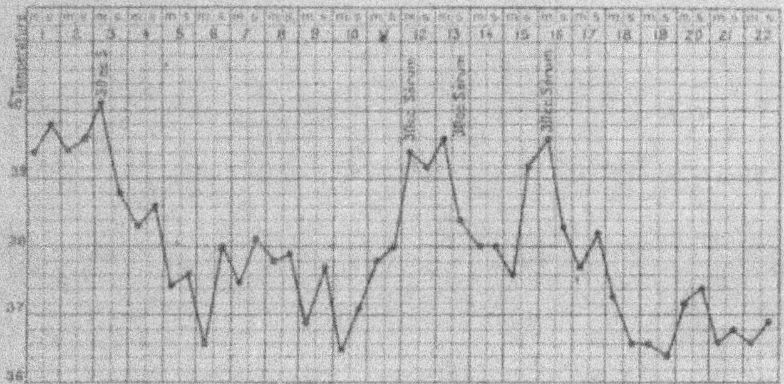

Fig. 36. — Courbe montrant l'insuffisance du traitement par le sérum : après la première injection, les troubles méningés rétrocèdent rapidement ; on croit le malade guéri ; la sérothérapie est abandonnée ; mais, au bout de neuf jours, rechute. Cependant, dans l'intervalle, la courbe de température montrait (38° pendant plusieurs jours) que la guérison n'était pas définitive ; au lieu d'une seule injection initiale, il eût fallu en pratiquer plusieurs fois de suite.

d'intensité au niveau de la base du cerveau, en d'autres ce sont les méninges spinales qui sont les plus endommagées, en d'autres enfin, le processus phlegmasique est plus accentué au niveau des méninges cérébrales et dans les ventricules.

Or, ces diverses localisations du méningocoque ne sont pas également accessibles au contact du sérum introduit par la voie rachidienne. On conçoit sans peine que le méningocoque soit facilement attaquable quand il occupe la région médullaire ; il en est de même dans sa localisation basilaire ; on admettra volontiers que, si les désordres présentent leur maximum d'intensité au niveau du cortex ou des ventricules latéraux, il risque fort de n'être pas atteint par le sérum, surtout quand celui-ci est injecté en quantité insuffisante.

La répartition anatomique des lésions est donc de nature à expliquer la lenteur qui survient dans l'atténuation des symptômes, retard qu'on est tenté d'attribuer à l'inefficacité du sérum. De fait, il

est de règle que les malades présentant des phénomènes cérébraux
marqués, du délire notamment, des troubles d'origine ventriculaire,
sont les plus réfractaires à l'action bienfaisante habituelle de la sérothérapie.

Signalons aussi, dans ces cas à localisation cérébrale, que l'infection
méningococcique ne se réduit pas toujours à la seule méningite; j'ai
pu constater parfois, en des atteintes rebelles, l'existence de *petits*

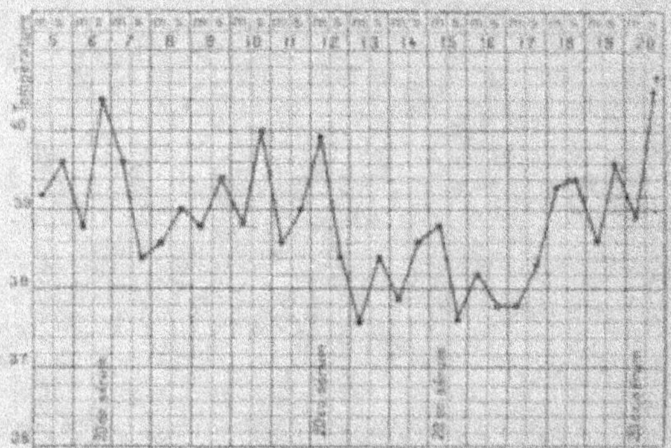

Fig. 37. — Courbe montrant l'insuffisance du traitement sérothérapique ; 1° quantités de
sérum trop peu élevées ; 2° injections en nombre insuffisant et trop espacées. Mort.

abcès corticaux, situés sous la pie-mère, se soustrayant par conséquent
au contact direct du sérum.

En d'autres, on a pu voir se développer dans les lobes cérébraux
de *gros abcès* fermés, où fourmillaient des méningocoques que le
sérum n'avait certes pu atteindre. Loiseleur et Monziols (1) ont
publié à cet égard un fait bien démonstratif. Il s'agissait d'un
malade chez lequel les premières injections intrarachidiennes de
sérum amenèrent une amélioration notable du liquide céphalo-rachidien, à tel point qu'il avait recouvré rapidement son aspect
normal, macroscopique et histologique ; et cependant les symptômes cérébraux persistaient. Le malade succomba et, à l'autopsie,
on fut frappé par l'existence d'un abcès volumineux, du volume
d'une orange, siégeant en pleine substance cérébrale, s'étendant
de la scissure de Rolando jusqu'au lobe occipital. Le sérum s'était
donc montré efficace sur les régions qu'il avait baignées, et inefficace

(1) Loiseleur et Monziols, *Gaz. des hôpitaux*, 1910.

évidemment sur la région abcédée, au contact de laquelle il n'avait pu être porté.

Notons aussi qu'en certains cas la méningite s'accompagne de foyers d'*encéphalite non suppurée*, se développant dans le parenchyme cérébral, où ils sont à l'abri de tout contact avec le sérum ; ils ne peuvent donc en subir l'influence (fig. 38).

Les méningites prolongées offrent à considérer *certaines dispositions anatomiques* qui rendent compte des difficultés qu'éprouve le sérum à imprégner uniformément tout l'axe nerveux.

« A l'état normal, l'espace sous-arachnoïdien, réservoir du liquide céphalo-rachidien, est cloisonné à l'infini par des tractus conjonctifs qui le subdivisent en un nombre considérable de cavités secondaires, communiquant toutes entre elles » (Testut et Jacob).

Dans la période initiale de la méningite, ces communi-

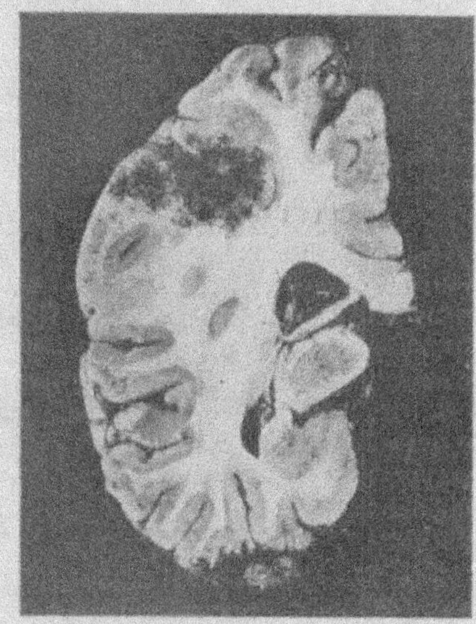

Fig. 38. — Foyer d'encéphalite non suppurée, développé au cours d'une méningite méningococcique. Après la sérothérapie, les lésions méningées ont disparu, mais le foyer d'encéphalite hors de contact avec le sérum a continué à évoluer.

cations persistent, témoin la continuité et la puissance parfois du jet de liquide céphalo-rachidien qui s'écoule lors de la ponction lombaire. Il n'en est plus toujours de même quand la méningite se prolonge, prend un caractère chronique, correspondant à une véritable organisation de l'exsudat purulent. Dans ce cas, en effet, l'examen de la face inférieure du cerveau et du cervelet notamment montre l'existence de tractus conjonctivo- ou fibrino-purulents, assez épais (exagération, sans doute, des tractus normaux), qui cloisonnent les espaces, les lacs sous-arachnoïdiens, au point d'obturer les communications naturelles qu'ils présentent entre eux : il se forme alors de véritables poches kystiques, souvent indépendantes les unes des autres, contenant un liquide céphalo-rachidien, trouble ici, plus clair là, montrant ainsi que toute communication a cessé de se produire entre deux poches même voisines. Cette même disposition peut encore s'observer au niveau des méninges rachidiennes, et elle explique fort bien que souvent, après une série de ponctions lombaires où le liquide s'est écoulé normalement, il n'est bientôt plus possible de n'en retirer que quelques centimètres cubes ou quelques gouttes seulement.

Dans ces conditions, le sérum injecté par la voie rachidienne pourra fort bien ne plus baigner uniformément tout l'axe nerveux, et certains points resteront complètement inaccessibles à son contact.

Ces tractus qui compartimentent la cavité sous-arachnoïdienne peuvent, par un mécanisme identique, obturer les orifices ventriculaires (trous de Monro, de Luschka, de Magendie), et l'isoler complètement des ventricules avec lesquels, à l'état normal, elle communique librement. A plusieurs reprises, la constatation en a été faite :

En 1899, Osler (1) signalait, lors d'une autopsie, l'existence d'une « membrane épaisse » qui obturait les ventricules latéraux et empêchait l'issue du liquide céphalo-rachidien ; ces ventricules étaient considérablement dilatés et contenaient un liquide séro-purulent.

C'est à une conclusion analogue que Cushing, Harvey et Sladen (2) s'arrêtèrent, sans qu'ils en aient fait la constatation anatomique, chez un sujet atteint d'hydrocéphalie consécutive à une méningite cérébro-spinale ; le liquide céphalo-rachidien, recueilli par ponction lombaire, était clair et stérile, alors que ce même liquide, obtenu par ponction ventriculaire, était louche et fourmillait de méningocoques ; c'est ce qui les a incités à tenter l'intervention dont nous parlerons plus loin. Il en fut de même dans les faits signalés par Mason et Sladen, Fischer, Netter et Debré, Triboulet, Rolland et Fenestre.

Les belles recherches anatomo-pathologiques de Merle (3) sur les épendymites démontrent d'une façon indiscutable l'existence de ces oblitérations des orifices précités ; elles expliquent non seulement les infections épendymaires qui s'isolent et se localisent ainsi, mais aussi l'impossibilité pour le sérum injecté dans le rachis de se rendre aux points où le méningocoque pullule à l'abri de toute influence destructrice.

Voilà donc des faits qui expliquent certains insuccès de la sérothérapie pratiquée par la technique habituelle. Il était indiqué d'y

---

(1) Osler, West, *London med. Journal*, 1899, p. 146.
(2) Cushing, Harvey et Sladen, *Journal of experimental medicin*, 8 juillet 1908.
(3) Merle, Thèse de Paris, 1910.

remédier, et, à cet égard, on a proposé plusieurs procédés capables d'atteindre le méningocoque dans ses localisations les plus éloignées.

Les laminectomies lombaires, proposées par Osler en 1899, étaient évidemment insuffisantes pour atteindre les lésions des centres supérieurs ; il en fut de même du drainage par des interventions sous-occipitales, dont les résultats furent négatifs.

En 1909, devant la constatation de cas rebelles à la sérothérapie, et pour lutter contre les lésions de la convexité, j'avais pensé qu'on pourrait introduire le sérum dans les espaces sous-arachnoïdiens après trépanation crânienne, et pratiquer, avec l'aide d'une ponction lombaire, un véritable lavage total de la cavité méningée.

C'est dans un but analogue que, la même année, L. Bériel (1) proposait d'atteindre les lacs sous-encéphaliques par la fente sphénoïdale. Pour lui, une injection thérapeutique, précédée d'une ponction par cette voie, permettrait d'agir directement sur les méninges de la base, et en même temps sur la masse du liquide céphalo-rachidien, par l'association avec la ponction lombaire. Bériel fait pénétrer tout d'abord une canule à trocart effilé en un point situé à 2 millimètres de l'encoche sus-orbitaire ; puis il l'enfonce un peu en dedans et en haut pour prendre contact avec la voûte osseuse de l'orbite ; on retire le trocart effilé pour lui substituer un trocart mousse, et, après quelques tâtonnements, on aboutit à la partie la plus externe de la fente sphénoïdale ; on traverse une membrane fibreuse dont on sent la résistance caractéristique ; puis on retire le trocart dont l'extrémité interne est en contact avec la base, et le liquide céphalo-rachidien s'écoule.

Cette technique est délicate ; c'est un procédé qui demande une certaine expérience ; sinon elle expose à divers accidents, notamment l'ouverture du sinus veineux sphénoïdal, la blessure du toit osseux de l'orbite, et des hémorragies orbitaires. De plus, si l'injection, poussée après la ponction, semble devoir agir sur des lésions basilaires, il n'est aucunement prouvé qu'elle diffuse du côté de la corticalité ; elle doit être, comme l'injection intrarachidienne, inefficace dans les cas où les ventricules latéraux sont seuls atteints.

Les interventions suivantes sont assurément plus indiquées :

Nous avons vu qu'Osler avait observé, en plusieurs atteintes, un véritable bloquage des ventricules latéraux, où les lésions s'étaient exclusivement cantonnées. Nous avons aussi relaté le cas de Cushing, Harvey et Sladen, où la seule localisation du méningocoque siégeait au niveau des ventricules latéraux. Les auteurs eurent

____

(1) Bériel, *Lyon chirurgical*, 1909.

l'ingénieuse idée de remplacer le liquide obtenu par ponction ventriculaire par du sérum antiméningococcique. L'enfant ainsi traité succomba plusieurs jours après, mais l'examen bactériologique du liquide ventriculaire montra une forte diminution dans sa teneur en méningocoques, comparée à ce qu'elle était lors de la première intervention.

Citons encore un cas de Mason Knox et Sladen, où l'intervention fut identique; il se termina encore par la mort.

L'observation de Fischer (1) fut plus heureuse: il relate l'histoire d'une fillette de deux mois chez laquelle une ponction lombaire donna issue à un liquide trouble. Les jours suivants, de nouvelles ponctions restèrent blanches. Il pratiqua alors une ponction ventriculaire, suivie d'une injection de 15 centimètres cubes de sérum antiméningococcique. Il répéta cette intervention le lendemain; l'enfant guérit.

Netter tenta à plusieurs reprises cette méthode; mais les résultats ne furent guère favorables; un seul malade cependant semblait guéri, mais, une huitaine de jours après, il présenta une rechute grave à laquelle il succomba.

S. Ravaud Benedict (2) rapporte une nouvelle tentative effectuée dans le même but. Il s'agissait d'un cas désespéré ayant résisté à 17 ponctions et injections de sérum. Une ponction ventriculaire ramène une grande quantité de liquide purulent; après une injection de sérum dans ce ventricule, une amélioration très notable se produit, mais ne dure pas; le malade succombe; à l'autopsie, le ventricule était revenu à l'état normal, mais le ventricule du côté opposé était rempli de pus, expliquant ainsi l'insuccès relatif de l'intervention.

Enfin citons l'observation intéressante de Triboulet, Rolland et Fenestre (3):

Un enfant de deux ans entre à l'hôpital le vingtième jour d'une méningite cérébro-spinale. Une série d'injections intrarachidiennes de sérum est pratiquée sans le moindre résultat appréciable, et cependant le liquide céphalo-rachidien était clair et d'aspect normal: pas de leucocytes, pas de méningocoques. Mais le crâne du malade s'élargit progressivement, et l'examen du fond de l'œil révèle une atrophie des deux papilles. Les auteurs pensent alors que la cavité rachidienne est cloisonnée et que les ventricules isolés ne

---

(1) Fischer, *New-York medical Journal*, 26 mars 1910.
(2) S. Ravaud Benedict, *The Journal of the American Association*, 1911, p. 345.
(3) Triboulet, Rolland et Fenestre, *Académie de médecine*, novembre 1910; — Rapport de Netter sur cette communication (*Acad. de méd.*, 13 juin 1911).

sont plus en communication avec les espaces sous-arachnoïdiens. On se décide alors à tenter, après trépanation, une ponction ventriculaire : celle-ci ramène un liquide assez clair, mais riche en polynucléaires, mononucléaires et méningocoques ; on injecte 15 centimètres cubes de sérum. L'enfant finit par guérir, non seulement de

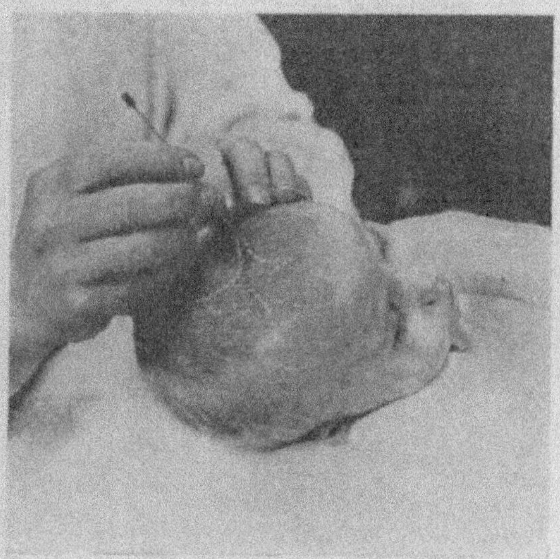

Fig. 49. — Ponction intraventriculaire suivie d'une injection par la même voie.

son hydrocéphalie méningococcique, mais aussi des troubles oculaires graves qu'il présentait.

Ces faits nouveaux méritaient d'être signalés ; ils démontrent nettement que l'injection intrarachidienne de sérum ne saurait convenir indistinctement à tout cas de méningite cérébro-spinale ; dans la grande majorité des cas, surtout pris au début, il n'existe pas d'obstacle à la diffusion du sérum ; l'injection porte ce dernier sur tout le territoire baigné par le liquide céphalo-rachidien ; mais, si le méningocoque, comme dans les cas prolongés, se cantonne en certaines régions anatomiquement inaccessibles à son contact, il faut varier la voie d'introduction et porter le médicament spécifique au niveau des lésions en évolution. L'injection ventriculaire remplit ce desideratum dans les cas où les ventricules sont intéressés et isolés des espaces sous-arachnoïdiens.

La *technique de l'injection ventriculaire* est la suivante :

Chez le nourrisson, la piqûre doit être pratiquée au niveau de l'angle externe de la fontanelle, à 2^{cm},5 environ de la ligne médiane (fig. 39). La région étant rasée et aseptisée, on fait pénétrer l'aiguille de haut en bas et de dehors en dedans, suivant une obliquité de 20° environ et à une profondeur de 2 à 4 centimètres, suivant l'état de dilatation plus ou moins accusée du ventricule (on

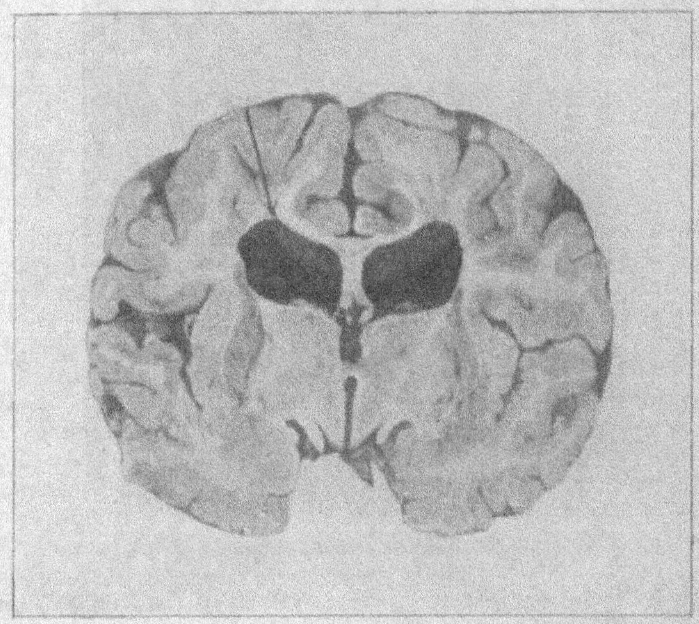

Fig. 40. — Coupe transversale du cerveau montrant une dilatation des ventricules. La flèche indique le trajet de l'aiguille dans l'opération de la ponction intraventriculaire.

traverse ainsi en général la deuxième circonvolution frontale) ; quand on a atteint la cavité ventriculaire (fig. 40), le liquide s'échappe par l'extrémité extérieure de l'aiguille ; on en recueille une quantité supérieure à celle que l'on veut injecter, et l'on pousse lentement l'injection, sans déplacer l'aiguille.

Chez l'adulte, la technique est sensiblement la même, mais on est obligé d'effectuer préalablement une trépanation, au point d'élection de Kocher.

Signalons enfin les expériences intéressantes de Barr (1) qui a pu

(1) Baas, *British medical Journal*, 26 novembre 1910.

réaliser le lavage simultané de la cavité sous-arachnoïdienne céré-
bro-médullaire et des régions ventriculaires. Chez un sujet mort de
méningite cérébro-spinale, il pratiqua une ponction lombaire et
laissa l'aiguille en place ; puis il trépana au-dessus et en arrière de
l'oreille gauche, et introduisit par l'orifice une canule-trocart dans
la ventricule gauche ; le trocart enlevé, du liquide trouble s'écoula.

Par un tube de caoutchouc, il relia la canule à un entonnoir, et
versa dans ce dernier une solution de fuchsine phéniquée ; une
minute après, le liquide sortant par l'aiguille lombaire était teinté
en rouge. Enlevant ensuite le cerveau, il put suivre le trajet du
liquide coloré. Il passait du troisième ventricule dans le quatrième
par le trou de Monro, puis dans l'espace sous-arachnoïdien par le
trou de Magendie. Il colorait tout le confluent cérébello-médullaire,
et diffusait en haut vers les scissures sylviennes jusqu'aux lobes tem-
poro-sphénoïdaux, et même le long des gaines des nerfs optiques ; en
arrière et en bas, les espaces sous-arachnoïdiens médullaires étaient
colorés. Les mêmes expériences tentées sur plusieurs cadavres donnèrent des résultats identiques.

Ces données l'engagèrent à pratiquer cette technique chez un
malade atteint de méningite otique streptococcique. Il effectua le
lavage avec du sérum antistreptococcique, mais le sujet était dans le
coma et succomba. On ne peut rien conclure au sujet de cette intervention pratiquée *in extremis* ; mais Barr insiste sur ce fait que l'opération fut bien supportée, sans incident, et fut même suivie d'une
certaine amélioration.

A la vérité, le lavage à point de départ ventriculaire ne saurait
être réalisé que s'il n'existe aucune cause s'opposant au libre
cours du liquide injecté, et notamment aucune bride cloisonnant
la cavité. Cette méthode pourrait cependant être mise en pratique
dans les atteintes rebelles où les ventricules et la convexité sont
principalement intéressées, et où le sérum ne peut que difficilement
accéder.

Causes microbiennes. — Une nouvelle cause non négligeable
d'échecs de la sérothérapie antiméningococcique réside dans la
nature des germes qui participent à l'inflammation des méninges.

Je n'insisterai pas sur les méningites produites par les microbes
habituels de la suppuration (staphylocoque, streptocoque, bacille
pyocyanique, colibacille, coccobacille de Pfeiffer, etc.) Il est bien
évident que le sérum antiméningococcique ne présente vis-à-vis
d'eux aucune spécificité.

Je désire attirer plutôt l'attention sur certaines catégories de faits
où ces diverses bactéries s'associent à l'infection méningococcique.

Il n'est pas exceptionnel, en effet, de voir ces microbes se surajouter au méningocoque pour assurer la suppuration des méninges; on peut ainsi être appelé à observer des infections méningo-streptococciques, staphylococciques, pneumococciques, etc.

Le plus souvent, le sérum spécifique reste sans action sur de telles atteintes, habituellement mortelles : ou bien, l'efficacité du sérum se réduit en raison de l'accroissement de virulence due à l'association secondaire ; ou bien, il arrive à détruire le méningocoque qui disparaît du liquide céphalo-rachidien, mais laisse intact le germe surajouté, qui évolue ensuite pour son propre compte et occasionne des troubles aboutissant à la mort.

Signalons tout particulièrement, dans cet ordre d'idées, l'évolution simultanée, chez un même sujet, d'une *méningite tuberculeuse* et d'une méningite méningococcique. Cette éventualité peut se produire sous deux aspects : ou bien il s'agit d'un sujet atteint de méningite tuberculeuse, chez lequel le méningocoque occupant le rhino-pharynx, franchit aisément cette étape, appelé vers les méninges par l'infection déjà en cours ; ou bien c'est une méningite méningococcique évoluant chez un tuberculeux ancien ou actuel : les bacilles de Koch endormis ou en activité se portent vers le lieu de moindre résistance offert par la méninge en état de souffrance. Quelle que soit la pathogénie initiale de cette infection mixte, on conçoit que le bacille tuberculeux évolue malgré le sérum antiméningococcique, dont il ne peut subir l'action spécifique.

Enfin, il est d'autres variétés de méningites cérébro-spinales où l'activité du sérum reste nulle: ce sont les méningites produites par certains pseudo-méningocoques et les paraméningocoques, sur lesquels j'ai récemment attiré l'attention. La *méningite paraméningococcique* ne se différencie en rien, au point de vue symptomatique, de la méningite cérébro-spinale classique.

Le tableau clinique se traduit par le syndrome habituel, avec céphalée, raideur de la nuque, vomissements, contractures, signe de Kernig positif, etc. Le liquide céphalo-rachidien est trouble, son aspect variant du simple louche à la purulence; il contient des polynucléaires dégénérés et des germes en grain de café extra ou intra-cellulaires, ne prenant pas le Gram. Ils ressemblent donc étroitement aux cocci de Weichselbaum. Ils s'en rapprochent encore par les caractères de culture et de fermentation sur les sucres, mais s'en éloignent totalement par l'agglutinabilité, qui reste nulle avec le sérum antiméningococcique. De plus, il est important de constater que, mis en contact avec le sérum des sujets infectés par le méningocoque, l'agglutination reste négative, alors qu'elle est positive avec celui des sujets présentant l'infection paraméningococcique. Par ce caractère donc, comme aussi par l'épreuve du péritoine, ces microbes sont, au point de vue biologique, totalement différents du méningocoque. D'ailleurs, dans les observations qui ont été recueillies, on relève 100 p. 100 de mortalité, malgré une sérothérapie intensive. Ce fait n'a rien qui puisse surprendre, car les données précédentes sont de nature à montrer que ces germes possèdent une spécificité propre, très distincte de celle du méningocoque. Le sérum antiméningococcique ne saurait donc avoir sur eux la moindre efficacité (1).

Voilà assurément une cause importante d'insuccès attribués à la sérothérapie antiméningococcique, mais dont elle n'est pas responsable, puisqu'elle ne s'adresse en aucune façon aux méningites produites par des germes étrangers au coccus de Weichselbaum. Ces échecs ne sont qu'apparents, et ne peuvent entrer en ligne de compte quand on pratique systématiquement l'examen bactériologique de tout cas de méningite cérébro-spinale.

La connaissance des causes essentielles des échecs enregistrés à l'actif de la sérothérapie contribuera certainement à mettre le thérapeute en garde contre elles, et lui permettra de les éviter quand il sera possible.

Il y arrivera, en général, en appliquant judicieusement cette nouvelle méthode, en suivant scrupuleusement la technique indiquée, en la variant suivant le cas observé, et en introduisant le sérum par les voies qui permettront de le mettre en contact avec le méningocoque. Un rien suffit pour détruire ce dernier, mais encore faut-il qu'il puisse subir son action destructrice.

ACCIDENTS DUS AU SÉRUM

L'efficacité de la sérothérapie antiméningococcique est indéniable ; la méthode est incontestablement supérieure à tous les traitements usuels préconisés. Elle comporte cependant des inconvénients dont le praticien doit tenir compte ; elle expose, en effet, à des accidents dus, non pas à la nature spécifique du sérum, mais à son origine équine.

Ces accidents sont de plusieurs sortes : les uns sont d'ordre banal et revêtent le caractère habituel des accidents dits « sériques » connus dans toute sérothérapie ; les autres prennent des allures

(1) Carrer et Meux, *Soc. médicale des Hôpitaux*, 27 janvier 1911. — Dopter, *Soc. méd. Biologie des Hôpitaux*, 12 mai 1911. — Meninma, *Soc. méd. des Hôpitaux*, 1911. — in Thèse de Meux, Paris, 1911.

particulières, dues assurément à la voie spéciale d'introduction du sérum : la voie rachidienne. Ces derniers sont les plus intéressants à étudier.

Accidents dits « sériques ». — Les accidents sériques se manifestent avec les caractères que l'emploi de toute sérothérapie a fait connaître.

En général, huit à dix jours après la première injection, les sujets présentent des éruptions variées : de l'urticaire, des érythèmes morbilliformes, etc., des arthralgies ; ces phénomènes sont parfois apyrétiques, mais ils s'accompagnent assez souvent d'une température moyennement élevée, avec ou sans albuminurie et sans autres troubles cliniques appréciables. Ils durent quelques jours et disparaissent assez rapidement.

Ces accidents sériques ne sont pas plus fréquents à la suite des injections sous-arachnoïdiennes qu'après les injections sous-cutanées.

Cependant, chez les malades sensibilisés par une injection antérieure de sérum thérapeutique quelconque, pratiquée plusieurs semaines ou plusieurs années avant celle de sérum antiméningococcique, ces accidents se manifestent plus fréquemment : ils sont pour ainsi dire constants. De plus, leur période d'incubation est plus courte, leur intensité plus forte, leur durée plus longue.

On les observe encore avec ces caractères, chez les sujets qui, au cours d'une reprise de méningite cérébro-spinale, reçoivent une nouvelle injection huit à dix jours après la première.

Méningite sérique. — A côté de ces troubles classiques, l'injection intrarachidienne de sérum peut provoquer, au niveau des méninges, des phénomènes réactionnels, dont l'aspect clinique rappelle trait pour trait le syndrome méningé et en impose, de prime abord, pour une reprise ou une exagération de l'inflammation méningococcique. Voici comment ils se présentent habituellement :

Un malade a reçu plusieurs injections de sérum ; ses troubles méningés disparaissent ou s'atténuent. Quelques jours après la première intervention (le plus souvent sept à huit jours, parfois d'une façon plus précoce), il est repris de céphalée, de rachialgie, avec raideur de la nuque, signe de Kernig positif, vomissements, etc., bref tout le complexus symptomatique de la méningite.

Pensant à une reprise de l'atteinte initiale, on fait une ponction lombaire et l'on pratique une nouvelle injection de sérum. Mais bientôt, trois à quatre heures après, la céphalée s'accroît et, avec elle, la rachialgie ; les signes classiques s'exagèrent et peuvent même s'accompagner de délire, de dyspnée, etc. La température s'élève à 39° ou 39°,5. Ces phénomènes sont peu durables ; souvent ils disparaissent au bout de douze heures, mais persistent parfois vingt-quatre à quarante-huit heures, après quoi tout rentre dans l'ordre. Ils se reproduisent régulièrement et s'exagèrent même de plus en plus à chaque nouvelle intervention (fig. 44 et 42). Ils cessent, au contraire, si l'on cesse la sérothérapie. Cette constatation fournit donc la preuve la plus évidente que la réaction méningée en question est provoquée par l'introduction du sérum dans la cavité rachidienne.

D'ailleurs, l'examen du liquide céphalo-rachidien recueilli fournit des données intéressantes au point de vue diagnostique : il permet de différencier ce syndrome de méningite d'origine sérique d'une reprise de méningite cérébro-spinale. En effet, en cas de méningite sérique, le liquide céphalo-rachidien est

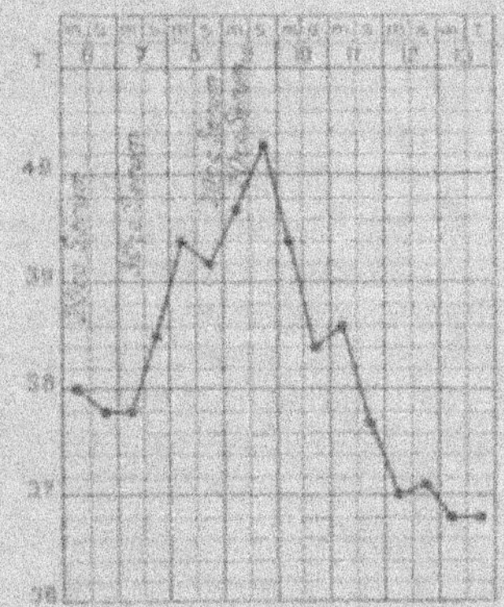

Fig. 44. — Accidents séro-toxiques survenus dès la première injection chez un sujet n'ayant subi antérieurement aucune sérothérapie. La température s'élève progressivement après chaque injection intrarachidienne, et cependant les signes cliniques s'amendent, le liquide céphalo-rachidien s'éclaircit. La défervescence se produit dès que l'on cesse la sérothérapie.

jaunâtre, de teinte ambrée, résultant, non pas du défaut d'absorption du sérum, mais plutôt de petites hémorragies capillaires provenant de la méninge irritée. Chez certains sujets, il devient même louche, trouble ; le microscope révèle une polynucléose plus ou moins marquée, mais les polynucléaires sont dans un état d'intégrité parfaite, différents par conséquent des globules pyoïdes de la méningite cérébro-spinale ; de plus, on constate l'absence totale de méningocoques à l'examen direct, et les cultures en gélose-ascite restent négatives. Ces faits contrastent nettement avec l'exagération des signes cliniques, et permettent d'éliminer l'hypothèse d'une rechute pour faire affirmer, au contraire, une réaction due à l'injection de sérum.

D'après Netter et Debré, ces manifestations méningées sont souvent contemporaines d'accidents arthralgiques et cutanés.

Comment peut-on expliquer la production de ces phénomènes ?

Sicard et Salin (1), qui les ont bien étudiés, pensent qu'il s'agit d'une

(1) Sicard et Salin, *Société de biologie*, 25 juin 1910 ; *Société médicale des hôpitaux*, 28 juillet 1910 ; *Congrès de médecine de Paris*, octobre 1910 ; *Journal médical français*, 15 juin 1911.

réaction inflammatoire banale, produite par l'action du sérum introduit dans le canal rachidien, comme à la suite des injections de
solutions hypotoniques de cocaïne (Ravaut et Aubourg). En effet,
chez des sujets dont les méninges sont saines, ils ont observé que
l'injection sous-arachnoïdienne de sérum de cheval provoquait de
la fièvre, de la céphalée, parfois des nausées, un signe de Kernig
ébauché, bref des symptômes méningés manifestes ; de plus, trois à
quatre heures après l'injection, la ponction lombaire ramène un
liquide céphalo-rachidien riche en polynucléaires normaux. Chez
deux sujets ayant succombé les deuxième et troisième jours après

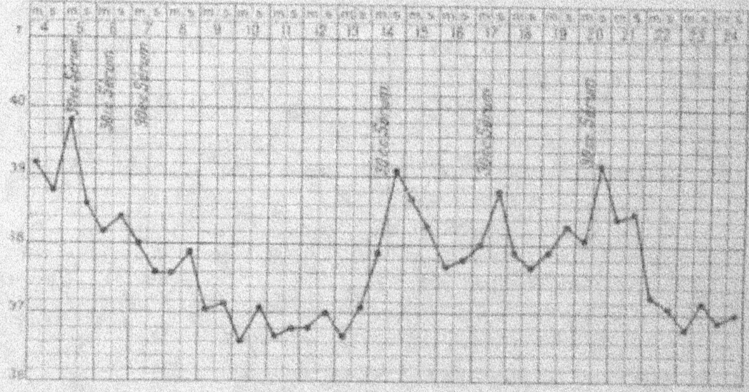

Fig. 42. — Méningite sérique survenue chez un sujet guéri d'une méningite cérébro-
spinale ; le septième jour après la dernière injection, la température s'élève à 37°,8. On
pense à une rechute : l'injection de sérum détermine quelques heures après une reprise
des phénomènes méningés qui s'atténuent le lendemain ; ces accidents se reproduisent à
chaque injection ; ils cessent définitivement quand on cesse la sérothérapie.

l'injection pour une affection étrangère, ils notèrent une congestion
méningée marquée, occupant surtout le segment sacro-lombaire,
envahissant plus légèrement la région dorsale et même la région
cervico-bulbaire.

Comme le font remarquer Hutinel et Darré (1), cette réaction méningée banale, survenant dès la première injection, est indiscutable,
mais elle est rare. De nombreux malades atteints de méningite
cérébro-spinale traités par le sérum, loin de présenter une recrudescence des troubles méningés, voient ceux-ci disparaître, souvent
même quelques heures après la première injection.

Plus fréquente assurément est la réaction méningée qui survient
après des injections séparées par un intervalle de plusieurs jours.

(1) Hutinel et Darré, *Journal médical français*, 15 septembre 1910.

De plus, elle est plus intense et augmente d'intensité au fur et à mesure qu'on répète les interventions. Ce sont des caractères qui militent assurément en faveur de sa nature anaphylactique. D'après Hutinel et Darré, Netter et Debré, elle serait due à une « réaction locale inflammatoire spécifique, causée par l'injection répétée du poison anaphylactique ». Bref, il se produit, au niveau de la méninge, des troubles analogues à ceux qu'Arthus provoquait sous la peau chez le lapin sensibilisé au sérum de cheval, et qu'on peut observer chez l'homme ayant reçu déjà de multiples injections sous-cutanées (1). « Sous l'influence de la première injection, les méninges ont été sensibilisées vis-à-vis du sérum, et réagissent violemment lors d'une injection ultérieure, au contact d'une substance qui s'était montrée presque inoffensive au moment de la première injection » (Hutinel et Darré).

Les accidents méningés de nature sérique relèvent donc, selon toute vraisemblance, d'un véritable *phénomène d'Arthus*.

Accidents anaphylactiques proprement dits. — Enfin, en certains cas, heureusement rares, on observe des accidents beaucoup plus graves que les précédents et pouvant même entraîner une mort rapide. Voici comment ils se présentent :

Description clinique. — Un sujet a reçu une première série d'injections intrarachidiennes qui ont amené une détente notable, voire même la cessation complète de tous les symptômes méningés. Quelques jours après cette guérison apparente, une ébauche de rechute se dessine ; une nouvelle injection est pratiquée ; aussitôt après, souvent même au cours de l'injection, le malade pâlit, puis ses membres entrent en résolution ; il est angoissé, présente du vertige, la respiration s'embarrasse ; à la pâleur du visage succède la congestion, s'étendant à toute la surface des téguments ; puis, au bout de quelques minutes, tous ces phénomènes inquiétants s'atténuent et disparaissent complètement. C'est ainsi qu'ils se révèlent dans leur forme la plus bénigne. Mais ils peuvent revêtir un caractère de gravité beaucoup plus accusée :

---

(1) Chez le lapin, à la suite de plusieurs injections sous-cutanées de sérum de cheval, le sérum ne se résorbe plus rapidement comme à la suite des premières injections. La réaction locale au point inoculé devient intense : il se développe une infiltration molle, se changeant bientôt en induration suivie d'une escarre.

Chez l'homme qui a reçu de multiples injections de sérum de cheval (les observations ont été faites avec le sérum antidiphtérique par Von Pirquet, puis Marfan, Lemaire, etc.), si la dernière injection est séparée des précédentes par un intervalle de dix à douze jours, il se forme une rougeur d'aspect phlegmoneux, suivie bientôt d'un gonflement volumineux et très douloureux ; les ganglions appartenant au territoire de la région injectée se tuméfient rapidement, enfin, quand la réaction est très intense, une ecchymose et souvent une escarre aseptique prennent naissance.

Les symptômes précédents sont plus durables, et persistent quelques jours, s'accompagnant ou non de température élevée ; ou bien ils sont rapides et prennent alors un caractère tragique ; l'angoisse précordiale est intense, la dyspnée marquée ; le sujet entre alors dans le coma ou le subcoma, avec du délire, parfois des convulsions, ou, au contraire, un relâchement complet de tous les muscles qui, avant l'injection, étaient en état de contracture. Le pouls est filant et incomptable ; la respiration se ralentit et devient irrégulière ; l'inspiration est suspirieuse, prolongée, puis le thorax s'affaisse brusquement en une expiration courte, suivie d'une apnée prolongée. Les battements du cœur s'affaiblissent, puis s'arrêtent ; la mort survient au cours de ces phénomènes quelques heures, parfois quelques minutes après l'injection.

Chez un de leurs malades, Hutinel et Darré ont pratiqué une ponction lombaire cinq minutes après l'éclosion des accidents. Aussitôt après, la respiration s'était régularisée, la face s'était recolorée, la paralysie généralisée s'était atténuée ; ils virent même réapparaître la raideur de la nuque et les contractures des membres ; cette amélioration ne fut que passagère et la mort survint une heure et demie après l'injection. Le liquide céphalo-rachidien, teinté en jaune ambré, présentait une tension normale ; il contenait des lymphocytes, quelques polynucléaires et de nombreuses hématies. L'autopsie leur révéla au niveau du poumon, de la congestion sans œdème ; au niveau du système nerveux, outre des lésions indiscutables de méningite tuberculeuse, tout le tractus cérébro-spinal était congestionné, et parsemé de placards hémorragiques sous-méningés.

Il est vrai que, dans une observation à peu près semblable de Courtois-Suffit et Dubosc (1), les méninges crâniennes et rachidiennes étaient indemnes ; seul, un léger degré d'œdème pulmonaire était constaté.

On voit quel degré de gravité peuvent atteindre, en certains cas, ces phénomènes particuliers.

D'après Netter et Debré, ils ne se produisent que « chez des sujets qui sont dans un état grave, ainsi que dans les cas de méningite cérébro-spinale à allure subaiguë, ou bien lorsqu'il existe une association de granulie méningée et d'infection méningococcique, ou enfin chez des sujets chétifs et cachectiques ». Ils s'observent, à leur avis, au moment de la première injection de sérum, comme à l'occasion d'une réinjection ; mais cette dernière éventualité est assurément la plus fréquente, et la règle presque absolue.

---

(1) Courtois-Suffit et Dubosc, *Soc. méd. des hôpitaux*, 1905.

De nombreux observateurs, L. Martin entre autres, ont insisté sur la sensibilité particulière aux sérums divers que présentent les tuberculeux, surtout quand le sérum est introduit par la voie veineuse ou rachidienne. Plusieurs sujets atteints de méningite tuberculeuse, traités à tort par le sérum antiméningococcique, ont présenté, immédiatement après la première injection, des accidents graves, voire même mortels. D'après Besredka (1), cette sensibilité des tuberculeux est du même ordre que celle des organismes sensibilisés au sérum. On la fait disparaître d'ailleurs par les vaccinations subintrantes dont on parlera plus loin.

Pathogénie. — La pathogénie de ces accidents doit, sans aucun doute, être rapportée à l'anaphylaxie sérique, sous sa forme la plus grave.

D'aucuns, Hohn entre autres, ont pensé qu'ils étaient dus à la mise en liberté des poisons contenus dans le corps des méningocoques, grâce à l'action bactériolytique du sérum introduit dans la cavité rachidienne. Cette hypothèse n'est pas soutenable pour plusieurs raisons : tout d'abord, le sérum n'entre pas directement en contact immédiat avec les méningocoques, ces derniers étant le plus souvent intracellulaires. Restent, il est vrai, les cas exceptionnels où les méningocoques sont extracellulaires. Mais cette objection n'a plus de raison d'être quand on observe les mêmes accidents alors que le liquide céphalo-rachidien est dénué de microbes. Enfin, Netter les a constatés dans une méningite à pneumocoques, d'autres dans des méningites tuberculeuses.

L'anaphylaxie sérique rend fort bien compte, au contraire, de la production de ces phénomènes :

Ces derniers rappellent trait pour trait le tableau clinique du choc anaphylactique qu'on observe chez l'animal sensibilisé par une injection antérieure de sérum. Besredka a montré, en effet, que des cobayes ayant reçu sous la peau une minime quantité de sérum de cheval succombent en quelques minutes, si, dix à douze jours après, on leur injecte, sous la dure-mère, 1/4 de centimètre cube du même sérum : ils présentent immédiatement des accidents nerveux de la plus haute gravité, notamment des convulsions, de la dyspnée; ils meurent rapidement dans le collapsus. Ces troubles sont analogues à ceux qui se produisent quand l'injection qui détermine le choc est pratiquée dans le péritoine ou les reines, mais leur gravité est plus constante et infiniment plus marquée quand on utilise la voie cérébrale.

(1) Besredka, *Paris médical*, 4 novembre 1911.

D'ailleurs Besredka et Mⁱˢ Lissofsky (1) ont réalisé chez le cobaye des accidents identiques, en employant la voie rachidienne telle qu'elle est utilisée chez l'homme dans le traitement de la méningite cérébrospinale : Chez des cobayes sensibilisés par la voie sous-cutanée, ils injectent, après le délai classique, 1/6 ou 1/15 de centimètre cube des mêmes sérums dans la cavité rachidienne : le choc anaphylactique suivi de mort rapide se produit dans des conditions semblables. Rappelons aussi que Lesné et Dreyfus ont réalisé les mêmes accidents chez le lapin sensibilisé, non par la voie cutanée, mais par la voie rachidienne.

On ne peut qu'être frappé de l'analogie étroite qui existe entre ces accidents obtenus expérimentalement et ceux qu'on observe au cours de la sérothérapie intrarachidienne. L'anaphylaxie sérique est donc bien en cause : « La clinique nous autorise à soutenir cette hypothèse, puisque les malades chez lesquels ils ont été observés étaient dans les conditions où peut exister l'état d'anaphylaxie. L'expérimentation vient également à l'appui de cette théorie, en prouvant que les injections intrarachidiennes de sérum, pratiquées suivant la méthode thérapeutique employée chez ces malades, peuvent déterminer des accidents anaphylactiques tout à fait analogues aux phénomènes à la suite desquels ils ont succombé » (Hutinel et Darré). Les expériences sur l'animal expliquent comment la sérothérapie antiméningococcique humaine est plus fertile en incidents de ce genre que toute autre de ses congénères, en raison de la voie particulière qu'on est obligé de suivre ; le contact direct du sérum avec le système nerveux en rend facilement compte.

PROPHYLAXIE DES ACCIDENTS DUS AU SÉRUM.

Contre les accidents sériques proprement dits. — Contre les accidents dits sériques on peut diriger la thérapeutique préventive et curative habituelle, et notamment utiliser le chlorure de calcium; mais leur présence doit mettre le praticien en garde contre la production possible d'anaphylaxie, si les injections de sérum doivent être continuées; ils montrent, en effet, que l'organisme est déjà sensibilisé.

Contre la méningite sérique. — On devra être beaucoup plus circonspect en face d'accidents donnant une réaction locale (méningite sérique).

En cas de reprise de température, de symptômes méningés,

---

(1) Besredka et Lissofsky, *Société de biologie*, 1911.

faisant penser à une rechute de méningite, on s'assurera tout d'abord qu'il s'agit d'une nouvelle infection méningococcique ou d'une méningite sérique. L'examen du liquide céphalo-rachidien montrera, dans le premier cas, avec de la leucocytose (polynucléaires ou lymphocytes) des méningocoques; dans le second cas, des polynucléaires intacts sans méningocoques.

Chaque catégorie d'accidents donne lieu à des indications spéciales.

Si le méningocoque est en cause, la sérothérapie sera reprise; sinon, les injections de sérum doivent être bannies, et souvent sous la seule influence de la ponction lombaire les accidents rétrocéderont.

Certains malades, d'autre part, présentent, outre l'infection méningococcique rachidienne, des symptômes méningés dus à l'action du sérum. On s'en rend compte aisément en constatant une recrudescence de ces derniers quelques heures après l'injection. La conduite à tenir est alors délicate : comme ces accidents ne sont pas graves, on peut continuer les injections de sérum, mais avec la plus grande prudence, et les cesser dès que les symptômes surajoutés menacent d'être inquiétants.

Hutinel et Darré ont montré que les injections préventives de sérum à dose minime quelques heures avant l'injection curative n'étaient douées, pour éviter cette réaction locale, d'aucune efficacité.

Contre les accidents anaphylactiques. — Plusieurs procédés ont été proposés pour empêcher l'éclosion du choc anaphylactique.

1° *Modifications chimiques et physiques du sérum*. — Divers auteurs, pensant que les dits accidents relevaient de l'action d'un poison contenu dans le sérum, ont imaginé de le neutraliser ou de le détruire par diverses substances : permanganate de potasse, alcool, chloroforme, eau oxygénée, alcaloïdes, ferments, acides, etc. ; à la vérité, ces tentatives n'ont pas été couronnées de succès.

Retenons cependant l'action bienfaisante du chauffage à 56° pendant quatre jours consécutifs. Besredka a montré expérimentalement que les sérums ainsi traités paraissent moins toxiques que les autres. Or le sérum antiméningococcique préparé à l'Institut Pasteur est chauffé : les accidents anaphylactiques qui suivent son emploi sont infiniment plus rares qu'avec les sérums étrangers.

Ce moyen n'est toutefois qu'un palliatif ; il diminue assurément la fréquence et l'intensité des accidents, mais il ne les supprime pas totalement, il faut donc recourir à d'autres méthodes.

2° *Diminution de la sensibilité nerveuse du sujet*. — Sous

l'inspiration de M. Roux, Besredka a montré l'absence de choc anaphylactique chez les cobayes narcotisés par l'éther ou soumis à l'action de l'alcool. Je ne pense pas que l'essai de la narcose par l'éther ait été tenté dans ce but en thérapeutique humaine.

3° *Traitement rationnel du malade par les injections répétées.* — Plusieurs expérimentateurs : Rosenau et Anderson, Besredka, etc., ont montré que les injections répétées de doses massives de sérum avant la période dite anaphylactique évitaient la production de cette dernière et des accidents qui la caractérisent. Ces constatations présentent la plus haute importance au point de vue de la sérothérapie humaine : en effet, en les mettant en pratique, on diminue en même temps la durée de l'infection ; on met de plus le malade à l'abri des rechutes, à l'occasion desquelles les accidents d'anaphylaxie sont le plus souvent observés, en raison de leur date habituelle d'apparition. Aussi nous rallions-nous entièrement à la manière de voir si bien exposée par Hutinel et Darré, et dirons-nous avec eux :

« Pour prévenir les accidents d'anaphylaxie sérique chez les malades atteints de méningite cérébro-spinale, il faut faire un diagnostic précoce, instituer rapidement la sérothérapie, employer de fortes doses de sérum et répéter les injections à intervalles aussi rapprochés que possible. Il faut injecter, d'emblée, dans le canal rachidien, 20 à 50 centimètres cubes de sérum selon l'âge du malade, renouveler les injections matin et soir pendant plusieurs jours consécutifs, si l'infection paraît sévère. En un mot, il faut employer la sérothérapie antiméningococcique, en se conformant aux règles générales qui sont aujourd'hui classiques pour la diphtérie et le tétanos. Par ce traitement précoce et intensif, on obtiendra rapidement la guérison dans la grande majorité des cas, et on pourra cesser l'emploi du sérum au bout de quelques jours, au moment où l'état anaphylactique n'est pas encore établi ; on mettra le malade dans les meilleures conditions possibles pour recouvrer l'intégrité fonctionnelle complète des centres nerveux et ne conserver aucune séquelle de l'inflammation méningée, et en même temps on lui évitera la plupart des accidents sérothérapiques, les plus douloureux et les plus graves relevant le plus souvent, comme nous l'avons vu, de l'anaphylaxie. »

4° *Vaccination anti-anaphylactique.* — Besredka a montré qu'on peut rendre réfractaire au choc anaphylactique, provoqué par l'injection déchaînante dans le cerveau, le cobaye sensibilisé par une injection préparante ; il suffit de lui injecter sous la peau, dans le péritoine ou le rachis, quelques heures avant l'inoculation mortelle, des doses minimes de sérum. Cette intervention préalable remplit l'office d'un véritable vaccin.

D'après Besredka et Mᵐᵉ Lissofsky (1), le même procédé met à l'abri des accidents obtenus à la suite des injections intrarachidiennes. A l'aide de *vaccinations subintrantes*, l'animal supporte des doses cent fois mortelles sans présenter le moindre trouble anaphylactique.

Il est infiniment vraisemblable que cette méthode, appliquée à l'homme, doit donner d'excellents résultats. Voici ce que Besredka (2) conseille à ce sujet :

Dans un cas avéré de méningite cérébro-spinale, si l'intervention ne paraît pas urgente, injecter tout d'abord dans le rachis 2 centimètres cubes de sérum ; puis, *deux heures après*, injecter les 20 à 30 centimètres cubes qu'on se proposait d'injecter.

Si l'intervention paraît très urgente, comme en certains cas où « chaque heure qui s'écoule enlève au malade des chances de guérison », injecter dans les veines 1/4 de centimètre cube de sérum, puis, *dix minutes après*, 1 centimètre cube, enfin un *quart d'heure après*, injecter dans le rachis les 20 à 30 centimètres cubes à titre curatif.

Besredka estime même que cette technique devrait être mise en œuvre dès la première intervention, sans attendre le moment où les accidents anaphylactiques apparaissent habituellement, après le délai classique des quelques jours qui suivent la dernière injection. « Car, dit-il, il faut considérer chaque sujet comme susceptible d'être en état d'anaphylaxie latente. »

Cette méthode nouvelle n'a pas encore été appliquée à la thérapeutique humaine ; mais les espérances qu'elle donne, d'après ses bases expérimentales, engagent vivement à la mettre en pratique, au moins dans les cas où l'on est en droit de craindre les accidents anaphylactiques.

Certes, le sérum antiméningococcique, comme tous les autres sérums, a ses inconvénients ; mais on aurait tort de s'exagérer, comme on a tendance à le faire, l'importance et la fréquence des accidents qui viennent d'être relatés ; chez certains praticiens, la crainte de l'anaphylaxie est telle qu'elle paralyse leur initiative thérapeutique, et leur fait écarter l'emploi du sérum. « Le médecin doit savoir que les accidents d'anaphylaxie sérique sont peu fréquents dans la méningite cérébro-spinale, que, dans la grande majorité des cas, ils sont d'un pronostic bénin, que les accidents mortels sont rares. Il faut chercher à les prévenir par un emploi

(1) Besredka et Lassofsky, *Société de biologie*, 1911.
(2) Besredka, *Paris médical*, 4 nov. 1911.

judicieux de la sérothérapie ; mais on ne saurait admettre que la crainte d'accidents aussi exceptionnels puisse, en restreignant l'emploi du sérum, diminuer la valeur d'une méthode thérapeutique qui doit être considérée comme une des plus belles acquisitions de la médecine contemporaine » (Hutinel et Darré).

DOSAGE DU SÉRUM ANTIMÉNINGOCOCCIQUE.

Tous les auteurs qui ont préparé du sérum antiméningococcique ont évidemment compris l'impérieuse nécessité d'apprécier la valeur du sérum avant de l'employer pour les besoins thérapeutiques. Mais, contrairement à ce qu'on a l'habitude d'observer pour le titrage des autres sérums connus (antidiphtérique, antitétanique, antidysentérique, etc.), tous se sont heurtés à des difficultés presque insurmontables. Ainsi qu'on le verra plus loin, il faut bien avouer que l'on n'est pas encore en possession d'une méthode rigoureuse et sûre pour en évaluer le pouvoir curatif.

Titrage par mensuration du pouvoir anti-infectieux. — Dès les premières recherches, on a pensé pouvoir résoudre le problème en dosant le pouvoir anti-infectieux du sérum. Rien ne paraissait plus simple que d'infecter expérimentalement un animal sensible comme le cobaye et la souris, et d'apprécier la valeur préventive et curative du sérum en utilisant contre l'injection infectante des quantités décroissantes de ce dernier. C'est ce qu'ont fait tout d'abord Jochmann, puis Ruppel.

D'après Jochmann, 0,2 centimètre cube de sérum injecté préventivement à la souris, sous la peau ou dans le péritoine, doit la protéger contre une dose 4 fois mortelle. Chez le cobaye, 0,5 centimètre cube de sérum doit protéger contre 2 doses mortelles qu'il évalue à 3 oses dans le péritoine.

Ruppel employait le même procédé, mais en se servant d'un méningocoque particulier dont il exaltait la virulence par une méthode qu'il n'a voulu révéler à personne. Les résultats qu'il obtint ne furent donc confirmés par aucun auteur.

L'étude des faits avancés par Jochmann fut reprise par tous les auteurs (Flexner, Kolle et Wassermann, Kutscher, Ghon, Dopter, etc.).

Contrairement aux affirmations de Jochmann, la mensuration du pouvoir anti-infectieux du sérum antiméningococcique est impossible à déterminer chez l'animal. En effet, le pouvoir pathogène du méningocoque et sa virulence sont extrêmement variables d'un animal à l'autre. De plus, il existe chez le cobaye (animal de choix) des différences énormes de réceptivité individuelle vis-à-vis de la dose mortelle, qui condamnent l'emploi de cette méthode ; d'un jour à l'autre, sans qu'on en connaisse la raison, la virulence du méningocoque varie en des proportions importantes. Puis, prenons un lot de cobayes de même poids (200 grammes) ; injectons-leur, par exemple, 2 oses d'une culture sur agar, âgée de vingt-quatre heures ; les uns succombent en quelques heures, d'autres en deux à trois jours, d'autres résistent. En un mot, une dose peut être mortelle pour l'un, inoffensive pour l'autre ; et la dose minima mortelle est impossible à définir.

On comprend, dans ces conditions, que la base d'appréciation soit trop peu précise pour qu'on puisse tabler sur des résultats certains dans des expériences de sérothérapie, destinées à évaluer rigoureusement le pouvoir curateur et même préventif d'un sérum donné.

Après de multiples essais infructueux chez le jeune cobaye, j'ai entrepris des expériences semblables chez le singe macaque par la voie rachidienne. J'ai observé les mêmes écarts.

On a pensé pouvoir tourner la difficulté en exaltant la virulence du méningocoque et en essayant de la lui faire conserver. Kolle, Wassermann, Dopter ont fait subir ainsi, à des cultures de méningocoques, de multiples passages par le péritoine de cobayes et de souris, sans obtenir de résultats appréciables. Sans vouloir lui conférer une plus grande virulence, j'ai tenté en vain d'habituer le méningocoque à l'organisme du cobaye par des passages en sacs de collodion dans le péritoine de cet animal.

Kolle et Wassermann ont cherché, par injection sous-cutanée préalable d'agressines artificielles, à rendre les animaux plus sensibles à l'injection péritonéale pratiquée une heure après ; les résultats furent très inconstants.

La question paraît donc jugée actuellement : jusqu'à plus ample informé, la protection que peut conférer le sérum contre N doses mortelles de méningocoque est impossible à évaluer.

Titrage par la fixation du complément. — Kolle et Wassermann (1) ont pensé pouvoir doser le pouvoir antimicrobien du sérum par la méthode de la fixation du complément, qui leur permet de titrer la quantité d'ambocepteurs qu'il contient :

Dans une série de tubes, ils versent une même dose d'extrait : 1 centimètre cube d'une dilution à 1/10, soit 0,1 centimètre cube d'extrait, puis dans chacun d'eux respectivement des dilutions progressives de sérum : 1 centimètre cube de dilution à 1 p. 100, à

(1) Kolle et Wassermann, *Deutsche medic. Wochenschrift*, 1906.

5 p. 1000, à 1 p. 1000, à 1 p. 10000, soit 0,01, 0,005, 0,001, 0,0001 centimètre cube.

On ajoute 1 centimètre cube de complément de cobaye, dilué à 1 p. 10 dans l'eau physiologique.

Après une heure de contact à l'étuve à 37°, on ajoute alors dans chaque tube le système hémolytique : globules rouges de mouton et sérum mouton-lapin. Nouveau séjour à l'étuve à 37° pendant deux heures, puis à la glacière pendant seize à dix-huit heures. Puis on observe les résultats. Des témoins sont institués avec du sérum normal et de l'eau physiologique.

Kolle et Wassermann estiment que, pour être utilisable, le sérum doit empêcher l'hémolyse à la dose de 0,001 centimètre cube.

Le tableau suivant figure une de ces expériences de dosage :

SÉRUM ANTI	EXTRAIT	SÉRUM NORMAL	RÉSULTATS
0,1	0,05	—	Hémolyse = 0
0,05	0,05	—	Hémolyse = 0
0,01	0,05	—	Hémolyse = 0
0,005	0,05	—	Hémolyse = 0
0,003	0,05	—	Hémolyse = 0
0,002	0,05	—	Hémolyse = 0
0,001	0,05	—	Hémolyse = légère.
0,0005	0,05	—	Hémolyse = presque totale.
0,0001	0,05	—	Hémolyse = complète.
—	0,05	0,1	Hémolyse = complète.
—	0,05	0,05	Hémolyse = complète.
—	0,05	0,01	Hémolyse = complète.
—	0,05	—	Hémolyse = complète.

Cette méthode de dosage du sérum par sa teneur en ambocepteurs a été appliquée par plusieurs auteurs qui ont émis à son sujet des avis fort différents.

Krumbein et Diehl (1), Onaka (2) la préconisent en affirmant qu'elle donne des résultats constants et comparables ; ils avouent cependant qu'elle ne peut remplacer le procédé qui consiste à évaluer le pouvoir anti-infectieux, si le méningocoque pouvait avoir vis-à-vis de l'animal une virulence constante ; mais elle peut être d'un secours très utile dans l'appréciation de la valeur thérapeutique du sérum.

Au contraire, d'après Kraus et Baecher (3), et Baecher et Hachla (4),

(1) Krumbein et Diehl, Arbeiten aus dem Inst. zur Erforsch. der Infektionskrankheiten in Bern., 1909.
(2) Osaka, Centralblatt für Bakteriologie, 1910.
(3) Kraus et Baecher, Zeitschrift für Immunitätforschung und experimentelle Therapie, 15 juillet 1909.
(4) Baecher et Hachla, Zeitsch. für Immunitätforschung, 1910.

Haendel, Uhlenhuth, Neufeld (1), etc., ce mode de dosage conduirait à des résultats erronés ; en effet, pour Neufeld, Haendel, Moreschi, etc., on connaît mal la nature des substances donnant lieu à la fixation du complément ; à leur avis, ces dernières seraient différentes des ambocepteurs bactériolytiques, et on doit rester sceptique sur leur nature spécifique.

D'autre part, Kraus et Baecher ont montré que, dans cette épreuve, les résultats peuvent être tout différents, suivant qu'on utilise l'extrait de telle ou telle race de méningocoques : ils varieraient donc suivant l'antigène employé.

On estime enfin que la quantité d'ambocepteurs contenus dans un sérum déterminé est totalement indépendante des autres propriétés qu'il peut présenter : pouvoir agglutinant, précipitant, bactériotropique (Neufeld) ; de plus, de ce qu'un sérum est riche en ambocepteurs, il ne s'ensuit pas fatalement qu'il soit doué d'une haute valeur curative. Bref, pour la plupart des auteurs, la méthode de Kolle et Wassermann, ne renseignant que sur la teneur en ambocepteurs, n'est, en aucune façon, capable de renseigner exactement sur la valeur thérapeutique : c'est une méthode « auxiliaire » et rien de plus.

Titrage par les bactériotropines. — Nous avons insisté plus haut sur le pouvoir bactériotropique du sérum, mis en évidence par Jochmann, Flexner et Jobling (3), puis Neufeld. Neufeld a imaginé de l'utiliser *in vitro* pour l'appliquer à son dosage.

1° On recueille, chez le cobaye, des leucocytes obtenus par injection intrapéritonéale de 10 à 20 centimètres cubes de bouillon. Ces leucocytes sont prélevés cinq à six heures après l'injection. On les lave trois fois dans l'eau physiologique. On cherche à obtenir une émulsion égalant en opacité une émulsion de lécithine à 3 p. 1000 ;

2° On prépare une émulsion de méningocoques sur une culture de gélose âgée de vingt heures dans un centimètre cube d'eau physiologique ;

3° On verse, dans de petits tubes de 5 centimètres de long sur 12 millimètres de large, des dilutions successives de sérum anti, de sérum normal (de 1 p. 10 à 1 p. 10000), en d'autres de l'eau physiologique ;

4° Dans chacun de ces tubes, on verse ensuite deux gouttes de sérum diversement dilué (0,01, 0,005, 0,0005, 0,0002 centimètre

(1) Neisser, *Medizin Klinik*, 1908.
(2) Neisser et Hauser, *Arb. aus dem kaiserl. Gesundheitsamte*, Bd. XV.
(3) Jochmann, *Journal of experimental medicine*, juillet 1909.

cube), puis une goutte d'émulsion microbienne, puis deux gouttes de leucocytes ;

5° On porte ces mélanges à l'étuve à 37°, pendant une heure et demie ;

6° Avec une pipette, on prélève une goutte du dépôt que l'on étale sur lames. On fixe, on colore par le bleu de méthylène.

Des tubes de contrôle sont préparés d'une façon identique avec du sérum normal et de l'eau physiologique.

Les préparations sont examinées. On compte alors sur 100 leucocytes le nombre de germes phagocytés. Et l'on cherche la plus forte dilution qui augmente la phagocytose, comparée à celle que donne en dilution égale le sérum normal. Neufeld propose la dilution de 0,0005 comme limite minima que doit atteindre un sérum antiméningococcique pour pouvoir être utilisé en thérapeutique.

On peut faire à cette méthode une objection très sérieuse :

Elle est délicate en ce sens que tous les échantillons de méningocoques ne sont pas utilisables dans cette épreuve. Certaines races, en effet, sont trop rapidement phagocytées et même digérées dans des dilutions de sérum à 1 p. 5000, et voire même dans l'eau physiologique. Pour d'autres, la phagocytose ne s'effectue qu'en dilution à 1 p. 500. Cet écart est trop considérable. Il faut donc choisir un échantillon qui permette des expériences probantes. Puis Neufeld recommande de n'utiliser que des méningocoques récemment issus de l'organisme ; on sait combien il est difficile, surtout en dehors de tout milieu épidémique, de pouvoir s'en procurer.

Restent alors deux méthodes qui utilisent le pouvoir bactéricide du sérum in vitro :

Kraus et Baecher cherchent à déterminer la dose de sérum capable d'amener la mort des méningocoques introduits dans le péritoine du cobaye dans un temps donné. Dans une expérience préalable sur des cobayes de 150 grammes, on cherche la plus faible dose de culture qui, après un séjour de huit à douze heures dans le péritoine, donne encore des colonies nombreuses, mais isolées, sur plaques d'agar ensemencées avec l'exsudat obtenu. Une semblable émulsion est injectée, dans les expériences de titrage, en mélange avec des doses décroissantes de sérum anti et de sérum normal. Après un nombre d'heures variable, on prélève l'exsudat à l'aide de pipettes capillaires ; on l'ensemence sur plaques d'agar. On constate ensuite, par le nombre des colonies qui ont poussé, l'activité bactéricide comparée du sérum anti et du sérum normal. Cette action bactéricide peut se mesurer d'après la dilution de sérum antiméningococcique capable de tuer le méningocoque, alors que la même dilution de sérum normal est dénuée de propriétés anti-infectieuses.

Cette méthode ne me paraît pas à l'abri de tout reproche, car, en raison de la forte dose de culture employée, les différences de résistance individuelle de l'animal doivent se manifester comme dans les expériences anciennes, où l'on voulait prouver le pouvoir préventif et curatif anti-infectieux. On en trouve, d'ailleurs, la preuve dans une expérience de Kraus et Baecher :

De deux cobayes injectés avec la même dose de cultures, l'un, ayant reçu 0,5 centimètre cube de sérum anti, succombe en huit heures, l'autre, n'ayant reçu que 0,1 centimètre cube, meurt plus tardivement, en vingt-quatre heures.

L'« épreuve du péritoine » (p. 309) qu'on peut utiliser, semble-t-il, dans un but de dosage du sérum, évite cette cause d'erreur. En se servant de doses sûrement non mortelles, le péritoine, chez tous les animaux en expérience, présente une réaction défensive identique.

On sait que, si on injecte à des cobayes de 200 grammes dans le péritoine 0,5 centimètre cube de sérum antiméningococcique non chauffé et, vingt-quatre heures après, 1/6° de culture sur agar, les préparations, effectuées avec l'exsudat péritonéal prélevé vingt et trente minutes après la dernière injection, montrent à ce moment la disparition complète du méningocoque. Quand l'émulsion est injectée seule, la disparition ne s'effectue que vers la dixième heure ; chez les animaux qui, au lieu d'immun-sérum, ont reçu du sérum normal, elle s'opère au bout d'une heure et demie à deux heures.

En employant sur un lot de cobayes des quantités décroissantes de sérum anti, on peut arriver à déterminer la dose capable de faire disparaître le méningocoque en trente minutes par exemple.

DOSE DE SÉRUM injectée.	DOSE DE MICROBES injectée.	RÉSULTATS (prélèvement de l'exsudat 30 minutes après l'injection des microbes).
Cent. cubes.		
1	1/6 de culture.	0 microbe.
0,5	Id.	0 microbe.
0,4	Id.	0 microbe.
0,3	Id.	0 microbe.
0,25	Id.	0 microbe.
0,2	Id.	Microbes rares.
0,1	Id.	Microbes assez nombreux.

On fait donc des dilutions de sérum dans l'eau physiologique ; on en injecte 1 centimètre cube de liquide dans le péritoine.

Le lendemain, on injecte 1 centimètre cube d'une émulsion obtenue en raclant la culture dans 6 centimètres cubes d'eau physiologique.

Le tableau de la page 363 montre les résultats que donne un sérum très actif.

Un sérum qui, à la dose de 0,25 centimètre cube, amène la disparition du méningocoque en trente minutes, peut être utilisé en thérapeutique humaine.

Les résultats obtenus sont pour ainsi dire constants. On peut, d'ailleurs, observer de cette façon la progression croissante de l'activité du sérum, au fur et à mesure des progrès de l'immunisation des chevaux :

Au bout de quelques vaccinations, le sérum assure la destruction du méningocoque à la dose de 1 centimètre cube, puis de 0,5, de 0,4, de 0,3, etc.

Cette méthode est celle qui semble donner jusqu'alors les résultats les plus comparables ; elle permet, plus que toute autre, de se rendre compte du pouvoir anti-infectieux du sérum antiméningococcique.

Mais l'approximation qu'elle donne n'est pas encore suffisante. On ne sera en possession d'un procédé de titrage vraiment rigoureux que le jour où l'on pourra déterminer la dose minima mortelle de méningocoques capable de tuer l'animal dans un délai constant, et la dose de sérum nécessaire pour la combattre.

Titrage par mensuration du pouvoir antitoxique. — Kolle et Wassermann, les premiers, ont titré le pouvoir antitoxique du sérum obtenu chez les chevaux vaccinés par les extraits autolytiques. Ils ont été suivis dans cette voie par Kraus et Dœrr. Dopter a montré que le sérum des chevaux vaccinés par les cultures vivantes seules présente ce pouvoir à un degré aussi élevé.

Kraus et Dœrr (1) estiment que cette méthode, à l'exclusion de toute autre, est suffisante pour apprécier la valeur thérapeutique du sérum.

Voici comment on procède :

Dans des récipients stériles, on verse 1 centimètre cube du sérum antiméningococcique non chauffé qu'on se propose d'éprouver ; puis on ajoute respectivement à chacun d'eux 1, 0,5, 0,4, 0,3, 0,2, 0,1 centimètre cube d'extrait autolytique dont on connaît la toxicité. On mélange bien le tout et on laisse séjourner à l'étuve pendant trente minutes. On injecte alors chaque mélange dans le péritoine de cobayes de 150 à 180 grammes environ. On observe les variations du pouvoir antitoxique suivant que l'immuni-

____

(1) Kraus et Dœrr, *Wiener klinische Wochenschrift*, 1908.

sation du cheval est plus ou moins avancée. Soit un extrait actif dont 0,1 centimètre cube représente la dose minima mortelle ; un centimètre cube du sérum peut ainsi neutraliser de 2 à 10 doses mortelles. Kolle et Wassermann estiment qu'un sérum neutralisant 5 doses mortelles peut être employé en thérapeutique humaine.

Tel est le principe général de cette méthode. Plusieurs objections importantes lui ont été opposées.

1° La toxicité de l'extrait autolytique n'est pas uniformément constante dans ses effets sur l'animal. Dans la même série d'expériences, certains cobayes succombent avec 0,1 centimètre cube d'autolysat ; d'autres qui en ont reçu 0,3 survivent. Il est vrai que Kraus et Doerr, pour rendre ces résultats plus uniformes, ont proposé de remplacer l'eau distillée qui sert à émulsionner les cultures et où ces dernières macèrent, par la solution décinormale de soude. Par ce procédé, les résultats sont plus constants, mais Krumbein et Diehl, Dopter ont encore souvent constaté des différences importantes de nature à troubler les épreuves de titrage antitoxique du sérum. Je relève ainsi dans mes essais des expériences où, dans une même série, un cobaye, qui a reçu 5 doses mortelles d'extrait succombe, alors qu'un autre ayant reçu 10 doses mortelles résiste. C'est ce qui ressort de la lecture des tableaux suivants :

```
1 cent. cube sérum + 1    cent. cube d'extrait = survit.
1    —       —    + 0,5    —        —      = mort en 12 heures.
1    —       —    + 0,3    —        —      = survit.
1    —       —    + 0,1    —        —      = survit.

1 cent. cube sérum + 1    cent. cube d'extrait = mort en 20 heures.
1    —       —    + 0,5    —        —      = survit.
1    —       —    + 0,3    —        —      = mort en 10 heures.
1    —       —    + 0,1    —        —      = survit.
```

Il est bien évident qu'il serait fort imprudent de conclure dans ces conditions. De telles expériences ne sont guère aptes à faire apprécier à sa juste valeur le pouvoir antitoxique du sérum.

2° On ignore, en réalité, quels sont les poisons microbiens qui, au cours de la macération dont les germes sont l'objet, passent dans le liquide d'autolyse. Il est infiniment probable qu'il existe une toxine retenue par le corps microbien, et qui s'en est dégagée ; mais n'existe-t-il pas, en outre des poisons différents, une albumine, une peptone peut-être, indépendante de la spécificité du germe ?

3° Enfin, d'après Krumbein et Diehl (1), les résultats varieraient

(1) Krumbein et Diehl, loc. cit.

encore suivant l'origine de l'extrait employé ; tous les méningocoques ne donneraient pas une toxine également neutralisable par un sérum donné. Inversement, un même extrait ne serait pas toujours neutralisé par des sérums d'origine différente.

Dans ces conditions, un dosage, établi sur ce principe, ne peut donner une idée exacte de la valeur antitoxique du sérum. De plus, les résultats seraient-ils satisfaisants, on ne peut admettre avec Kraus et Doerr que le pouvoir antitoxique seul soit suffisant pour servir de criterium absolu dans l'appréciation de la valeur curative d'un sérum, destiné à combattre l'infection beaucoup plus assurément que l'intoxication.

En réalité, et pour conclure, une méthode de titrage rigoureux du sérum antiméningococcique est encore à découvrir.

VACCINATION ET SÉROTHÉRAPIE
ANTITYPHIQUES

Par

le Dr E. SACQUÉPÉE,

Professeur agrégé au Val-de-Grâce.

Les médications antityphiques sont, les unes *préventives*, les autres *curatives*.

I. — MÉDICATIONS PRÉVENTIVES

Les médications préventives comprennent les *vaccinations* et l'*immunisation passive*, que nous étudierons successivement.

1. — VACCINATIONS (1)

L'emploi des *vaccinations*, dans le but de procurer à l'organisme humain l'immunité active contre la fièvre typhoïde, a pris son point de départ dans les recherches de Chantemesse et Widal en France (1888), de Brieger, Wassermann et Kitasato en Allemagne (1892), Bruschettini en Italie (1892). Ces différents travaux montraient qu'il est possible de vacciner l'animal contre des doses sûrement mortelles de bacille typhique, en lui injectant au préalable et à trois ou quatre reprises des cultures de ce même microbe stérilisées par la chaleur, ou même simplement des produits solubles débarrassés de corps microbiens (Chantemesse et Widal).

En 1896, Pfeiffer et Kolle en Allemagne, Wright en Angleterre

(1) Consulter pour la bibliographie ou pour les détails complémentaires : NATTAN-LARRIER, *Presse médicale*, 1903. — JOE et GUYER, *Revue d'Hygiène*, 1905. — NETTER, *Bulletin Institut Pasteur*, 1906. — E. SACQUÉPÉE, *Journal Méd. Français*, 15 octobre 1910. — OLLA, Thèse Lyon, 1913. — H. VINCENT, *Bull. Acad. Méd.*, t. LXV, p. 53. — E. SACQUÉPÉE, *Paris médical*, janvier 1913, n° 7.

À l'étranger : GUYER, KOLLE, HIRSCH et KRAUSER, *Klinisches Jahrbuch*, t. XIV. — PFEIFFER, Die Methoden der Schutzimpfung gegen Typhus. In *Handbuch der Technik und Methode der Immunitätsforschung* de KRAUS et LEVADITI, 1905.

étudièrent à nouveau le sujet ; Wright tenta l'expérience chez l'homme, et depuis lors il n'a cessé de s'occuper sans cesse de la méthode ; il est véritablement l'apôtre de la vaccination antityphique, et c'est incontestablement grâce à ses efforts incessants qu'elle a fait son chemin, — au moins en Angleterre et en Allemagne. De nombreux auteurs ont d'ailleurs abordé la question ; ce sont leurs recherches que nous allons exposer.

Procédés d'immunisation active.

Dans tous les procédés, on emploie des cultures de bacille d'Eberth, stérilisées ou non, qu'on injecte ensuite sous la peau (1), après des préparations variables suivant chaque méthode.

Le choix de l'échantillon bacillaire n'est pas indifférent ; on sait, en effet (Friedberger, Besserer et Jaffé, etc.), que les divers bacilles typhiques ne sont pas absolument identiques entre eux, surtout au point de vue de leur virulence. Malheureusement, comme le remarque Leishman, nous ne savons pas de façon précise quelles qualités sont particulièrement désirables pour la souche vaccinifère, et de notre ignorance à cet égard résultent les réalisations pratiques les plus disparates. Wright, Leishman, etc., utilisèrent toujours un bacille peu virulent, ne voyant pas d'avantage à faire autrement ; Bassenge et Mayer, au contraire, n'emploient que des races très virulentes. A la suite de Wassermann, la plupart des auteurs allemands donnent la préférence aux bacilles doués de propriétés de « liaison » particulièrement développées, propriétés qui ne sont aucunement parallèles à la virulence (2). Wassermann recommande également de préparer un vaccin polyvalent, en mélangeant des cultures d'échantillons différents, cela en raison d'une certaine variabilité du bacille d'Eberth ; mais, d'après Bassenge et Mayer, le vaccin polyvalent serait inférieur au vaccin monovalent. H. Vincent utilise plusieurs échantillons différents de bacille d'Eberth, auxquels il ajoute un bacille paratyphique B et un bacille paratyphique A.

Quoi qu'il en soit de ces questions de principe, aucunement résolues pour l'instant, de nombreux procédés ont été mis à l'épreuve.

On a préconisé jusqu'ici l'emploi :

a) de *bacille typhique vivant :*

---

(1) Sauf dans les procédés de Friedberger et Mareschi et de Courmont et Rochaix (Voir plus loin). — Des essais de vaccination par ingestion (Wright, Brieger) n'ont pas donné de résultats.

(2) Wassermann, *Festschrift f. R. Koch's Geburts.*, 1903. — Quand on met en présence d'un sérum antityphique différents échantillons de bacilles typhiques, ces échantillons « absorbent » plus ou moins des substances bactéricides du sérum. Cette faculté d'absorption mesure le pouvoir de liaison.

Procédé de Castellani ;

b) de *cultures totales, stérilisées* :

Procédé de Wright-Leishman ;

Procédé de Pfeiffer-Kolle ;

Procédé de Chantemesse ;

Procédé de Bassenge et Rimpau ;

Procédé de Friedberger et Moreschi ;

Procédé de Lévy et Blumenthal ;

Procédé de M. Raynand ;

Procédé de Courmont et Rochaix ;

c) de *produits d'extraction des bacilles morts* :

Procédé de Wassermann ;

Procédé de Shiga et Neisser ;

d) de *produits d'extraction des bacilles vivants* :

Procédé de Bassenge et Mayer ;

Procédé de Mac Fadyen et Rowland ;

Procédé de H. Vincent.

Nous dirons quelques mots de chacun de ces procédés, en insistant particulièrement sur ceux de Wright-Leishman et de Pfeiffer-Kolle, qui ont été le plus employés jusqu'ici, et sur ceux de Chantemesse et de H. Vincent, qui nous intéressent plus immédiatement.

A. — **Vaccination par bacilles typhiques vivants**. — Castellani a inoculé, sans accidents sérieux, semble-t-il, $0^{cc},5$ à 1 centimètre cube d'une culture de vingt-quatre heures en eau peptonée, chauffée pendant une heure à 50° pour atténuer sa virulence, sans tuer les germes.

Il est de toute évidence que l'injection de bacilles vivants est douée d'un pouvoir infectant plus considérable que l'injection de bacilles morts ou d'extraits bacillaires. L'immunisation ainsi conférée doit être particulièrement solide. Mais il serait téméraire de vouloir généraliser une pareille méthode ; car, dans la masse des inoculés, il se trouverait certainement des sujets prédisposés qui contracteraient, soit la fièvre typhoïde, soit une autre manifestation éberthienne. Il faut craindre, en outre, la fixation possible du bacille sur les voies biliaires, et tout le monde connaît aujourd'hui le danger de cette localisation, qui risque de disséminer le bacille et la maladie. Aussi la méthode de Castellani nous paraît-elle devoir être abandonnée.

B. — **Vaccination par cultures totales stérilisées**. — 1° *Procédé de Wright-Leishman*. — Dans la *méthode de Wright*, suivant la technique modifiée par Leishman, on emploie des cultures en bouillon peptonisé, âgées de vingt-quatre à quarante-huit heures, et largement aérées pendant leur développement; ces cultures sont ensuite stérilisées par un chauffage à 53° pendant une heure, température qui suffit à tuer le bacille d'Eberth, sans diminuer le pouvoir vaccinant du produit; au contraire, le chauffage à des températures plus élevées, employé antérieurement (chauffage à 60°), fait baisser sensiblement la valeur du vaccin, au moins vis-à-vis des animaux de laboratoire (Harrison). La culture tuée est ensuite additionnée de 2,5 p. 100 de lysol, destiné à maintenir la stérilité au cours des manipulations ultérieures. La vaccination se fait en deux temps; les doses optima (1) sont de cinq cent millions de bactéries (soit 0,5 centimètre cube) pour la première inoculation, et 1 000 millions pour la seconde, faite neuf à dix jours après.

Le vaccin doit être âgé de trois semaines au moins et de trois mois au plus. Trop jeune, il détermine des réactions plus marquées; plus âgé, il perd de son efficacité.

Cette technique est celle qui est recommandée à l'heure actuelle; il est bon de rappeler qu'elle diffère dans certains détails des procédés antérieurement préconisés par Wright. Au début, on employait des cultures âgées de dix à onze jours, stérilisées à 60°; l'activité du vaccin était calculée d'après sa virulence pour l'animal, la dose d'inoculation (0,5 centimètre cube) représentant le 1/3 de la dose mortelle pour 250 grammes de cobaye.

La technique indiquée plus tard se rapproche beaucoup de celle qui a été décrite plus haut, mais la culture était stérilisée à 60°, et le nombre de bacilles inoculés était sensiblement plus fort (750 à 1 000 millions de germes pour la première inoculation).

Les doses d'inoculation données par les auteurs doivent être scrupuleusement respectées. Des inoculations plus faibles seraient insuffisantes; des inoculations plus fortes risqueraient de provoquer des réactions trop vives, et de plus, chose assez curieuse, elles pourraient n'être pas vaccinantes. Ainsi Paladino-Blandini, confirmant une observation de Wright, constate que chez les cobayes on obtient l'immunisation en injectant 0cc,1 à 2 centimètres cubes de

(1) La force du vaccin est calculée d'après le nombre de bacilles qu'il contient. Pour fixer ce chiffre, on mélange à parties égales le vaccin avec une dilution de sang à un titre connu (Wright), on examine ensuite au microscope quel est le nombre respectif des bacilles et des globules rouges par champ. Connaissant le chiffre de globules par centimètre cube, il est alors facile de calculer le nombre de bacilles. Antérieurement, la concentration du vaccin était calculée d'après son degré de transparence. L'estimation de la force du vaccin essayé par rapport à un vaccin d'activité déjà connus, porte le nom de *standardisation*. Le procédé de mensuration de Wright a l'inconvénient d'exposer les microbes à la bactériolyse. Pour tourner cette difficulté, Harrison a recommandé d'utiliser seulement du sang débarrassé du plasma par centrifugations répétées. Les numérations sont faites sur préparations fraîches (non fixées), additionnées au besoin d'une trace de formol pour immobiliser les bacilles.

vaccin, mais qu'on ne l'obtient plus en injectant 4 centimètres cubes.

2° *Procédé de Pfeiffer-Kolle.* — Aux cultures en bouillon, qui renferment une certaine proportion de substances toxiques inutiles à l'immunisation et qui sont en outre difficiles à doser rigoureusement, Pfeiffer et Kolle préfèrent les cultures sur gélose. On émulsionne des cultures de vingt-quatre heures dans l'eau physiologique (45 centimètres cubes pour 10 tubes); le mélange est chauffé à 60° pendant une heure et demie à deux heures, additionné de 3 p. 100 d'acide phénique, réparti en flacons et de nouveau chauffé à 60° pendant une demi-heure. Chaque tube donne 10 anses de culture; une anse correspond à 2 milligrammes de microbes, soit 0ᶜᶜ,5 d'émulsion. Kolle recommande, quand c'est possible, trois inoculations de doses croissantes. Dans la pratique, on se contente presque toujours de deux inoculations, espacées de huit à dix jours, la première de une anse, la seconde de trois anses. Une troisième inoculation (cinq anses) est particulièrement désirable si les deux premières n'ont amené qu'une réaction faible. Depuis mai 1905, à la suite de quelques réactions particulièrement violentes, les trois doses ont été réduites respectivement à 0ᶜᶜ,3, 0ᶜᶜ,8 et 1 centimètre cube (1).

3° *Procédé de Chantemesse.* — Le bacille typhique est ensemencé sur gélose. Après 18 à 24 heures de culture, on verse dans les récipients de l'eau physiologique, et on agite, de manière à émulsionner petit à petit. L'émulsion terminée, on en prélève une petite quantité, sur laquelle est pratiquée une numération exacte après addition de formol et coloration.

Se basant sur les résultats de la numération, on ajoute à la masse restante de l'émulsion une quantité déterminée d'eau physiologique, de manière à ce que cette émulsion renferme 1 milliard de germes par centimètre cube; un chauffage à 56° pendant 45 minutes assure la stérilisation; on répartit en tubes, après avoir ajouté 2,5 p. 1000 de crésol.

La vaccination demande quatre inoculations successives, qu'il est préférable de pratiquer à intervalles de 8 à 14 jours l'une de l'autre. Les doses inoculées comportent successivement 0,25; 0,50; 0,75 et 1 centimètre cube.

4° *Autres procédés.* — La plupart des autres procédés sont inspirés des précédents dans leurs grandes lignes.

Bassenge et Rimpau préconisent, comme Pfeiffer et Kolle, les émul-

---

(1) D'après la description qu'en donne NETTER (*Bull. Acad. Méd.*, t. LXV), le procédé de RUSSEL, employé en Amérique, est à peu près identique à celui de PFEIFFER et KOLLE. Les cultures tuées sont additionnées de crésol.

sions de cultures sur gélose tuées à 60°, mais à doses sensiblement moindres : 1/3 à 1/5 d'anse, en deux inoculations.

Friedberger et Moreschi, utilisant une remarque antérieure de Löffler, stérilisent leurs cultures à 120° ; ils inoculent ensuite *dans les veines* (c'est le seul procédé qui emploie l'inoculation intra-veineuse) la quantité correspondant à 1/30° ou jusque 1/1000° d'anse.

Lévy et Blumenthal obtiennent expérimentalement de bons effets en inoculant des émulsions bactériennes en solutions sucrées (glucose ou galactose) ou en solutions d'urée très concentrées.

Maurice Renaud stérilise le bacille (émulsion de cultures de quarante-huit heures en eau physiologique), en les exposant pendant trente minutes à l'irradiation d'une lampe en quartz (vaccin irra-dié).

Courmont et Rochaix préconisent l'introduction par le rectum de cultures stérilisées ; ce lavement vaccinal est additionné de laudanum.

Dans les méthodes qui précèdent, on inocule à la fois les corps mêmes des microbes et les produits toxiques des cultures ; il y a sans doute dans ces mélanges, à côté de produits immunisants, d'autres substances inutiles ou toxiques. La toxicité n'est pas nécessaire à l'immunisation, au moins peut-on le supposer par analogie avec les faits mis en évidence par Ehrlich à propos des toxines et des toxoïdes ; malheureusement, nous ne sommes aucunement fixés sur la séparation stricte des substances nécessaires à la production de l'immunité.

Les procédés dont il reste à parler ont tous pour but de laisser de côté les corps microbiens, après leur avoir enlevé autant que possible les substances supposées indispensables à la vaccination. On peut les désigner en bloc sous le nom de *procédés par extraction*.

C. — **Vaccination par les produits d'extraction des bacilles morts (autolyse cadavérique)**. — Wassermann utilise des émulsions dans l'eau distillée (5 centimètres cubes par tube) de cultures de vingt-quatre heures sur gélose ; l'émulsion est chauf-fée vingt-quatre heures à 60°, abandonnée ensuite à l'autolyse à 37° pendant cinq jours, filtrée sur bougie, et finalement concentrée dans le vide jusqu'à dessiccation complète. On obtient ainsi une poudre, qu'on dilue au moment de l'usage dans le sérum physiologique phéniqué. La dose d'inoculation est de 0gr,0017 de poudre. Suivant Hetsch et Kutscher, la complexité des manipulations expose beaucoup aux impuretés.

Le procédé de Shiga et Neisser (procédé des *récepteurs libres*) est très analogue au précédent : l'émulsion de bacilles typhiques est chauffée à 60°, puis abandonnée à 37° pendant trois jours, et finalement filtrée. C'est le filtrat qui sert aux inoculations.

Une seule inoculation est prescrite pour l'application des procédés de Wassermann, Shiga et Neisser, etc. Cette inoculation unique est certainement insuffisante dans tous les cas.

D. — **Vaccination par les produits d'extraction des bacilles vivants (autolyse vitale).** — Bassenge et Mayer, sur l'inspiration de Brieger, ont utilisé des filtrats de cultures vivantes. Les cultures sur gélose d'un bacille très virulent sont émulsionnées dans l'eau distillée, soumises à l'agitation continue pendant trois jours, puis filtrées ; on obtiendrait ainsi un produit vaccinant, sans être toxique, les substances virulentes restant fixées sur le corps bacillaire (?). On pratique une seule injection de 2 centimètres cubes de filtrat, soit les produits solubles d'un tube de culture.

Mac Fadyen et Rowland congèlent les cultures à l'aide de l'air liquide ; ensuite elles sont triturées, et le liquide ainsi obtenu est filtré. Le filtrat serait immunisant.

Procédé de H. Vincent. — Le vaccin de H. Vincent est un autolysat de bacilles vivants. Le produit d'une culture de vingt-quatre ou quarante-huit heures sur gélose est émulsionné dans 5 centimètres cubes d'eau physiologique, où on laisse macérer pendant deux à quatre jours à 37°. On centrifuge. Le liquide clair surnageant est recueilli, additionné d'éther, et laissé en contact avec ce dernier pendant vingt-quatre heures ; l'éther assure la stérilisation. Quelques minutes d'évaporation à 37-38° suffisent pour faire disparaître l'éther, très volatil.

Nous avons déjà dit que le vaccin est polyvalent. Il est, non seulement antityphique, mais encore antiparatyphique.

Quatre injections sont nécessaires pour une immunisation solide ; on les pratique à huit ou dix jours d'intervalles, aux doses successives de 0°°,75, 1 centimètre cube, 2 centimètres cubes, 2°°,50. L'autolyse est prolongée pendant vingt-quatre heures pour les deux premières injections, pendant quarante-huit heures pour les deux dernières.

Le vaccin ainsi obtenu est un liquide très clair, isotonique avec les humeurs.

Il renferme les endotoxines et les exotoxines des bacilles vivants.

Technique des inoculations.

La plupart des procédés ont recours à la voie sous-cutanée ; font exception les procédés de Friedberger et Moreschi et de Courmont et Rochaix, qui préconisent respectivement la voie intraveineuse et la voie rectale; l'une et l'autre seraient impraticables pour un service un peu étendu.

Après les précautions habituelles d'antisepsie, les vaccins sont inoculés, sous la peau, aux doses indiquées, dans les régions qui paraissent les plus favorables. On choisit généralement la racine du bras gauche; sinon, le flanc ou le côté gauche de la poitrine.

Un intervalle de 7 à 8 jours au minimum est toujours indispensable entre deux inoculations successives. Des inoculations plus rapprochées provoqueraient le risque de restreindre ou d'annihiler les moyens de défense de l'organisme.

Les doses inoculées seront les mêmes pour la femme que pour l'homme; la femme supporte mieux que l'homme les inoculations. Pour les enfants, les injections sont inutiles avant 7 ans. On injectera un quart de dose de 7 à 12 ans, une demi-dose de 12 à 15 ans et trois quarts de 15 à 17 ans (Leishman).

Après les inoculations, il est prudent de ne pas faire usage d'alcool, même à faibles doses, car l'injection d'alcool exaspère beaucoup les réactions consécutives (Leishman).

Réactions symptomatiques consécutives.

Dans la plupart des procédés étudiés, les inoculations faites chez l'homme sont suivies de réactions plus ou moins vives. Ces réactions sont locales (au point d'inoculation) ou générales; elles ont été maintes fois assez intenses, sans jamais être dangereuses *quoad vitam* (1).

On peut prendre comme type le procédé de Pfeiffer-Kolle, minutieusement étudié par Hetsch et Kutscher, et suivi par eux dans plusieurs centaines de cas.

Localement, trois à douze heures après le début, la région inoculée (on choisissait d'habitude le côté antérieur gauche de la poitrine), devient le siège d'une tuméfaction rouge, bien limitée, large comme la paume de la main, sensible à la pression, accompagnée d'adénite axillaire et sus-claviculaire, parfois de raideur de la nuque ou de douleur dans le bras; tout disparaît après trente-six ou quarante-huit heures. Une seule fois (sur 97 inoculations), la tuméfaction rouge envahit tout le côté gauche de la poitrine (2). Mêmes réactions, plus tardives, après les 2e et 3e inoculations.

---

(1) Kolle signale toutefois que, chez les anciens paludéens, la vaccination antityphique peut provoquer un accès.

(2) Suivant Bassenge et Mayer, le vaccin de Pfeiffer et Kolle, conservé quelque temps, pourrait provoquer des réactions « insupportables ».

Parmi les *réactions générales*, la plus caractéristique est la *fièvre*, variable dans son intensité (37°4 à 40°5) ; elle apparaît deux à quatre heures après l'injection ; exceptionnellement elle est tardive (après trente-six heures). L'élévation thermique est le plus souvent transitoire, la courbe est en clocher (fig. 43). Plus rarement, elle dure deux ou même trois jours, ou bien se relève le deuxième jour (fig. 44). Avant la fièvre, le sujet se plaint souvent de *frissons* (une demi-heure à une heure après l'injection), avec *céphalée* et *fatigue générale* ; dans 19,4 p. 100 des cas, il survient des vomissements. D'autres symptômes sont plus rares : coliques, diarrhée, arthralgie, dyspnée, albuminurie, éruption vésiculeuse de la langue et des lèvres. La deuxième inoculation est suivie des mêmes réactions générales, le plus souvent moins marquées ; la fièvre peut cependant être élevée quand elle a été faible ou nulle la première fois.

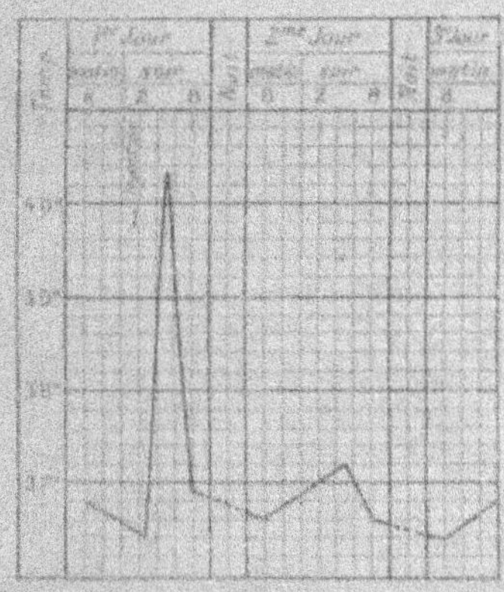
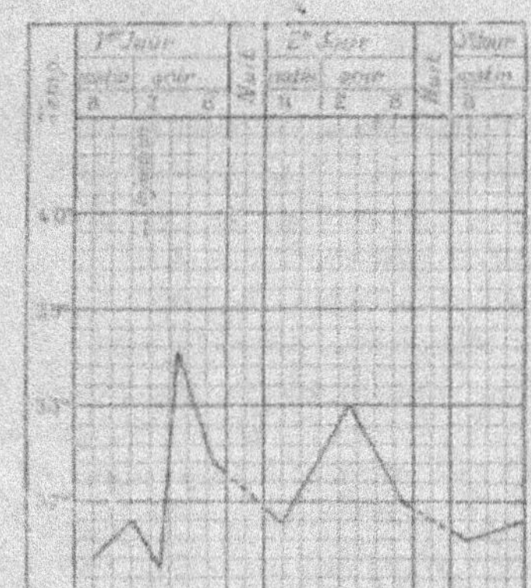

Fig. 43. — Réaction habituelle,   Fig. 44. — Réaction plus rare,
    courbe en clocher.   fièvre prolongée.

Fig. 43 et 44. — Réaction fébrile après vaccination antityphique (d'après Betsch et Kutscher).

Avec la méthode de Wright, la réaction locale serait souvent plus étendue, la fièvre plus tardive (apparaît après trois heures ou trois heures et demie) et un peu plus prolongée (quarante-huit heures). Au point d'inoculation, il persiste souvent pendant des semaines un nodule gros comme un pois. Chose curieuse, si le sujet vacciné prend ultérieurement la fièvre typhoïde, la région inoculée redevient douloureuse. Contre ces accidents locaux, Wright recommande l'usage interne du chlorure de calcium.

Au Transvaal, on inocula à diverses reprises par erreur des doses

trop fortes, qui provoquèrent des frissons, des nausées et une tendance au collapsus.

Il convient de noter que les remarques précédentes s'appliquent
au vaccin primitif de Wright. Le vaccin actuel (technique de
Leishman) ne donne naissance qu'à des réactions, locales et générales, très modérées, dont la gravité ne peut en rien se comparer à
celle du vaccin antivariolique.

Le procédé de Bassenge-Mayer donne des réactions générales
sensiblement identiques aux précédentes, avec des signes locaux
moins accusés (Bischoff). Il en est de même du vaccin irradié de
M. Renaud. Inversement, les phénomènes généraux sont faibles,
mais les symptômes locaux sont marqués après les inoculations de
Bassenge-Rimpau et de Neisser-Shiga ; ce dernier procédé donne
naissance à une inflammation tellement semblable à l'érysipèle,
qu'un des 3 sujets inoculés dut être hospitalisé avec le diagnostic
d'érysipèle (Hetsch et Kutscher). La poudre de Wassermann serait
la mieux supportée, en ce sens que les réactions consécutives sont
très atténuées. L'inoculation intraveineuse de Friedberger et
Moreschi provoque aussi de la fièvre, des frissons, etc.

Le vaccin de Chantemesse détermine des réactions locales et générales de même ordre, mais beaucoup moins marquées, et d'ailleurs très
variables suivant les sujets. Cette innocuité relative s'explique sans
doute par le choix de la race de bacilles et par la dilution considérable de l'antiseptique ajouté pour la conservation.

Le vaccin de H. Vincent (1) provoque une douleur locale, le plus
souvent insignifiante ou nulle, parfaitement tolérable dans tous les
cas, et disparaissant presque toujours en moins de vingt-quatre
heures, avec parfois un peu d'adénite axillaire, fugace et indolore;
la fièvre manque le plus souvent; quand elle survient, elle se montre
deux à trois heures après les inoculations, en même temps que de
la céphalée et de la courbature, parfois de l'insomnie. Ces divers
accidents, très légers, n'apparaissent qu'après les deux premières
inoculations seulement ; l'administration de 1 gramme d'antipyrine
suffit à rendre les réactions générales très supportables. Vincent,
qui a pratiqué des inoculations de son vaccin et du vaccin de Wright,
donne les proportions suivantes :

	Réaction nulle ou très faible, sans fièvre.	Réaction faible, 37° à 38°.	Réaction moyenne ou forte, au-dessus de 38° ou 39°.
V. de Wright...............	82, 5 p. 100.	13 p. 100.	4,5 p. 100
V. de Vincent (autolysat)...	94,29 —	5,71 —	0 —

(1) D'après H. Vincent, *Bull. Académie de médecine*, t. LXXI, 1911, p. 266.

Réactions humorales : les Anticorps.

Devant l'impossibilité où l'on se trouve de démontrer directement l'apparition de l'immunité, au moins chez l'homme, — le seul procédé irréfutable de démonstration étant l'inoculation d'une dose microbienne sûrement dangereuse, — on a cherché à tourner la difficulté. Différents travaux, ceux de Pfeiffer et Kolle entre autres, avaient montré que le sérum des convalescents de fièvre typhoïde renferme certaines substances, des *anticorps*; les mêmes substances se retrouvaient dans le sérum des animaux vaccinés. On paraissait dès lors fondé à considérer comme immunisé tout individu — ou tout animal — dont le sang renferme ces anticorps : *substances bactéricides, agglutinines, stimulines, opsonines*, etc.

En réalité, quoi qu'il ait été dit à ce sujet, il est hors de toute contestation que l'immunité n'est pas liée à l'existence dans l'organisme des *anticorps*. Pour les agglutinines, par exemple, Widal et Sicard ont bien montré qu'elles existent au cours de la fièvre typhoïde humaine, alorsqu'elles diminuent pour disparaître ensuite au moment de la convalescence et après la guérison, c'est-à-dire au moment où précisément l'immunité apparaît ; c'est d'ailleurs pour avoir compris que l'agglutination est une réaction d'infection (et non une réaction d'immunité) que Widal et Sicard ont pu mettre au jour le sérodiagnostic.

De même, les substances bactéricides, abondantes chez les typhiques en évolution, disparaissent, en général, chez les convalescents ; et des typhiques guéris, dont le sang était exceptionnellement bactéricide, n'en ont pas moins présenté des rechutes (Stern et Korte, Jurgens). Les différentes propriétés spécifiques du sérum peuvent d'ailleurs être dissociées : ainsi, d'après Harrison, le vaccin chloroformé immunise très bien l'animal et développe chez lui les propriétés bactéricides, alors que les agglutinines augmentent fort peu ; Pfeiffer et Kolle ont constaté le même fait pour leur vaccin quand il est conservé depuis quelque temps ; inversement, Perrone avance que l'injection de bacille typhique refroidi fait apparaître le pouvoir agglutinant, sans conférer l'immunité.

En réalité, les anticorps sont des témoins de l'infection ; cette infection à son tour est généralement suivie de l'immunisation. C'est donc à titre indirect que l'étude des anticorps peut être utile ; ils accompagnent l'infection, sans toutefois mesurer le degré de cette dernière ; ils permettent de prévoir, plutôt que de démontrer l'apparition de l'immunité. Leur recherche présente néaumoins, on le conçoit, un grand intérêt.

L'étude des anticorps (1) a été faite avec beaucoup de soin par nombre d'auteurs : Wright, Leishman, Hetsch et Kutscher, Harrison, H. Vincent, etc. Ces divers travaux montrent que le *pouvoir bactéricide* du sérum augmente à la suite des inoculations; mais l'élévation ne se fait guère sentir avant le septième jour. Suivant Hetsch et Kutscher, chez les sujets vaccinés par la méthode de Pfeiffer et Kolle, le pouvoir bactéricide, qui atteint au plus 1 p. 10 avant l'expérience, monte à 1 p. 100, 1 p. 500, même 1 p. 1000 au septième jour après la première injection; il s'élève souvent à nouveau après la deuxième. Les substances bactéricides seraient beaucoup moins abondantes après l'emploi des méthodes de Bassenge et Rimpau, de Neisser et Shiga, de Wassermann, de Wright (1 p. 10 à 1 p. 100); mais il faut signaler que d'autres auteurs ont donné des chiffres sensiblement différents.

Le vaccin de M. Renaud n'élève que dans une faible mesure les propriétés bactéricides (et agglutinantes).

Le vaccin de Bassenge et Mayer provoquerait, suivant ces derniers, un pouvoir bactéricide intense, mais tardif, atteignant 1 p. 100 à 1 p. 10000 après quatre semaines; Bischoff toutefois conteste ces assertions, et réduit à 200 ou 600 le taux bactéricide.

Friedberger et Moreschi disent que leur inoculation intraveineuse est aussi active, en ce qui concerne la production des substances bac-

(1) Pour la recherche du *pouvoir bactéricide*, consulter l'article de Salimbeni sur le choléra (même volume). Voici des notions générales concernant la recherche du pouvoir agglutinant et du pouvoir opsonique.

1° *Agglutination*. — Les travaux de Widal et Sicard ont montré que le sérum d'individus, atteints de maladies diverses, possède la propriété d'agglutiner les microbes spécifiques de la maladie en cause; ainsi, le sérum des typhiques agglutine le bacille d'Eberth. L'agglutination consiste en ce double fait que, mis en contact avec les sérums actifs, les microbes, d'abord mobiles et isolés, s'immobilisent et se réunissent en amas. — Comme procédé de recherche, on fait généralement agir le sérum sanguin, soit sur une culture de bacille typhique en bouillon, soit (de préférence) sur une émulsion dans l'eau physiologique d'une culture sur gélose. On mélange 1 partie de sérum à 50, 100..., etc. parties de culture; après une demi-heure environ de contact, à la température ambiante, on examine au microscope; s'il y a agglutination, on constate l'existence d'amas, formés de bacilles agglomérés (*procédé microscopique*). — On peut encore (*procédé macroscopique*) mélanger aux mêmes proportions culture et sérum, placer le mélange en tube effilé, et attendre quelques heures; s'il y a agglutination, le mélange s'éclaircit, en même temps qu'il se fait au fond un dépôt grumeleux. — Un dernier procédé, peu employé aujourd'hui, ne peut être utilisé que si le sérum est absolument stérile : on ajoute X gouttes de sérum à un tube de bouillon, en ensemence avec du bacille typhique, on place à l'étuve pendant vingt-quatre heures; au bout de ce temps, si le sérum est agglutinant, le bouillon est clair, les microbes sont réunis en amas floconneux au fond du tube. S'il n'y a pas agglutination, le liquide est uniformément trouble. — Le *taux d'agglutination*, ou *index agglutinatif*, c'est-à-dire la dilution la plus forte à laquelle le sérum produit encore l'agglutination, varie beaucoup suivant les malades et suivant les microbes; il s'élève facilement à plusieurs mille pour le bacille typhique, et ne dépasse souvent pas quelques unités pour le pneumocoque (Besançon et Griffon).

2° *Opsonines*. — Wright et Douglas ont constaté que le sérum des malades, atteints de maladies infectieuses, possède la propriété de favoriser la phagocytose des microbes

téricides, que l'inoculation sous la peau de doses jusqu'à 24 000 fois plus fortes.

Après 4 inoculations du vaccin de H. Vincent, le pouvoir bactéricide s'élève à 1 p. 1000 et 1 p. 2000; il a même atteint une fois 1 p. 5000.

Le sérum des mêmes sujets acquiert en même temps un *pouvoir bactériolytique* manifeste (H. Vincent).

Les *agglutinines* se développent également. Hetsch et Kutscher trouvent, au septième jour, des index agglutinatifs de 100 à 1000 après la première inoculation du vaccin de Pfeiffer et Kolle; la deuxième inoculation n'augmente généralement pas le pouvoir agglutinant. Les chiffres seraient moins élevés pour les autres méthodes essayées (20 à 200). Avec la méthode de Wright, le taux d'agglutination peut atteindre 2000 à 4000, du vingt-deuxième au vingt-cinquième jour après l'inoculation (Leishman). Après inoculation du vaccin de H. Vincent, le pouvoir agglutinant apparaît, mais dans une mesure très variable, de 1 p. 80 à 1 p. 1000. Tous les auteurs sont d'ailleurs d'accord pour déclarer que les divers procédés de vaccination antityphique exaltent, à des degrés variables, les propriétés agglutinantes des sérums.

Les *stimulines* et les *bactériolysines* augmentent de même, d'après Leishman, ainsi que les *opsonines*, d'après Harrison. Avec le sérum de lapin inoculé, l'épreuve des opsonines donnerait, comme chiffre moyen de bacilles par leucocytes, 5 pour le vaccin stérilisé à 53°; 4, 4 pour le vaccin chloroformé; 3, 4 pour le vaccin stérilisé à 60°, au lieu de 2,2 pour le sérum de lapins normaux.

Ces diverses propriétés du sérum ne persistent pas indéfiniment;

spécifiques de la maladie, quand on met ces microbes en contact avec le sérum spécifique. — La technique actuelle est la suivante (Jousser, *Bulletin médical*, mai 1907): on prépare des globules blancs, d'homme ou d'animal (en provoquant un exsudat dans le péritoine du cobaye par injection de bouillon, d'aleurone, etc.; en centrifugeant du sang oxalaté, etc.); on prépare également une émulsion microbienne dans l'eau salée à 1,5 p. 100 (émulsion de cultures sur gélose); enfin, on a entre les mains, d'une part du sérum humain normal, d'autre part, le sérum humain à expérimenter. — On mélange à parties égales globules blancs, émulsion microbienne et sérum du malade; le mélange est placé vingt minutes à 37°; au bout de ce temps, on étale le mélange sur lames, on colore: les globules blancs ont absorbé des microbes. Le *coefficient phagocytaire* est le nombre de microbes englobés par leucocyte. Par exemple, si 50 polynucléaires ont absorbé 181 bacilles, le coefficient phagocytaire est $\frac{181}{50} = 3,62$. — On répète la même expérience, en substituant au sérum du malade le sérum normal (soit un mélange globules blancs + microbes + sérum normal). On obtient ainsi le coefficient phagocytaire, normal. Ce sera par exemple $\frac{150}{46} = 3,25$. — On désigne sous le nom d'*index opsonique* le rapport du coefficient phagocytaire du malade au coefficient normal. Il sera, dans notre exemple, de $\frac{3,62}{3,25} = 1,1$.

elles s'atténuent peu à peu, et finalement disparaissent. Ward toutefois aurait constaté la persistance du pouvoir bactéricide et de
l'agglutination après quatre ans un quart; de même, Harrison trouve
encore un taux bactéricide de 1 p. 40 (taux normal, 1 p. 10) et un
index agglutinatif de 1 p. 20 chez un sujet vacciné six ans auparavant,
et qui n'avait jamais présenté de fièvre typhoïde.

Nous verrons plus loin que, parfois, les sujets vaccinés se trouvent être pour quelques jours en état de *phase négative* ; cette
même phase négative se trouve éventuellement dans l'évolution
des anticorps. Ainsi, Hetsch et Kutscher signalent que, chez quelques-uns de leurs sujets, le pouvoir bactéricide et l'index agglutinatif étaient moins élevés sept jours après la deuxième injection
que sept jours après la première; mais la réaction n'est que retardée, car les chiffres s'élèvent ensuite vers le quinzième jour. Wright
avait antérieurement fait les mêmes observations et montré que la
phase négative est généralement d'autant plus durable que la dose
inoculée est plus forte. H. Vincent n'a pas constaté, au contraire, de
diminution du pouvoir bactéricide, chez les animaux inoculés avec
son vaccin. Ces résultats variables s'expliquent facilement ; l'injection de produits microbiens amène dans l'organisme des antigènes
qui se fixent sur les anticorps préexistants, et cette fixation diminue
la quantité des anticorps libres. En fait, l'abaissement des propriétés bactéricides du sérum doit toujours exister ; mais il est d'autant
moins marqué que la quantité d'antigène injectée est plus faible ; il
peut être évident avec les fortes doses de Wright, alors qu'il n'est
plus appréciable quand on emploie l'extrait de H. Vincent. Il y a
par suite intérêt à n'injecter au début que des doses faibles, comme
l'ont reconnu tous les observateurs.

Friedberger et Pfeiffer ont constaté chez le cobaye que, même peu
de temps (8 à 36 heures) après l'injection, les animaux inoculés se
montrent plus résistants que les animaux témoins, ce qui tendrait à
faire penser que la phase négative du début n'augmente pas leur sensibilité à l'infection ; mais certaines observations (voir plus loin) démontrent qu'il n'en est pas de même chez l'homme.

Suivant Leishman, il y aurait parallélisme entre l'élévation du
pouvoir bactéricide et l'élévation du taux d'agglutination ; remarque
intéressante, car la recherche de l'agglutination, beaucoup plus facile,
suffirait à mesurer, très approximativement d'ailleurs, le degré de
l'infection. Mais Hetsch et Kutscher estiment, au contraire, que les
deux courbes ne sont nullement parallèles ; la question reste donc à
l'étude.

Phase négative. — Le but de la méthode est de procurer à l'organisme l'immunité contre la fièvre typhoïde. Que cette immunité existe réellement, c'est ce que semblent bien démontrer les résultats des inoculations chez l'homme, rapportés plus loin. Mais elle n'apparaît pas d'emblée ; entre le moment où se pratique l'inoculation et le moment où se réalise l'immunité, il s'écoule un certain temps, un septénaire au minimum, variable suivant les sujets ; cette période d'attente peut être dangereuse dans certains cas, l'individu inoculé se trouvant dans la *phase négative*, c'est-à-dire plus sensible (1) à la maladie typhique que ne le sont les sujets normaux. Wright le premier, avec une louable franchise, a reconnu et signalé ce danger ; d'autres auteurs depuis, en particulier Stendel dans les troupes allemandes de l'Afrique du Sud, ont insisté sur cet inconvénient. Il est bon d'en être averti ; tout sujet inoculé doit être mis à l'abri de l'infection pendant quelque temps. C'est dire que les anciennes méthodes ne sont guère applicables en temps d'épidémie, ni dans les milieux endémiques ; pour les troupes destinées aux expéditions lointaines, en particulier, les vaccinations seront de préférence pratiquées dans les métropoles, avant l'embarquement.

Certaines observations récentes, faites spécialement dans l'armée anglaise et en Amérique et parmi les troupes françaises du Maroc, tendent à montrer toutefois que l'importance de la phase négative a été très exagérée ; elle semble tout à fait absente quand on emploie les faibles doses de vaccin, généralement préconisées aujourd'hui. Leishman, particulièrement compétent dans la question, estime même que les vaccinations peuvent être faites en périodes endémiques ou épidémiques.

Contre-indications.

Elles sont peu nombreuses. Nous venons de voir ce qu'il faut penser de l'état d'épidémicité ; la crainte de la phase négative avait fait dire qu'il faut s'abstenir de toute vaccination en temps d'épidémie ; mais les observations récentes permettent de conclure que la vaccination, avec les procédés actuels, peut être pratiquée partout, même dans les milieux endémiques ou épidémiques.

Certaines conditions individuelles peuvent être plus gênantes : les cachectiques, les cardiaques mal compensés, les tuberculeux

---

(1) Ils sont plus sensibles dans un double sens : la fièvre typhoïde les frappe plus volontiers, et d'autre part elle se montre plus sévère que chez les sujets sains. La première observation de ce genre appartient à Wright : en 1899, on vaccina 303 hommes d'un même régiment ; dans les 10 jours suivants, il y eut parmi eux 5 cas de fièvre typhoïde et 2 décès, alors qu'aucun homme ne fut atteint parmi les 231 autres, non vaccinés (H. Vincent).

avancés supportent mal les inoculations, et mieux vaut s'en abstenir à leur égard.

Chez les paludéens, les inoculations peuvent déclencher un accès de paludisme (Kolle, les médecins anglais) ; on préviendra cet incident en administrant la quinine aux doses préventives habituelles.

Durée de l'immunité.

L'immunité, une fois acquise, ne dure pas indéfiniment ; mais la pratique seule permettra de connaître sa durée. Wright, qui l'avait d'abord limitée à six mois, l'a depuis étendue à trois ans. De fait, les troupes vaccinées aux Indes se sont montrées relativement réfractaires pendant plusieurs années.

Les chiffres indiqués par Kuhn (vaccin de Pfeiffer et Kolle) sont à cet égard très suggestifs ; ils sont relatifs à la gravité et à la mortalité de la typhoïde chez les sujets non vaccinés, et chez ceux vaccinés depuis un temps variable :

	Non vaccinés.	Vaccinés de 2 à 6 mois.	Vaccinés de 6 à 12 mois.	Vaccinés depuis plus d'un an.
P. 100 de cas graves	25,80	15,65	16,31	22,78
P. 100 de décès	12,80	4,85	7,61	10,15

La protection conférée par le vaccin de Pfeiffer et Kolle, au moins au point de vue de la gravité clinique, paraît donc baisser déjà après six mois, pour s'effacer presque complètement au delà d'un an. A ce point de vue, ce vaccin paraît être sensiblement inférieur à celui de Wright.

L'expérimentation s'est emparée du problème, mais elle n'est pas ici d'un très grand secours, vu les différences profondes qui séparent l'infection naturelle chez l'homme et l'infection expérimentale chez l'animal. Cette dernière est nécessairement massive et brutale, et ne s'adresse qu'aux doses mortelles. A titre de comparaison pourtant, les indications du laboratoire sont utiles à connaître.

On sait d'abord que tous les procédés dont il est question pour le moment, simples variantes les uns des autres, procurent l'immunité quelques jours après l'inoculation ; toutefois, suivant Jaffé et Paladino-Blandini, le procédé de Bassenge et Mayer n'immuniserait pas le cobaye. Quant à la durée de cette immunité, elle ne dépasserait pas deux mois pour le vaccin de Pfeiffer et Kolle, et quatre à cinq mois pour le vaccin de Wright (Paladino-Blandini).

Résultats pratiques des vaccinations.

Les procédés de vaccination n'ont pas d'autre critérium que leur degré d'efficacité dans la pratique. Mais ce critérium ne peut être acquis qu'après une longue expérience ; et l'histoire des vaccinations antityphiques est trop récente, leurs applications régulièrement suivies sont trop peu nombreuses pour qu'on puisse y puiser plus que des indications utiles.

1° Procédé de Wright.

Des 100 000 hommes qui auraient été soumis à la méthode de Wright, tous à beaucoup près n'ont pas été suivis comparativement à d'autres sujets non inoculés ; d'autre part, on n'indique généralement pas combien il a été fait d'inoculations et à quel temps elles remontent ; il est bien certain aussi que nombre de vaccinations ont été faites dans des conditions défectueuses (particulièrement au Transvaal), surtout en ce qui concerne les doses ; et les statistiques sont, paraît-il, à ce point imprécises qu'on n'a pas toujours pu faire le départ entre les vaccinés contre la fièvre typhoïde et les vaccinés contre la variole !

Mais la plupart des considérations précédentes ne font que placer la méthode dans des conditions d'appréciation désavantageuses, et par suite la proportion de succès indiquée par les chiffres doit être estimée inférieure à la réalité.

Dans l'ensemble, et malgré les circonstances défavorables qui viennent d'être signalées, Wright accuse les résultats suivants :

			p. 100		p. 100.
Sujets vaccinés.....	21,815	318 f. typhoïdes,	1,4	46 décès.	0,21
— non vaccinés.	163,011	4,236	—	2,6	957 —	0,63

(d'après Nattan-Larrier).

La baisse de morbidité et de mortalité typhiques est donc très appréciable. Elle l'est beaucoup plus dans la plupart des cas où les effets consécutifs ont pu être suivis avec une rigueur suffisante.

Ainsi, pour les troupes de l'Inde, Wright indique comme morbidité pour 1000 : 9,14 chez les inoculés ; 16,65 chez les non inoculés ; et, comme mortalité : 1,61 chez les inoculés, 4,44 chez les non inoculés (d'après Netter). Aux Indes encore, la statistique médicale de l'armée anglaise (document officiel) donne :

Sur 4 883 inoculés : morbidité, 6, 6 p. 1000 ; mortalité, 0,64 ;

Sur 55 953 non inoculés : morbidité, 13,3 p. 1000 ; mortalité, 3,56.

Les résultats sont analogues en Égypte, à l'île de Chypre, au Transvaal. A Ladysmith, par exemple, on constate chez les inoculés 20,5 cas et 4,7 décès pour 1000 hommes, contre 141,4 cas et 31,2 décès pour 1000 chez les non inoculés. De même, à Portsland-Hôpital, suivant Tooth, il y eut parmi le personnel 7 malades (sans décès) sur 28 inoculés, et 9 malades avec 1 décès sur 13 non inoculés ; parmi les typhiques de l'hôpital, la mortalité fut de 7,4 p. 100 chez les inoculés, contre 14 p. 100 chez les non inoculés. Foulerton, Osborne, Smith, Marsden, Cúlinan, Castellani et bien d'autres apportent des résultats tout à fait comparables.

Quelques documents plus récents confirment ces premières observations.

Dans l'armée anglaise des Indes, en 1909, rapporte Firth, il existe 34566 hommes inoculés, contre 33967 vaccinés ; ce qui montre bien que les vaccinations, tout à fait facultatives, et malgré les inconvénients du procédé de Wright, se répandent de plus en plus. Les vaccinés et les non vaccinés ont donné respectivement :

```
Malades : pour les vaccinés...........  158, soit  4,7 p. 1000.
   —      pour les non vaccinés.......  481, soit 13,9   —
Décès : pour les vaccinés............   17, soit  0,6   —
   —    pour les non vaccinés.........   96, soit  2,6   —

Mortalité clinique : pour les vaccinés.....  10,79 p. 100.
   —        pour les non vaccinés...........  19,9   —
```

Leishman, sur 24 régiments répartis dans l'Inde, à Malte, à Gibraltar, etc., et suivis de 1904 à 1909, donne les résultats suivants, concernant le nombre des cas de fièvre typhoïde et la gravité clinique des cas observés :

```
Malades : pour 1000 vaccinés....................   5,59
   —        —        non vaccinés...............  36,4
Mortalité clinique : vaccinés...................   8,9 p. 100.
   —          non vaccinés......................  16,9   —
```

La dernière statistique de R. H. Firth n'est pas moins encourageante. Pendant la première moitié de 1911, l'armée anglaise des Indes comptait 63624 vaccinés contre 8481 non vaccinés; les premiers ont présenté, pour 10000 hommes, 17 malades et 0,94 décès; les non vaccinés, 53 malades et 4,71 décès. Soit environ trois fois plus de malades et cinq fois plus de décès chez les non vaccinés. Résultat d'autant plus appréciable que la plupart des vaccinations remontaient à plus d'un an.

Suivant H. Vincent, 216811 hommes non vaccinés des troupes

coloniales anglaises ont eu 4677 atteintes de fièvre typhoïde et 1018 décès, soit une morbidité de 21,5 p. 1000 et une mortalité de 4,68 ; dans le même temps et dans les mêmes garnisons, 28410 hommes vaccinés ont présenté 215 atteintes avec 34 décès, soit une morbidité de 7,29 et une mortalité de 1,20 p. 1000.

Certains épisodes de cette croisade antityphique sont particulièrement saisissants ; tel celui que rapporte Graham : un bataillon de gardes, en partie vaccinés à Southampton, débarque en Égypte du mois de septembre 1906 ; il comprend 331 hommes vaccinés et 381 non vaccinés ; de septembre 1906 à octobre 1907, on compte chez les vaccinés 1 cas de fièvre typhoïde (soit 0,3 p. 100) sans décès ; chez les non vaccinés, 13 cas de fièvre typhoïde (3,4 p. 100) avec 1 décès.

Citons encore, comme particulièrement éloquent, l'épisode rapporté par Luxmoore. Un régiment, le 17ᵉ lanciers, part d'Écosse pour les Indes en septembre 1905 ; il comprend 509 sujets (officiers et soldats), dont 121 vaccinés régulièrement (2 inoculations), 23 vaccinés une seule fois, et les 385 restants non inoculés. En un an, dans la garnison de Meerut, les conditions extérieures étant exactement les mêmes pour l'ensemble des troupes, le régiment compte 60 cas de fièvre typhoïde, ainsi répartis :

Pour les sujets non vaccinés............ 58, soit 158 p. 1000.
  —   —   inoculés 1 fois............ 2, soit 87   —
  —   —   — 2 fois............ 0

Rares sont les auteurs qui dénient à l'injection préventive toute efficacité (Elliot et Washburn, Melville, Crombie) ; il est tout à fait incontestable que l'opinion générale est très favorable à la méthode, et l'opinion contraire de quelques détracteurs se base sur un nombre de cas tout à fait insuffisant (1). On peut estimer, avec Wright, que la vaccination abaisse de la moitié ou des trois quarts le chiffre des cas, et qu'elle réduit environ au 1/6 le chiffre des décès. Ce n'est là, bien entendu, qu'une appréciation d'ensemble, une simple moyenne, qu'il est utile de connaître, surtout pour ne pas demander à la méthode ce qu'elle n'est pas capable de donner actuellement.

Il est intéressant de noter un fait qui ressort des chiffres précédents ; c'est que la vaccination ne se contente pas de diminuer le nombre des atteintes ; elle atténue en plus leur gravité, car la

(1) Luxmoore suggère qu'une partie de ces résultats négatifs peuvent s'expliquer par ce fait que le vaccin était inactif, ou trop vieux, ou mal préparé, le lysol ayant été ajouté avant que le vaccin ne soit refroidi (après la stérilisation), ce qui lui enlève toute efficacité, comme l'expérience l'a montré.

mortalité clinique se montre presque toujours bien moindre chez les vaccinés. De même, la maladie se montre en général moins longue, la fièvre est moins élevée, les complications et les rechutes sont plus rares.

Les documents qui précèdent permettent de se rendre compte que le vaccin de Wright-Leishman présente une efficacité pratique indiscutable.

2° Procédé de Leishman.

Il en est de même des autres procédés utilisés jusqu'ici chez l'homme. Dans l'armée américaine, le vaccin de Russell (modification du Pfeiffer-Kolle) avait été inoculé, en 1910, à 14 286 militaires, parmi lesquels il a été constaté 6 atteintes de fièvre typhoïde, sans décès. Un groupe témoin de 69 000 hommes, non inoculés, a présenté 418 atteintes avec 32 décès. Il y a eu douze fois plus d'atteintes chez les non vaccinés que chez les autres.

Le procédé de Pfeiffer-Kolle a été, d'autre part, largement utilisé par les médecins militaires allemands, au cours de la campagne entreprise dans l'Afrique du Sud contre les Herreros.

Stendel, Schian, Morgenroth, Kuhn, etc., sont unanimes à se louer des bons effets obtenus. Ainsi, de mai 1904 à février 1907, la morbidité et la mortalité typhiques baissèrent progressivement et régulièrement de 4,2 et 0,46 p. 100, à 0,5 et 0,08 p. 100 ; diminution considérable, que les observateurs s'accordent à attribuer pour une large part aux inoculations (1).

C'est surtout dans l'étude de la gravité relative des fièvres typhoïdes que les documents allemands se montrent saisissants. Citons les résultats concordants de Morgenroth, Eichholz (2) et Kuhn :

	Morgenroth.		Eichholz.		Kuhn.	
	Sujets vaccinés.	Non vaccinés.	Vacc.	Non inoc.	Vacc.	Non vaccinés.
Nombre de f. typhoïdes.	324	100	34	34	371	906
P. 100 de cas légers....	66	42,3	»	»	50,13	36,55
P. 100 de cas graves....	10	25,3	»	»	17,52	25,80
P. 100 de complications.	20	34,9	8,8	22,8	»	»
P. 100 de décès.........	4	11,4	6,	8,8	6,57	12,80

En moyenne, chez les sujets vaccinés, ultérieurement atteints de fièvre typhoïde, il y a donc 2 à 3 fois moins de décès, 2 à 3 fois

---

(1) Kuhn, *Deutsche militärärztl. Zeitsch.*, 1907.
(2) Eichholz, *Münchener medic. Wochenschr.*, 1907.

moins de cas graves et de complications, et au contraire une proportion beaucoup plus forte de cas légers.

Autre remarque intéressante et d'ailleurs aucunement surprenante : la protection relative est d'autant plus nette que le nombre d'inoculations (et par suite le degré d'immunisation) est plus considérable. Ainsi, des 4 cas mortels signalés par Morgenroth chez les sujets vaccinés, 3 sont survenus chez des hommes ayant subi une seule inoculation. Kuhn fait une remarque identique : les décès sont au minimum (pour les vaccinés) chez les typhiques soumis à 3 inoculations ; ils sont au maximum chez ceux qui ont été inoculés une seule fois. C'est le même fait qu'indiquent les chiffres suivants empruntés à Ward :

Morbidité p. 1000 chez les non inoculés.............. 84,0
—   chez les sujets vaccinés 1 fois....... 41,0
—   —   2 fois...... 23,4

3° Procédé de Chantemesse.

En raison de la fréquence et de la gravité de la fièvre typhoïde qui sévissait parmi nos troupes des confins algéro-marocains, il fut décidé de faire appel à la vaccination antityphique, à titre facultatif. Les inoculations furent pratiquées à partir du 1er août 1911, parmi des troupes fatiguées, déprimées par le climat et en proie à la fièvre typhoïde.

L'expérience est trop récente encore pour permettre une conclusion définitive, mais on doit reconnaître que les premiers résultats communiqués par Chantemesse sont encourageants ; la 4e compagnie du 2e zouaves, à Oudjda, comprenait 50 vaccinés et 30 non vaccinés ; les non vaccinés avaient présenté, jusqu'en décembre 1911, 4 cas d'embarras gastrique et 2 cas de fièvre typhoïde, dont un mortel ; au contraire, les vaccinés, soumis aux mêmes chances d'infection, n'ont présenté aucune atteinte.

4° Procédé de Vincent.

C'est dans les mêmes circonstances défavorables qui viennent d'être signalées que le vaccin de H. Vincent a été inoculé, à titre facultatif, parmi les troupes des confins algéro-marocains. D'après des renseignements récents, fournis par Vincent, la vaccination par le procédé de Vincent a donné les meilleurs résultats ; les hommes, vaccinés ou non, restant exposés aux mêmes conditions de vie, il s'est produit, en quatre mois, du 1er août au 1er novembre 1911, 171 cas de fièvre typhoïde et 134 cas d'embarras gastrique parmi les

2632 sujets non vaccinés, soit respectivement 64,97 et 50,91 p. 1000 de l'effectif; au contraire, les 283 vaccinés par le procédé de H. Vincent n'ont présenté aucune atteinte, pas plus de fièvre typhoïde que d'embarras gastrique. La vaccination a donc procuré à ses adeptes une immunité complète.

L'expérience marocaine est intéressante à d'autres points de vue encore. Tout d'abord, il n'a pas été constaté que la vaccination appelle ou aggrave l'infection éberthienne; 3 sujets en incubation de fièvre typhoïde avant la première ou la deuxième injection, n'ont présenté qu'une atteinte bénigne.

D'autre part, la vaccination a été acceptée sans difficultés, ce qui tient sans aucun doute à ce qu'elle ne provoque que des réactions facilement supportables (Vincent).

Ces documents concordants (1) sont à l'heure actuelle suffisamment démonstratifs, au moins pour affirmer que *les vaccinations diminuent la morbidité et la mortalité typhiques, dans une mesure extrêmement appréciable*. Sans doute la vaccination antityphique ne peut être comparée comme efficacité à la vaccination antivariolique, mais il semble bien établi qu'elle est appelée à rendre des services.

II. — IMMUNISATION PASSIVE ; MÉTHODES MIXTES

L'*immunisation passive* (injection de sérum antityphique) a été peu étudiée. Suivant Paladino-Blandini, l'injection de sérum Tavel protège le cobaye contre l'infection expérimentale pendant trois semaines seulement, résultat qui concorde avec les faits connus pour les autres sérums préventifs. Pratiquement, l'injection ne serait donc valable chez l'homme qu'en temps d'épidémie, et à la condition d'être répétée.

On a également tenté de *combiner l'immunisation active* (vaccination) et l'*immunisation passive*. Le but poursuivi était double : d'une part, protéger l'organisme contre l'action des substances nocives injectées avec le vaccin; d'autre part, lui procurer une immunité passive, immédiate, en attendant l'apparition de l'immunité active, plus tardive.

Les essais faits dans cette voie par James Lévy et par Triglia et Mazzuoli ne sont pas nettement démonstratifs ; on sait que les mêmes essais, faits antérieurement contre la peste, par Calmette et

(1) D'après Netter, l'armée japonaise procède également à la vaccination antityphique avec le plus grand succès. La morbidité dans ces dernières années a été de 1 p. 1000 chez les vaccinés, contre 14,82 chez les non vaccinés; mortalité clinique, 7,7 contre 19,8 p. 1000.

Salimbeni, avaient semblé défavorables à la production de l'immunité.

Besredka a tourné la difficulté en inoculant, avec les bacilles, un minimum de sérum ; le procédé consiste à injecter des bacilles « sensibilisés », c'est-à-dire des bacilles qui ont séjourné quelque temps au contact d'un sérum antityphique, et par suite ont absorbé les substances spécifiques de ce dernier. Dans ce but, on émulsionne une culture de quarante-huit heures sur agar, dans l'eau physiologique, on traite par un sérum agglutinant, on lave à l'eau physiologique et on centrifuge plusieurs fois de suite ; finalement on stérilise à 56° pendant une heure. Chez le cobaye, l'immunité apparaît en vingt-quatre heures, et dure au minimum cinq mois. Paladino-Blandini confirme les bons effets de la méthode chez l'animal ; il ajoute que le sérum des animaux traités se montre bactéricide *in vivo* (dose : 0°,01), *in vitro* (à 1 p. 100 000) et préventif. Si les mêmes résultats étaient obtenus chez l'homme, sans danger pour lui, cette méthode serait évidemment la plus efficace. Mais les essais entrepris en Bretagne, à l'instigation de Netter, ont provoqué des réactions locales et générales assez marquées.

Appréciation d'ensemble et indications des médications préventives.

Il est difficile de se prononcer avant que ne soient connus dans leurs détails les résultats de l'application à l'homme des différentes méthodes.

Il est toutefois hors de doute que l'emploi des vaccins antityphiques entraîne un bénéfice sanitaire des plus appréciables.

En se reportant à ce qui a été exposé précédemment, on pourra constater que les procédés les plus récents semblent être les plus efficaces (statistiques de Firth pour l'Inde anglaise ; armées française, américaine et japonaise). Cette supériorité provient certainement en grande partie de ce que les inoculations, étant mieux supportées, parce que moins gênantes, les intéressés ne craignent plus de se soumettre aux inoculations multiples nécessaires à la production de l'immunité.

Parmi les quatre procédés expérimentés jusqu'ici dans la pratique — procédés de Wright-Leishman, de Chantemesse, de Vincent, de Pfeiffer-Kolle — nous devons éliminer le dernier, dont les effets locaux et généraux sont souvent trop violents.

Les vaccins de Wright-Leishman, de Chantemesse et de Vincent

— ce dernier surtout, d'après les observations publiées — ne déterminent qu'une incommodité très supportable. Ils peuvent être également utilisés pour le moment; la préférence à accorder à l'un ou à l'autre, ou à tout autre procédé de même ordre, ne pourrait être basée que sur leur efficacité; à l'heure actuelle, les documents que nous possédons à ce sujet sont des plus intéressants, des plus suggestifs, mais en nombre trop restreint pour nous permettre de dire que l'une ou l'autre méthode doive être préférée à l'exclusion des autres. Mieux vaut les employer concurremment.

Dans tous les cas, il est indispensable de procéder à plusieurs inoculations, trois, ou mieux quatre (H. Vincent), à doses faibles progressivement croissantes. Quel que soit le procédé, une seule inoculation est toujours insuffisante.

Il est de plus désirable de pratiquer ultérieurement une vaccination chaque année, pour maintenir l'état d'immunité (H. Vincent.).

La vaccination est indiquée dans deux circonstances surtout : pour les personnes qui doivent se rendre ultérieurement dans les milieux épidémiques ou endémiques, en particulier pour les troupes destinées aux expéditions coloniales ou pour les personnes qui habitent des localités particulièrement menacées ; d'autre part, pour le personnel des hôpitaux de typhiques, personnel qui paie à la fièvre typhoïde un tribut excessivement lourd. Les vaccinations effectuées en grand nombre dans ces derniers mois, tant au Val-de-Grâce (Vincent) qu'à l'Hôtel-Dieu (Chantemesse), spécialement sur les membres du corps médical et sur d'autres sujets très exposés à la contagion, permettent de croire que la méthode des inoculations préventives ne tardera pas à se répandre.

Il est désirable que les sujets inoculés ne soient pas exposés à la contagion ou à l'infection, avant que l'immunité soit acquise; dans la pratique, il faut compter un mois environ.

II. — MÉDICATIONS CURATIVES

I. — BACTÉRIOTHÉRAPIE ET TOXINOTHÉRAPIE

De rares essais ont été faits dans le but de traiter la fièvre typhoïde par des cultures microbiennes. C'est ainsi que Rumpf a tenté d'inoculer aux malades des cultures stérilisées de *bacille pyocyanique*. Quelques auteurs ont inoculé des cultures du bacille d'Eberth lui-même.

La fièvre typhoïde étant une maladie à évolution subaiguë, les réactions d'immunisation consécutives à l'inoculation de faibles doses de vaccins peuvent avoir quelque chance d'intervenir assez tôt pour aider à la guérison. Dans ces derniers temps, et après que Chantemesse eut fait connaître que son sérum provoquait une augmentation marquée de l'indice opsonique, il a paru à divers auteurs que l'injection de vaccins typhiques pourrait avoir le même résultat et, peut-être, les mêmes effets.

Dans cet ordre d'idées, Kruger injecte aux malades une émulsion de bacilles typhiques dans l'eau physiologique, après avoir fait traverser pendant vingt-quatre heures cette émulsion par un fort courant électrique; suivant Aschoff, le courant électrique transformerait la toxine en toxoïde, inoffensive et immunisante. L'injection aurait produit une chute rapide de la température; les malades guérirent.

E. Fränkel utilisa des cultures de bacille typhique tuées à 60°, injectées sous la peau à petites doses; la *typhoïne* de Petruschki est un produit analogue, renfermant environ 100 millions de bacilles tués par centimètre cube, et inoculée dès les premiers jours, en répétant l'inoculation tous les trois jours. Chez les sujets ainsi traités, la fièvre s'abaisse et la durée de la maladie serait moindre.

Richardson emploie une culture de bacille typhique, en bouillon, vieille de six semaines et filtrée; ce produit, non toxique, injecté dans les premiers jours de l'affection, amènerait la guérison en douze à vingt jours; la méthode serait à utiliser chez les typhiques au début, ou chez les convalescents en imminence (?) de rechute, mais elle est malheureusement contre-indiquée chez les malades profondément intoxiqués, c'est-à-dire chez ceux qui ont le plus besoin d'un traitement efficace.

Plus récemment, Smallman, Hollis ont inoculé le vaccin de Wright, ou un produit analogue. Les inoculations ont été bien supportées; elles ont amené, en général, une chute de température, mais cette dernière se relève ensuite, et il faut renouveler alors les injections, jusqu'à ce que l'apyrexie soit définitive. Par ce procédé, Smallman a perdu 3 malades sur 34, soit une mortalité clinique de 8, 3 p. 100; Hollis, plus heureux, a vu guérir 16 malades traités par le vaccin, alors qu'il y avait 4 décès sur 21 malades traités par les méthodes habituelles.

Il manque incontestablement à la vaccinothérapie antityphique des bases précises, tant au point de vue clinique qu'au point de vue expérimental. Elle aura toujours l'inconvénient d'ajouter une intoxication supplémentaire et plus ou moins brutale à l'intoxication préexistante; pour cette raison, et tout au moins avec les procédés préconisés jusqu'ici, elle semble inférieure à une sérothérapie bien comprise.

II. — SÉROTHÉRAPIE

Les tentatives de sérothérapie sont beaucoup plus nombreuses. Seulement, la plupart d'entre elles n'ont guère fait jusqu'à présent leurs preuves chez l'homme, au moins dans une mesure suffisante; quelques procédés sont encore purement expérimentaux. Seule jusqu'ici la méthode de Chantemesse a été largement appliquée à la clinique humaine; nous en parlerons en dernier lieu.

On a supposé que le *sérum de typhiques*, guéris de leur fièvre typhoïde, devait présenter des propriétés curatives vis-à-vis de la maladie en évolution; mais le traitement par l'injection du sérum de typhiques guéris n'a donné que des résultats très aléatoires entre les mains de Hammerschlag, de Von Jacksh, de Pollack, de Jez; et les quelques succès obtenus par Weisserbecker, Walker, etc., sont trop peu nombreux pour entraîner la conviction. D'ailleurs, fût-elle bonne, une pareille sérothérapie ne pourrait avoir qu'un emploi fort limité.

La plupart des procédés sont basés sur l'emploi de substances provenant d'animaux immunisés. Kleinperer et Lévy ont utilisé, sans grand succès, le lait de chèvres vaccinées. Beumer et Peiper tentèrent l'injection de sérums d'animaux immunisés contre les cultures vivantes; les résultats cliniques, d'après Borger, furent douteux. Spirig, du Mesnil de Rochemont ont inoculé à leurs malades 10 à 50 centimètres cubes de sérum de cheval immunisé (sérum Tavel); l'état général devient meilleur, la température baisse, mais la maladie est tout aussi longue, et du Mesnil conclut que ce sérum n'est pas curatif; chez le lapin, suivant Walker, le sérum Tavel serait préventif, et, à forte dose, curatif.

Ces diverses tentatives n'avaient obtenu qu'un succès bien relatif. Cherchant les causes de l'échec des sérums, Wassermann pensa qu'il y avait chez le typhique défaut d'alexine (ou complément), que par suite il fallait injecter du sérum frais (sérum de bœuf récemment recueilli); seulement les doses nécessaires seraient trop élevées (Marx), ce qui ne serait pas sans danger, et il ne semble pas que la méthode ait été appliquée. D'ailleurs, suivant Eliscker et Keutzler, le sérum des malades typhiques renferme une substance, encore mal définie, qui s'oppose à l'action bactéricide du sérum neuf; de telle sorte que ce dernier n'aurait aucune chance d'agir. Il est même heureux qu'il en soit ainsi, s'il faut en croire les suggestions de Pfeiffer et Kolle; ces auteurs estiment, en effet, que les sérums peuvent être dangereux chez les typhiques, en vertu de leur pouvoir bactéricide, qui détruit les bacilles, et, par suite, met en liberté des toxines; la conséquence en est évidemment une intoxication, de même ordre que l'intoxication spécifique préalable de l'organisme, d'autant plus dangereuse qu'elle est plus intense.

Les remarques de Pfeiffer et Kolle, en fournissant une explication plausible des mécomptes antérieurs, suggéraient en même temps l'idée de s'adresser dans l'avenir, non plus à des sérums bactéricides, mais uniquement à des sérums antitoxiques. Il fallait dès lors chercher tout d'abord à produire la toxine typhique *in vitro*, but que s'étaient déjà proposé divers observateurs (Chantemesse et Widal, etc.), et qui fut de nouveau atteint dans la suite par des procédés fort divers (Shaw, Rodet et Lagriffoul, Vincent, M. et Mme Werner, etc.); cette toxine typhique, inoculée à l'animal, doit créer chez ce dernier l'apparition de substances antitoxiques.

Dans cet ordre d'idées, on peut citer les essais suivants. Shaw prépare la toxine en abandonnant pendant trois semaines à l'étuve une culture de bacille typhique sur le sang, et filtrant ensuite le liquide: en inoculant le filtrat aux animaux, on obtiendrait un sérum antitoxique, au moins dans les expériences de laboratoire. Le *sérum de Mac Fayden*, obtenu en injectant à la chèvre le produit d'expression de bacilles broyés dans l'air liquide, neutraliserait 10 doses mortelles (pour la souris) de toxine à la dose de 1/50e de centimètre cube. Il a été employé chez l'homme par Goodall, à doses relativement fortes (jusque 90 centimètres cubes); le succès fut minime, 3 décès sur 26 malades. C'est encore par inoculations de toxine que sont fabriqués les sérums de Fr. Meyer et P. Bergell, de Kraus et Stenitzer, de Aronson; ces divers sérums seraient plus ou moins actifs chez l'animal. Celui de Meyer et Bergell a été appliqué deux fois chez l'homme, avec succès, dans 2 cas de fièvre typhoïde grave.

Jez cherche à obtenir un *sérum* antitoxique d'une façon différente. Constatant que, chez l'homme, les organes hématopoïétiques sont particulièrement atteints dans la fièvre typhoïde, il suppose que ces organes doivent être le siège de processus antitoxiques. Partant de cette idée, il prélève chez des animaux fortement immunisés les organes hématopoïétiques (rate, thymus, etc.), les broie avec un mélange d'alcool, d'eau et de sel marin, abandonne vingt-quatre heures à l'étuve, et filtre; c'est ce filtrat qui constitue le « sérum ». Par injection, chez les typhiques, le sérum Jez provoquerait un abaissement rapide de la température, avec amélioration parallèle de l'état général. Divers auteurs, Einhorn, Esslinger, Casardi, etc., confirment les bons résultats de la méthode; du Mesnil de Rochemont, Walker la prônent beaucoup moins, et Pometta n'en a obtenu aucun effet. Suivant Markl, d'ailleurs, le produit de Jez serait moins actif que le sérum obtenu chez les mêmes animaux.

Les procédés précédents visaient à être antitoxiques, c'est-à-dire à combattre les poisons solubles du bacille d'Eberth. Des recherches plus récentes, celles de Besredka en particulier (et aussi, bien qu'elles aient été interprétées autrement, celles de Gail, etc., sur les agressines), ont montré que le corps bacillaire lui-même renferme des toxines adhérentes, des endotoxines, très actives; il n'est pas téméraire de penser que ces endotoxines doivent jouer un rôle dans le processus normal de la maladie humaine. Dans le but d'obtenir un sérum anti-endotoxique, Besredka a mis en œuvre l'inoculation à l'animal de cultures de bacilles, d'abord tuées, puis vivantes. Par ce procédé — en quelque sorte inverse de ceux de Shaw, etc. — on obtient un sérum qui neutralise 10 à 20 doses mortelles d'endotoxine liquide, et qui se montre préventif contre l'injection d'endotoxine.

Par suite de considérations différentes, Rodet et Lagriffoul, Kraus et Stenitzer sont arrivés à utiliser une technique à peu près identique.

Le *sérum de Besredka* a été essayé chez l'homme par Montefusco; entre les mains de cet observateur, le sérum, appliqué seulement dans 7 cas très graves, a provoqué quatre améliorations, amené une sensation de bien-être et amélioré l'état du pouls.

Divers médecins ont essayé le *sérum de Rodet et Lagriffoul*, et ces derniers signalaient récemment 65 cas relevant de leur méthode. Le sérum fut injecté à doses relativement fortes, 5 à 10 centimètres cubes; certains ne reçurent qu'une injection, la plupart en reçurent deux ou trois. La première injection a toujours eu lieu du cinquième au onzième jour. Chez 36 malades (soit 55 p. 100 des cas), il s'est produit une défervescence précoce et rapide, ce qui est un beau résultat. Il n'y a pas eu d'accidents sériques sérieux. On a compté 4 décès, soit 6,15 p. 100. De plus, il est survenu chez 6 malades des hémorragies intestinales; chez 7, des accidents nerveux (délire, méningisme), après l'injection de sérum; ces dernières complications paraissent avoir été un peu fréquentes.

Le *sérum de Kraus et Stenitzer*, utilisé à diverses reprises, aux doses de 10 à 40 centimètres cubes, a donné des résultats bien irréguliers. A Adelsberg, en 1907, la mortalité est de 12,1 pour les malades traités par le sérum, contre 3,07 chez les autres typhiques. A Hermanstadt, une première série heureuse en 1908-09, avec une mortalité de 3,2 p. 100, fait naître des espoirs qui s'évanouissent dès 1909; la mortalité des malades traités monte à 15,38 p. 100 (Unger). Même insuccès relatif à Stockholm, entre les mains de

Forssmann : mortalité 15 p. 100 pour la série traitée par le sérum contre 17,14 p. 100 chez les témoins. On constate, paraît-il, quelque amélioration de l'état général ; mais les résultats obtenus jusqu'ici ne semblent guère encourageants.

Sérum Chantemesse (1). — Le sérum provient de chevaux immunisés pendant longtemps. Dans les premières années, les animaux étaient inoculés de *toxine typhoïde soluble* ; actuellement, on pratique tantôt des injections sous-cutanées de la même toxine, tantôt des injections intraveineuses de bacilles virulents.

La *toxine typhoïde soluble* s'obtient en cultivant des bacilles typhiques très virulents sur un milieu spécial (mélange de sang humain défibriné, de bouillon de rate et de moelle osseuse), réparti en flacons largement aérés. Il se fait un voile à la surface, en même temps que dans la profondeur s'élabore une toxine, dont les propriétés essentielles (toxicité et résistance à la chaleur) sont celles de l'endotoxine. Après une semaine, la culture est chauffée à 55°, centrifugée et décantée ; le liquide décanté renferme la toxine.

C'est vingt jours environ après la dernière inoculation que le sérum de cheval immunisé présente son maximum de pouvoir préventif. L'activité de ce sérum varie beaucoup suivant que l'animal est en voie d'immunisation depuis un temps plus ou moins long : on inoculait 5 et 15 centimètres cubes il y a quelques années ; à l'heure actuelle, on injecte au malade quelques gouttes seulement, quantité suffisante pour provoquer des réactions nettement caractérisées.

Suivant Balthazard, le sérum antityphique Chantemesse n'est pas bactéricide *in vitro*, mais la culture développée dans le sérum se montre avirulente. Chez l'animal (lapin ou cobaye), le sérum est nettement préventif, à la fois contre l'injection de microbes et contre l'injection de toxine. Quand l'animal a été traité préventivement, l'injection de toxine amène tout d'abord une destruction leucocytaire, mais celle-ci est rapidement suivie d'une hyperleucocytose, surtout polynucléaire. Chez l'homme atteint de fièvre typhoïde, l'injection de sérum fait apparaître en vingt-quatre heures une leucocytose marquée, le chiffre des globules blancs passant de 3 800 à 4 900, de 5 100 à 18 000, etc. (Balthazard). Expérimentalement, les animaux qui ont reçu le sérum et la toxine présentent une énorme hypertrophie du tissu lymphoïde (rate) et myéloïde.

Chantemesse et Milhit ont fait voir que l'injection de sérum exerce

(1) Consulter pour le sérum Chantemesse : CHANTEMESSE, *Presse médicale*, 1902 et 1904 ; *Revue générale des sciences*, 1907. — BALTHAZARD, Thèse de Paris, 1902-1903 ; — JONAS, *Bull. Académie de médecine*, 1905 ; — BRESSOU, *Normandie médicale*, 1907.

une action très marquée sur les phénomènes d'opsonisation. Dans
les formes bénignes de fièvre typhoïde, l'index opsonique, déjà élevé
avant tout traitement, augmente encore un peu après l'injection,
pour se maintenir élevé même pendant la convalescence, si cette

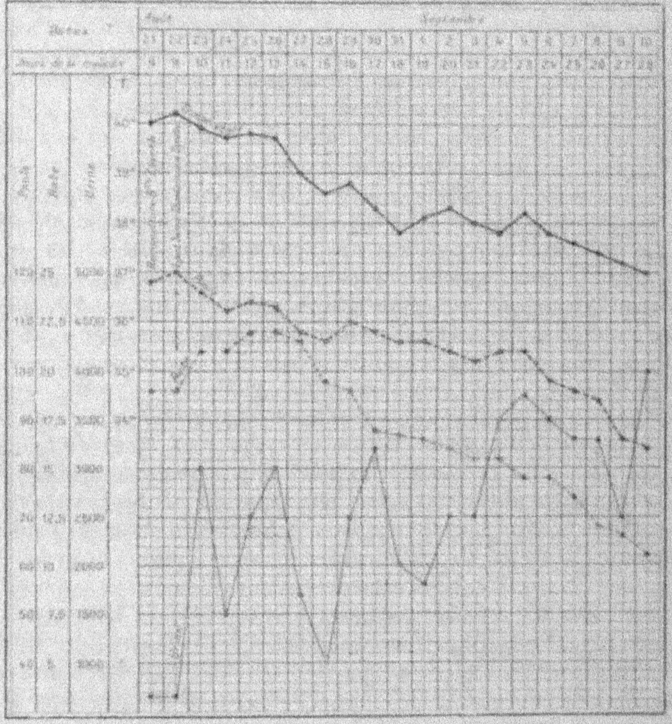

Fig. 48. — Évolution d'une fièvre typhoïde traitée par le sérum Chantemesse (observation
personnelle).

Les chiffres indiqués chaque jour représentent, pour la température, la moyenne des
températures de la journée ; de même pour le pouls. Pour la rate, ils représentent en centimètres la somme des deux diamètres (vertical et antéro-postérieur).

dernière est franche. Dans les formes graves, l'index est faible avant
l'injection ; après le sérum, il accuse pendant trois ou quatre jours
une élévation rapide et intense ; puis il baisse, tout en restant assez
élevé, bien supérieur à ce qu'il était avant le traitement, pour se
relever encore au moment où s'annonce la guérison.

Cliniquement, l'injection de sérum, faite sous la peau, amène des modifications diverses dans l'état du malade. Pendant une première phase, dite *de réaction*, la température reste élevée, parfois même monte passagèrement plus haut qu'elle n'était avant l'injection; cette phase dure un temps variable, de quelques heures à cinq ou six jours. Puis la fièvre diminue progressivement et généralement assez vite. Les modifications de l'état général marchent de pair; l'une des plus frappantes est le changement de la vaso-motricité : on voit rarement, chez les malades traités, la cyanose des extrémités et la stupeur du visage; au contraire, les extrémités deviennent chaudes et roses, la stupeur s'atténue ou disparaît. En même temps la pression sanguine augmente, le pouls suit les modifications de la température : la polyurie apparaît quelques jours après l'injection, la quantité d'urine atteignant parfois 4 à 5 litres. Phénomène non moins important, l'hypertrophie splénique est un phénomène constant, apparaissant nettement trente-six heures à trois jours après l'injection.

Le sérum agit également très vite sur les complications spécifiques locales (ostéite, orchite, etc.); injecté en plein foyer d'inflammation, il en provoque rapidement la résolution.

Comme résultats d'ensemble, Chantemesse indique 43 décès sur 1 000 malades, soit 4,3 p. 100, alors que la mortalité à la même époque dans les hôpitaux de Paris était de 17 p. 100. Brunon, Josias ont confirmé les bons effets du sérum dans la fièvre typhoïde des enfants. Brunon, à Rouen, perd 3 malades sur 100 avec le sérum, tandis qu'il en perd 17 p. 100 parmi ceux qui n'ont pas reçu de sérum. Sur 50 enfants injectés dans la première semaine, aucun ne succombe; sur 14 injectés dans la troisième semaine, il y a 3 décès. Tous ces chiffres se passent de commentaires. Josias a été tout aussi heureux : de 10 ou 12 p. 100, la mortalité clinique est tombée à 3,8 p. 100 après application du sérum, les autres moyens thérapeutiques restant les mêmes. Il est intéressant de souligner que nul décès n'est survenu chez les malades traités avant le septième jour, ce qui indique la nécessité d'intervenir le plus tôt possible. L'application de la méthode ne dispense d'ailleurs pas de continuer le traitement habituel (bains froids surtout).

La sérothérapie antityphique est incontestablement une très bonne méthode thérapeutique; les chiffres qui viennent d'être cités parlent suffisamment d'eux-mêmes pour qu'il soit inutile d'y insister davantage.

Pour le moment, le sérum de Chantemesse est le seul dont les indications et contre-indications et les doses soient bien précisées. Sa valeur curative est certaine, et il nous paraît désirable de le voir se répandre de plus en plus.

VACCINATION ET SÉROTHÉRAPIE ANTICHOLÉRIQUES

PAR

le Dr A.-T. SALIMBENI,

Chef de service adjoint à l'Institut Pasteur.

Le choléra est une maladie infectieuse, exclusive à l'homme, due à la localisation et à la pullulation dans l'intestin d'un microbe spécial, le vibrion cholérique, découvert par Koch en 1883.

Les différents remèdes préconisés en vue de prévenir et de combattre le choléra nécessitant l'emploi de cultures pures de vibrions cholériques, nous devons, avant tout, passer rapidement en revue les moyens par lesquels on peut arriver à caractériser un vibrion et reconnaître sa nature cholérique.

Diagnostic bactériologique des vibrions cholériques. — Ce fut en se plaçant sur le terrain d'un monomorphisme étroit, que Koch crut pouvoir affirmer la spécificité du vibrion dont il avait remarqué la présence exclusive et constante dans les déjections des cholériques.

Pour Koch, le vibrion cholérique représentait, en effet, une espèce tout à fait particulière, très différente et toujours nettement distincte des autres bactéries.

D'après les caractères fixés, dès le début, par son auteur, la distinction du vibrion cholérique semblait donc chose facile et simple.

Plus tard cependant, avec le perfectionnement des méthodes, la grande analogie du vibrion de Koch avec beaucoup d'autres vibrions, amena toutes sortes de complications et de discussions.

Convaincu lui-même du peu d'importance des caractères différentiels signalés, Koch spécifia plus tard qu'une virulence déterminée et la réaction indol-nitreuse suffisent à distinguer le vibrion cholérique. On reconnut bientôt le peu de valeur de ces caractères.

De toute façon la difficulté du diagnostic ne se présentait à cette époque qu'à propos des vibrions des eaux, car, la plupart des auteurs étant convaincus du rôle étiologique du vibrion de Koch, la spécificité des vibrions provenant des malades atteints de choléra ne faisait de doute pour personne.

La valeur cholérique d'un certain nombre de vibrions provenant

des cas typiques de choléra, ne commença à être contestée qu'après
l'application d'un nouveau moyen d'investigation préconisé par
Pfeiffer et Issaeff (1). D'après ces auteurs, le caractère le plus
sûr pour distinguer un vibrion cholérique devait être fourni par la
propriété préventive du sérum des animaux vaccinés. Si le sérum
fourni par un animal vacciné contre un vibrion cholérique est
capable de préserver un animal neuf contre le vibrion mis à l'étude,
celui-ci appartient certainement à l'espèce cholérique ; dans le cas
contraire, il doit être considéré comme non cholérique.

C'est ainsi que Pfeiffer et Issaeff séparèrent des vrais cholériques,
un certain nombre de vibrions que Pfeiffer lui-même avait auparavant
reconnus comme étant des cholériques authentiques.

Peu après, en poursuivant ses recherches sur l'immunité antivi-
brionienne, Pfeiffer (2) fut amené à constater la transformation en
granules sphériques que subissent les vibrions injectés dans la cavité
péritonéale de cobayes activement ou passivement immunisés.

Cette transformation, connue dans la science sous le nom de
phénomène de Pfeiffer, a reçu, grâce à sa spécificité, une large application dans le diagnostic bactériologique des vibrions.

Gruber et Durham (3), enfin, en se basant sur la spécificité du
pouvoir agglutinant du sérum des animaux immunisés, découverte
par Bordet (4), proposèrent l'agglutination comme moyen de diagnostic, non seulement pour le choléra, mais aussi pour le *B. typhique*
et le *B. coli*.

Depuis l'application, au diagnostic, de l'agglutination et du phénomène de Pfeiffer, le nombre des vibrions isolés de cas typiques de
choléra au cours de différentes épidémies, et non reconnus comme
cholériques, a considérablement augmenté. On explique ce fait, à
première vue paradoxal, en admettant que, dans l'intestin des
cholériques, à côté du vibrion qui a causé la maladie, peuvent se
trouver d'autres vibrions non cholérigènes, et que c'est sur une
colonie de ces derniers qu'on est tombé en faisant l'isolement.

Nous ne pouvons pas discuter ici la valeur de cette hypothèse que
nous accepterons jusqu'à nouvel ordre. Il faudra, par conséquent,
toutes les fois qu'il s'agira de préparer un vaccin ou un sérum contre
le choléra, s'assurer avant tout que le vibrion choisi est agglutiné
et donne le phénomène de Pfeiffer en présence du sérum spécifique. L'une des deux réactions serait à la rigueur suffisante : car

(1) *Deutsche medic. Wochenschr.*, 1894, n° 15.
(2) *Zeitschr. f. Hygiene*, 1894, t. XVI, p. 287.
(3) *Munchener medic. Wochenschr.*, 1896, p. 285.
(4) *Ann. de l'Inst. Pasteur*, juin 1895.

on ne connaît pas de vibrions donnant le phénomène de Pfeiffer et n'agglutinant pas, ou bien agglutinant et ne donnant pas le phénomène de Pfeiffer.

Le *serum test* de l'Institut bactériologique de Berlin est préparé avec le vibrion original de Koch. Mais tout vibrion qui aura donné, en présence du *serum test*, l'agglutination et le phénomène de Pfeiffer, pourra à son tour servir à préparer un *serum test*, un vaccin et un sérum contre le choléra.

La technique de l'agglutination est trop connue pour que nous ayons besoin d'y insister. Il nous suffira de dire qu'un vibrion, pour être reconnu cholérigène, doit, en présence du *serum test*, agglutiner à peu près au même titre que le vibrion qui a servi à la vaccination de l'animal qui a fourni le sérum.

Quant au *phénomène de Pfeiffer*, voici en quelques mots la technique à suivre :

Si l'on a à sa disposition des cobayes activement immunisés contre un vibrion cholérique authentique, il suffira d'injecter dans la cavité péritonéale d'un de ces cobayes une demi-culture sur gélose du vibrion à étudier. La culture doit être âgée de dix-huit à vingt heures ; les microbes seront mis en suspension dans 2 centimètres cubes de bouillon ou d'eau physiologique stérile. Peu de temps après l'injection (dix à vingt minutes), on retire, au moyen d'un tube de verre très effilé, quelques gouttes du liquide péritonéal qu'on examine à l'état frais (en goutte pendante ou entre lame et lamelle) et, si l'on veut, étalé sur une lame, fixé (alcool absolu) et coloré (n'importe quelle couleur basique d'aniline). Si les vibrions sont mobiles et gardent leur forme, la *réaction de Pfeiffer* est *négative* et le vibrion en question ne doit pas être classé parmi les cholériques. Si, au contraire, on les trouve transformés en globules sphériques, la *réaction de Pfeiffer* est *positive* et le vibrion étudié un vrai cholérique.

Quand on n'a pas de cobayes activement immunisés, on peut toujours rechercher le phénomène de Pfeiffer au moyen du *serum test*. On mélange *in vitro* une demi-culture sur gélose, de dix-huit à vingt heures, du vibrion à étudier, mis en suspension dans 2 centimètres cubes de bouillon ou d'eau physiologique stérile, avec la quantité de *serum test* qui serait suffisante à provoquer, dans les mêmes conditions, le phénomène de Pfeiffer vis-à-vis d'un vibrion cholérique authentique.

Le mélange fait, on injecte le tout dans le péritoine d'un cobaye neuf.

Le liquide est, comme dans le cas des cobayes vaccinés, examiné au bout de dix à vingt minutes, en suivant la technique décrite plus haut. Les résultats obtenus dans les deux cas sont tout à fait comparables et ont la même valeur pour le diagnostic bactériologique des vibrions.

I. — VACCINATION PRÉVENTIVE

Vivement combattue dès le début, l'idée de la possibilité de vacciner l'homme contre le choléra asiatique a fait peu à peu son chemin, et à l'heure actuelle le nombre des partisans de la vaccination préventive à l'aide des cultures pures de vibrions injectés sous la peau a considérablement augmenté.

Parmi les nombreuses méthodes préconisées, il n'y a guère que celle de Ferran et celle de Haffkine qui aient été appliquées à l'homme sur une très grande échelle.

Les deux sont basées sur l'emploi, comme vaccin, des cultures pures de vibrions vivants.

Nous verrons plus loin, après avoir rapidement passé en revue les autres méthodes, qui ne sont pour ainsi dire pas sorties du domaine du laboratoire, quelle est la différence entre le procédé de Ferran et celui de Haffkine; quels sont, d'après les statistiques, les résultats obtenus par les deux auteurs et les arguments qui, d'après eux, plaident en faveur de l'une et de l'autre méthode.

Une expérience bien simple donna à Ferran l'idée de tenter la vaccination de l'homme contre le choléra.

En étudiant la maladie provoquée par l'injection de vibrions vivants sous la peau des cobayes, Ferran (1) avait constaté que les animaux ayant résisté à l'inoculation d'une dose non mortelle de vibrions pouvaient, quelque temps après, supporter très facilement une dose sûrement léthale pour des cobayes neufs de la même taille. Cette expérience dont la valeur, pour ce qui concerne la vaccination de l'homme, fut et est encore à l'heure actuelle très discutée, a, malgré tout, servi de base à tous ceux qui se sont occupés de la vaccination anticholérique appliquée à l'homme.

En 1888, lorsque la méthode de Ferran, très sévèrement attaquée et critiquée, semblait définitivement condamnée, Gamaléia (2) reprenait la question. Ayant constaté que les vibrions tués par la chaleur peuvent, comme les vibrions vivants, vacciner les cobayes vis-à-vis de la septicémie vibrionienne, Gamaléia conseilla l'emploi des cultures mortes pour la vaccination de l'homme.

D'après l'auteur, ce procédé était préférable à celui de Ferran, à plusieurs points de vue :

(1) Comptes rendus de l'Académie des Sciences, 1885, vol. C, p. 902.
(2) Comptes rendus de l'Académie des Sciences, 1888, vol. CVII, p. 432. — *Bull. Soc. de Biologie*, 1889, n° 38.

1° Il permettait un dosage plus précis de la substance vaccinante ;

2° La réaction locale et générale causée par les inoculations vaccinales était pour ainsi dire insignifiante ;

3° L'immunité conférée par les microbes morts était aussi complète et aussi durable que celle provoquée par les microbes vivants.

Plus tard, Tamancheff (1), après avoir constaté que le vibrion cholérique tué par l'acide phénique à la dilution de 0,5 p. 100 garde tout son pouvoir immunisant, préconisa l'emploi des cultures phéniquées pour la vaccination de l'homme.

Presque à la même époque, Haffkine reprenait l'étude de la vaccination au moyen de microbes vivants, et en 1892 faisait connaître son procédé que nous décrirons en détail plus loin.

Dès 1885, Ferran (2) avait observé que les personnes vaccinées par des injections hypodermiques de vibrions, ne présentaient qu'une « cholérine, guérissant spontanément », lorsqu'elles ingéraient cinq à six gouttes de cultures capables de tuer le cobaye en injection sous-cutanée.

La valeur de cette observation, au point de vue de l'efficacité de la vaccination, fut considérablement diminuée par des expériences de contrôle, instituées par Ferran lui-même, sur des personnes n'ayant subi aucun traitement préalable.

En effet, celles-ci, comme les vaccinés, ne présentèrent, après l'absorption de vibrions, que des troubles insignifiants ; Ferran concluait de ces expériences que « la disparition spontanée du choléra est due à ce que la masse contaminable de la population se trouve vaccinée », et il proposait de vacciner les hommes en infectant « les « eaux potables avec de grandes quantités de cultures atténuées de « bacille virgule ».

Le problème de la vaccination intestinale, étudié plus tard par Hasterlik, Klemperer, Sawtchenko et Zabolotny, et surtout par Metchnikoff, était posé.

Des cultures de vibrions dans la gélatine, ingérées sans alcalinisation préalable de l'estomac par Hasterlik (3), ne déterminèrent chez celui-ci aucun trouble, ni local, ni général. Il avala plus tard, avec un de ses collaborateurs, qui lui servit de témoin, une culture du même vibrion, après avoir neutralisé l'acidité gastrique en absorbant 4 grammes de bicarbonate de soude. Le collaborateur eut une diarrhée moyenne, tandis que Hasterlik n'éprouva aucun effet.

(1) Ann. de l'Inst. Pasteur, 1892, p. 713.
(2) L'inoculation préventive contre le choléra morbus asiatique, Paris, 1895, p. 90-92.
(3) Wiener klin. Wochenschr., 1893, p. 467.

Pour Gaffky (1), Hasterlik avait été vacciné par les cultures ingérées précédemment. Klemperer (2), quelque temps après, puis Sawtchenko et Zabolotny (3) étudièrent sur eux-mêmes la vaccination intestinale à l'aide de cultures de vibrions tués par la chaleur.

Klemperer, après avoir ingéré, en douze jours, un demi-litre de culture en bouillon de vibrions, stérilisée pendant deux heures à 70°, limita ses recherches à la simple constatation de l'augmentation des propriétés préventives de son sérum vis-à-vis de la péritonite vibrionienne du cobaye.

Sawtchenko et Zabolotny allèrent plus loin. Dans l'espace de deux mois, ils absorbèrent l'un 1er, 758, l'autre 2er, 310 (poids sec) de vibrions tués par la chaleur, desséchés dans le vide et remis en suspension dans l'eau phéniquée à 0,5 p. 100. Bientôt après, ils avalèrent 1 centimètre cube d'une culture de vibrion en bouillon, développée à 37° pendant vingt-quatre heures, après avoir bu 100 centimètres cubes d'une solution à 2 p. 100 de bicarbonate de soude. Les vibrions ingérés ne produisirent aucun effet nuisible, bien que les déjections renfermassent pendant plusieurs jours un nombre notable de vibrions. Sans compter que le manque de témoins enlève aux expériences de Sawtchenko et Zabolotny une grande partie de leur valeur, il faut reconnaître aussi qu'un traitement préventif de deux mois ne serait guère pratique.

C'est sans aucun doute à Metchnikoff (4) que nous devons les expériences les plus précises sur la vaccination intestinale contre le choléra. Ayant constaté sur lui-même et sur un certain nombre de ses collaborateurs que le vibrion cholérique, ingéré sans alcalinisation préalable de l'estomac, reste le plus souvent sans effet ou ne détermine qu'une diarrhée passagère et tout à fait insignifiante, Metchnikoff, ainsi que ses collaborateurs qui avaient avalé une première fois des vibrions et d'autres qui n'avaient subi aucun traitement préalable, absorbèrent de nouveau des cultures cholériques, après avoir alcalinisé l'acidité gastrique. Les résultats de ces recherches ne furent pas bien concluants.

Dans certains cas, l'efficacité de la vaccination semblait manifeste, dans d'autres douteuse et dans d'autres enfin négative.

Metchnikoff en concluait que « l'ingestion de cultures cholériques ne protège pas sûrement contre l'effet pathogène du vibrion de Koch ».

(1) Verhandl. des XII Cong. f. inn. Medicin., 1893, p. 49.
(2) Berliner klin. Woch., 1892.
(3) Wratch, 1893, p. 572.
(4) Ann. de l'Inst. Pasteur, 1894, p. 341.

Contrairement à l'opinion de Klemperer (1), Metchnikoff (2) avait démontré, en outre, par de nombreuses expériences sur l'homme sain et atteint de choléra, que ni l'immunité naturelle ni la guérison ne pouvaient être expliquées par la propriété préventive du sang vis-à-vis de la péritonite vibrionienne.

Kolle (3), quelques années plus tard, se mit à rechercher d'une façon systématique les propriétés préventives du sérum des animaux et des hommes qui avaient reçu en injection sous-cutanée des vibrions vivants ou tués par la chaleur, le chloroforme ou la solution d'acide phénique à 0,5 p. 100. Ces expériences lui montrèrent :

1° Qu'une seule injection de microbes vivants donne une immunité aussi solide et aussi durable que plusieurs injections répétées;

2° Que les vibrions tués par la chaleur, le chloroforme ou la solution d'acide phénique à 0,5 p. 100, donnent à peu près les mêmes résultats que les vibrions vivants. Il concluait, sans trop se préoccuper des résultats de Metchnikoff, qu'une seule injection de 2 milligrammes de microbes, mis en suspension dans 1 centimètre cube d'eau physiologique et tués par un chauffage à 50°, ou tout simplement mis en suspension dans 1 centimètre cube d'une solution phéniquée à 0,5 p. 100, devait être suffisante pour mettre l'homme à l'abri du choléra.

Les cultures en bouillon de thymus de veau tuées par la chaleur (cinquante minutes à 60° ou dix minutes à 80°), puis placées vingt-quatre heures dans la glace, donnèrent à Brieger et Wassermann (4) d'excellents résultats dans la vaccination des cobayes.

Federoff (5) conseilla peu après les cultures en bouillon de thymus âgées de dix jours, stérilisées à 65° pendant cinquante minutes, et additionnées de leur volume de glycérine.

En précipitant par l'alcool absolu des cultures de vibrions en bouillon âgées de trois jours, après les avoir évaporées jusqu'à consistance sirupeuse au bain-marie à 80°, Wassermann (6) obtint une substance qui, desséchée en présence de l'acide sulfurique, tuait par injection intrapéritonéale le cobaye à la dose de 0gr,02. Une dose de 0gr,005 était au contraire suffisante pour le vacciner contre l'injection d'une dose mortelle de vibrions.

(1) *Berliner klin. Wochenschr.*, 1892, p. 970.
(2) *Ann. de l'Inst. Pasteur*, 1893, p. 403, et 1894, p. 558.
(3) *Centralbl. f. Bakt.*, 1896, vol. XIX, nos 4-5, p. 97. — *Deutsch. med. Wochenschr.*, 1897, no 1, p. 4.
(4) *Deutsch. med. Wochenschr.*, 1892, no 31, p. 701. — *Zeitschr. f. Hyg.*, 1892, vol. XIII, p. 254.
(5) *Medicinskoe Obozrenie*, 1892, vol. XXXVIII, p. 523. — *Ref. Baumg. Jahresb.*, 1892, vol. VIII, p. 345.
(6) *Zeitsch. f. Hyg.*, 1893, vol. XIV, p. 25.

Le vaccin proposé par l'Institut sérothérapique et vaccinogène de Berne n'est autre chose que la nucléo-protéide retirée des vibrions par le procédé préconisé par Lustig et Galeotti pour la préparation de leur vaccin antipesteux. Les vibrions provenant de cultures sur gélose sont dissous dans une solution à 1 p. 100 de soude caustique. Le précipité obtenu ensuite par l'addition de 1 p. 100 d'acide acétique, est recueilli sur un filtre, lavé à l'eau stérilisée jusqu'à réaction neutre et enfin desséché dans le vide. Une seule injection sous-cutanée de 2 milligrammes de nucléo-protéide ainsi obtenue, mis en suspension dans 1 centimètre cube d'eau légèrement alcaline ($0^m,50$ p. 100 de carbonate de soude), serait suffisante pour vacciner l'homme contre le choléra.

Nous ne savons pas que ce vaccin ait fait ses preuves dans la prophylaxie anticholérique.

En 1902, Besredka (1), par un procédé tout à fait original, prépara contre la peste et le choléra des vaccins qui lui donnèrent sur les animaux des résultats excellents. — A des vibrions provenant de cultures sur gélose âgées de vingt-quatre heures et mis en suspension dans l'eau physiologique stérile, Besredka ajoute du sérum anticholérique en quantité suffisante pour obtenir leur agglutination complète. Douze heures plus tard, il aspire le liquide clair et, après avoir lavé à plusieurs reprises le dépôt des vibrions chargés d'ambocepteurs et de récepteurs spécifiques, il le chauffe une heure à 56°. L'immunité chez les animaux inoculés avec des vibrions ainsi traités s'établit dans les vingt-quatre heures qui suivent l'injection et dure six mois environ.

Dernièrement enfin, Strong (2) a préconisé, pour vacciner l'homme contre le choléra, l'emploi de récepteurs libres, obtenus par la simple macération et l'autolyse de vibrions tués par la chaleur. Des vibrions provenant de cultures sur gélose, âgées de vingt-quatre heures, sont mis en suspension dans l'eau stérile.

La quantité d'eau doit être calculée de façon que deux anses de vibrions, soit 20 milligrammes (poids humide), se trouvent en suspension dans 1 centimètre cube d'eau.

Les microbes en suspension sont chauffés pendant une heure à 60°, puis abandonnés pendant deux jours à l'étuve à 37° et enfin filtrés à travers une bougie Reichel.

Le filtrat obtenu, injecté dans la veine d'un lapin de 1500 grammes, à la dose de 2 à 3 centimètres cubes, le fait périr en quelques heures.

<hr>

(1) *Ann. de l'Inst. Pasteur*, 1902, p. 318.
(2) *Publications of the Bureau of Governm. Lab. Biolog. Laborat.*, n° 16, 1904, Manille.

Injecté à la dose de 1 centimètre cube, l'animal résiste et son sérum acquiert, en une semaine environ, un très fort pouvoir agglutinant et préventif. Chez l'homme, l'injection intramusculaire de 3 à 4 centimètres cubes est toujours suivie d'une réaction locale plus ou moins intense, souvent très douloureuse, et, pendant les premières vingt-quatre à quarante-huit heures, d'une sensation de faiblesse générale accompagnée d'un peu de céphalée et d'une légère élévation de la température (1° à 3° Fahrenheit). Le sérum des hommes ainsi traités acquiert très vite un fort pouvoir bactéricide et agglutinant.

Strong insiste sur l'intérêt qu'il y aurait à essayer son procédé dans la prophylaxie anticholérique, et il fixe la dose vaccinale pour l'homme à 4 centimètres cubes du filtrat, correspondant aux récepteurs libres de 80 milligrammes de vibrions, poids humide.

Voilà, résumés aussi brièvement que possible, les différents procédés qui ont été préconisés en vue de vacciner l'homme contre le choléra. Nous n'avons fait que signaler en passant et à leur place chronologique la méthode de Ferran et celle de Haffkine, les seules, nous l'avons déjà dit, qui aient été appliquées en grand à la vaccination de l'homme. Le moment est venu de les décrire en détail.

Méthode de Ferran. — Le vaccin de Ferran n'est autre chose qu'une culture pure en bouillon du vibrion cholérique.

Ferran insiste beaucoup sur la nécessité d'entretenir le vibrion qui doit servir pour la préparation du vaccin, sur de la gélatine nutritive à la température de 20°. C'est, pour lui, le seul moyen de conserver un vibrion sans qu'il perde les propriétés vaccinantes qu'il possède au moment où il est isolé des déjections cholériques. Dans les cultures en bouillon et à la température de 37°, le vibrion, d'après Ferran, s'atténue rapidement et perd, en partie tout au moins, sa valeur comme vaccin.

Pour obtenir le vaccin de Ferran, il n'y a donc qu'à ensemencer le vibrion provenant des cultures en gélatine dans des ballons de bouillon alcalinisé et fraîchement préparé.

On laisse les cultures se développer à l'étuve à 37° pendant deux jours et le vaccin est prêt. Lorsqu'il doit être employé promptement, il n'y a aucune précaution à prendre ; dans le cas contraire, il y a lieu de le conserver au frais, surtout pendant les fortes chaleurs.

D'après Ferran, l'inoculation du vaccin doit être pratiquée sous la peau, au niveau de la partie moyenne de la région brachiale postérieure, en prenant les précautions habituelles dans la pratique des injections hypodermiques. Quant à la dose, on doit injecter 1 centimètre cube à chaque bras pour la première inoculation ; 1^{cc},5, toujours à chaque bras, pour la seconde, cinq à six jours après la première. Deux injections sont suffisantes pour mettre l'homme à l'abri du choléra. On peut cependant, et avec avantage, pratiquer une troisième inoculation de 2 centimètres cubes à chaque bras; l'immunité n'en sera que plus que complète. Pour les enfants, au-dessous de cinq ans, la dose doit être diminuée de moitié.

Les inoculations vaccinales ne donnent lieu à l'apparition d'aucun symptôme grave : une réaction locale plus ou moins intense, toujours très douloureuse, au point d'inoculation ; une légère élévation de la température, un peu de céphalée, une sensation de malaise, de lassitude et parfois un peu de diarrhée.

Tous ces symptômes disparaissent d'ailleurs assez rapidement et, dans les deux à trois jours qui suivent l'inoculation, le retour à la santé est complet. Les troubles locaux et généraux ne nécessitent aucun traitement spécial. On pourra tout au plus protéger le point d'inoculation avec un pansement stérile si la réaction est très forte.

Méthode de Haffkine. — En s'inspirant des principes de vaccination établis par Jenner et Pasteur, Haffkine jugea que, pour arriver à préparer un vaccin anticholérique, il fallait avant tout obtenir, avec le microbe du choléra, un *virus fixe* et aussi virulent que possible.

Il est en général assez facile de renforcer un vibrion de virulence moyenne, par la méthode classique des passages successifs par le péritoine des cobayes, en faisant une culture sur gélose entre chaque passage. Ce qui est difficile, c'est de le maintenir au degré d'activité atteint, car il survient souvent des chutes brusques de virulence, qui font perdre en un instant ce que l'on avait eu beaucoup de peine à acquérir.

Voici le procédé qui a permis à Haffkine de renforcer et de *fixer* l'activité du virus dont il se sert pour préparer ses vaccins.

Il injecte d'emblée dans le péritoine d'un cobaye une dose plus que mortelle de vibrions cultivés sur gélose. L'animal meurt assez rapidement avec épanchement péritonéal riche en vibrions.

Cet épanchement, prélevé et injecté directement dans le péritoine d'un autre cobaye, s'appauvrit en microbes, et amène la mort après un délai plus long, ou bien l'animal se rétablit.

Pour obvier à ce résultat, Haffkine laisse le liquide péritonéal du premier passage au contact de l'air pendant une quinzaine d'heures.

Un second cobaye, injecté dans le péritoine avec ce liquide aéré, succombe alors plus rapidement que le premier. En procédant ainsi de cobaye à cobaye, à l'aide des épanchements laissés à l'air quinze heures environ, le vibrion atteint assez vite, au bout de vingt à trente passages au plus, la virulence maxima qu'il n'est guère possible de dépasser.

On peut, par ce procédé, arriver à réduire la dose mortelle, en injection péritonéale, de cinquante fois environ ; et, d'autre part, l'injection intramusculaire de ce virus au cobaye est invariablement fatale. En inoculation sous-cutanée au contraire, il ne tue pas le cobaye, mais il provoque une mortification des tissus et la formation d'une escarre.

Une fois en possession d'un virus exalté et *fixe*, Haffkine s'appliqua à en obtenir un dérivé aussi atténué que possible.

Pour cela, il cultiva le *virus fixe* dans du bouillon à la température de 39° et dans une atmosphère constamment aérée, en utilisant le dispositif employé par Roux et Yersin pour la préparation de la toxine diphtérique.

Ainsi cultivé, le vibrion cholérique périt en peu de jours. Il faut donc, pour prolonger en série cette expérience, de façon à arriver à l'atténuation désirée, ensemencer journellement sur gélose une prise de cette culture. Lorsque l'ensemencement reste stérile, c'est avec les germes sur gélose de la dernière prise fertile qu'on ensemence le bouillon de la deuxième culture aérée, et ainsi de suite jusqu'à arriver, après plusieurs générations, au degré d'atténuation désiré.

Inoculé sous la peau des cobayes, le virus atténué ne doit pas produire de phénomène de nécrose : il doit, en plus, protéger le cobaye contre une dose mortelle de *virus fixe* injecté quelques jours après, et empêcher la nécrose des tissus lorsque l'injection de ce virus est pratiquée sous la peau.

Pour la vaccination de l'homme, Haffkine conseillait une première injection sous-cutanée de 1/10 ou 1/20 de culture sur gélose de *virus atténué*, suivie trois à huit jours après d'une injection de la même dose de *virus* fixe *exalté*. Plus tard, ayant constaté sur lui-même que le *virus* fixe exalté, injecté d'emblée, est très bien supporté par l'homme, Haffkine abandonna sa méthode originale qui comportait une première injection de virus atténué, pour ne plus se servir, comme matériel vaccinant, que des vibrions virulents. De toute façon, pour Haffkine, chaque culture sur gélose de vaccin peut servir à vacciner dix ou vingt personnes. Il suffira pour cela d'introduire dans le tube de vaccin 10 ou 20 centimètres cubes de bouillon stérile, de frotter à l'aide d'un tube effilé fermé à son extrémité pour détacher la couche microbienne, et de bien agiter pour avoir une suspension aussi homogène que possible. Powel a obtenu de bons résultats en pratiquant une seule injection de 1/6 de culture sur gélose du virus exalté de Haffkine. La stérilisation par la chaleur ou les antiseptiques, sans détruire la propriété vaccinante des vaccins Haffkine, la réduisent considérablement.

Haffkine conseille de pratiquer les injections vaccinales sous la peau du flanc.

Les troubles locaux et généraux qui suivent les injections des vaccins de Haffkine ne diffèrent pas de ceux amenés par les injections vaccinales de Ferran. Il est donc inutile donc d'y revenir.

Comparaison entre les méthodes Ferran et Haffkine. — Résultats de leur application à l'homme. — De tout ce que nous venons de dire, il résulte que la différence capitale entre les deux méthodes consiste essentiellement en ce que, tandis que Ferran emploie pour la préparation de son vaccin le vibrion tel qu'on l'isole des cholériques, Haffkine, au contraire, se sert d'un virus artificiellement modifié et ramené à un degré de virulence constant par des passages sur les animaux et des artifices de culture.

En se basant sur le fait que les vibrions qu'on isole de l'intestin des cholériques sont des microbes essentiellement variables, Haffkine trouve que le matériel vaccinant de Ferran ne peut pas être considéré comme un véritable vaccin, et que son procédé rappelle « la pratique préjennérienne de variolisation ». Ferran, de son côté, considère tout au moins inutiles les innovations de Haffkine; et, puisque les différentes races de vibrions provenant des cholériques se sont toujours montrées inoffensives pour l'homme quand on les inocule dans le tissu cellulaire sous-cutané, il soutient que celles-ci doivent être plus aptes à la vaccination que la race artificielle de Haffkine, adaptée au cobaye et sans doute profondément modifiée.

L'accord est certainement loin de se faire entre les deux auteurs sur cette question assez délicate. Si, d'un côté, la variabilité des vibrions plaide en faveur de la thèse soutenue par Haffkine, d'un autre côté, un certain nombre de données expérimentales déposent sans doute en faveur de l'opinion de Ferran. Plusieurs expérimentateurs ont reconnu, en effet, que si la virulence des vibrions augmente grâce aux passages par les animaux, par contre leur pouvoir toxigène, sur nos milieux de culture tout au moins, baisse considérablement dans ces conditions et finit par disparaître.

Or, la maladie cholérique étant surtout un empoisonnement, il semble logique d'admettre *a priori* que l'efficacité comme vaccin d'un vibrion doit être en grande partie fonction de son pouvoir toxigène.

Ferran, dès 1885, avait conseillé d'entretenir les vibrions, destinés à la préparation du vaccin, sur la gélatine à 20°, dans le but de leur conserver le plus longtemps possible leurs caractères. L'exactitude de l'affirmation de Ferran a été confirmée, depuis, pour ce qui concerne le pouvoir toxigène, et à l'heure actuelle les vibrions qui servent à la préparation de la toxine sont entretenus sur de la gélose à la température de la chambre. Aujourd'hui nous avons des méthodes qui nous permettent d'apprécier le pouvoir toxigène des vibrions. Il serait peut-être bon d'appliquer ces méthodes, et de préparer le vaccin d'après le procédé de Ferran, en utilisant les races reconnues les plus toxigènes.

Au point de vue théorique, l'efficacité de la vaccination anticholérique par les injections sous-cutanées de vibrions vivants a été dès le début vivement contestée, et il faut bien reconnaître que la critique était facile.

La preuve expérimentale de la maladie vibrionienne et de la vaccination chez le cobaye, invoquée par Ferran, ne prouvait pas grand'chose, car l'infection du cobaye n'a aucune ressemblance avec le vrai choléra.

De plus, on a prouvé, depuis, que les cobayes, fortement vaccinés contre les vibrions vivants, ne possèdent aucune immunité contre le poison cholérique. Or, étant donné que le choléra est surtout un empoisonnement et que par conséquent seule l'immunité antitoxique pourrait mettre l'homme à l'abri de la maladie, comment admettre qu'une ou deux injections de vibrions sous la peau puissent lui conférer cette immunité antitoxique qu'on n'arrive pas à obtenir chez le cobaye avec des injections répétées pendant plusieurs mois ?

D'autre part, les quelques expériences directes sur l'homme et sur les animaux, faites en vue de mettre en évidence la valeur prophylactique des injections préventives, ont constamment donné des résultats négatifs. Comme nous l'avons déjà vu, un certain nombre d'individus vaccinés par Ferran eurent, comme les non vaccinés, de la diarrhée, après avoir absorbé du vibrion cholérique. A signaler, dans le nombre, Paoli, un des collaborateurs de Ferran, qui avait reçu 13 inoculations vaccinales.

En 1893, M. Metchnikoff fit une nouvelle expérience : trois personnes dont deux avaient été vaccinées par Haffkine lui-même (une avait reçu deux injections et l'autre une seule) prirent, après neutralisation de l'acidité gastrique, quelques gouttes d'une culture en bouillon de vibrion cholérique. Les deux vaccinées et la troisième personne, non vaccinée, présentèrent des troubles parfaitement comparables.

Dans ses recherches sur les spermophiles (un petit rongeur qui prend très facilement le choléra intestinal), Zabolotny a vu que les injections sous-cutanées de vibrions vivants ou morts n'empêchent pas les animaux de contracter la maladie par ingestion. Même insuccès dans le choléra intestinal des jeunes lapins à la mamelle, provoqué expérimentalement d'après la méthode de Metchnikoff.

A toutes ces objections et aux insuccès expérimentaux, Ferran et Haffkine répondent par les résultats pratiques obtenus.

Du mois d'avril au mois d'octobre 1885, lorsque le choléra sévissait en Espagne, Ferran et ses collaborateurs pratiquèrent sur 50 000 personnes exposées à la contagion 150 000 inoculations préventives.

De son côté, Haffkine, aux Indes, pendant sa première campagne qui dura du mois d'avril 1893 à la fin août 1895, vaccina 42 197 personnes, et, depuis, le nombre des individus vaccinés par lui et ses collaborateurs s'élève à 150 000 environ.

Absolument convaincu de l'efficacité de son procédé, Ferran eut le tort d'entreprendre d'emblée la vaccination en grand, au lieu de prouver d'abord le bien fondé de sa méthode par des essais portant sur des groupements limités, dans des conditions nécessaires pour permettre un jugement définitif. Dans le nombre, on trouve bien quelques exemples de cette nature; mais ils sont véritablement trop rares, par rapport à l'immense majorité pour laquelle n'existe aucun détail.

Ceci explique comment, malgré les résultats, qui, dans leur ensemble, étaient sans aucun doute favorables à la vaccination, la méthode de Ferran n'eut que de très rares partisans et des adversaires nombreux.

Haffkine, par contre, dès le début de ses essais, s'efforça d'appliquer la vaccination à des personnes faisant partie de groupements d'individus qui vivaient dans des conditions similaires et étaient placés sous la surveillance du service médical et sanitaire de l'Inde.

Dans chaque localité et dans chaque groupement, seulement la moitié des individus était inoculée, l'autre moitié non inoculée servait de terme de comparaison.

Les nombreuses statistiques et les observations soigneuses faites par Haffkine, semblent prouver que les personnes inoculées se trouvent, à un degré considérable, à l'abri de l'infection naturelle du choléra.

Nous avons signalé les points expérimentaux qui sont encore obscurs dans la question des vaccinations préventives contre le choléra.

Cela n'empêche que, devant les résultats obtenus, il soit très désirable que les vaccins de Ferran et de Haffkine continuent à être soumis à l'épreuve de la pratique. En raison de leur innocuité, les deux peuvent être recommandés avec confiance.

II. — SÉROTHÉRAPIE

Depuis la découverte de Koch, on considère le choléra comme une intoxication aiguë provoquée par un poison violent que le vibrion, qui pullule en grande quantité dans l'intestin des cholériques, lance dans l'économie. Produit de sécrétion pour les uns, produit résultant de la destruction des vibrions eux-mêmes pour les autres, l'origine vibrionienne de ce poison semble définitivement établie.

Cela étant donné, il est évident que toute médication efficace du choléra ne peut être basée que sur l'emploi d'un remède capable de neutraliser dans l'organisme l'action du poison cholérique. La découverte du pouvoir antitoxique des sérums et les merveilleux résultats obtenus par leur usage dans le traitement préventif du tétanos et curatif de la diphtérie firent entrevoir la possibilité de combattre efficacement d'autres maladies infectieuses à l'aide de sérums antitoxiques.

Le choléra, par ses caractères éminemment toxiques, est certainement parmi les maladies infectieuses celle qui présente les plus grandes analogies avec le tétanos et la diphtérie. Dans le choléra comme dans le tétanos et la diphtérie, le microbe n'envahit pas l'économie et il agit en empoisonnant l'organisme par les produits toxiques qu'il élabore dans l'intestin où il pullule en grande quantité. On pouvait donc espérer qu'une fois en possession du poison cholérique, il serait possible d'obtenir un sérum antitoxique efficace dans le traitement du choléra humain.

Les premières recherches faites en vue de retirer des cultures cholériques une toxine soluble ne donnèrent pas de résultats bien satisfaisants; mais peu à peu, grâce aux efforts persévérants et constants de plusieurs observateurs, de grands progrès furent réalisés dans cette voie.

Nous possédons à l'heure actuelle plusieurs méthodes permettant d'obtenir des cultures cholériques, un poison soluble, à action rapide chez les animaux dont il provoque la mort avec des symptômes qui rappellent ceux de l'intoxication cholérique. Avec ce poison, en accoutumant peu à peu les animaux à son action, on est arrivé à obtenir un sérum doué de propriété antitoxique.

Dès le début, Pfeiffer et son école s'élevèrent contre l'affirmation de ceux qui considéraient le poison soluble obtenu des cultures cholériques comme la vraie toxine cholérique. Pour Pfeiffer, le poison trouvé dans les cultures en milieu liquide ne serait autre chose que la toxine déjà plus ou moins modifiée de cadavres microbiens, mise en liberté après la mort et la destruction de ceux-ci. Il a plus tard mieux précisé son idée ; le poison cholérique, tel qu'on peut l'obtenir par les différentes méthodes préconisées, n'est pas une vraie *toxine*, mais bien une *endotoxine*. On pourrait à première vue croire que le différend entre ceux qui considèrent le poison cholérique comme une vraie toxine et ceux qui en font une endotoxine n'est pas aussi profond qu'il paraît ; car, en définitive, il est certain que la toxine est élaborée dans la cellule vibrionienne et toute la querelle se réduirait à savoir à quel moment elle en sort. En réalité, la divergence est beaucoup plus importante, car, d'après Pfeiffer, une *endotoxine* serait incapable de provoquer chez l'animal la formation d'une *antitoxine vraie*, active contre cette endotoxine. Pour Pfeiffer, le sérum préparé avec l'endotoxine cholérique, étant fortement bactéricide, pourrait tout au plus exercer une certaine action favorable au début de la maladie, quand l'empoisonnement n'est pas encore produit, et avoir une application importante dans l'immunisation préventive contre le choléra. Il lui conteste, par contre, toute efficacité dans la période algide, lorsque la maladie est déjà très avancée.

La grande autorité du savant de Breslau donne évidemment une haute importance à l'opinion qu'il soutient et qui est d'ailleurs partagée par un certain nombre de savants.

De toute façon, l'étude du sérum anticholérique continue à être poursuivie très activement. Employé dans le traitement du choléra humain, il a donné des résultats encourageants dans les cas relativement peu nombreux dans lesquels il a été convenablement appliqué.

Employé sur une plus grande échelle, il est à espérer qu'il ne tardera pas à donner la véritable mesure de son efficacité, ce qui coupera court aux discussions et aux objections doctrinaires dont il est l'objet.

Nous devons, en tout cas, étudier dans ce chapitre :

1° La préparation et les caractères de la toxine cholérique, telle que nous l'obtenons dans les différents milieux de culture préconisés ;

2° La façon d'immuniser les animaux en vue d'obtenir un sérum antitoxique ;

3° Le dosage de l'activité du sérum ;

4° L'action du sérum vis-à-vis de l'infection et de l'intoxication cholérique expérimentale ;

5° Son efficacité à titre préventif et curatif dans le choléra humain.

Toxine cholérique. — Dès sa première publication, dans laquelle il annonçait la découverte du vibrion cholérique, Koch avait déclaré que le choléra devait être considéré comme un empoisonnement aigu, causé par l'absorption d'une substance toxique spéciale élaborée dans l'intestin par le vibrion.

Ce fut donc surtout en vue de contrôler l'affirmation de Koch, et de préciser en même temps le rôle du vibrion dans l'étiologie du choléra, que de nombreuses recherches furent entreprises pour tâcher de retirer des cultures cholériques une toxine semblable à celle formée dans l'intestin.

La plupart de ces recherches ne donnèrent pas de résultats bien satisfaisants, et il nous suffira de rappeler seulement en passant les travaux de Nicati et Rietsch, Pouchet, Villiers, Cantani, Kunz, Brieger et Fraenkel, Winter et Lesage, Klebs, Gruber et Sluyt.

Petri, le premier, en cultivant le vibrion cholérique dans des solutions très riches en peptone (10 p. 100), obtenait une toxine soluble, résistant à la température de l'ébullition, et qu'il regardait comme une toxopeptone.

Les cultures filtrées sur porcelaine renfermaient avec la toxine d'autres substances telles que l'indol, la tyrosine, l'ammoniaque, etc. S'étant assuré que ces différents corps à la dose employée n'avaient pas un pouvoir toxique notable, Petri en concluait que les cobayes, qui succombaient après l'injection du filtrat, étaient bien tués par une substance spécifique soluble. La culture entière stérilisée, renfermant à la fois le poison soluble et les corps microbiens, était plus active que le liquide filtré. Celui-ci n'était pas d'ailleurs très meurtrier, car il en fallait 2 centimètres cubes dans le péritoine pour tuer un cobaye de 200 grammes environ, avec de l'hypothermie et tous les autres signes de l'empoisonnement cholérique.

Hueppe, frappé de ce que, dans l'intestin des malades atteints de choléra, le vibrion se développe dans un milieu albumineux et privé d'air, essaya, avec Scholl, de reproduire des conditions analogues, en faisant la culture dans les œufs. Après quinze jours d'étuve à 37°, le contenu des œufs était versé dans l'alcool et le précipité obtenu, une fois desséché, était traité par l'eau pour dissoudre la toxine. Quelques centimètres cubes de cette solution, injectée dans le péritoine de cobayes, les plongeaient instantanément dans un état soporeux et les faisaient périr en quelques minutes.

Gruber et Wiener reconnurent plus tard que la mort foudroyante des animaux n'était pas due au poison cholérique, mais à l'action de l'alcool et de l'hydrogène sulfuré, qui restaient dans la liqueur injectée. Des œufs non ensemencés, restés à l'étuve quinze jours et traités de la même façon, donnaient un produit aussi toxique.

Gamaléïa (1) décrivit plusieurs toxines cholériques. Il cultivait le vibrion de Koch dans du bouillon de pied de veau; les cultures, après un séjour de quinze jours à l'étuve à 37°, étaient abandonnées à la température ordinaire pour laisser le temps, au poison contenu dans les corps des microbes, de diffuser dans le liquide. Dans ce liquide de macération, il trouvait deux poisons; l'un, thermolabile et capable de provoquer la diarrhée chez les lapins; l'autre, thermostabile et capable d'intoxiquer les lapins sans amener de selles liquides.

L'idée que la toxine cholérique est adhérente aux corps mêmes des vibrions, d'où elle ne sortirait qu'après la mort et la destruction de ceux-ci, fut plus tard adoptée et soutenue par Pfeiffer et ses élèves.

D'après cet auteur, l'action toxique des vibrions est due à un poison contenu dans les corps mêmes des microbes, et qui doit très vraisemblablement exister comme un des éléments constituant le protoplasma bactérien.

Ce poison, qu'il appelle *primaire*, se transformerait par l'action de l'alcool fort, de l'ébullition, ou d'un chauffage prolongé à 60°, en un poison *secondaire*, beaucoup moins actif.

L'étude de la toxine cholérique en était là, lorsque la découverte du pouvoir antitoxique des sérums fit entrevoir la possibilité d'obtenir un sérum antitoxique efficace dans le traitement du choléra humain.

Pfeiffer (2) se mit aussitôt à l'œuvre et poussa aussi loin que possible la vaccination des animaux (cobayes et chèvres) avec les corps de vibrions qui, seuls, pour lui, nous venons de le voir, représentaient le vrai poison cholérique. Le sérum ainsi obtenu par Pfeiffer se montra très préventif vis-à-vis de la péritonite vibrionienne, mais absolument nul au point de vue antitoxique.

Essayé par Metchnikoff à titre préventif et curatif dans le choléra intestinal des jeunes lapins à la mamelle, ce sérum ne donna aucun résultat. Ce premier échec ne découragea pas les expérimentateurs. La vaccination par les corps des microbes s'étant montrée inefficace, on s'efforça de préparer une toxine cholérique soluble, avant de penser à attaquer avec chance de succès le problème d'un sérum antitoxique pour le choléra.

Ransom (3), le premier en 1893, annonçait qu'après beaucoup d'essais, il était parvenu à extraire des cultures cholériques en bouillon

(1) *Arch. de méd. expérimentale*, 1892.
(2) *Zeitschrift f. Hygiene*, 1895, vol. XX. — *Deutsch. med. Wochens.*, 1896, n°s 1-2.
(3) *Deutsch. med. Wochens.*, 1895, n° 2.

un poison soluble d'une grande activité. Il affirmait en même temps qu'en accoutumant les animaux à l'action de ce poison il avait obtenu un sérum antitoxique.

Pfeiffer (1) s'éleva contre les affirmations de Ramson et, bien que celui-ci n'eût donné aucun détail sur la façon de le préparer, il affirma que le poison soluble obtenu par Ramson n'était pas la vraie toxine cholérique, mais sans doute une modification de celle-ci.

Quant aux propriétés antitoxiques du sérum, il ne les croyait pas supérieures à celles du sérum normal provenant de divers animaux.

Le mémoire de Metchnikoff, Roux et Salimbeni (2), dans lequel étaient indiqués tous les détails de la méthode qui leur avait permis de préparer la toxine cholérique soluble et d'obtenir un sérum antitoxique, parut quelques mois après.

Sans prendre parti en faveur de l'une ou de l'autre des opinions en présence sur la nature de la toxine cholérique, Metchnikoff, Roux et Salimbeni affirmaient cependant que la production de ce poison, résistant à la température de l'ébullition et à effet très rapide chez les animaux sensibles, devait être considérée comme intimement liée au pouvoir toxigène du microbe d'une part, et d'autre part à la composition du milieu de culture et aux conditions spéciales dans lesquelles la culture est faite.

Le sang des animaux qui ont reçu de la toxine cholérique, disaient-ils, fournit un sérum dont le pouvoir antitoxique spécifique est d'autant plus actif que l'immunisation a été poussée plus loin.

Plus tard, Brau et Denier (3), adoptant la technique de Metchnikoff, Roux et Salimbeni, ont obtenu sur un milieu spécial, que nous décrirons plus loin, une très bonne toxine cholérique.

Kraus (4) a pendant longtemps contesté tout pouvoir toxigène aux vibrions cholériques vrais.

Bien plus, en se basant sur le fait que le vibrion de Nasik, qu'il ne reconnaît pas comme cholérique, donne en milieu liquide un poison très actif, il en avait conclu que tout vibrion donnant un poison soluble ne devait pas être considéré comme un vrai cholérique.

Plus tard, en opérant avec des vibrions authentiques isolés par Brau en Indo-Chine, et que nous avons mis à sa disposition, il a pu se convaincre que les vrais cholériques donnent aussi un poison soluble.

(1) Loc. cit.
(2) Ann. de l'Inst. Pasteur, 1896, n° 5.
(3) Ann. de l'Inst. Pasteur, 1906.
(4) Levaditi et Kraus. Handbuch der Technik u. Method. die Immunitätsforschung, 1907, p. 177, 178 et suiv.

Enfin, ayant constaté que les six vibrions d'El Tor (1) donnent dans le bouillon une toxine plus active que le vrai cholérique, et que le sérum des animaux vaccinés avec leurs produits solubles neutralise la toxine des cholériques authentiques, Kraus leur donna la préférence pour la préparation d'un sérum anticholérique qui fut appliqué à l'homme, à Saint-Pétersbourg, en 1908.

De toute façon, étant donné que les produits toxiques, obtenus par Kraus en cultivant les vibrions d'El Tor dans le bouillon peptonisé, ne sont pas plus actifs que ceux obtenus par la méthode de Metchnikoff, Roux et Salimbeni, ou par celle de Brau et Denier qui utilisent les vrais cholériques, on doit, à notre avis, recourir de préférence à l'une de ces dernières pour obtenir la toxine cholérique devant servir à la vaccination des animaux, en vue d'obtenir un sérum antitoxique. Nous allons donc les décrire en détail.

Méthode de Metchnikoff, Roux et Salimbeni. — Ces auteurs ont montré, les premiers, que, pour obtenir à coup sûr une bonne toxine cholérique, il faut :

1° Un vibrion aussi toxigène que possible ;

2° Un milieu de culture approprié ;

3° Des conditions de culture permettant un développement des microbes aussi rapide et aussi abondant que possible.

CHOIX DU VIBRION. — Au début de leurs recherches, Metchnikoff, Roux et Salimbeni s'étaient servis d'un vibrion dont la virulence avait été considérablement augmentée par la méthode classique des passages successifs dans le péritoine des cobayes. Le pouvoir toxigène de ce vibrion, très virulent, était, à vrai dire, minime.

C'est en le cultivant dans des sacs de collodion introduits dans la cavité péritonéale de cobayes, qu'ils purent très vite augmenter son pouvoir toxigène et l'entretenir.

Dans cette méthode des sacs, permettant de cultiver le vibrion in vivo et à l'abri des cellules de l'organisme, les auteurs avaient cru voir un moyen de renforcer et entretenir, d'une façon générale, la toxicité des vibrions.

De nombreuses recherches comparatives leur montrèrent dans la suite qu'il est inutile de recourir à la méthode des sacs, lorsque les

---

(1) On sait que les six vibrions d'El Tor furent isolés par Gotschlich de l'intestin de six pèlerins revenant de la Mecque et ayant succombé pour des causes diverses à l'hôpital de la station quarantenaire. À l'autopsie, on trouva dans l'intestin des six individus des lésions de colite et de dysenterie. Les vibrions donnent, comme les vrais cholériques, le phénomène de Pfeiffer et s'agglutinent sous l'action d'un sérum spécifique préparé avec un vibrion cholérique authentique. Néanmoins, Kraus les sépare des vrais cholériques par le fait qu'ils donnent une hémolysine et parce que, dans certaines conditions, le sérum des animaux vaccinés vis-à-vis des vrais cholériques ne neutralise pas les produits toxiques des vibrions d'El Tor

vibrions proviennent directement des déjections cholériques et n'ont jamais fait de passages par les animaux. De tels vibrions possèdent au maximum leur pouvoir toxigène qui varie souvent d'un échantillon à l'autre et qui n'est pas toujours en rapport avec la gravité de l'attaque du choléra qu'il a déterminée. Il n'est pas rare, en effet, d'isoler des vibrions très toxiques des cas de choléra tout à fait bénins, tandis que des cas de choléra très graves donnent parfois des vibrions très peu actifs sur les milieux de culture. De toute façon, lorsqu'on rencontre un vibrion bien toxigène provenant directement d'un cholérique, ce qu'il y a de mieux à faire pour lui conserver le plus longtemps possible sa toxicité, c'est de l'entretenir par de rares passages sur la gélose à la température de la chambre.

La méthode des sacs garde toute sa valeur pour remonter la toxicité d'un vibrion dont le pouvoir toxigène serait affaibli par des passages chez les animaux. Les résultats sont moins bons quand il s'agit de vibrions affaiblis par un long séjour sur la gélose.

MILIEU DE CULTURE. — La solution de peptone à 2 p. 100, additionnée de 2 p. 100 de gélatine, 1 p. 100 de sel marin et 25 p. 100 de sérum de cheval, convient très bien au développement du vibrion cholérique.

Comme peptone, nous conseillons l'emploi de la solution obtenue d'après la méthode de Martin, par la digestion de 200 grammes d'estomac de porc dans un litre d'eau additionnée de 10 centimètres cubes d'acide chlorhydrique pur. La peptone ainsi préparée donne des résultats plus constants que les peptones commerciales dont la composition est variable. Il faut éviter avec soin, si l'on s'adresse à ces dernières, celles qui renferment des traces de sucre.

On ne doit pas ajouter le sel marin à la solution de peptones préparée d'après la méthode de Martin, car elle renferme déjà du chlorure de sodium dans les proportions voulues.

De toute façon, après avoir ajouté à la solution de peptone, de la gélatine dans la proportion de 2 p. 100, on chauffe à 100° pendant quelques minutes, jusqu'à ce que la gélatine soit fondue, et on alcalinise. L'optimum comme alcalinité est obtenu en ajoutant à la solution gélatine-peptone neutre au tournesol d'orcine, 12 centimètres cubes de soude normale par litre.

Le milieu alcalinisé est chauffé à l'autoclave à 115° pendant vingt minutes. Au sortir de l'autoclave, il est filtré sur papier, réparti en flacons de 500 centimètres cubes, gradués de 50 en 50 centimètres cubes et de nouveau chauffé à 110°-112° pendant vingt minutes pour le stériliser.

Une fois stérilisé, on le laisse refroidir avant d'y ajouter le sérum de cheval dans la proportion de 25 p. 100. Le sérum de cheval doit

être vieux de trois semaines et il doit être resté une semaine au
moins à la glacière au contact du caillot.

Il ne reste plus, pour que le milieu soit prêt à être ensemencé,
qu'à le répartir dans les flacons-boîtes Roux à raison de 50 centimètres cubes par boîte, et à le chauffer pendant trois heures à 60°,
pour détruire les substances bactéricides du sérum normal de cheval
qui gêneraient le développement des vibrions.

CONDITIONS DE CULTURE QUI FAVORISENT LA PRODUCTION DE LA TOXINE.
— Metchnikoff, Roux et Salimbeni ont montré que, pour avoir
une bonne toxine cholérique, il faut réaliser des cultures rapides,
très abondantes, et en retirer la toxine avant que celle-ci soit modifiée.
Pour cela, un milieu approprié ne suffit pas. Il faut encore que le
milieu soit largement ensemencé avec des microbes jeunes et en
pleine activité, et que la culture se fasse en couche mince et en large
surface pour faciliter l'aération, qui joue un rôle très important dans
le développement des microbes et la production de la toxine.

Pour l'ensemencement, on se sert de vibrions provenant de
cultures sur gélose en boîte Roux, âgées de seize à dix-huit
heures, mis en suspension dans quelques centimètres cubes de
milieu.

Les vibrions provenant de la culture dans une boîte Roux sont
suffisants pour ensemencer quatre boîtes, soit 200 centimètres cubes
de milieu.

La culture en couche mince et large surface est réalisée grâce à la
forme des boîtes Roux et à la petite quantité du milieu employé
(50 centimètres cubes par boîte).

Pour augmenter l'aération, les boîtes sont agitées tous les jours
pendant les quatre premiers jours au moins.

Une fois ensemencées, les cultures sont placées à l'étuve à 38°.
Déjà après vingt-quatre heures un voile épais s'étend à la surface du
liquide qui est fortement trouble dans toute son épaisseur.

Dès le deuxième jour, on observe un léger dépôt glaireux qui couvre
le fond de la boîte et qui augmente de plus en plus jusqu'au
cinquième jour, le liquide étant toujours très fortement et uniformément trouble.

À partir des troisième et quatrième jours, le liquide est manifestement toxique.

La toxicité augmente les jours suivants pour atteindre le
maximum vers le septième jour. Elle diminue ensuite, à mesure
que les cultures deviennent très alcalines et odorantes.

C'est donc au septième jour qu'il faut utiliser les cultures pour
avoir un liquide toxique présentant son maximum d'activité. Il est

absolument indispensable de les filtrer sur papier avant de les passer à travers une bougie Chamberland ou Berkefeld.

Méthode de Brau et Denier. — Brau et Denier ont obtenu sur un milieu spécial une très bonne toxine cholérique.

Le milieu de Brau et Denier n'est autre chose que du sérum de cheval additionné de 10 p. 100 de sang de cheval défibriné, tous deux vieux de trois semaines.

Au moment de s'en servir, on chauffe le mélange à 60° pendant trois heures, on ensemence largement et on filtre après sept jours d'étuve à 39°.

La toxine obtenue sur ce milieu répond en tout aux caractères de celle obtenue par Metchnikoff, Roux et Salimbeni. On doit reconnaître cependant que, sur le milieu de Brau et Denier, le rendement toxique est plus constant, et cela tient très probablement à ce que la composition de leur milieu n'est pas sujette aux petites variations inévitables des solutions artificielles.

Propriétés de la toxine cholérique. — La toxine cholérique n'est pas modifiée par un chauffage à la température de l'ébullition pendant vingt minutes. Elle est, au contraire, considérablement affaiblie par un chauffage de vingt-quatre heures à 60° et par le vieillissement à la température ordinaire à l'air et à la lumière. A la glacière et à l'abri de l'air, elle garde, au contraire, très longtemps son activité.

Nous signalerons enfin que le poison cholérique dialyse à travers une membrane de collodion ; il est précipité de ses solutions par le sulfate d'ammoniaque et l'alcool fort.

Le liquide filtré, le septième jour de la culture, est alcalin et dégage une odeur spéciale. D'une manière constante on obtient une toxine qui fait périr sûrement le cobaye, en seize à dix-huit heures, à la dose de 1 centimètre cube. C'est la toxine d'activité moyenne qu'on a couramment.

Très fréquemment on obtient cependant des toxines tuant au 2/3 et au 1/2 centimètre cube, exceptionnellement au 1/10 de centimètre cube.

Action de la toxine cholérique sur les animaux. — De tous les animaux de laboratoire, les cobayes sont sans doute les plus sensibles à la toxine cholérique, surtout quand leur poids ne dépasse pas 250 à 300 grammes. Le poison agit aussi sûrement et aussi rapidement sous la peau que dans le péritoine. La dose minima mortelle tue en quatorze à seize heures, rarement en vingt-quatre à trente heures.

Une quantité deux ou trois fois plus grande amène la mort en six à dix heures. Avec des doses plus fortes ou avec de la toxine concentrée, les animaux meurent en quelques minutes. L'effet est vraiment foudroyant, surtout si l'injection est faite dans la cavité abdominale.

L'abaissement de la température commence en général une heure après l'introduction du poison, et il continue jusqu'à la mort. Lorsque celle-ci est imminente, le thermomètre marque parfois 24° à 25°. Quelquefois, les animaux restent dans le collapsus pendant deux heures et plus, avec une température inférieure à 30°.

Si la quantité de toxine est trop faible, une élévation fugace de la température précède l'abaissement et l'animal se rétablit.

Les symptômes de l'empoisonnement cholérique par la toxine soluble sont très semblables à ceux qui suivent l'introduction des cultures vivantes de vibrion dans le péritoine du cobaye; mais ils surviennent plus rapidement. Aussitôt après l'introduction du poison soluble, l'animal est triste, hérissé et pousse de petits cris. Puis son ventre est distendu et douloureux à la pression, et il rend des excréments abondants et humides. Ses extrémités se refroidissent, le corps est secoué de petits frissons, la respiration devient courte et fréquente. Bientôt les membres restent inertes, l'abdomen est flasque, les muqueuses se cyanosent, la sensibilité s'affaiblit et la mort survient.

A l'autopsie, on trouve au point d'inoculation un léger œdème gélatineux, parfois teinté de rouge. L'intestin grêle est hyperémié, distendu par un liquide diarrhéique. Le gros intestin n'offre rien de particulier. Les parois de l'estomac, le foie, la rate, les reins sont congestionnés; les capsules surrénales, très rouges, présentent souvent de petites hémorragies. Les poumons n'ont aucune lésion.

Les lapins supportent mieux que les cobayes la toxine cholérique, et il faut toujours recourir à l'injection intraveineuse pour tuer les lapins adultes, dont le poids dépasse 1500 grammes. Les lapins intoxiqués présentent les mêmes symptômes que les cobayes, avec cette différence que, chez eux, la température ne descend guère au-dessous de 30°, et que la diarrhée est la règle. Les lésions sont les mêmes dans les deux espèces; cependant le contenu du gros intestin des lapins est toujours fortement diarrhéique.

Le rat, la souris, le pigeon et la poule sont, pour ainsi dire, insensibles au poison cholérique.

Immunisation des animaux. — C'est aux grands animaux et de préférence au cheval qu'il faut s'adresser pour préparer un sérum antitoxique. Il est, en effet, très difficile de vacciner les petits animaux (chèvre, lapin, cobayes), et, d'autre part, le pouvoir antitoxique de leur sérum est toujours très faible.

Sous la peau, la toxine cholérique, même à petite dose, est très mal absorbée et elle détermine toujours des œdèmes considérables qui durent longtemps.

D'autre part, l'immunité ne s'établit que très lentement et le pouvoir antitoxique du sérum reste toujours faible.

On a donc, à tous les points de vue, grand avantage à recourir dès le début aux injections intraveineuses.

Il faut, bien entendu, commencer avec de toutes petites doses, et, à cause de la forte alcalinité du liquide toxique, il est bon de le diluer dans son volume d'eau physiologique stérile.

On répète l'injection lorsque le cheval est complétement rétabli et on augmente les doses, en tenant compte de la réaction thermique et des troubles amenés par la dernière injection.

On arrive ainsi peu à peu, en six mois environ, à faire supporter aux animaux la dose vaccinale maxima, dose qu'on ne peut pas dépasser sans risquer de les tuer. Celle-ci varie suivant la sensibilité individuelle des animaux entre 50 et 60 centimètres cubes.

Peu après l'inoculation, les animaux présentent du tremblement, des coliques, de la diarrhée ; ils sont tristes, abattus, refusent la nourriture et se couchent très souvent. En même temps la température monte à 40° et plus ; mais, dans une vaccination bien conduite, elle tombe, à la suite d'une forte transpiration, huit à dix heures après l'injection.

Il faut, nous le répétons encore une fois, attendre le rétablissement complet de l'animal avant de faire une nouvelle injection.

Il faut aussi peser les animaux et, si l'on constate un amaigrissement notable, il vaut mieux suspendre momentanément tout traitement. Si tout va bien, les injections vaccinales peuvent être répétées tous les huit à dix jours.

Les saignées sont faites la première douze et la seconde seize jours après la dernière injection. Les sérums de la première et de la deuxième saignée ont le même pouvoir antitoxique.

Propriétés du sérum anticholérique. — Le sérum des animaux immunisés contre la toxine cholérique est à la fois agglutinant, précipitant, préventif et antitoxique.

Mélangé *in vitro* avec des vibrions vivants, il les agglutine ; mélangé toujours *in vitro*, avec de la toxine, il détermine la formation d'un précipité plus ou moins abondant, suivant l'activité du sérum et les proportions du mélange.

Injecté préventivement, en même temps et, dans certaines limites, après une inoculation de vibrions, il est capable de prévenir et guérir la septicémie vibrionienne.

Jusque-là, le sérum préparé avec la toxine ne diffère pas sensiblement du sérum préparé par Pfeiffer avec les vibrions tués et vivants. Mais, tandis que ce dernier n'exerce aucune action sur le poison cholérique et est absolument inactif vis-à-vis du choléra expérimental des jeunes lapins, le sérum préparé avec la toxine neutralise l'action de la toxine cholérique soluble, et agit efficacement à titre préventif et curatif dans le choléra intestinal des lapins à la mamelle.

Sur 27 petits lapins traités préventivement par Metchnikoff (1), 15 survécurent ; sur 37 témoins des mêmes nichées, 6 seulement ne prirent pas le choléra.

Sur 18 lapins qui reçurent le virus cholérique en même temps qu'on leur injectait du sérum, 8 survécurent ; tandis que, sur 21 lapins témoins, des mêmes nichées, il n'y eut que 5 survivants.

Dans les deux séries, l'efficacité du sérum est indiscutable : 44 p. 100 de mortalité parmi les traités préventivement avant l'ingestion du virus ; 55 p. 100 parmi les traités au moment de l'ingestion du virus. La mortalité parmi les témoins fut de 84 p. 100 dans la première série et de 76 p. 100 dans la deuxième.

D'une façon générale, nous pouvons dire que les différentes propriétés du sérum antitoxique sont d'autant plus fortes, que l'immunisation a été poussée plus loin.

Au cours de la vaccination, ce sont les propriétés agglutinantes et préventives qui apparaissent les premières ; plus tard seulement, le sérum devient précipitant et enfin antitoxique.

Le sérum d'un animal fortement immunisé est toujours plus agglutinant *in vitro* qu'il n'est préventif vis-à-vis de la péritonite vibrionienne ; plus antitoxique vis-à-vis de l'intoxication cholérique expérimentale qu'il n'est précipitant *in vitro*. Cela veut dire, en d'autres termes, que le pouvoir préventif n'est pas fonction exclusive du pouvoir agglutinant, comme le pouvoir antitoxique n'est pas fonction du pouvoir précipitant.

Dosage de l'activité du sérum anticholérique. — Rien de plus simple que de doser le pouvoir agglutinant, précipitant et préventif du sérum.

Il suffit, pour avoir des résultats constants et comparables, de faire agir le sérum sur une quantité toujours la même de virus ou de toxine.

Pour le pouvoir agglutinant, nous prenons toujours 1/20 d'une culture sur gélose, âgée de dix-huit heures, de vibrions vivants

_____

(1) *Ann. de l'Inst. Pasteur*, 1896, nº 5.

mis en suspension dans 1 centimètre cube d'eau physiologique stérile. La plus petite quantité de sérum, capable de déterminer en deux heures à 37° l'agglutination complète des vibrions et l'éclaircissement du liquide, représente le titre agglutinant du sérum mis à l'étude.

Le titre préventif est représenté par la quantité minima du sérum qui, mélangée à une dose dix fois mortelle de vibrions, sauve le cobaye qui reçoit le mélange dans la cavité péritonéale.

Pour déterminer enfin le titre précipitant, on cherche la quantité minima de sérum qui, mélangé *in vitro* à 1 centimètre cube de toxine, amène la formation d'un trouble évident.

Quant au pouvoir antitoxique, nous devons reconnaître que, jusqu'à présent, les différents auteurs se sont contentés de constater l'existence de l'antitoxine, sans trop se préoccuper de la question du dosage.

Il n'y a pas bien longtemps, une série de recherches personnelles (1) nous ont permis de constater qu'en aucune façon la méthode préconisée par Erlich pour le dosage du sérum antidiphtérique, ne peut être appliquée à la détermination du pouvoir antitoxique du sérum anticholérique. La faiblesse de la toxine et de l'antitoxine, les bases toxiques qui se trouvent dans les liquides, à côté de la toxine, et qui peuvent à elles seules, lorsqu'on dépasse une certaine dose, amener la mort de l'animal, s'opposent à l'application de cette méthode.

Autrefois Metchnikoff, Roux et Salimbeni faisaient leurs essais de la façon suivante :

A une quantité donnée de sérum, ils ajoutaient des quantités progressivement croissantes de toxine, dont ils avaient au préalable déterminé la dose minima mortelle, et ils injectaient le tout sous la peau de cobayes. — D'après les résultats, ils disaient que tel sérum à la dose de 1 centimètre cube, par exemple, protège un cobaye contre n doses mortelles de toxine. La méthode était évidemment très simple, mais les résultats, nous avons pu nous en convaincre dans la suite, sont loin d'être constants.

En effet, en faisant agir sur des toxines d'activité différente une quantité, toujours la même, d'un même sérum, nous finîmes bientôt par nous apercevoir que, dans de telles conditions, l'activité antitoxique du sérum était très variable. Il nous arrivait, par exemple, de constater que 1 centimètre cube d'un sérum qui neutralisait quatre doses d'une toxine, dont la dose minima mortelle pour un

(1) *Ann. de l'Inst. Pasteur*, 1902, nº 2.

cobaye était égale à 1 centimètre cube, pouvait en neutraliser cinq et six d'une toxine tuant au 2/3 de centimètre cube et pas plus que deux à trois d'une toxine ne tuant qu'à la dose de 2 centimètres cubes.

Nous avons constaté, en outre, que, pour une toxine de n'importe quelle activité, il fallait *en proportion* une quantité beaucoup plus grande de sérum pour neutraliser quatre doses mortelles que pour en neutraliser deux. Ceci, bien entendu, en prenant l'animal comme réactif. Ainsi un mélange toxine et sérum, inoffensif à la dose de 2 centimètres cubes, amenait la mort du cobaye injecté à la dose de 3 et 4 centimètres cubes.

Pour avoir des résultats constants et toujours à peu près comparables, voici la méthode que nous avons adoptée :

Nous faisons toujours nos essais avec une toxine au septième jour dont 1 centimètre cube, en injection sous-cutanée, représente la dose minima mortelle en douze à dix-huit heures pour le cobaye de 250 grammes environ. Nous avons donné la préférence à une toxine tuant au centimètre cube, car c'est la toxine de force moyenne la plus facile à obtenir.

A deux doses mortelles de toxine, soit 2 centimètres cubes, nous ajoutons des quantités variables et progressivement décroissantes de sérum. Après dix minutes de contact *in vitro*, les différents mélanges sont injectés sous la peau de cobaye. A chaque série quatre cobayes servent de témoins, deux reçoivent sous la peau la dose minima mortelle, et les deux autres le double, c'est-à-dire la dose employée pour les essais du sérum.

Par conséquent, quand nous disons que tel sérum est actif à 0^{cc},15, cela veut dire que 0^{cc},15 de ce sérum neutralisent, après dix minutes de contact *in vitro*, deux doses d'une toxine dont 1 centimètre cube représente la dose léthale minima pour le cobaye de 250 grammes environ.

Sérothérapie humaine. — C'est pendant l'épidémie qui a sévi en Russie en 1908-1909 que la sérothérapie anticholérique a été pour la première fois appliquée au traitement du choléra humain.

Trois sérums, préparés par des méthodes différentes, furent à Saint-Pétersbourg soumis à l'épreuve de la pratique : le sérum préparé par Schourupow, provenant de chevaux vaccinés par des injections répétées de produits de macération de vibrions cholériques dans l'eau physiologique, dans l'eau distillée, et de cultures sur gélose âgées de vingt-quatre à vingt-huit heures, traités par des alcalis (1) ; le

(1) Schourupow n'a jamais donné de détails bien précis sur la préparation de ses produits solubles et sur sa méthode d'immunisation des animaux.

sérum de Kraus, provenant de chevaux immunisés vis-à-vis des produits solubles des vibrions d'El Tor ; et le sérum préparé à l'Institut Pasteur de Paris, d'après la méthode de Metchnikoff, Roux et Salimbeni.

Le tableau ci-dessous résume les résultats obtenus dans les différents hôpitaux dans lesquels les trois sérums furent appliqués au traitement des cholériques.

HOPITAUX DANS LESQUELS les sérums ont été appliqués.	SCHOUBOUPOW			KRAUS			SALIMBENI		
	Traités.	Décès.	Mortalité p. 100.	Traités.	Décès.	Mortalité p. 100.	Traités.	Décès.	Mortalité p. 100.
Hôpital Pierre et Paul....							42	10	23,8
Clinique du Prof. Tchistovitch....							15	8	53,0
Hôpital des baraques à la mémoire de Botkin.....	13	32	71,1						
Hôpital de Marie Magdaleine.....				65	38	58,3			
Hôpital Marüskaïa.......							12	9	75
Hôpital Obouchovkaïa.....	153	46	30	61	31	50,8			
Hôpital Alexandrovskaïa .	74	45	60,9				67	42	62,7
Hôpital de la marine à Kronstadt.....	34	20	58,8						
Hôpital de Zenstvo à Saratof.....	13	10	76,9	7	3	42,9	6	2	33,3
Hôpital d'Astrakhan......	7	6	85,7						
Hôpital de Noslov.......	21	18	85,7						
Hôpital de Tzaritzyn.....	34	17	50						

Il est certain que, pris en bloc, les résultats consacrés par les chiffres des statistiques officielles ne sont pas bien favorables à l'action du sérum, et c'est dans ce sens qu'ont conclu la plupart des médecins russes qui en ont fait l'application. Il y a cependant un certain nombre de ceux-ci qui ont franchement refusé de se prononcer, n'ayant traité que des malades dans un état désespéré (Troianow et Tchistovitch pour le sérum de l'Institut Pasteur), et d'autres enfin, en petit nombre, il faut le dire, qui n'ont pas hésité à conclure en faveur de l'action bienfaisante du sérum.

Kraus, dans les essais que lui-même a faits à Saint-Pétersbourg sur des malades très gravement atteints, a eu 58 p. 100 de mortalité en donnant le sérum sous la peau et 50 p. 100 en injectant directement le sérum dans la veine, alors que la mortalité à la même époque, parmi les malades traités par les moyens ordinaires, s'élevait dans le même hôpital à 75 p. 100.

Cela étant donné, et en tenant compte surtout que le sérum n'était appliqué qu'à des cas très graves, plusieurs heures et souvent un, deux jours et plus après le début de la maladie, Kraus considère les résultats obtenus comme un succès plus particulièrement marqué dans le cas des injections intraveineuses.

Ayant personnellement constaté dans quelles conditions vraiment défavorables la sérothérapie anticholérique fut appliquée à Saint-Pétersbourg, les conclusions de Kraus nous semblent amplement justifiées.

C'est à l'hôpital Pierre et Paul de Saint-Pétersbourg, pendant les mois de septembre et octobre 1908, que nous avons aussi expérimenté, sur un certain nombre de malades mis à notre disposition par le professeur Levin, la valeur curative du sérum anticholérique préparé à l'Institut Pasteur de Paris.

Faute de travaux détaillés sur la sérothérapie anticholérique appliquée à l'homme, nous terminerons ce chapitre par l'exposition des observations que nous avons personnellement faites.

Le sérum que nous avons employé pour nos essais provenait de trois chevaux fortement immunisés vis-à-vis de la toxine cholérique soluble. A la dose de $0^{cc},025$, ce sérum neutralisait, après dix minutes de contact *in vitro*, deux doses mortelles d'une toxine dont 1 centimètre cube représente la dose léthale minima pour le cobaye de 250 grammes environ. Il était en même temps agglutinant à la dilution de 1 p. 5000 et préventif vis-à-vis de la péritonite vibrionienne à la dose de 1/1000 de centimètre cube.

Dès le début de nos essais, nous avons senti le besoin de classer nos malades d'après la gravité de leur état au moment de l'intervention. La gravité varie suivant les formes individuelles de la maladie ; mais tous ceux qui connaissent le choléra savent combien il est difficile de porter un pronostic sur les cholériques. On voit très souvent, à l'état en apparence le plus grave, le plus désespéré, succéder une amélioration inattendue, une sorte de résurrection, tandis que, d'autres fois, les symptômes, quelque légers qu'ils paraissent d'abord, peuvent s'aggraver rapidement avec toute l'intensité que comporte la marche du choléra et conduire à la mort.

Cependant tous les cliniciens sont d'accord pour reconnaître que l'état du pouls fournit, en général, la meilleure mesure de la gravité du mal. Un pouls qui ne donne pas plus de 100 à 115 pulsations à la minute, quels que soient d'ailleurs sa faiblesse et le degré de cyanose et d'algidité du malade, est en général d'un pronostic favorable ; tandis qu'un pouls très fréquent, dépassant 135 et 140, et à plus forte raison l'absence de pouls, même avec une cyanose et une algidité relativement modérées, est toujours d'un pronostic mauvais.

Avec le professeur Zabolotny qui suivit de très près nos expériences, et dont la collaboration, grâce à ses connaissances sur la maladie cholérique, nous fut extrêmement précieuse, nous étions convenus d'appeler très graves les malades dont le pouls au moment de l'intervention était disparu ou à peine perceptible, filiforme, impossible à compter. Nous appelions graves les malades dont le pouls, étant encore comptable, donnait entre 120 et 130 pulsations à la minute ; moyens, lorsque le pouls était au-dessous de 120 ; et légers, les cas avec diarrhée, vomissement, crampes, mais sans la cyanose généralisée, celle-ci étant limitée aux extrémités, sans l'algidité bien marquée, et dans lesquels la sécrétion urinaire, bien que réduite, n'était pas complètement supprimée.

Nous avons traité en tout, et suivant le hasard des entrées, 42 malades dont 19 très graves, 10 graves, 7 moyens et 6 légers. Nous en avons perdu 10, ce qui donne une mortalité globale de 23,8 p. 100. Le pourcentage de la mortalité moyenne, que nous empruntons au Bulletin officiel, était à la même époque de 45,6 p. 100. D'après ce chiffre, 21,8 des malades traités devraient leur guérison au sérum.

D'après la classification par ordre de gravité, la mortalité se répartit de la façon suivante :

		Décès.	Guéris.	Mortalité.
Cas très graves.....	19	9	10	47.3 p. 100.
Cas graves..........	10	1	9	10 —
Cas moyens.........	7	0	7	0 —
Cas légers..........	6	0	6	0 —

Les différents auteurs reconnaissent que la mortalité, parmi les cas très graves, est de 75 p. 100 en moyenne, et qu'elle descend à 15 p. 100 pour les cas légers.

Ces premiers essais dont les résultats, étant donnée la proportion des cas graves sur lesquels ils portèrent, peuvent être considérés comme étant bien encourageants, nous montrèrent en outre :

1° Que le sérum semble agir d'une façon efficace sur l'évolution de la maladie cholérique, et que son action est d'autant plus bienfaisante que l'intervention sérothérapique est instituée le plus tôt après le début de la maladie ;

2° Que, en tout cas, le sérum anticholérique est tout à fait inoffensif, et que, par conséquent, chez les malades gravement atteints, des doses massives (100 c.c.) peuvent sans inconvénient être injec-

tées en une fois et répétées même dans les vingt-quatre heures
si nécessaire, sous la peau et dans les veines;

3° Que, chez les malades tardivement traités, l'action du sérum est
nulle.

Pour ce qui concerne le mode d'emploi du sérum, nous avons
tâché de procéder avec autant de méthode que cela nous a été possible. Le sérum a toujours été mélangé à des quantités plus ou
moins grandes d'eau physiologique, en vue de réparer la perte d'eau
considérable que l'organisme subit dans le choléra. Les injections
d'eau physiologique étaient d'ailleurs pratiquées méthodiquement,
suivant les besoins, chez tous les malades traités et non traités par
le sérum.

Tout en reconnaissant que, dans le choléra, il n'y a pas de temps à
perdre, que toute intervention doit être rapide si elle veut être
efficace, et que, par conséquent, l'introduction du sérum dans les
veines pouvait être le procédé de choix, nous avons voulu nous
renseigner tout d'abord sur l'efficacité des doses massives
(100-150 c.c.) injectées sous la peau. Nous n'avons pas eu à le regretter
dans la suite, car, en procédant ainsi, nous avons, dès nos premières
observations, fait une constatation dont l'intérêt nous paraît appréciable.

Lorsqu'on injecte sous la peau d'un cholérique une quantité de liquide, sérum et eau physiologique, variable de 300 à 600 centimètres cubes,
de trois choses l'une: ou le liquide est très rapidement résorbé de façon
que, déjà à la fin de l'opération qui demande en moyenne quinze à
vingt minutes, il ne reste plus qu'une petite boule d'œdème à l'endroit
de l'injection; ou le liquide se résorbe mal, et deux ou trois heures
après, il y a un œdème local encore appréciable; ou bien enfin, le
liquide n'est pas du tout résorbé. Nous n'avons pas perdu un seul
des malades chez lesquels le liquide avait été rapidement résorbé;
rarement nous avons dû intervenir une deuxième fois sous la peau;
jamais dans les veines. Lorsque le liquide était mal résorbé, nous
avons parfois obtenu de bons résultats en faisant, une à deux heures
après, une nouvelle injection de sérum et eau physiologique dans
les veines. L'action des injections intraveineuses a été, par contre,
absolument nulle, toutes les fois que, les capillaires de la peau du
malade ayant perdu tout pouvoir absorbant, le liquide injecté
restait localisé à l'endroit de l'injection, en déterminant peu à peu,
par son passage dans les mailles du tissu sous-cutané, une infiltration plus ou moins étendue et persistante, jusqu'à la mort. Mais,
dans de pareilles conditions, l'issue fatale des malades nous paraît
inévitable.

De toute façon, en nous basant sur nos observations et sur les observations qui nous ont été communiquées par un certain nombre de médecins qui ont depuis appliqué le sérum au traitement des cholériques, nous pouvons conclure, pour ce qui concerne le mode d'emploi du sérum, que, dans tous les cas graves, moyens et légers, il y aura avantage à donner sans retard une dose massive de 50 à 100 centimètres cubes de sérum mélangé à de l'eau physiologique sous la peau. Dans les cas où le liquide serait mal résorbé, on pratiquera une nouvelle injection de sérum (50 à 100 c.c.) dans les veines. Ces doses sont en général suffisantes, et il est rare qu'on soit obligé de pratiquer d'autres injections.

Comme dose maxima et dans un seul cas qui s'est terminé par la guérison, nous avons donné en vingt-six heures 350 centimètres cubes de sérum.

Dans les cas favorables, l'action bienfaisante du sérum se manifeste plus ou moins rapidement, suivant la gravité de l'attaque et la prédominance de certains phénomènes. Lorsque le pouls est fréquent, petit, difficile à compter, il n'est que tardivement (dans les deux à six heures qui suivent) influencé par l'injection sous-cutanée, tandis qu'il s'améliore très rapidement et réapparaît même immédiatement, lorsqu'il manque, après l'injection intraveineuse, ce qui arrive d'ailleurs d'une façon plus ou moins fugace après toute injection de liquide physiologique dans les veines.

Un nouvel abaissement du pouls, ou sa disparition à n'importe quel moment constitue toujours un très mauvais signe ; sa persistance, au contraire, et son amélioration sont des signes très favorables.

Sous l'influence du sérum, les crampes s'améliorent, parfois même dans les cas qui se terminent par la mort. Elles cessent en général plus vite (deux à six heures après), lorsque le sérum est introduit directement dans les veines. Les vomissements s'espacent, deviennent moins violents et cessent complètement dans les six à dix-huit heures qui suivent le début du traitement. L'angoisse respiratoire diminue peu à peu et le malade accuse une sensation de soulagement et de calme. La diarrhée n'est pas sensiblement modifiée pendant les premières vingt-quatre heures. Elle diminue ensuite très rapidement, et les selles se colorent. La cyanose disparaît plus ou moins vite, suivant la gravité de l'attaque ; en même temps, la peau se réchauffe et se recouvre d'une sueur parfois très abondante. Les urines, surtout dans les cas graves, ne réapparaissent que tardivement, vingt-quatre, trente-six et même quarante-huit heures après le début du traitement ; rares au commencement et plus ou moins albumineuses, elles augmentent dans la suite, au moment où le flux diarrhéique cesse, et la muqueuse intestinale reprend sa fonction absorbante. Une soif intense tourmente à ce moment le malade qui entre dans la période de réaction. Celle-ci, chez les traités, est toujours apyrétique : elle s'établit assez rapidement et elle évolue de la façon la plus régulière. C'est là, de l'avis de tous les médecins qui ont employé le sérum, une constatation fort intéressante qui dépose sans doute en faveur de l'efficacité du sérum, car on sait avec quelle fréquence, dans les cas graves, la période de réaction est troublée par des accidents locaux et généraux (état typhique et urémie au premier chef) qui se terminent le plus souvent par la mort.

Sans rien préjuger, et tout en restant dans la réserve que le nombre évidemment limité des essais nous impose, nous croyons cependant pouvoir conclure, de l'ensemble des observations recueillies, que le sérum anticholérique peut être d'ores et déjà considéré comme un auxiliaire précieux dans le traitement du choléra humain, surtout dans les cas traités dès le début des premiers symptômes.

Son emploi est loin d'être facile et nécessite un personnel médical nombreux et prêt à tous les dévouements. On ne peut pas injecter du sérum à un cholérique et revenir le lendemain pour constater le résultat. Il faut le surveiller de très près, vivre avec lui, ne pas se laisser décourager, et répéter les injections autant que cela paraît nécessaire. Il faudrait surtout pouvoir intervenir à temps, ce qui est très difficile dans la pratique hospitalière, car les malades arrivent le plus souvent à l'hôpital plusieurs heures et parfois un, deux jours et plus après le début de la maladie.

Nous sommes absolument convaincus que le sérum anticholérique ne donnera la véritable mesure de son efficacité, que le jour où, par une organisation rationnelle, facile d'ailleurs à réaliser, il pourra être convenablement appliqué.

Il faudrait pour cela que l'emploi du sérum fût confié aux médecins destinés à aller reconnaître les malades à domicile. Tout cas grave, moyen, léger et même seulement suspect, constaté, devrait recevoir immédiatement à domicile une injection sous-cutanée de sérum, dont la quantité varierait, suivant la gravité, de 50 à 100 centimètres cubes. Cela lui permettrait d'attendre son transport à l'hôpital, où le traitement serait continué dans des conditions sans doute meilleures.

On n'arrivera certainement pas à arracher tous les cholériques à la mort ; il suffit d'avoir vu de ces cas foudroyants, mortels en quelques heures, pour être sûr d'avance qu'ils ne peuvent être justiciables d'aucun traitement. Les alcooliques, les individus tarés de toute sorte continueront sans doute à fournir des victimes au choléra, comme aux autres maladies infectieuses d'ailleurs ; mais nous ne doutons pas qu'organisée comme nous venons de le dire, la sérothérapie anticholérique puisse rendre de grands services, et épargner pas mal d'existences.

Elle donnera en tout cas la vraie mesure de son efficacité et, comme rien qu'à ce point de vue, l'essai nous paraît intéressant, nous n'hésitons pas à le proposer.

SÉROTHÉRAPIE ET VACCINATION
DE LA PESTE BUBONIQUE

par

ED. DUJARDIN-BEAUMETZ,
Chef de laboratoire à l'Institut Pasteur.

I. — SÉROTHÉRAPIE

Dès que Yersin (1) eut découvert l'agent pathogène de la peste bubonique dans l'épidémie qui sévissait en 1894 à Hong-Kong et qu'il eut envoyé à l'Institut Pasteur les premières cultures de ce microbe, Roux et ses collaborateurs, Calmette et Borrel (2), firent des essais de vaccination sur les animaux de laboratoire.

En employant des cultures tuées par un chauffage à 60°, ils réussirent à vacciner des animaux et constatèrent que leur sérum jouissait de propriétés préventives et curatives dans l'injection pesteuse expérimentale.

Dès lors, des chevaux furent immunisés pour fournir le sérum nécessaire au traitement de la peste humaine.

Préparation du sérum antipesteux. — La technique d'immunisation n'a guère varié et la plupart des laboratoires qui préparent le sérum antipesteux procèdent de la même façon, en injectant par voie intraveineuse des émulsions de microbes d'abord tués, puis vivants.

Voici comment on opère à l'Institut Pasteur.

Les cultures choisies pour la vaccination des chevaux doivent être d'origine humaine, récente et virulente ; de fréquents passages sur cobayes et sur rats permettront de conserver au virus toute son activité. L'ensemencement se fait à la surface de la gélose contenue dans des boîtes de Roux, afin d'obtenir une abondante récolte. Après un séjour de trois jours à l'étuve à 35°-37°, les cultures sont raclées au moyen d'une tringle de métal recourbée, émulsionnées dans de l'eau physiologique et filtrées sur ouate hydrophile. Ce sont ces émulsions, d'abord chauffées pendant une demi-heure à 65°, qui sont injectées dans la veine jugulaire des chevaux.

(1) Yersin, Ann. *Inst. Pasteur,* 1894, t. VIII, p. 662.
(2) Yersin, Calmette et Borrel, *Ann. Inst. Pasteur,* 1895, t. IX, p. 589.

La dose initiale ne doit pas être supérieure à 1/20 de boîte de culture chauffée; cette première injection est, en effet, suivie d'une réaction thermique intense (40°-41°), persistant pendant plus de quarante-huit heures; aussi laissera-t-on un intervalle de quinze jours entre la première et la seconde vaccination, pour laquelle on répétera la dose primitive. Puis, chaque semaine, les injections intraveineuses sont renouvelées, en augmentant progressivement les doses jusqu'à une boîte chauffée, et c'est seulement lorsque le sérum des animaux présente des propriétés préventives manifestes que l'on peut sans crainte commencer les vaccinations avec des microbes vivants et hypervirulents en suivant, pour les quantités de cultures à employer, la même échelle de progression.

Dans le cours de la vaccination, et même lorsque les animaux sont solidement immunisés, la température monte brusquement à 40°, dans les premières heures qui suivent l'injection, mais revient à la normale dès le lendemain.

La voie veineuse est la seule mise à contribution pour l'immunisation des chevaux. On évite ainsi les abcès qui surviennent infailliblement quand on a recours à la voie hypodermique, et sur le danger desquels il est inutile d'insister quand il s'agit d'un virus comme celui de la peste. Cependant, on peut préparer les animaux par la voie sous-cutanée, si l'on fait usage d'une émulsion microbienne préalablement tuée par un chauffage à 60°; mais cette pratique donne souvent lieu à des abcès à suppuration prolongée. Au Japon, cette méthode, malgré ses inconvénients, est employée pour la vaccination des chevaux et des bovidés; ces ruminants servent, en effet, pour la production du sérum antipesteux et donneraient en trois mois un sérum actif, alors qu'il faut au moins six mois pour obtenir le même résultat avec les chevaux. L'injection dans la jugulaire, au premier abord, plus commode et plus élégante, n'est pas sans inconvénients; les vaccinations sont, en effet, suivies d'accidents immédiats dus à la toxine pesteuse à l'égard de laquelle les chevaux jouissent d'une sensibilité déplorable. Il n'est pas rare, lorsque le cheval a reçu une quantité d'émulsion pesteuse, même minime, d'assister à des symptômes dramatiques survenant brusquement après l'injection; le cheval commence par hennir à plusieurs reprises; les jambes se raidissent, la démarche est titubante; la respiration s'accélère, la dyspnée est intense; l'animal se cabre et s'abat lourdement sur le sol, terrassé par une syncope trop souvent mortelle, malgré les affusions d'eau froide, les piqûres d'éther et les tractions rythmées de la langue. Tous ces symptômes se succèdent en quelques minutes et, si la crise n'est pas fatale, le cheval se relève sans difficulté et rentre dans sa stalle, ne semblant pas se ressentir de cette alerte.

Enfin, l'amaigrissement et les arthrites douloureuses, que l'on observe fréquemment au cours de la préparation des animaux, obligent à des repos prolongés. L'immunisation est donc longue et délicate, et ce n'est pas avant six à huit mois que l'on peut compter obtenir un sérum antitoxique et antimicrobien pouvant être utilisé dans la sérothérapie humaine.

Lorsque les animaux sont en état de produire un sérum actif, les vaccinations se font alors en deux fois et à une semaine d'intervalle, d'abord à la dose d'une demi-boîte, puis d'une boîte entière de culture vivante.

Les saignées, de 6 litres chacune, sont pratiquées le dixième jour et le quatorzième jour après la dernière injection, et le sérum recueilli subit trois chauffages à 54° avant d'être livré, afin de faire disparaître en partie les propriétés toxiques du sérum équin.

Le sérum antipesteux, sous aucun prétexte, ne doit être additionné d'un produit antiseptique quelconque par suite de son emploi à doses massives.

Dosage du sérum. — Actuellement, le sérum antipesteux a une activité telle qu'il est possible de guérir une souris inoculée par simple piqûre (infection suffisante pour la tuer en moins de quarante-huit heures), si l'on a soin de lui injecter, seize heures après cette inoculation mortelle, 1/10 de centimètre cube de sérum. C'est d'ailleurs la méthode employée à l'Institut Pasteur pour le dosage de ce sérum.

Pouvoir préventif et curatif sur les animaux. — Tous les autres animaux de laboratoire : singes, lapins, cobayes et rats inoculés par voie sous-cutanée ou intrapéritonéale, survivent s'ils reçoivent curativement des quantités suffisantes de sérum. Il est certain que, plus l'intervention sera tardive, plus les doses de sérum devront être croissantes et plus les chances de guérison diminueront : c'est là une loi générale en matière de sérothérapie.

Le cobaye, cependant, présente une particularité mise en évidence par Kolle qui a montré qu'après avoir infecté cet animal par badigeonnage de substance virulente sur la peau fraîchement rasée et lui avoir injecté du sérum une heure après ou même simultanément, il est exceptionnel de le guérir.

Mais l'action préventive du sérum est certaine, chez tous les animaux de laboratoire sensibles à la peste, et la règle ne souffre pas d'exception, quel que soit le mode d'introduction du virus.

Sérothérapie humaine. — Chez l'homme, l'efficacité du sérum antipesteux employé préventivement n'est plus à démontrer, et tous ceux qui l'ont utilisé de cette façon sont d'accord sur ce point ; mais cette action presque immédiate n'est que passagère et, après une dizaine de jours, toute immunité a disparu, et l'individu, n'étant plus sous l'influence sérique, est à la merci d'une atteinte pesteuse, s'il ne prend la précaution de recourir à une nouvelle injection de sérum.

Quant à l'action curative du sérum antipesteux chez l'homme, l'examen successif des statistiques recueillies à ce sujet permettra de porter un jugement sur l'efficacité de la sérothérapie dans la peste humaine.

C'est en Chine que Yersin (1) fit les premières injections de sérum. Sur 26 pestiférés traités (3 à Canton, 23 à Amoy), il obtint 24 guérisons, ce qui représente une mortalité de 7,6 p. 100.

A Bombay, Yersin (2) eut des résultats moins satisfaisants. Dans une première série de 50 malades traités, 17 succombèrent, soit une mortalité de 34 p. 100. Dans un second lot, il utilisa le sérum de chevaux en cours d'immunisation et saignés prématurément ; ce qui explique le taux élevé de la mortalité : 72 p. 100 (14 décès sur 19 traités). Par contre, en employant un sérum meilleur que le précédent, il parvint à sauver 8 malades sur 13. Enfin à Kutch-Mandvi, 24 pestiférés guérirent sur 58 traités.

Ces chiffres sont loin d'être aussi favorables que ceux qu'il avait obtenus l'année précédente en Chine, et il faut attribuer ces insuccès à la sensibilité spéciale de la race hindoue à la peste.

En 1898, à Nha-Trang, Yersin (3) traita 33 pestiférés, et la mortalité s'abaissa à 42 p. 100, alors que les non traités succombèrent tous sans exception (39 sur 39).

Dans les hôpitaux de Kuratchi, Simond (4) injecta du sérum à 75 malades ; 37 moururent, soit une mortalité de 49,3 p. 100.

Précédemment, à Mandvi, sur 136 cas traités avant le cinquième jour, il obtenait 34,6 p. 100 de succès. Sur 171 cas buboniques, traités avant d'avoir dépassé le quatrième jour de la maladie, à Karad, Bombay et Moundra, Simond eut 72 guérisons contre 99 décès, soit une mortalité de 57,8 p. 100.

La statistique de Zabolotny (5), en Mongolie Orientale, donne une mortalité considérable de 75 p. 100, mais il avait à lutter contre une

(1) Yersin, *Ann. Inst. Pasteur*, 1897, t. XI, p. 81.
(2) Simond et Yersin, *Congrès Int. méd.*, Paris, sous-sect. coloniale, 1900.
(3) Yersin, *Ann. d'Hyg. et Méd. Col.*, 1899, p. 378.
(4) Simond, *Ann. d'Hyg. et Méd. Col.*, 1898, p. 349.
(5) Zabolotny, *Ann. Inst. Pasteur*, 1899, t. XIII, p. 833.

Résultats de la sérothérapie antipesteuse chez l'homme.

AUTEURS ET ÉPIDÉMIES	TRAITÉS	MORTS	MORTALITÉ p. 100
Yersin ..... Canton et Amoy (1896)	26	2	7,6
Bombay (1897)	50	17	34,0
Nha-Trang (1898)	33	14	42,4
Mandvi (1898)	136	89	65,4
Simond ... Bombay, Karad et Moundra (1898)	171	99	57,8
Kuratchi (1898)	73	37	49,3
Zabolotny : Mongolo (1898)	16	12	75,0
Delay : Mongtzé (Chine, 1898)	10	4	40,0
Thiroux : Tamatave (1898-1899)	20	11	55,0
Calmette et Salimbeni : Oporto (1899)	142	21	14,7
Metin : Oporto (1899)	6	1	16,6
Primet : Nouméa (1899-1900)	7	2	28,5
Noc : Nouméa (1901)	17	8	46,9
Auber : Réunion (1899)	8	1	12,5
Vassal : Port (Réunion, 1900-1901)	13	2	15,3
Clarac et Mainguy : Majunga (1902)	71	32	45,0
Roufflandis. Fou-Tchéou (1902)	67	34	50,7
Tonkin (1903)	72	42	58,3
	29	9	31,0
Choksy : Bombay (1905)	51	37	72,5
Agote et Medina : Rosario (1900)	26	11	42,3
Penna : Buenos-Ayres (1900-1905)	204	29	14,2
Del Rio et Zegers : Iquique (1903)	85	38	44,70
Montero : Antofagasta (1903)	50	3	6,0
Cruzat : Chanaral (1904)	18	1	5,5
V. Godinho : Santos (1900)	19	7	36,8
Duprat : Rio-Grande (do Sul) (1902)	45	7	15,5
Hôp. P. Candido : Rio-de-Janeiro (1900)	410	138	33,6
— — (1901)	278	99	35,6
— — (1902)	268	68	25,3
— — (1903)	541	124	22,9
— — (1904)	504	103	20,4
— — (1905)	149	25	16,5
Hôp. S.-Sebastião : R.-de-Janeiro (1902)	49	16	32,6
— — (1905)	138	30	21,7
— — (1906)	187	54	28,8
Campos (1902)	136	27	19,1
Tavarès de Macedo : Campos (1906)	14	2	14,2
A. Ferrari : Rio-de-Janeiro (injections intraveineuses) (1907)	69	5	7,2

épidémie de pneumonie pesteuse dont on connaît la gravité et dans laquelle les injections sous-cutanées sont impuissantes.

Delay (1), à Mongtzé (Chine), traite 10 malades sur lesquels 4 meurent;

(1) Delay, *Ann. d'Hyg. et Méd. Col.*, 1899, p. 250.

A Tamatave, Thiroux (1) applique la sérothérapie sur 20 pestiférés et obtient 9 guérisons.

Lors de l'épidémie qui sévit à Oporto en 1899, Calmette et Salimbeni (2) ont traité à l'hôpital de Bonfim, du 3 septembre au 18 novembre, 142 pestiférés sur lesquels 21 seulement sont morts (mortalité 14,78 p. 100), alors qu'en ville on comptait 72 malades qui ne reçurent pas de sérum antipesteux et qui donnèrent une mortalité de 63,72 p. 100.

Ces résultats remarquables étaient dus à l'application des injections intraveineuses dans le traitement des formes graves de la peste, où les complications pulmonaires sont à redouter.

Métin (3), qui succéda à Calmette et Salimbeni, n'eut à traiter que 6 malades sur lesquels 1 seul succomba.

En Nouvelle-Calédonie, Primet (4) remarque que, dans la période pendant laquelle la thérapeutique a été empirique, la mortalité s'est élevée à 64 p. 100, alors que, dans la période pendant laquelle la méthode sérothérapique a été employée, la mortalité s'est abaissée à 27 p. 100.

A Nouméa (1901), Noc (5) fournit un chiffre plus élevé (46,9 p. 100). En effet, sur 17 cas traités par le sérum, 9 seulement ont guéri, mais la moitié des malades ont été traités à partir du troisième ou quatrième jour de la maladie. Par contre, tous les cas traités à partir du premier ou deuxième jour, même les formes septicémiques ou pulmonaires, ont rétrocédé sous l'influence du sérum.

Dans les épidémies qui se sont succédé à la Réunion de 1899 à 1902, la mortalité, grâce à la sérothérapie, a diminué dans de notables proportions.

Auber (6) traite 8 malades gravement atteints, 1 seul succombe. Vassal (7) injecte 18 malades, sur lesquels 7 meurent. Cinq cas où le sérum ne pouvait pas agir, ayant été donné quelques heures avant la mort, doivent être mis à part, ce qui ramène la mortalité à 45,3 p. 100; 51 cas non traités par le sérum donnent une mortalité de 80,3 p. 100.

A Tamatave, en 1902, Clarac et Mainguy (8), n'ayant pas de sérum à leur disposition, commencèrent à traiter par des bains froids et des

(1) THIROUX, Ann. d'Hyg. et Méd. Col., 1899, p. 399.
(2) CALMETTE et SALIMBENI, Ann. Inst. Pasteur, 1899, t. XIII, p. 865.
(3) MÉTIN, Ann. d'Hyg. et Méd. Col., 1900, p. 218.
(4) PRIMET, Ann. d'Hyg. et Méd. Col., 1901, p. 258.
(5) NOC, Ann. d'Hyg. et Méd. Col., 1901, p. 459.
(6) AUBER, Ann. d'Hyg. et Méd. Col., 1901, p. 43).
(7) VASSAL, Ann. d'Hyg. et Méd. Col., 1902, p. 558.
(8) CLARAC et MAINGUY, Ann. d'Hyg. et Méd. Col., 1904, p. 25.

injections d'eau phéniquée 42 pestiférés dont 31 succombèrent (mortalité, 73 p. 100). Dès la réception du sérum venant de Tananarive, ils pratiquèrent des injections sous-cutanées sur 43 malades, desquels 25 moururent (mortalité, 58 p. 100), tandis que, sur les malades traités exclusivement par des injections intraveineuses, il n'y eut que 5 décès, soit 31 p. 100. Douze autres cas traités de même, mais avec du sérum plus fraîchement préparé, ne donnèrent que 2 décès, soit 16 p. 100.

Rouffiandis (1), à Fou-Tcheou (1902), traite 67 malades et obtient 55 guérisons. L'année suivante, au Tonkin, il compare la mortalité entre la population civile et l'armée indigène. Alors que, sur 29 militaires injectés, 9 seulement succombent (mortalité, 31 p. 100), le chiffre des morts parmi les pestiférés civils s'élève à 42 sur 72 traités (mortalité, 58,3 p. 100). Tous les décès, au nombre de 59, survenus moins de six heures après l'entrée au lazaret, ont été supprimés. Cet écart entre ces deux statistiques tient à l'application précoce du sérum chez les tirailleurs tonkinois.

Dans les épidémies de peste de la République Argentine, du Chili et du Brésil, la sérothérapie a été employée systématiquement et avec succès.

Dans leur rapport sur l'épidémie de Rosario (1900), Agote et Medina (2) constatent que la mortalité en ville atteint 75 p. 100. A l'hôpital, on traita 52 malades par la médication symptomatique ; les autres reçurent du sérum antipesteux. Des 52 premiers sujets, 32 moururent, soit 61,5 p. 100. Des 26 autres, 11 succombèrent, soit 42,3 p. 100.

A la maison d'isolement de Buenos-Aires, les pestiférés traités par Penna (3), exclusivement par la sérothérapie et les injections intraveineuses, forment un total de 204 cas sur lesquels 175 guérissent, soit une mortalité de 14,2 p. 100.

Dans les ports chiliens, la mortalité s'abaisse par suite de l'emploi du sérum antipesteux.

Del Rio et Zegers (4) ont traité à Iquique, lors de l'épidémie de 1903, 85 cas qui n'ont donné que 38 morts, alors que 85 cas n'ayant reçu en ville aucun soin ont fourni 63 décès.

A Antofagasta, 50 malades furent traités et 3 seulement sont morts (Montero).

---

(1) Rouffiandis, *Ann. d'Hyg. et Méd. Col.*, 1904, p. 417 et 1905, p. 669.
(2) Agote et Medina, La peste bubonique dans la République Argentine et au Paraguay, Buenos-Aires, 1901.
(3) Penna, *Lecciones clinicas sobre la peste bubonica*, Buenos-Aires, 1902.
(4) Del Rio et Zegers, *Revista Chilena de Higiene*, 1904.

A Chañaral, il n'y eut qu'un seul décès sur 18 cas traités (Cruzat).

Au Brésil, à Santos, V. Godinho (1) traite 19 cas sur lesquels 12 guérissent, soit une mortalité de 36,8 p. 100, alors que les non traités meurent dans la proportion de 71,4 p. 100.

Duprat (2), dans l'épidémie de Rio-Grande (do Sul), en ne pratiquant que des injections hypodermiques, mais à doses massives, abaisse la mortalité à 15 p. 100 sur 45 malades traités.

Enfin, les chiffres intéressants qui suivent ont été fournis par O. Cruz et portent sur un nombre important de cas traités par le sérum. Voici le mouvement général des malades de l'hôpital Paula Candido à Rio, depuis 1900, époque à laquelle la peste a apparu.

En 1900, 410 traités ont donné 138 morts, soit 33,6 p. 100 de mortalité. L'année suivante, le taux de la mortalité est encore assez élevé (35,6). Cruz fait remarquer qu'à cette époque les chevaux fournisseurs du sérum n'étaient pas suffisamment immunisés. En effet, en 1902, on obtient 200 guérisons sur les 268 pesteux en traitement; en 1903, 124 traités succombent sur 541 (22,9 p. 100); puis, l'année suivante, la mortalité s'abaisse à 20,4 p. 100 sur 504 malades et n'est plus que de 16,5 p. 100 en 1905.

A l'hôpital de São-Sebastião, Antonino Ferrari a obtenu, en 1902, 33 guérisons sur 49 cas; le mouvement général des malades en 1903 porte sur 138 pestiférés dont 30 sont morts (21,7 p. 100) et, durant l'année suivante, 127 ont guéri sur les 187 traités.

A Campos (1902), le chiffre des morts est de 27 sur 136 traités, soit 19,4 p. 100. Dans cette ville, où un nouveau foyer de peste venait d'éclater en 1906, Tavarès de Macedo (3) a eu l'occasion de traiter 14 malades, sur lesquels 2 seulement sont morts, soit une mortalité de 14,2 p. 100. Tous ces malades avaient reçu le sérum par voie endoveineuse.

Dans toutes ces statistiques brésiliennes, tous les pestiférés traités qui sont morts moins de vingt-quatre heures après leur entrée à l'hôpital ont été éliminés.

Dans l'Inde, la sérothérapie n'a pas donné les résultats que l'on en attendait. L'extrême réceptivité des Hindous à la peste pourrait expliquer ces insuccès, comme l'avaient déjà remarqué Yersin et Simond.

Cependant, entre les mains de Mayr, le sérum possède à son actif de nombreuses guérisons. Une liste d'observations adressée par lui à Roux montre que, chez les traités, le nombre des décès

(1) V. Godinho, *Revista medica de S.-Paulo*, 1902.
(2) Duprat, *Ann. Inst. Pasteur*, 1903, t. XVII, p. 547.
(3) Tavarès de Macedo, *A Peste em Campos*, Rio-de-Janeiro, 1906.

est moitié moindre que chez les non traités pris comme témoins.

Certaines statistiques recueillies dans les hôpitaux de Bombay donnent des chiffres défavorables à la méthode et même déconcertants. On y constate, par exemple, que le nombre des décès est plus considérable chez les pestiférés traités que chez ceux qui n'ont reçu qu'une médication symptomatique et ont servi de contrôle.

Mais l'examen attentif de chacune des observations de ces malades permet d'expliquer une telle différence. Le sérum antipesteux leur est donné, soit trop tardivement, soit à doses insuffisantes et rarement par voie intraveineuse. Enfin le traitement sérothérapique est interrompu brusquement, dès que l'hyperthermie a disparu, et fréquemment le malade ainsi abandonné succombe quinze jours et même trente jours après la dernière injection de sérum.

D'autre part, ces statistiques sont basées sur le système alternant. Cette méthode, qui repose sur le hasard des entrées à l'hôpital, ne présente de garantie scientifique que si elle porte sur un nombre suffisamment grand de cas. Aussi Choksy (1), à l'hôpital de Maratha, a choisi comme contrôle des cas aussi semblables que possible à ceux qui recevaient le sérum, tout en éliminant les malades atteints de tares cardio-vasculaires et les semi-convalescents.

Cette « alternation rationnelle » lui a donné, durant l'année 1905, les résultats suivants :

	Nombre.	Morts.	Guéris.	Mortalité p. 100.
Groupe « contrôle »........	51	42	9	82.3
Groupe « sérum »...........	51	37	14	72.5
Différence en faveur du groupe « sérum »...........				9.8

Il faut ajouter que ces malades n'ont été traités que par la voie hypodermique, et il y a tout lieu de penser qu'en pratiquant des injections massives par la voie intraveineuse, les résultats eussent été bien meilleurs que ceux énumérés ci-dessus.

Il est donc à souhaiter que de nouveaux essais soient faits dans les hôpitaux de l'Inde et que le sérum y soit employé d'une manière plus judicieuse pour pouvoir juger de l'efficacité de la sérothérapie antipesteuse chez la race hindoue.

Dans la très sévère épidémie de pneumonie pesteuse, qui a sévi en Mandchourie pendant l'hiver 1910-1911, la sérothérapie antipesteuse a échoué comme précédemment dans une épidémie semblable observée en Mongolie orientale par Zabolotny (1898), qui n'avait pu obtenir,

(1) Choksy, Report on the treatment of plague with Yersin-Roux serum, Bombay, 1906.

après injection sous-cutanée de sérum, qu'une survie et jamais la guérison. Il en a été de même en Mandchourie ; les injections intra-veineuses massives ont été suivies d'amélioration de courte durée et n'ont que retardé l'issue toujours fatale.

Ces échecs dans le traitement de la pneumonie pesteuse n'ont rien de surprenant, car Balzaroff (1) avait montré expérimentalement, chez le cobaye contaminé par badigeonnage des fosses nasales avec de la pulpe splénique pesteuse, que l'injection de sérum, une heure après l'infection, ne peut empêcher le développement de la pneumo-nie et ne sert qu'à prolonger la maladie. Dans le poumon, en effet, le microbe de la peste se trouve à l'abri des cellules protectrices de l'organisme, dans des conditions extrêmement favorables pour son évolution, et Balzaroff concluait en disant que la pneumonie pesteuse primitive est une forme de la peste qu'il sera difficile de guérir avec le sérum antipesteux.

Mode d'administration du sérum antipesteux. — L'action thérapeutique du sérum est variable selon l'*époque de la maladie* à laquelle on intervient, la *quantité injectée* et la *voie d'introduction* qui a été utilisée.

Plus le traitement sérique est appliqué tardivement, et plus les chances de guérison sont minimes. L'expérimentation sur les ani-maux le démontre bien : lorsqu'on a laissé s'écouler après l'infection expérimentale un certain délai qui oscille entre la moitié ou les deux tiers de la maladie, l'animal succombe, quelle que soit la dose de sérum injectée ; il en est de même chez l'homme. Chez lui, la peste évolue en cinq et six jours, et, s'il n'est traité que le troisième ou le quatrième jour de la maladie, la guérison sera exceptionnelle.

Simond, en 1898, c'est-à-dire à une époque où l'activité du sérum antipesteux était moins grande qu'aujourd'hui, donne à ce sujet des chiffres éloquents. Chez les Hindous traités, il constate que ceux qui reçoivent le sérum le premier jour de la maladie ne donnent qu'une mortalité de 20 p. 100, les traités au troisième jour 36 p. 100, au quatrième jour 66 p. 100, et enfin, au cinquième jour, la proportion des morts s'élève à 100 p. 100.

Or, la sérothérapie est souvent difficilement applicable, dès le début de l'affection, et les malades, rebelles en général à l'hospitali-sation, se tiennent à l'abri des recherches, et ce n'est que trop tard et quand l'état s'est aggravé qu'ils reçoivent des soins. Ces cas fré-quents se terminent par la mort et, en augmentant la liste nécro-logique des statistiques, servent aux détracteurs de cette méthode pour prouver la faillite de la sérothérapie antipesteuse.

<hr>

(1) BALZAROFF, *Ann. Inst. Pasteur*, 1899, t. XIII, p. 385.

Si l'intervention précoce dans le traitement de la peste a donc une influence favorable dans le pronostic de cette maladie, la quantité et le mode d'administration du sérum ne sont pas moins importants.

Les *doses* de sérum auxquelles il faut recourir sont beaucoup plus considérables que celles employées dans la pratique courante, dans la diphtérie par exemple. L'infection pesteuse, en effet, ne peut être comparée à l'intoxication diphtérique, dans laquelle le sérum thérapeutique neutralise dans l'organisme le poison sécrété par le bacille de Löffler au niveau d'une lésion bien limitée, la fausse membrane.

Dans la peste, au contraire, dès le début, un ou plusieurs territoires lymphatiques sont envahis, l'adénopathie peut être générale et le germe pesteux apparaître dans la circulation sanguine.

Pour lutter avec succès contre une pareille invasion, il est donc nécessaire d'injecter des *doses de sérum massives et répétées*. Duprat, à Rio-Grande (do Sul), a appliqué cette méthode et administrait le sérum à ses malades par la voie sous-cutanée et à la dose de 200 à 300 centimètres cubes, et même plus, dès la première injection. Selon la gravité de la maladie, des injections de 100 à 150 centimètres cubes étaient renouvelées toutes les douze heures. Cette pratique a donné à Duprat d'excellents résultats, puisqu'il a obtenu 38 guérisons sur 45 traités, ce qui équivaut à une mortalité de 15,5 p. 100. Dans l'Inde, Choksy a traité de la même façon plusieurs milliers de cas; mais il ne dépasse pas la dose de 100 centimètres cubes en une fois et renouvelle les injections, à la même dose, de douze heures en douze heures, puis de vingt-quatre heures en vingt-quatre heures.

Cependant, on pourrait objecter à cette voie d'introduction du sérum la résorption assez lente dans le tissu cellulaire et aussi les quantités énormes de sérum que l'on devrait avoir à sa disposition si le nombre des pestiférés était un peu important.

Or, la *voie intraveineuse* permet de saturer l'organisme d'antitoxine immédiatement et à doses moindres. Calmette et Salimbeni, lors de l'épidémie d'Oporto, ont démontré l'efficacité de cette méthode en obtenant, dans les cas graves et même dans la pneumonie pesteuse secondaire, des guérisons inespérées. Les quantités injectées en une fois ne dépassaient pas alors 40 à 60 centimètres cubes de sérum.

Depuis, tous ceux qui ont utilisé cette pratique n'ont eu qu'à se louer des avantages qu'ils en retiraient. Penna, directeur de la maison d'isolement de Buenos-Aires, a employé systématiquement la voie intraveineuse pour le traitement de ses malades. Il leur injecte d'emblée des doses massives, car il ne donne pas moins de 100 centimètres cubes dès la première injection, suivie vingt-quatre heures après d'une nouvelle injection de même quantité. Enfin, si l'état général n'est pas sensiblement amélioré, il a recours à une troisième injection. Sa statistique porte sur 204 malades et la mortalité ne dépasse pas 14,2 p. 100.

Sur les indications de Cruz, directeur général de la Santé publique au Brésil, cette pratique des injections intraveineuses à très hautes doses a été exécutée sur une vaste échelle et explique la très faible mortalité des pestiférés traités, comme on peut le constater dans les statistiques brésiliennes.

Par exemple, dans le service d'Antonino Ferrari, à l'hôpital de São-Sebastião, sur 69 malades traités exclusivement par des injections intraveineuses de sérum, il y eut un pourcentage remarquable de 7,2 p. 100. On peut encore citer les résultats de Tavarès de Macedo dans la petite, mais très grave épidémie de Campos (1906), dont le premier cas était une forme pneumonique, passée inaperçue. Les trois médecins, qui avaient été appelés près de ce malade et qui n'avaient pas reçu de sérum, sont morts de pneumonie pesteuse. Tous les cas qui se sont présentés dans la suite au nombre de 15, et dont 7 étaient des pneumonies pesteuses primitives, ont été traités par voie endoveineuse et à doses massives (100 à 350 centimètres cubes) ; trois seulement sont morts, soit une mortalité de 20 p. 100 ; et, en supprimant un pesteux traité, mort moins de vingt-quatre heures après l'intervention, le taux s'abaisse à 13 p. 100.

On a aussi recommandé l'introduction du sérum par la *voie intra-péritonéale*, pour remplacer la voie endoveineuse chez les cardiaques et chez les personnes dont le tissu adipeux rend impossible cette méthode d'administration. Elle a été employée pour la première fois chez l'homme, par A. C. Fontès (1), à Rio-de-Janeiro. Comme valeur thérapeutique, bien que supérieure à la voie hypodermique, elle est loin de valoir l'injection intraveineuse. Dans la statistique ci-jointe recueillie par A. Ferrari sur ses malades, il est facile de faire une comparaison entre ces différents modes de traitement.

(1) Fontès, Vaccinação e sorotherapia antipesteuvas, Rio-de-Janeiro, 1905.

MODE D'INTRODUCTION	TRAITÉS	MORTS	MORTALITÉ p. 100.
Voie sous-cutanée.............................	21	8	38
Voie intrapéritonéale......................	11	2	18
Voie endoveineuse...........................	69	5	7.2

Technique de l'injection intraveineuse. — Voici en quelques mots comment on procède aux injections intraveineuses. Calmette et Salimbeni préfèrent les veines de la face antérieure du poignet ou de la face dorsale de la main. Ces veines, facilement accessibles chez les personnes de race blanche, sont beaucoup plus difficiles à mettre en évidence chez les sujets à peau très pigmentée. Thiroux, dans ce cas, recommande de choisir les veines de l'avant-bras qui reposent sur des aponévroses résistantes.

Le sérum, qui devra servir à ces injections, sera d'une parfaite limpidité et tiédi d'avance. S'il contient un précipité albumineux, on prendra soin de le décanter ou de le filtrer sur ouate hydrophile stérilisée.

Après avoir fait une légère compression du bras pour bien faire saillir les veines, on introduira d'un coup l'aiguille dans la veine choisie. La gouttelette de sang qui viendra sourdre à l'extrémité libre de l'aiguille indiquera que l'on est bien dans le vaisseau, puis on adaptera la seringue remplie de sérum et purgée de toute bulle d'air. Il n'y aura plus qu'à faire cesser la compression du bras et à pousser l'injection avec une extrême lenteur.

Une goutte de collodion, déposée sur la petite plaie faite par l'aiguille, servira de pansement.

La technique est donc des plus simples, et cette voie d'introduction du sérum, même à doses élevées, n'a jamais été la cause de suites opératoires graves, et c'est à elle que devront toujours et sans hésiter recourir ceux qui auront à soigner des pestiférés.

Action thérapeutique du sérum antipesteux. — L'action du sérum est évidente dans les manifestations de la peste. Sous son influence, les symptômes s'amendent. La prostration profonde et l'hébétude caractéristique que l'on observe chez le pestiféré diminuent pour disparaître complètement. Le calme succède au délire. Le myocarde, si souvent touché dans l'intoxication pesteuse, reprend son énergie primitive. La tension artérielle augmente ; le pouls se régularise et ce signe est des plus favorables dans le pronostic de la maladie.

La température, jusque-là élevée, atteignant et même dépassant 40°, s'abaisse de deux degrés et peut revenir à la normale, surtout après l'emploi des injections intraveineuses. Cependant cet abaissement thermique n'est que passager et la fièvre réapparaît, si les injections ne sont pas renouvelées.

Mais, c'est surtout à la suite des injections intraveineuses à doses massives que les symptômes s'amendent brusquement dans une véritable crise.

Le malade, après l'injection, présente une agitation extrême, le pouls s'accélère et devient filiforme, un nystagmus intense altère sa physionomie, la cyanose se généralise, le patient délirant fait des efforts pour se lever. Il est baigné de sueurs profuses et secoué de frissons violents accompagnés de mouvements incoordonnés. Dans certains cas, surtout chez les traités ayant déjà reçu précédemment des injections préventives, la réaction augmente d'intensité, la respiration devient stertoreuse. Puis le calme revient; le pestiféré éprouve une sensation de bien-être indéfinissable, et la chute de la température annonce la guérison prochaine.

L'action sur les bubons se manifeste par la disparition des douleurs spontanées si vives au niveau de ces engorgements ganglionnaires.

Enfin, en moins de vingt-quatre heures, les germes pesteux disparaissent de la circulation sanguine, et l'examen du suc ganglionnaire permet de constater l'englobement des cocco-bacilles par les cellules polynucléaires.

Il est bon d'ajouter que, tant que l'hypertrophie ganglionnaire persiste, l'emploi des injections sous-cutanées doit être continué pour éviter une rechute possible au cours de la convalescence.

Quant aux accidents sériques, ils se bornent aux œdèmes, érythèmes et arthralgies que l'on observe couramment après l'emploi des sérums thérapeutiques. Leur intensité n'a aucun rapport avec les doses injectées et la voie d'introduction utilisée, et ces inconvénients de la sérothérapie, qui ne sont imputables qu'aux produits toxiques contenus normalement dans le sérum sanguin du cheval, comptent pour peu de chose lorsqu'on leur oppose la valeur incontestable du remède.

En résumé, dans l'état actuel de nos connaissances, le seul traitement véritablement efficace de la peste est la sérothérapie appliquée par voie intraveineuse.

Toutes les autres médications employées, telles que levure de bière,

collargol, sels arsenicaux, injections antiseptiques, n'ont été qu'illusoires et n'ont pas réussi à faire fléchir le taux élevé de la mortalité.

II. — VACCINATION

Dans la prévention de la peste, la sérothérapie donne une
garantie certaine, mais de bien courte durée, puisque déjà après une
dizaine de jours toute immunité a disparu. D'autre part, l'usage
répété du sérum peut être la cause d'accidents sériques qui se manifestent dans les jours suivants et qui apparaissent avec une rapidité
et une intensité d'autant plus grandes que les injections sont
renouvelées plus souvent, surtout lorsque l'espace de temps laissé
entre elles est de quelque durée.

Par suite de ces inconvénients anaphylactiques inhérents à l'emploi du sérum équin, il y a donc lieu, pour la prophylaxie de la
peste, d'avoir recours à des méthodes de vaccination proprement
dite, capables de donner une immunité s'effectuant, il est vrai, plus
tardivement que celle conférée par le sérum, mais par contre d'une
durée plus longue et pouvant persister pendant plusieurs mois.

Le principe de la vaccination antipesteuse est déjà ancien; on
savait depuis longtemps que la peste ne récidivait pas et que ceux
qui avaient subi une première attaque, même légère, étaient à l'abri
d'une nouvelle atteinte. Ces personnes devenues réfractaires étaient
employées de préférence pour donner des soins aux pestiférés.

Quant à la pensée de donner, comme dans la variolisation, une
maladie bénigne par inoculation de virus pesteux, Wespremi
dès 1755 et Samoïlowitz en 1781 y avaient fait allusion; mais c'est
seulement au début du xixᵉ siècle que quelques audacieux mirent en
pratique cette idée et tentèrent l'inoculation de pus bubonique
comme moyen prophylactique contre le fléau qui ravageait alors la
région méditerranéenne.

On crut bon d'associer au pus pesteux des produits qui, dans la
pensée de ces précurseurs, devaient neutraliser l'action du virus.
Comme les varioleux, croyait-on, jouissaient d'une immunité certaine à l'égard de la peste, Valli inocula en 1803, à Constantinople,
24 personnes avec un mélange de lymphe variolique et de pus provenant d'un bubon.

L'huile, qui était aussi considérée comme un remède efficace, fut
associée à des produits virulents et inoculée ainsi par Sola à
Tanger 1818. De toutes ces tentatives, aucune ne fut suivie d'accident.

Il n'en fut pas de même en Égypte, où 5 personnes sur 6 moururent de peste à la suite d'inoculations pratiquées par Ceruti (1824).

L'oubli se fit sur ces premiers essais de prophylaxie et ce n'est qu'après la découverte du bacille de la peste et les expériences de vaccination sur les animaux, faites par Yersin, Calmette et Borrel, que l'on songea à appliquer chez l'homme des méthodes analogues à celles jusque-là employées dans les laboratoires.

Préparation des vaccins antipesteux. — Les procédés proposés pour l'obtention des vaccins antipesteux sont nombreux, comme on peut en juger d'après la liste suivante dans laquelle ces vaccins ont été groupés et décrits selon le mode de préparation adopté.

Cultures chauffées. — L' « antiplague prophylactic » de Haffkine (1), qui a été le premier vaccin appliqué aux Indes sur une grande échelle, consiste en cultures de peste en bouillon tuées par chauffage. Ce bouillon est préparé d'une façon spéciale, afin de ne pas aller à l'encontre des croyances religieuses des sectes de l'Inde. Comme il est impossible de se servir de peptone commerciale à base d'estomacs de porcs, on peptonise de la viande maigre de chèvre (1 kilogramme) en présence d'acide chlorhydrique (80 centimètres cubes) à la température de 70° pendant trois jours. Cette macération après chauffage à 100° est additionnée d'eau jusqu'à concurrence de trois litres. Ce bouillon neutralisé est réparti en ballons et stérilisé. Après ensemencement, on ajoute une trace d'huile de coco, afin de faciliter la formation du voile. Les ballons sont placés dans de vastes chambres et y séjournent pendant huit semaines à 27°-30° (température moyenne de Bombay). En vue d'augmenter la richesse bactérienne par formation de voiles successifs, les cultures sont agitées à plusieurs reprises.

Puis les ballons subissent un chauffage à 60° pendant un quart d'heure, et les cultures sont additionnées ensuite d'acide phénique dans la proportion de 1/2 p. 100. La répartition du vaccin se fait dans des tubes à longue effilure que l'on scelle. Dix jours après, ces tubes sont secoués afin de faire pénétrer quelques gouttes de liquide dans la partie effilée que l'on sépare ensuite d'un trait de chalumeau, formant ainsi une ampoule qui sera conservée pour un contrôle ultérieur. Le vaccin n'est livré que deux mois après la répartition, en ayant eu soin de pratiquer auparavant l'examen bactériologique d'une certaine quantité des ampoules témoins. Les plus grandes précautions sont donc prises, afin d'éviter la contamination du liquide vaccinal qui pourrait être la cause d'accidents post-opératoires chez les inoculés.

(1) Haffkine, The plague prophylactic fluid (*Brit. med. Journal*, 1897). — Haffkine, On the present condition of manufacture of the plague prophylactic, Bombay, 1900.

Le dosage de la lymphe Haffkine est basé sur la température de la réaction vaccinale chez l'homme, qui ne doit pas dépasser 102° F. (env. 39° C.). Ces inoculations d'essai ont été pratiquées sur une douzaine de sujets et ont permis de fixer une dose « Standart » dont l'opacité, dépendant de la richesse microbienne du milieu, sert à étalonner le vaccin. La dose fixée pour l'homme est de 5 centimètres cubes.

Jatta et Maggiora (1) proposent, pour accélérer le développement microbien, de faire des cultures en bouillon en couche très mince. De cette façon, déjà au bout de quatre jours, le milieu est suffisamment riche pour être utilisé. Après avoir été chauffé à 65° et additionné d'acide phénique, il peut être injecté à l'homme à la dose de 1 centimètre cube.

Gosio (2) emploie de même les cultures en couche mince. Pour précipiter la substance active, il se sert de sérum antipesteux fortement agglutinant. La masse bactérienne, rassemblée et séparée du liquide ambiant, subit un chauffage à 65° pendant une heure. Le sérum ne joue dans cette préparation qu'un rôle mécanique pour faciliter la récolte des microbes, car la température élevée à laquelle est porté le vaccin détruit toute l'antitoxine contenue dans le sérum.

L'auteur, pour s'assurer de l'efficacité de la stérilisation et rendre évidente une contamination possible, ajoute à son vaccin une trace de tellurate de potasse. La présence de germes étrangers est décelée par la présence de flocons brunâtres. Cette réaction très sensible s'obtient avec des doses infinitésimales (1 pour 100000). La dose vaccinale pour l'homme serait évaluée à 2 ou 3 centimètres cubes représentant environ 3 milligrammes de substance bactérienne desséchée.

La Commission allemande (3), composée de Gaffky, Pfeiffer, Sticker et Dieudonné, et envoyée dans l'Inde pour l'étude de la peste, reconnut la supériorité des cultures sur milieu solide pour l'obtention rapide d'un vaccin antipesteux. Après avoir étudié comment se comportent les émulsions microbiennes en présence d'agents chimiques, elle remarqua que l'acide phénique, même en solution étendue à 1/2 p. 100, détruit la substance immunisante si les cultures sont vivantes et récentes; au contraire, elle reste intacte si la solution phéniquée est ajoutée à ces mêmes cultures préalablement tuées; d'où la recommandation de ne mettre cet antiseptique qu'après chauffage. Le chloroforme tue le bacille et épargne la substance

---

(1) Jatta et Maggiora, Vaccinazioni e sieroprofilassi nella infezione pestosa, Roma, 1904.
(2) Gosio, Zeits. f. Hyg., 1905, B. L., p. 519.
(3) Bericht der deutsch. Pestkommission, Arch. aus dem Kais. Gesundheitsamte, B. XVI, 1899.

vaccinante. Mais, c'est aux émulsions microbiennes tuées par la chaleur que la Commission donne la préférence, et, après en avoir contrôlé l'action sur les singes, estime qu'un tube de culture sur gélose est la dose à employer dans la vaccination humaine.

Ce procédé n'est autre que celui dont on fait usage depuis longtemps à l'Institut Pasteur pour l'immunisation des chevaux en vue de l'obtention du sérum antipesteux et qui consiste en cultures faites sur gélose en boîtes de Roux. Le vaccin se fait de même. Après la récolte microbienne par raclage, l'émulsion est chauffée au bain-marie à 65° pendant trois quarts d'heure. On l'additionne ensuite d'eau physiologique à 7 p. 1000, dans une proportion telle que les microbes recueillis dans chaque boîte soient dilués dans 200 centimètres cubes de liquide. Comme une culture en boîte équivaut à 45 à 50 centigrammes de corps microbiens desséchés, chaque centimètre cube représentant une dose contient environ 2^{mgr},5 de substance active.

Cette émulsion répartie en tubes subit un nouveau chauffage à 65° pour assurer la pureté du vaccin qui n'est d'ailleurs additionné d'aucun antiseptique.

Le procédé de l'Institut de Manguinhos, à Rio-de-Janeiro, se rapproche du précédent. Le dosage se fait d'une manière plus rigoureuse. Un volume déterminé d'émulsion microbienne est desséché et on se base sur le poids exact des corps microbiens pour ajouter la solution saline, de telle façon que 2^{mgr},5 de substance immunisante soient contenus dans 2 centimètres cubes de liquide, dose pour l'homme adulte ; 1/2 p. 100 d'acide phénique est ajouté en outre au vaccin brésilien.

Extraits microbiens. — Lustig et Galeotti (1) emploient des agents chimiques pour extraire des corps microbiens la substance toxique et vaccinante. Les bacilles pesteux provenant des cultures de quarante-huit heures sur gélose sont mis en contact avec une solution de potasse caustique à 0,75 p. 100 et y sont laissés pendant douze heures à une température basse (10°-12°).

La dissolution microbienne, qui est muqueuse et opalescente, est neutralisée avec de l'acide acétique ou chlorhydrique, et le précipité floconneux, qui se forme, est recueilli sur filtre, desséché dans le vide sulfurique et pulvérisé. Cette nucléo-protéide ainsi obtenue contient la substance vaccinante. Pour l'emploi, cette poudre est redissoute dans une solution de carbonate de soude à 1 p. 100 et donnée chez l'homme à la dose de 2 à 3 milligrammes.

(1) Lustig et Galeotti, *Deutsch. med. Woch.*, 1897, p. 277 et 289.

L'Institut de Berne (Tavel, Krumbein et Glücksmann) (1) a proposé une variante à ce procédé. La culture utilisée, qui est une culture en bouillon, datant de un mois et chauffée comme dans la méthode préconisée par Haffkine, est additionnée de sulfate d'ammoniaque. Le précipité obtenu est redissous dans une solution potassique à 1 p. 100. La neutralisation se fait au moyen d'acide acétique, et la suite de l'opération est analogue au procédé précédent.

On peut aussi mentionner l'action immunisante de produits solubles provenant des corps microbiens. Le filtrat des cultures en bouillon datant de plusieurs semaines contient une toxine active pour la souris et le rat, et capable de vacciner les animaux moins sensibles. Il en est de même de l'endotoxine extraite par macération des microbes recueillis sur gélose et tués à une température peu élevée (60°). Enfin les corps microbiens eux-mêmes, devenus « atoxiques », après macération, jouissent de propriétés vaccinantes (Besredka) (2).

Exsudats chauffés. — Terni et Bandi (3) injectent dans le péritoine de cobaye ou de lapin de petites quantités de cultures de peste sur gélose diluées dans du bouillon. La péritonite consécutive provoque la mort en trente-six ou quarante-huit heures. On sacrifie l'animal pendant l'agonie, afin d'empêcher la transmigration dans le péritoine des microbes intestinaux. On recueille soigneusement la sérosité abdominale en la délayant dans de l'eau physiologique si elle est trop dense, et on laisse à l'étuve à 37° pendant douze heures, pour activer le développement, des germes. Puis on la soumet à la stérilisation fractionnée, en l'exposant pendant deux jours consécutifs et pendant deux heures chaque jour à la température de 50°-52°. On obtient ainsi une stérilisation certaine du vaccin et on empêche la coagulation des séro-albumines qui y sont contenues. On y ajoute ensuite 0,5 p. 100 de solution aqueuse d'acide phénique, 0,25 p. 100 de carbonate de soude et 0,75 p. 100 de chlorure de sodium, afin d'empêcher la souillure possible du vaccin et d'en faciliter l'absorption.

La dose fixée pour l'homme est de 2 centimètres cubes à 2,5 centimètres cubes.

Terni et Bandi font valoir la supériorité de leur vaccin en ce que l'immunité qu'il confère s'établit plus rapidement qu'avec les vaccins précédents. Les animaux vaccinés, inoculés quatre jours après, résistent à l'infection expérimentale, alors qu'avec les cultures

(1) Tavel, Krumbein et Glücksmann, *Zeits. f. Hyg.*, B. XL, 1902.
(2) Besredka, *Ann. Inst. Pasteur*, 1905, t. XIX, p. 477.
(3) Terni et Bandi, *Deutsch. med. Woch.*, 1900, p. 463.

chauffées l'immunité n'est manifeste qu'après dix à douze jours.

Or on sait aujourd'hui, à la suite des expériences de Bail, que les exsudats péritonéaux et pleuraux d'animaux, ayant reçu dans ces séreuses des cultures, contiennent une substance toxique et vaccinante provenant des corps microbiens injectés et que l'on désigne sous le nom d'*agressine* : les résultats encourageants de Terni et Bandi s'expliquent par la présence de cette substance dans leur vaccin.

Hueppe et Kikuchi (1), répétant les expériences de Bail, ont recherché si l'agressine pesteuse seule pouvait être employée comme vaccin. Les résultats chez les animaux sont médiocres et aucune vaccination n'a été faite chez l'homme, d'après ce procédé.

Organes d'animaux. — Klein (2) prélève, chez les cobayes morts de peste, les bubons, rate, poumons et foie, les coupe en tranches minces qu'il fait dessécher en présence d'acide sulfurique à la température de 46°-47° pendant trois jours. Ainsi traités, les bacilles pesteux sont tués. Puis ces organes desséchés sont broyés, pulvérisés et soumis à une nouvelle dessiccation pendant deux ou trois jours à 37°.

Pour l'emploi, il émulsionne dans l'eau physiologique et, d'après les expériences sur les animaux, il évalue à 5 à 7 milligrammes la dose à injecter chez l'homme.

Mallanah (3) utilise de même les organes de lapins, non pas morts de peste, mais, au contraire, solidement immunisés par des injections répétées de cultures chauffées, puis vivantes. Les animaux sont sacrifiés ; les ganglions, rate, foie et capsules surrénales, sont broyés et desséchés à 47° pendant trois à six jours. Les résultats expérimentaux ont été peu satisfaisants.

Cultures vivantes atténuées. — Songeant à l'emploi, pour la prophylaxie de la peste, d'un procédé applicable à la façon de la vaccination jennérienne, Yersin (4), en collaboration avec Carré, rechercha dans les anciennes cultures sur gélose des colonies microbiennes atténuées. Il obtint ainsi une race dénommée C, tuant 20 p. 100 des rats inoculés et vaccinant ces animaux dans la proportion de 90 p. 100. Yersin a d'ailleurs essayé sur lui-même l'action de ce bacille atténué, en s'inoculant à la lancette. Il n'a eu ni nodule local, ni bubon correspondant. Un peu de courbature et de fièvre le deuxième jour ont été les seuls symptômes généraux observés.

(1) Hueppe et Kikuchi, *Centralbl. f. Bakt., Orig.*, 1905, p. 510.
(2) Klein, *Brit. med. Journal*, 1906, p. 155.
(3) Mallanah, *Centralbl. f. Bakt.*, 1906, p. 471.
(4) Yersin et Carré, *Congrès int. méd.*, Paris, sect.-sect. coloniale, 1900, p. 55.

Yersin a aussi souvent remarqué, dans le cours de ses recherches, qu'une culture virulente ne tue plus, si elle est impure, mais vaccine alors parfaitement contre une nouvelle inoculation du bacille virulent en culture pure. Ce procédé de vaccination consisterait donc à associer au bacille de la peste un bacille non pathogène convenablement choisi.

Kolle et Otto (1) proposèrent aussi de vacciner avec des cultures atténuées. Prenant comme point de départ une race peu virulente, qu'ils atténuent en la cultivant, soit à 41°-43°, soit dans du bouillon auquel on ajoute des doses croissantes d'alcool (0,5 à 5 p. 100) d'après le procédé de Hetsch (2), ils obtiennent ainsi une culture dénuée de toute virulence, puisqu'on peut l'injecter impunément dans le péritoine du cobaye. Les animaux ainsi vaccinés résistèrent à une inoculation de virus actif dans une proportion beaucoup plus considérable que si l'on avait fait usage de cultures chauffées.

Strong (3), se basant sur les expériences précédentes et considérant que l'immunité conférée est en rapport avec le degré de virulence du vaccin, estime que toute culture de peste, suffisamment atténuée pour ne plus tuer un cobaye de 250 grammes en injection sous-cutanée à la dose d'un tube de gélose, peut être considérée comme inoffensive et employée chez l'homme ; c'est d'ailleurs la dose qu'il recommande dans la vaccination humaine.

Méthode mixte ou séro-vaccination. — Le reproche, que l'on peut faire aux vaccins précédemment décrits, est la lenteur avec laquelle s'établit l'immunité. L'expérimentation montre que ce n'est qu'après un intervalle variant de quatre à douze jours, selon les méthodes employées, que l'animal peut être considéré comme vacciné. En outre, pendant les premiers jours qui suivent l'injection vaccinale, l'organisme se trouve momentanément sensibilisé à l'égard d'une infection, même légère, comme le démontrent les expériences de Calmette et Salimbeni. Aussi ces auteurs conseillent-ils de mélanger une petite quantité de sérum antipesteux aux cultures tuées ; de cette façon, l'immunité conférée par le sérum met le vacciné, pendant cette période négative dangereuse, à l'abri d'une atteinte de peste possible.

Kolle et Otto, en pratiquant le même procédé avec des cultures atténuées, ont obtenu chez les animaux des résultats très satisfaisants.

(1) Kolle et Otto, *Zeits. f. Hyg.*, B. XLV, 1903, p. 567.
(2) Kolle, Hetsch et Otto, *Zeits. f. Hyg.*, B. XLVIII, 1904, p. 368.
(3) Kolle et Strong, *Deutsch. med. Woch.*, 1906, p. 443. — Strong, *Philippine Journal of Science*, 1907, p. 155.

Il y a lieu de faire remarquer que le mélange de microbes et de sérum doit toujours être fait au moment de l'injection; sans quoi, on obtient, par suite de macération prolongée, ou la neutralisation de l'endotoxine pesteuse par le sérum spécifique, ou, si le sérum est en quantité insuffisante, la production de toxine soluble dont les propriétés vaccinantes se manifestent dans le même laps de temps qu'avec les cultures chauffées ordinaires.

Shiga (1) adopte pour la vaccination humaine la technique suivante : la masse bactérienne provenant de cultures sur gélose de trois jours est mélangée à une solution saline physiologique dans la proportion d'une anse pour un centimètre cube de liquide. Cette émulsion est chauffée à 60° pendant une demi-heure, puis additionnée d'acide phénique à 1/2 p. 100. Pour l'emploi, on mélange à parties égales sérum et émulsion, et on injecte ce séro-vaccin à la dose de 1cc,20 à 2 centimètres cubes. Cette première inoculation est suivie d'une nouvelle injection (0cc,6 à 1 centimètre cube) d'émulsion microbienne non additionnée de sérum.

D'autres auteurs ont recommandé d'injecter simultanément, mais séparément, corps microbiens et sérum. En tout cas, il est très important, en matière de séro-vaccination, que la quantité de sérum soit minime et ne dépasse pas 1 à 2 centimètres cubes. On s'exposerait, en augmentant la dose de sérum spécifique, de masquer complétement l'effet du vaccin. R. Pfeiffer et Friedberger, dans leur étude sur le vibrion cholérique, ont démontré combien l'influence du sérum était nuisible dans la production de l'immunité.

Aussi Besredka (2), se basant sur les travaux d'Ehrlich et de Morgenroth, se proposa de fixer sur les corps microbiens la quantité d'anticorps qu'ils peuvent retenir et de rejeter le reste du sérum.

Voici la technique qu'il a adoptée : il se sert de cultures sur gélose de quarante-huit heures. Les microbes sont émulsionnés dans un peu d'eau physiologique et chauffés à 60° pendant une heure. Cette émulsion épaisse est versée sur les parois d'un vase cylindrique contenant du sérum très agglutinant et n'ayant par conséquent subi aucun chauffage. La couche microbienne, qui se maintient au-dessus du sérum, se désagrège peu à peu et tombe en flocons au fond du vase. Après décantation du sérum surnageant, le dépôt bactérien est soigneusement lavé à plusieurs reprises jusqu'à disparition des dernières traces de sérum. Ce vaccin, réparti en tubes, subit, en vue d'éviter toute contamination, un nouveau chauffage à 54°-56° pendant une heure.

(1) Shiga, Ber. über die Pest in Kobe und Osaka, Tokyo, 1900.
(2) Besredka, *Ann. Inst. Pasteur*, 1902, t. XVI, p. 918.

La dose pour la vaccination humaine correspond à environ 5 milligrammes de corps microbiens desséchés, c'est-à-dire à une dose deux fois supérieure au vaccin ordinaire.

Mode d'introduction des vaccins antipesteux. — La voie sous-cutanée est le mode d'introduction le plus souvent mis à contribution pour les injections de vaccin antipesteux. Dans l'Inde, la lymphe d'Haffkine est injectée sous la peau du bras, au niveau de l'insertion du deltoïde, région à tissu cellulaire peu extensible et où l'inoculation et la réaction sont toujours douloureuses. Aussi, dans tous les autres pays où se pratique en grand la vaccination antipesteuse, choisit-on la région abdominale, lieu d'élection des injections hypodermiques. Cependant, à Rio-de-Janeiro, de nombreux inoculateurs ont fait choix de la région dorsale, au niveau de l'omoplate. La douleur consécutive à l'inoculation serait beaucoup mieux tolérée que lorsque l'injection est pratiquée au flanc et cette méthode, par suite de ces avantages, tend à se généraliser au Brésil. Manaud, au Siam, n'a eu qu'à se louer de ce mode d'introduction du vaccin.

Strong préfère l'injection intramusculaire. Il injecte, en effet, ses cultures atténuées dans les muscles du bras, au niveau du deltoïde; d'après lui, la réaction est peu intense et la résorption se fait plus rapidement que par la voie sous-cutanée. Haffkine avait de même noté une grande atténuation des symptômes vaccinaux à la suite d'injection intramusculaire.

Il convient de mentionner aussi les essais faits par Mercatelli (1) pour vacciner les cobayes par ingestion de cultures chauffées et ceux de G. Fornario (2) qui a réussi à immuniser les animaux par le tube digestif (voie gastrique et voie rectale). C'est avec le lapin qu'il a obtenu les résultats les plus intéressants, en faisant ingérer des cultures atténuées par un chauffage à 53° pendant quatre-vingt-dix minutes.

La réaction qui suit les vaccinations antipesteuses est surtout intense quand il s'agit de cultures en bouillon. Au niveau de l'injection, la peau est tendue, rouge; la région est douloureuse, les ganglions sont tuméfiés, et, lorsque l'inoculation a été pratiquée au bras, la gêne du membre est marquée. Tous ces symptômes apparaissent cinq heures environ après l'intervention et sont accompagnés de céphalalgie et de fièvre; la température cependant ne dépasse pas 38° et ne persiste pas plus de trente-six heures. Il ne reste plus qu'une légère induration au point d'inoculation.

(1) Mercatelli, Sulla vaccinazione antipestosa per via gastrica (*Riforma medica*, 1902).
(2) Fornario, *Ann. Inst. Pasteur*, 1908, t. XXII, p. 363.

Les injections d'émulsion microbienne provenant de cultures sur gélose diluées dans l'eau physiologique sont accompagnées de symptômes plus bénins; moins de sensibilité de la région inoculée et état fébrile passager qui a disparu en vingt-quatre heures. Enfin, la résorption se fait plus rapidement.

Haffkine, qui a expérimenté sur l'homme les deux procédés, bien que reconnaissant la bénignité de cette dernière méthode, croit devoir recommander son liquide vaccinal qui, d'après les statistiques, donnerait une immunité plus solide.

Quant aux accidents consécutifs, tels que phlegmons, tétanos, etc., ils sont imputables, soit à la préparation défectueuse du vaccin mal stérilisé et souillé de germes étrangers, soit à la mauvaise technique de l'inoculateur.

Dans la séro-vaccination, la réaction locale est imperceptible, mais on observe dans la suite les phénomènes sériques habituels, dont la cause tient aux produits toxiques contenus normalement dans le sérum de cheval.

Résultats de la vaccination chez l'homme. — La plupart des vaccins antipesteux n'ont été essayés que sur des animaux, et beaucoup ne sont pas sortis du domaine du laboratoire. L'expérimentation animale prouve que l'immunité ne se manifeste que dix à douze jours après la vaccination, ce qui est le cas pour les cultures atténuées ou chauffées et les extraits microbiens : le vaccin Terni-Bandi (exsudat péritonéal chauffé) mettrait déjà les animaux à l'abri de l'infection, dès le quatrième jour ; enfin la séro-vaccination ou les cultures sensibilisées (Besredka) donneraient une immunité beaucoup plus rapide. Mais les inoculations d'épreuve faites au laboratoire sont toujours plus sévères que dans les conditions naturelles de contagion. En outre, les animaux d'expérience, tels que singes, rats, souris et surtout cobayes, présentent à l'égard du virus pesteux une extrême sensibilité et on ne peut tabler sur ces données pour préciser l'époque à laquelle l'homme vacciné est à l'abri d'une atteinte pesteuse. C'est ainsi qu'Haffkine, se basant exclusivement sur les statistiques établies sur l'emploi de son vaccin aux Indes, affirme que l'immunité est acquise chez l'homme dès que la réaction thermique est terminée et que la température est revenue à la normale, c'est-à-dire après trente-six heures. Pendant ce court espace de temps, la peste peut se manifester : dans ce cas, il est vrai, le vaccin n'a aucune action préventive, mais il est loin d'avoir une influence aggravante dans l'évolution de la maladie. Bien des cas semblables se sont produits au cours des vaccinations haffkiniennes, et la plupart des malades ont guéri.

Pendant combien de temps l'immunité vaccinale peut-elle persister ? Chez les animaux, ayant subi une seule inoculation, on peut évaluer à plusieurs mois la durée de l'immunité. Chez l'homme, d'après Haffkine, l'action vaccinale serait encore effective pendant plusieurs années. Cependant les inoculations, pour donner une garantie plus certaine, devraient être renouvelées tous les six mois dans les pays où sévit la peste à bubons provoquée par la simple piqûre de puces infectées. Il en est tout autrement dans les épidémies de pneumonie pesteuse où la contagion ne se fait plus par l'intermédiaire d'un insecte, mais d'homme à homme, par infection directe des voies aériennes. Dans l'épidémie de Mandchourie, le vaccin antipesteux n'a pas donné les résultats qu'on en attendait, parce que les vaccinations n'avaient pas été suffisamment répétées pour immuniser solidement les personnes exposées à la contagion. Dans ces conditions, c'est à six inoculations et plus, renouvelées à quelques jours d'intervalle, qu'il faut recourir pour vacciner contre cette redoutable forme de la peste, en ayant soin aussi d'éviter tout voisinage suspect durant la phase négative de quelques jours, pendant laquelle on se trouve en état de moindre résistance vis-à-vis de l'infection pulmonaire. Malgré cette vaccination, on ne saurait trop recommander aux personnes qui approchent les pneumoniques de porter un masque et des lunettes, préservant ainsi non seulement le nez et la bouche, mais les yeux qui sont, plus souvent qu'on ne le pense, la porte d'entrée du virus. On sait, en effet, qu'il suffit de laisser tomber une gouttelette de culture de peste sur la conjonctive d'un cobaye ou d'une souris pour produire une septicémie mortelle.

Quant à l'abaissement du taux de la morbidité et de la mortalité, après l'emploi de la vaccination antipesteuse, on ne saurait mieux faire que de s'en rapporter aux nombreuses statistiques établies par les autorités anglaises après la pratique de la lymphe d'Haffkine (1). Ces chiffres ont été recueillis avec une minutieuse précision, et certaines inoculations ont été faites avec toute la rigueur d'une expérience de laboratoire.

On peut citer, par exemple, les premières vaccinations pratiquées en janvier 1897, dans la prison de Byculla, à Bombay, où une épidémie de peste avait éclaté. 147 détenus furent inoculés, alors que 172 prisonniers furent conservés comme témoins. Le bilan des cas qui se produisirent fut le suivant : il y eut 12 cas dont 6 morts parmi les non-inoculés ; chez les vaccinés, on ne constata que 2 cas qui ont d'ailleurs guéri.

(1) BANNERMAN. Statistics of inoculations with Haffkine's antiphgue vaccine (1897-1900), Bombay.

Résultats obtenus chez l'homme avec le vaccin Haffkine.

NOM DE LA LOCALITÉ	INOCULÉS					NON INOCULÉS				
	Inoculés	Cas	Morbidité p. 100	Décès	Mortalité p. 100	Non inoculés	Cas	Morbidité p. 100	Décès	Mortalité p. 100
Prison de Byculla (Bombay, 1897)	147	2	1,4	0	0	172	12	7,0	6	1,5
Prison d'Umerkhadi (Bombay, 1898)	147	3	2,0	0	0	127	10	7,9	6	4,7
Mora (1897)	419	7	1,7	0	0	581	26	1,5	25	4,1
Daman (1897)	2.197	»	»	26	1,0	6.033	»	»	1.482	24,6
Lanowli (1897)	323	11	1,3	7	2,2	377	78	16,0	57	15,2
Kirkee (cantonnement d'artillerie) (1897)	671	32	4,8	17	2,5	859	143	16,6	98	11,4
Kirkee (1906)	1.300	5	0,4	1	0,1	12	6	50,0	3	25,0
Belgaum (ville et cantonnement) (1897)	»	»	»	»	»	43.690	»	»	2.570	5,8
Troupes de Cipayes { 1re épidémie (1897)	1.746	2	0,1	0	0	»	»	»	»	»
2e épidémie (1898)	1.801	9	0,4	3	0,1	»	»	»	»	»
(Cantonnement, 1899)	4.842	78	1,6	40	4,8	4.558	506	11,1	346	7,5
Personnel de l'hôpital militaire (1897)	80	0	0	0	0	3	2	66,7	2	66,7
Id. Épidémie de 1899 { Inoculés en 1899	77	2	2,5	2	2,5	5	»	20,0	1	20,0
Inoculés en 1897	2	0	0	0	0					
Serviteurs du major Forman (1897)	28	0	0	0	0	2	2	100	2	100
49e batterie d'artillerie indigène (1899)	311	0	0	0	0	»	»	»	»	»
Undhera (1898)	513	8	1,6	3	0,6	437	27	6,2	26	5,3
Communauté des Khojas (Bombay, 1898)	3.814	»	»	3	0,08	9.516	»	»	77	9,5

Huth (1898)	24,631	*	*	338	1,3	17,786	*	*	2,348	13,2
Filature (1898) { Inoculés 1 fois	58	*	*	8	13,79	75	*	*	20	26,66
Inoculés 2 fois	1,040	*	*	42	2,11					
Employés du « Sou-tiers » Mahratta Railway » (1898) { Inoculés 1 fois	276	*	1,8	1	0,3	780	15	4,6	21	4,7
Inoculés 2 fois	990	*	8,5	1	0,1					
Dharwar (1898)	1,231	129	3,04	34	1,3	16,843	1,100	6,3	889	5,3
Prison de Dharwar (1898)	374	1	0,2	0	0	*	*	*	*	*
Broach (1898)	1,970	*	0,3	4	0,2	23,030	564	2,2	460	1,8
Communauté des Parsis	1,080	2	0,2	1	0,1	763	9	1,2	5	0,6
Tailors Camp	90	0	0	0	0	135	10	7,4	6	4,4
Gadag (1898-99) { Inoculés 1 fois	1,365	32	2,3	14	1,0	4,163	278	6,6	240	5,2
Inoculés 2 fois	11,639	161	1,4	69	0,8					
Bulsar (1898)	1,018	85	8,2	31	3,0	36	4	11,1	4	11,1
Communauté des Ghanchis	296	11	3,7	8	2,7	151	23	14,9	16	10,4
Maison du quartier de Coloba (Bombay, 1909)	21	1	4,8	0	0	32	19	59,4	12	37,5
District d'Ahmednagar (1899)	144,117	70	0,04	31	0,02	509,085	563	0,1	415	0,08
Province du Pundjab (1901-1902)	235,776	881	0,4	209	0,1	3,969,326	266,300	0,8	173,732	1,4
— (1902-1903)	186,797	3,399	1,8	814	0,4	639,630	49,433	7,7	29,723	4,6
Aden (communauté juive) (1900)	1,196	23	1,9	8	0,6	982	83	8,4	65	0,6
Aden (1905)	898	37	4,1	14	1,6	1,432	368	34,9	294	27,9

L'année suivante, dans la prison d'Umerkhadi, à Bombay, on répéta l'expérience. Aucun choix ne fut fait parmi les détenus qui durent subir l'inoculation. L'opération terminée, ces deux groupes des inoculés et des non-inoculés reçurent la même nourriture et furent soumis aux mêmes travaux. Voici quel fut le résultat : sur les 147 inoculés, 3 cas, aucun décès ; dans le groupe des 127 témoins, 10 cas dont 6 suivis de mort.

Dans d'autres maisons de détention à Dharwar, Yeraoda, Thana, Hyderabad, etc., où sévissait la peste, tous les prisonniers furent inoculés et l'épidémie s'éteignit. Les vaccinations furent aussi pratiquées sur un nombre considérable d'individus. C'est ainsi que dans les villes de Mora, Daman, Lanowli, Belgaum, Undhera, Hubli, Broach, Dharwar, Gadag, Bulsar, etc., des milliers de personnes ont été soumises à l'inoculation. Des districts entiers, comme celui d'Ahmednagar, servirent de champ d'expérience. Enfin, dans la province du Pundjab, pendant cinq années, on pratiqua plus d'un million et demi de vaccinations. On trouvera, d'ailleurs, dans le tableau ci-contre, le détail de ces statistiques, d'après lesquelles il sera facile de porter un jugement qui ne peut être que très favorable à cette méthode.

Les autres procédés de vaccination ont été appliqués sur l'homme. Le vaccin Terni-Bandi a été utilisé à Rio-de-Janeiro où, suivant Havelburg, plusieurs centaines de personnes ont été vaccinées avec des exsudats chauffés. Parmi ces inoculés, aucun cas ne fut observé, alors que, sur une population totale de 750 000 habitants, 589 personnes contractèrent la peste.

A San Nicola (La Plata), 200 personnes furent injectées avec le vaccin de Lustig, sans qu'aucun cas consécutif ait été constaté.

Les cultures vivantes et atténuées ont été employées aux Philippines sur 200 personnes, par Strong, sans accident. Shiga s'est servi de son séro-vaccin au Japon, et les microbes sensibilisés de Besredka ont été appliqués avec succès au Mexique et au Pérou.

Mais c'est surtout aux cultures chauffées et émulsionnées d'après le procédé de la Commission allemande qu'on s'est, dans ces derniers temps, adressé le plus souvent : 200 000 Japonais ont été vaccinés de cette manière et, au Brésil, le vaccin préparé d'une façon analogue par l'Institut de Manguinhos a été mis à contribution d'une façon systématique et a rendu les plus grands services.

Choix de la vaccination. — A quel mode de vaccination doit-on recourir dans une épidémie de peste ? Le sérum antipesteux, comme moyen préventif, ne donne qu'une immunité fugace et la répétition des injections entraîne l'apparition des accidents sériques toujours à redouter par suite de la sensibilité croissante du vacciné à l'égard du sérum équin. La sérothérapie préventive ne doit donc être appliquée que dans des conditions bien limitées, lorsqu'on a besoin de conférer une immunité rapide et de courte durée, et quand on a la certitude que les injections ne seront pas renouvelées, par exemple si la peste éclate à bord d'un bateau. Dans ce cas, l'équipage et les passagers recevront une injection de 10 centimètres cubes de sérum et débarqueront, sans être soumis à aucune quarantaine. Cette simple intervention les mettra sûrement à l'abri d'une infection qu'ils auraient pu contracter à bord du navire contaminé. De même, s'il s'agit de personnes qui ont approché un malade atteint de pneumonie pesteuse, toutes recevront 10 centimètres cubes de sérum et seront mises en observation pendant une huitaine de jours.

En plein foyer pesteux ou dans un pays où la peste est à l'état endémique, il y a lieu de faire usage des vaccins antipesteux, comme l'Inde et le Brésil en fournissent l'exemple. Mais à quel procédé faut-il donner la préférence ? La liste des vaccins est longue et variée. Cependant, il y a avantage à choisir celui dont la fabrication sera la plus rapide et la plus simple, et le vaccin préparé avec des cultures sur gélose chauffées est, semble-t-il, la méthode de choix. En moins de quatre jours, il est possible d'avoir à sa disposition toute la quantité de vaccin nécessaire.

La vaccination des personnes exposées par leur profession à une contagion continuelle, telles que médecins, personnel hospitalier, désinfecteurs, etc., est plus délicate, car, dans ce cas, on demande au vaccin une immunité à la fois rapide et durable. Les séro-vaccins et les microbes sensibilisés auront ici leur emploi justifié, à condition toutefois que, pour les inoculations suivantes qui devront être renouvelées pour assurer une vaccination solide, on ne fera usage que de vaccins antipesteux ne contenant pas trace de sérum, afin d'éviter les accidents d'anaphylaxie consécutifs. C'est un point sur lequel on ne saurait trop insister en matière de prévention antipesteuse.

En résumé, le sérum antipesteux est le seul remède efficace dans le traitement de la peste et doit être réservé exclusivement à cet usage, alors que l'emploi des vaccins antipesteux permettra de restreindre la morbidité dans une certaine mesure, car il ne faut pas compter sur eux pour supprimer la peste dans un pays où elle sévit à l'état endémique. Il suffit de citer l'exemple de l'Inde, où, malgré l'efficacité incontestable des inoculations haffkiniennes, la peste fait encore chaque année un million de victimes.

Il ne faut pas oublier, en effet, que la peste n'est qu'accidentellement une maladie humaine dont la forme pneumonique est seule contagieuse d'homme à homme ; elle est surtout une maladie épizootique des rongeurs, et particulièrement des rats qui en sont les plus actifs propagateurs ; c'est donc dans l'extermination de ces animaux que doit consister la véritable prophylaxie antipesteuse effective, et c'est en ayant recours à cette pratique systématique qu'il sera possible de faire disparaître définitivement la peste, dont l'extension devient de jour en jour plus inquiétante.

LES MÉDICAMENTS MICROBIENS
DE LA TUBERCULOSE
VACCINS — TUBERCULINES — SÉRUMS

par

le Dʳ A. CALMETTE,

Directeur de l'Institut Pasteur de Lille.

La thérapeutique « spécifique » de la tuberculose a réalisé de tels progrès au cours de ces dernières années qu'il a paru nécessaire de lui réserver un chapitre spécial dans ce volume consacré à l'étude des « médicaments microbiens ».

Il convient d'avertir le lecteur que, dans les pages qui suivent, il ne trouvera qu'un exposé forcément très incomplet des plus récents travaux parus sur ce sujet. Dans les laboratoires de tous les pays, de nombreux savants s'acharnent à poursuivre la solution du grand problème auquel les découvertes successives sur l'atténuation des virus, sur l'étiologie et la pathogénie de la tuberculose, fournissent une base expérimentale qui manquait aux illustres cliniciens du siècle dernier. Aussi ne se passe-t-il guère de semaine sans qu'un fait nouveau, apportant un peu plus de lumière aux hommes de science et un peu plus d'espérance à l'humanité, soit relaté dans quelqu'un de nos recueils scientifiques ou à la tribune des Académies.

On comprendra donc que nous ne puissions présenter ici qu'une sorte d'inventaire des ressources thérapeutiques que la bactériologie offre actuellement ou se prépare à offrir demain à l'expérimentation clinique, et que nous laissions à cette dernière le soin de porter, dans un avenir encore lointain, un jugement sur leur valeur.

La médication « spécifique » antituberculeuse peut être *préventive* ou *curative*. Elle comprend l'étude des *vaccins*, celle des *tuberculines* (en réunissant sous cette dénomination les divers produits de sécrétion et les endotoxines bacillaires), et enfin celle des *sérums*.

L'emploi des vaccins et des tuberculines tend à conférer à l'organisme indemne ou à l'organisme déjà infecté l'*immunité active*. Celui des sérums vise à produire l'*immunité passive*.

La question se pose tout d'abord de savoir si, en l'état actuel de nos connaissances, il est permis de parler d'*immunité contre la tuberculose.*

L'homme, qui nous préoccupe spécialement ici, n'est jamais, à quelque race qu'il appartienne, réfractaire à la tuberculose. Dans aucun pays, sous aucun climat, il ne jouit d'une *immunité naturelle.* On a même constaté que, toutes les fois que la tuberculose a été introduite dans un pays où elle n'existait pas auparavant, par exemple chez les indigènes des îles de l'Océanie ou parmi les peuplades nègres de l'Afrique équatoriale, elle s'est immédiatement répandue avec un caractère de gravité beaucoup plus grande que celui qu'elle affecte ordinairement dans les régions plus civilisées où elle est endémique depuis des siècles.

Le phénomène inverse s'observe avec la même constance : plus la tuberculose est répandue dans un pays, plus ses manifestations chroniques sont fréquentes, et plus ses formes aiguës sont exceptionnelles.

On sait qu'en effet celles-ci ne frappent que les sujets vierges de toute infection antérieure, même légère ; tandis que ceux dont l'organisme a, dès l'enfance, discrètement pris contact avec le bacille, acquièrent manifestement une aptitude spéciale à se débarrasser par voie d'élimination cellulaire, soit par excrétion hépatico-intestinale (Calmette et Guérin) (1), soit sous forme d'abcès (phénomène de Koch), des bacilles tuberculeux de réinfections.

Cet état particulier de *résistance aux réinfections* est la résultante d'une sorte de réaction organique d'*immunité active,* qu'il peut être désirable de provoquer artificiellement dans certaines circonstances.

C'est précisément le but des *tentatives de vaccination par bacilles, soit vivants et virulents, soit atténués, modifiés* par le chauffage ou par diverses substances chimiques, ou *sensibilisés,* que de nombreux expérimentateurs réalisent depuis quelques années sur les animaux, sans oser encore affirmer que l'application en est possible à l'espèce humaine !

I. — LES VACCINS ANTITUBERCULEUX

A. — VACCINATION PAR BACILLES TUBERCULEUX VIRULENTS OU ATTÉNUÉS

Le premier essai d'immunisation par bacilles vivants paraît avoir été effectué dès 1886, par Cavagnis, au moyen d'injections de

(1) *Ann. de l'Inst. Pasteur,* sept. 1911.

doses, progressivement croissantes, de crachats tuberculeux additionnés d'eau phéniquée. Un peu plus tard, en 1889, Grancher et Ledoux-Lebard cherchent à vacciner le lapin contre la tuberculose par le même procédé des doses croissantes, mais les résultats sont à peu près nuls. Alors Grancher et Hipp. Martin (1890) pensent en obtenir de meilleurs en inoculant d'abord par voie intraveineuse des cultures dont la vitalité est très affaiblie par vieillissement dans les milieux artificiels, puis ensuite des cultures de plus en plus jeunes et virulentes. Les lapins ainsi traités résistent mieux que les témoins, mais on n'obtient qu'une survie de peu de durée.

D'autres auteurs, parmi lesquels Richet et Héricourt (1890), Dixon (1889), Trudeau (1892), de Schweinitz (1894), font ultérieurement, du reste sans plus de succès, des tentatives analogues en employant comme vaccins, soit des bacilles d'origine humaine tués par la chaleur, soit des cultures d'origine aviaire et humaine successivement.

B. — MÉTHODE DE JENNÉRISATION DES BOVIDÉS
DE BEHRING

La période vraiment intéressante et féconde des expériences de vaccination sur les grands animaux commence avec Behring qui, en 1902, fait connaître la méthode qu'il a d'ailleurs improprement désignée sous le nom de « *Jennérisation des Bovidés* ». Celle-ci consiste à inoculer à deux reprises aux jeunes veaux, par voie intraveineuse, avec un intervalle de six semaines à trois mois entre chaque injection, une petite quantité (4 milligr. d'abord, puis 20 milligr., poids à l'état sec) d'une culture de bacilles tuberculeux d'origine humaine entretenue depuis de longues années au laboratoire, puis desséchée dans le vide, et dont la virulence est extrêmement réduite pour le cobaye.

Depuis lors, cette méthode a fait l'objet de nombreuses expériences et d'importantes applications sur le bétail, particulièrement de la part d'Hutyra, de Thomassen, de Eber, de l'*Office impérial de santé de Berlin*, de Rossignol et Vallée en France, de S. Belfanti et Stazzi en Italie, de Degive, Stubbe, Liénaux et Mullie en Belgique, etc...

Il est parfaitement établi que le « bovovaccin » de Behring confère aux bovidés une résistance appréciable aux divers modes d'infection naturelle ou artificielle ; mais cette résistance, de brève durée puisqu'elle n'excède guère douze à quatorze mois, manifestée — tant qu'elle persiste, — par l'absence plus ou moins complète de lésions tuberculeuses, ne va pas jusqu'à permettre à l'organisme de résorber les bacilles virulents d'épreuve, ni même ceux introduits comme vaccins.

Les uns et les autres sont retenus au moins en partie, pendant des mois, dans les ganglions (trachéobronchiques et médiastinaux principalement) et restent là, prêts à signaler plus ou moins bruyamment leur présence par des désordres anatomiques, lorsque la résistance artificiellement conférée par l'injection vaccinale est sur le point de fléchir.

L'imperfection des résultats obtenus par la méthode de Behring a déterminé beaucoup d'expérimentateurs à chercher des modifications susceptibles d'en accroître l'efficacité ou d'en restreindre les inconvénients.

C. — « TAURUMAN » DE KOCH ET SCHUTZ

Koch et Schütz, Hutyra, Weber et Titze établirent d'abord que la résistance conférée aux bovidés est plus grande si, au lieu de leur injecter dans les veines des bacilles humains desséchés, on leur inocule d'emblée les mêmes bacilles frais, également par voie intraveineuse et à plus forte dose (10 à 30 milligr.) ; c'est le « *Tauruman* » de Koch.

Mais l'emploi d'un tel procédé présente des dangers encore plus grands que celui de la méthode primitive de Behring, et il réalise encore plus sûrement l'infection bacillaire persistante des ganglions lymphatiques des sujets ainsi traités. Weber et Titze, Schütz et Holland ont reconnu qu'*un mois après l'inoculation du « Tauruman », tous les organes des vaccinés sont virulents pour le cobaye.*

D. — AUTRES MÉTHODES DE VACCINATION

Baumgarten, puis Lignières ont proposé de substituer la voie sous-cutanée à la voie intraveineuse pour les vaccinations, afin de localiser la souillure des tissus par les bacilles virulents. Mais il semble bien que les résultats soient alors plus défectueux.

Vallée, sur le conseil de Roux, fit l'essai d'un bacille d'origine équine, isolé par Borrel, très peu virulent pour le cobaye, et dont la résorption, à la suite d'injections intraveineuses ou sous-cutanées, paraissait « relativement aisée et rapide » ; mais les bovidés vaccinés avec ce microbe n'acquéraient ni plus ni moins de résistance que ceux qui avaient reçu le « bovovaccin » de Behring, et leurs ganglions retenaient également les bacilles virulents d'épreuve.

Il en fut exactement de même pour les animaux vaccinés par S. Arloing au moyen de ses cultures homogènes de bacilles humains

entraînés à pousser à la température de 44° et avirulents pour le
bœuf.

Dans le but de rendre les vaccinations encore plus inoffensives,
Théobald Smith s'est adressé de préférence à des races de bacilles
bovins très atténuées par vieillissement ou par chauffage à 60°.
De son côté, E. Lévy proposait l'emploi de cultures macérées dans
a glycérine ou dans des solutions concentrées de galactose.

Il ne semble pas qu'aucune de ces méthodes ait fourni des résultats très encourageants, non plus que celles qui visèrent à substituer
aux microbes vivants des bacilles tués par la chaleur ou traités à
froid par les réactifs dissolvants des cires et des graisses (Vallée), ou
par diverses substances chimiques telles que l'éther sulfurique, l'hydrate de chloral, l'iode, les hypochlorites (Moussu et Goupil), le
fluorure de sodium (Rappin), ou encore par certaines radiations du
spectre.

On sait aujourd'hui que les bacilles morts et que ceux dont le
protoplasme a subi des altérations profondes n'ont qu'un pouvoir
vaccinant très faible ou nul : ils ne sont donc pas utilisables pratiquement.

À la suite des publications de Friedmann, de Moeller, de Klimmer,
on a fondé un moment quelques espoirs sur l'emploi des bacilles
humains ou bovins modifiés par passages successifs dans l'organisme
d'animaux à sang froid (tortue, crocodile, orvet, carpe, salamandre).
Mais les faits ne tardèrent pas à montrer : d'une part, que les bacilles
bovins ou humains ne se multiplient pas dans l'organisme des animaux à sang froid et que, lorsqu'ils en sont extraits, leur virulence
reste la même ; d'autre part, que les bacilles tuberculeux particuliers
à ces animaux sont dépourvus de toute propriété vaccinante pour
les mammifères.

La nécessité s'impose donc de revenir aux variétés de bacilles
aussi voisines que possible de celles qui parasitent l'espèce humaine
ou l'espèce bovine, et de ne leur faire subir que le minimum de
modifications susceptibles d'atténuer leur virulence.

C'est ce que tentent de faire Fritz Meyer, Lévy et Harn, Wolff-
Eisner, et c'est ce que nous essayons de faire nous-même avec
G. Guérin, en « sensibilisant », selon la technique imaginée par
Besredka, les bacilles tuberculeux bovins ou humains au moyen de
sérums riches en « anticorps ».

C'est aussi l'objectif que poursuivent J. Bartel, Livierato, Trudeau
et Krause, en injectant aux animaux des bacilles déjà phagocytés et
restés plus ou moins longtemps en contact in vitro avec du tissu
ganglionnaire.

E. — VACCINATION PAR BACILLES VIVANTS MODIFIÉS PAR CULTURE SUR BILE

Après de multiples et encourageantes expériences de *vaccination par les voies digestives* (qui sont pour nous les voies normales de l'infection tuberculeuse), nous employons aujourd'hui avec C. Guérin, dans le même but, des bacilles bovins virulents, modifiés par cultures successives sur pommes de terre cuites dans la bile de bœuf glycérinée à 5 p. 100. Injectés à la dose de 5 à 100 milligrammes dans la veine jugulaire des bovidés, ces bacilles ne déterminent de lésions tuberculeuses, ni dans les ganglions, ni dans aucun autre organe. Les doses fortes provoquent seulement une maladie fébrile d'allure typhique, identifiable à la « typho-bacillose » humaine, si bien étudiée par Landouzy et ses élèves et qui se termine presque toujours par une guérison complète. Avec ce microbe vivant, dont la membrane d'enveloppe ciro-graisseuse se trouve modifiée par la végétation sur le milieu très alcalin et très phosphoré que constitue la bile, on peut sans difficultés entraîner les animaux à recevoir des doses énormes dans les veines, jusqu'à 200 milligrammes en une seule injection (1).

Malgré cette tolérance extraordinaire, les bovidés ainsi hypervaccinés retiennent longtemps dans leurs ganglions lymphatiques quelques-uns de ces bacilles ; mais, fait très intéressant, ils acquièrent la faculté d'en éliminer une grande partie en nature avec leurs excréments ; et, si l'on vient ensuite à leur injecter dans les veines des bacilles virulents d'épreuve, on constate que ces derniers sont à leur tour expulsés par la même voie intestinale.

D'autres expériences nous ont montré que les bovidés réagissant à la tuberculine, porteurs de lésions occultes compatibles avec les apparences de la santé, possèdent, eux aussi, cette faculté curieuse d'émettre des bacilles dans leurs excréments, et que celle-ci paraît bien être liée à la résistance de ces animaux aux réinfections expérimentales.

F. — MÉCANISME DE LA RÉSISTANCE AUX RÉINFECTIONS TUBERCULEUSES

En réalité, toutes les méthodes de vaccination étudiées jusqu'à présent, soit sur les animaux de laboratoire, soit sur les bovidés dans les élevages, arrivent au même résultat : elles ne réussissent

______

(1) *Ann. de l'Inst. Pasteur*, sept. 1911.

pas à guérir les animaux déjà contaminés. Elles ne réussissent pas davantage à les rendre réfractaires à l'infection bacillaire, c'est-à-dire inaptes à héberger le bacille tuberculeux. Mais quelques-unes d'entre elles peuvent, soit favoriser la transformation d'une tuberculose grave en une maladie chronique à évolution lente, soit conférer à l'organisme encore indemne ou déjà infecté une aptitude particulière à empêcher les bacilles tuberculeux de vivre en symbiose avec les cellules lymphatiques, donc de créer des lésions folliculaires. Tant que cette aptitude persiste, les bacilles restent latents ou sont éliminés peu à peu, comme des corps étrangers inoffensifs, par les voies d'excrétion normale des déchets cellulaires (bile et intestin).

Il ne s'agit donc point là d'une véritable immunité, car il n'y a ni résorption intégrale du virus, ni formation de substances bactéricides antitoxiques dans les humeurs du sujet vacciné; mais il n'est pas douteux que les inoculations vaccinales déterminent un état particulier de *résistance* vis-à-vis des bacilles tuberculeux qui ont déjà créé des foyers de vie symbiotique avec les cellules des différents organes, c'est-à-dire des *tubercules*, et qu'elles provoquent une intolérance manifeste vis-à-vis des bacilles tuberculeux de réinfections.

Ce phénomène d'intolérance que Robert Koch avait observé chez les cobayes, lors de ses premiers travaux sur la tuberculose, et qui est bien connu des bactériologistes sous la domination de *phénomène de Koch*, existe chez tous les sujets, hommes ou animaux, qui ont éprouvé une première inoculation ou une infection de faible intensité. Il est très facile de le reproduire expérimentalement chez les grands animaux, et les expériences de S. Arloing, de Roemer et Joseph, de J. Courmont et Lesieur, de Calmette et C. Guérin, de F. Arloing et A. Dufour, de G. Finzi, ont surabondamment démontré que les réinoculations de bacilles, effectuées par les voies cutanée, sous-cutanée, intraveineuse, ou que les réinfections par les voies digestives chez les animaux déjà infectés de tuberculose, ne réussissent point à créer de nouvelles lésions évolutives, mais provoquent au contraire des réactions plus ou moins violentes, allant jusqu'à la formation très rapide d'abcès, ou tendant à l'élimination par l'intestin des bacilles de réinfection, sans que pourtant les désordres déjà produits dans l'organisme des mêmes sujets par l'infection préexistante soient favorablement influencés.

Il est aisé de comprendre pourquoi ces lésions, témoins de l'infection primitive, ne participent pas au même processus d'intolérance et d'expulsion : c'est qu'elles sont constituées, non plus par des bacilles passivement véhiculés par des leucocytes, mais bien par des cellules spéciales, *cellules tuberculeuses*, dans lesquelles le bacille s'est installé en état de vie symbiotique, comme un parasite actif. Les effets utiles d'une vaccination subséquente ne peuvent donc s'exercer que sur les bacilles libres, issus de ces lésions tuberculeuses et déversés dans la circulation lymphatique ou sanguine, ou apportés de l'extérieur.

Ces vues sont pleinement justifiées par les faits expérimentaux et par les faits cliniques observés en médecine humaine. Elles le sont également par les résultats de quelques tentatives hardies telles que celles de F. Klemperer, qui n'a pas craint de traiter des malades tuberculeux par des injections successives d'émulsions de bacilles vivants d'origine bovine. A la suite de ce traitement, dont le seul inconvénient fut de produire des abcès de plus en plus volumineux au point d'inoculation, accompagnés de fièvre, l'état des malades s'était, paraît-il, manifestement amélioré (1).

L'emploi préventif des vaccins microbiens chez les animaux indemnes de tuberculose n'a donc pas d'autre résultat que de placer ces derniers dans les mêmes conditions que celles présentées vis-à-vis des réinfections par des sujets déjà tuberculeux. Le seul bénéfice — assurément non négligeable — qu'il leur procure est de les préserver sûrement des formes de tuberculose aiguë et de les mettre à l'abri de toute infection grave, — (celle-ci fût-elle même provoquée par l'inoculation intraveineuse de bacilles virulents d'épreuve) — pendant un laps de temps dont il est impossible de préciser la durée, mais qui n'est jamais inférieur à une année chez les veaux, et qui semble devoir être beaucoup plus long suivant la qualité et la quantité de « bacilles-vaccins » choisis.

C'est déjà un résultat économique très intéressant pour les éleveurs et, lorsqu'il sera possible de mettre à la disposition de ces derniers un procédé de vaccination qui, présentant toutes les garanties d'efficacité désirables, soit exempt de dangers, il n'est pas douteux que la richesse publique retirera un grand profit de son adoption.

Il est légitime de se demander s'il n'y aurait pas un réel avantage social à procurer aux êtres humains, dès leur plus tendre enfance, cet état de résistance à l'infection tuberculeuse aiguë que nous savons déjà réaliser et qui, pour n'être pas une véritable *immunité antituberculeuse*, constitue cependant un moyen de défense précieux contre un mal qui enlève prématurément un cinquième de l'humanité.

(1) F. Klemperer, *Zeits. f. klin. Med.*, 1905, p. 241.

Il semble qu'on atteindrait ce but en choisissant une race de bacilles tuberculeux convenablement atténués, inaptes à former des lésions folliculaires, et en les introduisant dans l'organisme des nourrissons par la voie digestive, à cette époque de la vie où, grâce à l'extrême perméabilité de l'intestin, se réalise en silence l'immunité naturelle contre beaucoup de microbes, futurs hôtes normaux du tube digestif.

En attendant que nous soyons en mesure d'envisager comme possible la réalisation d'un tel progrès, tournons du moins nos efforts vers l'emploi judicieux des diverses substances sécrétées par le bacille de la tuberculose dans les milieux de culture artificiels, ou extraites des corps des microbes eux-mêmes, et que nous réunissons ici sous la dénomination de *tuberculines*.

II. — LES TUBERCULINES

Le 4 août 1890, au Congrès international de Berlin, Robert Koch annonçait en ces termes la découverte qu'il croyait avoir faite du remède spécifique de la tuberculose :

« Je possède maintenant, disait-il, le remède cherché. Les cobayes, animaux extraordinairement prédisposés à la tuberculose, résistent, grâce à cette substance, à l'inoculation du virus tuberculeux, et ceux qui sont déjà atteints d'une tuberculose avancée peuvent être guéris sans que cette substance ait une autre influence sur l'organisme. »

Au mois de janvier suivant (1891), l'illustre bactériologiste faisait connaître la nature de sa « lymphe » que, dans l'intervalle, Roux et Nocard avaient d'ailleurs reconnue et qu'ils avaient réussi à préparer.

Cette « lymphe », bientôt dénommée *tuberculine*, était ce que nous appelons aujourd'hui la *tuberculine ancienne de Koch* ou *tuberculine brute*, simple produit de concentration des cultures stérilisées de bacilles tuberculeux, préparé de la manière suivante :

Des cultures âgées de cinq à six semaines, développées en voile sur bouillon glycériné à 5 p. 100, sont stérilisées à l'autoclave à 110° pendant une demi-heure. On les concentre ensuite dans des capsules, au bain-marie, jusqu'à réduction au dixième de leur volume primitif, et on les filtre sur papier épais recouvert de coton pour en séparer les corps microbiens. Le liquide sirupeux, brun clair, limpide, qui passe à travers le filtre, est la *tuberculine brute*. Celle-ci, maintenue à l'abri de la lumière, conserve pendant très longtemps ses propriétés. Pour l'usage, il faut la diluer dans l'eau stérile, et, ces dilutions s'altérant très rapidement, il est nécessaire de les préparer au fur et à mesure des besoins.

R. Koch avait constaté que cette tuberculine est inoffensive pour les animaux sains. Le cobaye en supporte 2 centimètres cubes sans inconvénients. Par contre, elle constitue un poison violent pour l'homme et pour les animaux tuberculeux, car des doses de 1 millième ou 1 centième de centimètre cube suffisent déjà le plus souvent à produire une réaction fébrile intense. Chez le cobaye tuberculisé depuis cinq à six semaines, 2 dixièmes de centimètre cube représentent ordinairement une dose mortelle. L'homme y est encore plus sensible, et l'on sait aujourd'hui qu'il ne faut injecter la tuberculine aux malades qu'avec une extrême prudence, si l'on veut être sûr d'éviter des accidents toujours redoutables et parfois mortels.

La réaction fébrile tuberculinique a une durée variable, mais elle n'excède généralement pas vingt-quatre heures. Elle s'accompagne de troubles fonctionnels de la respiration et de la circulation qui rappellent ceux qu'on observe au début d'une atteinte d'influenza aiguë. En même temps apparaissent, au niveau des lésions tuberculeuses et tout autour de celles-ci, des signes d'infiltration lymphatique et d'œdème congestif. Ces signes sont visibles lorsqu'il s'agit de tuberculoses cutanées ou siégeant, soit dans des articulations, soit dans des ganglions ou des organes superficiels (larynx). L'auscultation les révèle lorsqu'il s'agit de lésions pulmonaires. Ils attestent la présence du bacille tuberculeux dans un organe ou chez un sujet suspect, de sorte que la tuberculine, employée à dose convenable pour produire une réaction fébrile modérée, est un merveilleux agent de diagnostic de l'infection tuberculeuse.

Malheureusement ses effets thérapeutiques sont loin d'avoir répondu aux espérances qu'avait fait naître la communication initiale de Robert Koch. Avec le recul des années, notre jugement ne risque plus d'être entaché d'exagération, soit dans le sens d'un enthousiasme outrancier, soit dans celui d'une impitoyable condamnation. L'expérimentation clinique a pu nous convaincre que, si la tuberculine n'est point le remède « héroïque » de la tuberculose, il faut l'envisager, à l'heure actuelle, comme le meilleur moyen que nous possédions de réaliser *partiellement* cette immunisation active dont j'ai parlé, à l'obtention de laquelle doivent tendre tous nos efforts.

Dans l'un des volumes de cette bibliothèque, qui traite de la thérapeutique des maladies respiratoires et particulièrement de la tuberculose pulmonaire, Küss a consacré plusieurs chapitres à la *tuberculinothérapie*. Il a fourni des indications très complètes sur le mode d'emploi des diverses tuberculines et sur les principes fondamentaux du traitement tuberculinique. Je prie donc le lecteur de se reporter à cet ouvrage pour tout ce qui concerne l'usage des tuberculines en clinique, et je me borne à étudier ici brièvement ces substances, en me plaçant seulement au point de vue biologique.

Mode d'action de la tuberculine. — Malgré le nombre immense de travaux qu'a suscités la découverte de Robert Koch, le mécanisme de l'action des tuberculines nous est encore peu connu.

Je crois inutile de rapporter ici les innombrables hypothèses qui ont été proposées pour l'expliquer. Je ne retiendrai que les principales.

Gartner, puis Marmorek (1) ont émis l'idée que la tuberculine ne représentait pas le véritable poison du bacille de Koch, mais qu'elle suscitait l'élaboration de celui-ci dans l'organisme tuberculeux et que c'est à cette « toxine vraie » que sont dues les réactions spécifiques. Marmorek cite en faveur de cette interprétation ce fait que l'on obtient facilement une réaction thermique appréciable chez le cobaye auquel on injecte de la tuberculine quelques minutes après avoir inoculé les bacilles tuberculeux eux-mêmes, tandis que cette réaction ne se produit plus si l'injection de tuberculine n'est pratiquée que vingt-quatre heures après l'infection. Cette disparition de la réaction serait due, selon lui, à ce que les bacilles, ayant été englobés par les leucocytes et emprisonnés, ne peuvent plus émettre leur toxine hyperthermisante.

Pour Maurice Nicolle, il se forme dans les foyers tuberculeux une *lysine* des endotoxines tuberculeuses, et, lorsqu'on vient à injecter ces endotoxines représentées soit par des tuberculines, soit par des bacilles vivants ou morts, sous la peau d'un sujet hypersensible, elles sont décomposées par la lysine homologue avec mise en liberté du poison vrai qui engendre les accidents caractéristiques. La réaction locale traduit alors une concentration notable de la lysine dans les humeurs; la réaction éloignée, une concentration notable de cette même lysine au sein des lésions; la réaction générale, une influence nocive du poison vrai sur les centres thermiques et autres.

L'affinité des foyers tuberculeux pour la tuberculine est indéniable, puisque des doses infinitésimales de celle-ci, déposées à la surface d'une muqueuse ou d'une petite plaie dermique, ou introduites dans la circulation, suffisent à produire une réaction locale ou générale dont l'intensité apparaît d'autant plus grande que la lésion tuberculeuse est moins étendue. Mais nous ignorons ce qui se passe dans l'intimité des tissus malades ou des humeurs du sujet tuberculeux.

Wassermann et Bruck admettent que l'organisme de celui-ci produit une *sensibilisatrice* (*antituberculine*) identique, d'après Maurice

---

(1) *Soc. de Biol.*, 12 déc. 1903.

Nicolle, à la *lysine* qui se retrouve dans la circulation et qui serait surtout abondante au niveau des granulomes. L'union de la tuberculine avec cette sensibilisatrice déterminerait les réactions générales fébriles, les réactions locales et, par une sorte de phénomène de digestion, le ramollissement des lésions.

Cette hypothèse est séduisante. Nous l'acceptons provisoirement, car elle est la seule qui réponde aux faits observés, sous cette réserve qu'on n'a pas le droit de considérer l' « antituberculine » comme une antitoxine tuberculinique, c'est-à-dire comme une substance neutralisant la tuberculine. Cette « antituberculine » de Wassermann et Bruck (lysine de Maurice Nicolle), plus habituellement dénommée « anticorps », peut être décelée par la réaction de Bordet-Gengou (réaction de déviation du complément) dans le sérum des sujets tuberculeux ; on peut même, avec assez de précision, déterminer sa plus ou moins grande abondance, grâce à son aptitude à fixer *in vitro* une quantité plus ou moins grande d'alexine, en présence de tuberculine ou de bacilles tuberculeux jouant alors le rôle d'*antigènes*.

Mais la mise en présence de l'antigène (tuberculine) et de l'anticorps (sensibilisatrice) ne réalise ici en aucune manière la neutralisation des effets toxiques de la tuberculine vis-à-vis de l'organisme tuberculeux. Il ne s'agit donc pas d'une réaction comparable à celle qui résulte du mélange d'une toxine diphtérique ou tétanique par exemple, ou du venin de secpents, avec les antitoxines correspondantes. La tuberculine, mélangée à un excès d' « antituberculine », reste nocive. Elle garde son aptitude à provoquer, dans l'organisme des sujets tuberculeux, les effets d'intoxication générale et les réactions de foyers desquelles résultent la digestion et le ramollissement des granulomes. On comprend dès lors que, chez les sujets tuberculeux, l'évolution des lésions se poursuive, bien que leur sérum renferme parfois en grande abondance des lysines au sens de Maurice Nicolle, de l'antituberculine au sens de Wassermann et Bruck, c'est-à-dire des « anticorps », et que ceux-ci ne jouent point un rôle décisif dans la défense contre la tuberculose. Ils apparaissent simplement comme les témoins de la réaction cellulaire contre la tuberculine sécrétée par les bacilles dans les tissus parasités, ou contre la tuberculine introduite artificiellement de l'extérieur ; et ils disparaissent lorsque la tuberculine introduite ou sécrétée se trouve en excès, comme c'est le cas chez les animaux tuberculeux entraînés à recevoir des doses progressivement croissantes de tuberculine [Burnet, Manaud (1)], ou chez les malades soumis au traitement

(1) *C. R. Soc. de Biol.*, 17 oct. 1908 et 27 mars 1909.

tuberculinique intensif, ou chez ceux atteints de formes aiguës, ou de tuberculose très avancée.

Est-ce à dire que ces sensibilisatrices ou « anticorps », auxquels cliniciens et expérimentateurs ont attaché jusqu'ici tant d'importance, ne remplissent aucune fonction réellement utile, et qu'on ne doive point chercher, soit à en provoquer l'apparition, soit à en accroître la quantité dans les humeurs des tuberculeux.

S'il en était ainsi, les injections de tuberculine ne devraient exercer aucune action favorable, et nous savons, au contraire, qu'à certaines périodes de leur maladie les tuberculeux en tirent un bénéfice réel. C'est donc que ces anticorps, lorsqu'on en sollicite la formation par l'introduction répétée de très petites doses de tuberculine dans l'organisme des malades, finissant par être en excès et restant en grande partie disponibles dans la circulation sanguine, s'emparent de la tuberculine sécrétée dans les granulomes et l'éloignent de ces derniers, au lieu de la laisser s'accumuler exclusivement autour d'eux. La maturation des tubercules se trouve alors ralentie et, par là même, l'évolution de la maladie est retardée.

C'est bien ainsi, semble-t-il, qu'il faut comprendre les effets thérapeutiques de la tuberculine, et cette interprétation explique ce fait que les tuberculeux avancés, chez lesquels les anticorps sont parfois très abondants, deviennent très tolérants à l'égard de la tuberculine, tandis que les tuberculeux au début, dans le sérum desquels la présence des anticorps est à peine décelable, réagissent violemment, sous l'influence des injections de tuberculine, à la fois par une élévation de température et par la production de quantités plus grandes de lysine ou d'anticorps.

Principes actifs de la tuberculine. — La multiplicité des préparations offertes sous le nom de *tuberculines*, ou sous une dénomination analogue, constituées soit par des bacilles vivants ou morts finement broyés, soit par des produits plus ou moins solubles extraits du bacille tuberculeux ou de ses milieux de culture, atteste notre ignorance sur la véritable nature de la substance active à laquelle sont dues leurs propriétés thérapeutiques et plus particulièrement leur aptitude à former, dans l'organisme des malades, les « anticorps » dont il a été question ci-dessus.

Il faudrait un volume pour décrire leur mode de préparation et les avantages que chacun de leurs inventeurs a cru pouvoir leur attribuer. Je renonce d'autant plus volontiers à les énumérer toutes que ces avantages sont le plus souvent illusoires, et je me borne à citer les plus connues après la tuberculine ancienne de Robert Koch.

A. *Nouvelle tuberculine Tr.* — Proposée par Koch en 1897,

cette tuberculine est obtenue en broyant finement, dans un mortier et avec un pilon d'agate, des bacilles tuberculeux desséchés dans le vide. Ces bacilles triturés sont ensuite émulsionnés dans l'eau distillée, puis centrifugés. La partie liquide, opalescente, qui surnage, renferme une partie des endotoxines bacillaires. Elle constitue la préparation TO. On la décante. Le résidu boueux, refoulé au fond du tube, est alors desséché, broyé, repris par l'eau, centrifugé et rebroyé de nouveau à plusieurs reprises jusqu'à ce que la centrifugation n'en sépare plus de bacilles intacts. Ces divers résidus de trituration sont réunis, additionnés de glycérine à 20 p. 100 et forment la TR, émulsion des diverses substances qui entrent dans la constitution des corps microbiens.

L'emploi thérapeutique de cette tuberculine devait permettre la résorption des produits protoplasmiques bacillaires. Un centimètre cube correspondait à environ 2 milligrammes de substance sèche provenant de 10 milligrammes de bacilles également secs. Une dose de 0ᶜᶜ,0002 ne produit pas de réaction, et beaucoup de médecins en ont injecté à leurs malades des quantités progressivement croissantes jusqu'à 2 centimètres cubes. Mais les résultats ont été, en général, peu satisfaisants, et l'on a observé fréquemment, à la suite des injections, des abcès ou des accidents graves. Aussi, bien qu'on en fabrique encore à l'usine de Hœchst, son usage a-t-il été presque partout abandonné.

En 1901, R. Koch (1) a proposé de lui substituer une préparation nouvelle, présentée sous le nom de « *Neutuberkulin Bacillenemulsion* », obtenue par mélange d'une émulsion de bacilles, soit humains, soit bovins, pulvérisés à 1 p. 200 dans l'eau glycérinée à 50 p. 100 et non centrifugée. On en fait des dilutions avec de l'eau salée physiologique, en exprimant le titre par leur teneur en bacilles, et en partant de cette base que 1 centimètre cube du produit brut initial renferme 5 milligrammes de substance bacillaire.

Plusieurs cliniciens allemands (Krause, Weicker, Elsoesser, John et Volhard, Bandelier et Roepke, etc...) considèrent cette tuberculine comme la plus active de toutes celles actuellement connues, et comme la plus apte à accroître très rapidement le pouvoir agglutinant du sérum des malades. Mais il semble qu'on ne doive l'utiliser qu'avec une extrême prudence, à cause des réactions violentes qu'elle produit parfois aux doses les plus faibles, chez certains sujets.

B. *Tuberculine de Béranek* (2). — Pour éliminer les albumoses

---

(1) R. Koch, *Deutsche med. Woch.*, 1901, p. 529.
(2) Ed. Béranek, *C. R. Acad. des sciences*, 23 nov. 1903 et *Revue méd. de la Suisse romande*, 20 oct. 1905.

et les peptones que renferme la tuberculine ancienne de Koch et dont les effets physiologiques sont susceptibles d'en modifier les effets, Béranek (de Neufchâtel, Suisse) cultive les bacilles tuberculeux dans un liquide de macération à froid de viande de veau auquel il ajoute, avant stérilisation, 0,5 p. 100 de chlorure de sodium et 5,6 p. 100 de glycérine. Après développement de la culture, ce liquide est filtré sur bougie Chamberland et concentré dans le vide. Il représente la TB (toxine-bouillon) ou toxine extra-cellulaire.

Les bacilles, recueillis à part, sont macérés pendant deux heures à 60° dans une solution d'acide orthophosphorique à 1 p. 100 qu'on neutralise ensuite avec de la soude. On obtient ainsi l'AT (acido-toxine) ou toxine endocellulaire.

La tuberculine de Béranek est une dilution à 1 p. 20 du mélange de TB et de AT. On en prépare, pour l'usage thérapeutique, 15 solutions différentes dont la concentration augmente par multiples de 2, de telle sorte que chaque solution est deux fois plus forte que celle qui la précède.

Très vivement recommandée par Sahli (de Berne), cette préparation est assez employée, surtout en Suisse et en Allemagne, parce que l'auteur la présente commercialement sous forme d'ampoules d'une utilisation commode pour le médecin. Elle ne possède d'ailleurs aucune propriété spéciale, et aucune étude expérimentale faite à son sujet ne permet jusqu'ici de préciser son aptitude à servir d'antigène, c'est-à-dire à provoquer la formation d'anticorps dans l'organisme des sujets tuberculeux.

C. *Tuberculine de Maragliano* (1). — Avant Béranek, Maragliano avait proposé, lui aussi, l'utilisation simultanée des toxines intra et extracellulaires, et il a traité un grand nombre de malades avec sa tuberculine qui est un mélange de bacilles morts et de bouillons de culture non chauffés, simplement concentrés à basse température. Mais les nombreux cliniciens qui ont expérimenté le même produit n'en ont retiré aucun avantage.

D. *Tuberculines et Immun-Körper de Carl Spengler.* — Carl Spengler (de Davos) admet que les bacilles d'origine bovine, peu virulents pour l'homme, fabriquent une toxine antagoniste de celle du bacille humain. Donc, selon lui, lorsqu'on a affaire à une infection d'origine humaine, ce qui est le cas le plus fréquent, ou à une infection d'origine bovine, qui est plus rare, — le diagnostic de l'origine des bacilles infectants étant établi d'après l'intensité des réactions aux tuberculines préparées suivant la méthode de Koch, mais sépa-

<hr>

(1) Maragliano, *Berl. klin. Woch.*, 1899-1904.

rément avec des bacilles humains et bovins, — il convient de traiter
le malade avec l'une ou l'autre tuberculine, puis par des émulsions
des bacilles également antagonistes. Il injecte de très faibles doses
de ces préparations que la fabrique de Hœchst livre au commerce
sous le nom de leur inventeur : de un dix-millième à un millième
de milligramme de tuberculine et de un cent-millionième à un mil-
lionième de milligramme de vaccin.

Carl Spengler a aussi préconisé récemment ce qu'il appelle ses
« Immun-Körper ». C'est un extrait préparé avec les globules rouges
de chevaux immunisés contre la tuberculose et qui posséderait la
double propriété de dissoudre les bacilles tuberculeux dans l'organisme et d'en neutraliser les toxines. On le trouve dans le commerce
sous forme d'ampoules contenant 1 centimètre cube d'un liquide
incolore échelonné en cinq dilutions de 1/10, 1/100, 1/1000, 1/10 000
et 1/100 000.

Il est encore impossible d'émettre un avis motivé sur la valeur de
ces substances. Certains médecins disent en avoir obtenu de bons
résultats chez des malades; d'autres (O. Roepke) affirment que les
« Immun-Körper » de Spengler n'ont pas plus d'effet que l'eau physiologique ; mais chacun sait combien il faut être circonspect pour
apprécier la valeur d'un médicament dans la tuberculose. La méthode de Spengler manque de base expérimentale. Il faudrait, pour
la juger, savoir ce qu'elle est susceptible de donner chez les animaux,
et personne ne peut dire si elle présente, sur le traitement tuberculinique classique, quelque avantage en ce qui concerne la production
des anticorps.

E. *Tuberculine de Denys* (de Louvain) (1). — Cette tuberculine est le simple produit de filtration, à travers des bougies de
porcelaine, des cultures de bacilles tuberculeux en bouillon glycériné, non stérilisé par la chaleur. Elle ne renferme donc pas les
substances protéiques que la glycérine dissout à chaud pendant la
concentration au bain-marie dans la préparation de la tuberculine de
Koch. Or, ce sont précisément ces substances qui sont les plus actives
au point de vue de la production des anticorps, ainsi que nous le
verrons plus loin. Il ne semble pas qu'il y ait aucun avantage à les
séparer.

D'ailleurs, expérimentalement, cette tuberculine ne fournit aucun
résultat qui permette de lui attribuer quelque propriété particulière.
Denys pensait que la chaleur détruit peut-être les substances vraiment curatives sécrétées par le bacille dans son milieu de culture.

_____

(1) *Bull. de l'Acad. de méd. de Belgique*, 1902, n° 2.

Mais rien ne justifie cette hypothèse et nous savons, au contraire, que les meilleurs *antigènes* sont constitués par les corps microbiens eux-mêmes, tandis que leurs produits de sécrétion en renferment très peu.

Bandelier et Roepke, Schnöller, Amrein Kersbergen, qui l'ont employée en thérapeutique, lui dénient toute supériorité sur la vieille tuberculine de Koch.

F. *Tuberculines précipitées*. — Robert Koch avait déjà essayé de purifier sa tuberculine brute par précipitation fractionnée au moyen de l'alcool à 60°. Il obtenait ainsi, après dessiccation du précipité, une masse spongieuse qui se réduit en poudre d'un brun grisâtre, dont 10 milligrammes produisent les mêmes effets que 500 milligrammes de tuberculine initiale. Cette poudre se conserve bien et peut être redissoute très facilement dans l'eau glycérinée à 50 p. 100. Les solutions ainsi préparées présentent une grande stabilité.

Sous la dénomination de *tuberculine précipitée CL*, la maison Poulenc, de Paris, a fabriqué, selon les indications que j'ai publiées, un produit dix fois plus actif que cette tuberculine précipitée de Koch, obtenu en concentrant dans le vide, à basse température, les cultures de bacille tuberculeux en bouillon glycériné, et en soumettant le liquide évaporé à trois précipitations et redissolutions successives par un mélange à parties égales d'alcool à 95° et d'éther. On titre cette tuberculine d'après sa toxicité par voie intracérébrale pour les cobayes sains de 300 à 400 grammes. Elle tue ces derniers à la dose de 8/10 de milligramme.

Chez les malades, on l'emploie à doses non réactionnelles, à partir de 1 millième de milligramme, en augmentant progressivement par fractions de 2 ou 3 millièmes de milligramme, puis de 1, 2 ou 3 centièmes de milligramme, etc..., jusqu'à un maximum de 1 milligramme qu'il ne faut jamais dépasser. Il semble que certains sujets tolèrent mieux cette tuberculine purifiée que la tuberculine brute, mais les effets thérapeutiques sont les mêmes.

Actuellement, l'Institut Pasteur de Paris prépare, sous le nom de *solution mère pour l'usage médical*, une tuberculine précipitée par l'alcool, redissoute dans l'eau glycérinée à 30 p. 100 et qui est délivrée en ampoules de 1 centimètre cube correspondant à 1 centigramme de tuberculine précipitée. On doit préparer soi-même, ou faire préparer par un pharmacien les dilutions pour le traitement des tuberculeux, et ces dilutions ne peuvent être conservées plus de quatre ou cinq jours, car elles s'altèrent très rapidement et perdent leur activité. Il est toujours prudent de commencer le traitement par la dose maxima de 1 centième de milligramme de tuberculine précipitée, pour éviter toute réaction, c'est-à-dire par 1 centimètre cube d'une dilution au millième de la solution mère. Par rapport à la tuberculine précipitée, cette dilution représente alors une solution au *cent millième*.

G. **Tuberculol de Landmann**. — Cette préparation est un extrait fractionné, obtenu en faisant macérer à la température de 40°, dans de l'eau salée physiologique glycérinée, des bacilles tuberculeux préalablement dégraissés et pulvérisés. A cet extrait, on ajoute des produits de concentration des cultures et des bouillons filtrés à 37° seulement. C'est donc une tuberculine qui contient à la fois des *exo* et des *endotoxines*. Elle tue le cobaye tuberculeux à la dose de 0^{gr},1 environ. Mais elle n'a pas de propriétés différentes de la tuberculine de Koch et son emploi thérapeutique n'a pas fourni de résultats particulièrement avantageux.

On peut en dire autant des substances plus ou moins analogues proposées par un grand nombres d'auteurs, telles que « *Tuberculinum purum* » de Gabrilowitsch, la « tuberculoplasmine » de Büchner et Hahn, les « Tulases » de von Behring (bacilles dissous dans l'hydrate de chloral), les tuberculines de Maréchal, de Jacobs, de Baudran, le « Prospérol » de Zenner (bacilles dont les enveloppes ciro-graisseuses sont dissoutes dans du savon), la « tuberculine ferrugineuse » de Ditthorn et Schultz obtenue par précipitation de la vieille tuberculine et des bouillons de culture par l'oxychlorhydrate de fer, etc.

Leur multiplicité montre combien infructueuses ont été les tentatives faites dans le but d'extraire, des bacilles tuberculeux eux-mêmes ou de leurs milieux de culture, des produits plus actifs ou d'un maniement plus commode que la *tuberculine de Koch*. Pour les expérimentateurs, comme pour la plupart des cliniciens, celle-ci reste le plus sûr agent de diagnostic et de thérapeutique qu'on ait encore découvert. Sa préparation ne présente pas de grandes difficultés, sa conservation et son emploi sont faciles, et il ne semble pas qu'aucun des procédés proposés pour la remplacer s'impose jusqu'à présent à notre choix.

On peut affirmer qu'en l'état actuel de nos connaissances, les tuberculines, sous quelque forme ou sous quelque nom qu'on le sait offertes aux médecins ou aux malades, ne peuvent exercer une action utile que par leur fonction *antigène*, c'est-à-dire par leur aptitude à provoquer, dans l'organisme des tuberculeux, la formation de la plus grande quantité possible d'anticorps. *La meilleure tuberculine est donc celle dont la fonction toxique pour le sujet tuberculeux est le plus réduite et dont la fonction antigène est, au contraire, le plus nettement accusée.*

Mesure de la toxicité des tuberculines. — L'innocuité des diverses tuberculines pour les animaux sains, ou, du moins, leur très faible nocivité pour ces derniers, rend particulièrement difficile la détermination exacte de leur pouvoir toxique. Il faut recourir, pour mesurer celui-ci, à l'inoculation à l'animal tuberculeux. Le procédé le plus sûr consiste à prendre une série de cobayes approximativement de même poids, inoculés sous la peau depuis le même temps (quatre à cinq semaines), avec la même dose (0⁣ᶜᶜ,1 par exemple) de la même culture virulente de bacilles tuberculeux, et à rechercher avec chaque échantillon de tuberculine quelle est la dose sûrement mortelle par voie sous-cutanée. Avec la vieille tuberculine de Koch, il faut des quantités variables de 20 à 5 milligrammes pour produire la mort en quatre à douze heures. Chez l'animal tuberculeux, l'inoculation d'une dose mortelle de tuberculine ne produit jamais de fièvre, mais au contraire de l'hypothermie : la température s'abaisse graduellement jusqu'à 34° et même 32°. La sensibilité à la tuberculine est déjà manifeste trois ou quatre jours après l'inoculation virulente, mais l'action toxique de cette substance ne s'exerce qu'à partir du vingtième jour : c'est alors seulement qu'une forte dose, 30 à 40 milligrammes environ, peut amener la mort.

Von Lingelsheim, puis Borrel [1] ont montré que le cobaye sain peut servir à mesurer l'activité toxique des tuberculines, à condition de pratiquer les injections par voie intracrânienne, directement dans la substance cérébrale. Alors que cet animal n'est nullement incommodé par 0ᶜᶜ,5 de vieille tuberculine de Koch introduite dans le tissu cellulaire sous-cutané, il suffit de 3 ou 4 milligrammes de la même tuberculine injectée dans le cerveau pour amener la mort en quelques heures. Mais les cobayes tuberculisés présentent une sensibilité encore bien plus grande à ce mode d'inoculation : c'est ainsi que les animaux infectés depuis six semaines par exemple, succombent à l'inoculation intracérébrale de doses souvent inférieures à 1/1000 de milligramme, tout à fait inoffensives pour les cobayes sains.

Ce procédé d'épreuve des tuberculines est donc extrêmement sensible ; mais, lorsqu'on veut l'employer, il convient d'inoculer en même temps, avec des doses progressivement décroissantes, le plus grand nombre possible d'animaux infectés depuis la même date, avec la

[1] C. R. Soc. de Biol., 7 avril 1902.

même culture, afin de rendre autant que possible les résultats comparables.

Nous savons aujourd'hui que les diverses tuberculines présentent une toxicité très variable ; mais on ne s'est jamais donné la peine d'en effectuer méthodiquement la détermination. Celle-ci devrait être imposée suivant des règles précises et effectuée par un laboratoire officiel pour tous les produits que le commerce met à la disposition des médecins.

Détermination du pouvoir « antigène » des tuberculines. — Le pouvoir « antigène » des diverses tuberculines peut être déterminé *in vivo* et *in vitro*.

J'ai montré avec L. Massol (1) qu'en injectant à des animaux sains des doses convenables, répétées et espacées, de certaines tuberculines, on peut obtenir des sérums riches en sensibilisatrices antituberculeuses ou « anticorps » et que le mode de préparation de la tuberculine antigène employée influençait considérablement cette production d'anticorps. Celle-ci, pour un même antigène, est d'ailleurs très variable suivant les espèces animales auxquelles on s'adresse.

Selon nos expériences, il apparaît qu'après les bacilles tuberculeux vivants ou morts, le meilleur antigène soit représenté par la tuberculine ancienne de Koch (tuberculine brute), puis par les extraits bacillaires obtenus en faisant macérer pendant quarante-huit heures, au bain-marie à 65°, 5 grammes de bacilles secs dans un litre d'une solution aqueuse de peptone à 10 p. 100, filtrant et réduisant ensuite par évaporation à 100 centimètres cubes. Alors que la solution de peptone témoin ne possède aucun pouvoir de fixation à la dose de 1 centimètre cube, l'extrait peptoné bacillaire, préparé comme il a été dit ci-dessus, est capable de fournir la réaction de déviation du complément (Bordet-Gengou) à la dose de 0cc,1 avec les sérums sensibilisateurs (2).

L'extrait bacillaire aqueux simple, obtenu en épuisant, par l'eau distillée à l'ébullition, des bacilles tuberculeux préalablement lavés, de telle sorte qu'il contienne 2 p. 100 d'extrait sec, constitue aussi un bon antigène, mais inférieur au précédent.

Les tuberculines précipitées par l'alcool, sous prétexte de les « purifier », perdent beaucoup de leur valeur comme antigène, bien qu'elles aient conservé leurs propriétés toxiques pour les sujets tuberculeux et qu'elles soient également aptes à provoquer les réactions thermiques ou les réactions locales. La fonction *antigène*

<hr>

(1) *C. R. Soc. de biol.*, 13 nov. 1909, 15 janv. 1910, 22 juillet 1911.
(2) *C. R. Soc. de biol.*, 28 oct. 1911. — *Acad. des sciences*, 14 août 1911.

d'une tuberculine ou d'un extrait bacillaire est donc indépendante de sa fonction *toxique*.

Autant qu'il est permis de conclure des faits expérimentaux à la thérapeutique, il semble que la tuberculine la plus apte à provoquer la production d'anticorps ou à accroître la quantité de ces anticorps que renferment déjà les humeurs du malade soit celle à laquelle le médecin averti devra toujours donner la préférence. C'est, du moins, ce qui se dégage des faits précédemment énoncés.

Aussi est-il de la plus grande importance de savoir mesurer la valeur antigène d'une tuberculine et titrer les anticorps contenus, soit dans un sérum antituberculeux dont on se propose de faire usage, soit au cours des diverses périodes du traitement tuberculinique dans le sérum des malades.

La mesure de la valeur antigène d'une tuberculine ne peut être faite avec précision que *in vitro* et, pour l'effectuer, il est indispensable de se procurer un sérum type, riche en anticorps, tel qu'on en obtient aujourd'hui aisément dans les laboratoires, en inoculant à des chevaux ou à des bovidés sains ou tuberculeux des doses croissantes répétées de tuberculine, d'extrait bacillaire aqueux, ou mieux d'extrait bacillaire peptoné (1). La réaction de Bordet-Gengou permet alors de déterminer, par une série d'essais dans lesquels on emploie un volume constant de sérum à anticorps, $0^{cc},5$ par exemple, la quantité d'antigène qui donne la fixation maxima d'alexine.

1° Prenons par exemple une série de 10 tubes dans chacun desquels nous introduisons la même dose de sérum sensibilisateur (à anticorps) et des doses variables (telles que $0^{cc},1$, $0^{cc},2$, $0^{cc},3$, $0^{cc},4$,... 1 centimètre cube) d'une dilution de la tuberculine dont il s'agit de déterminer le pouvoir antigène. Dans chaque tube nous ajoutons ensuite la même dose d'alexine de cobaye, par exemple $0^{cc},05$, soit dix doses minima, si $0^{cc},005$ représente la dose minima capable de provoquer l'hémolyse en présence d'une dose fixe du sérum hémolytique dont on doit faire usage. On complète partout à 2 centimètres cubes avec H^2O physiologique et on porte à l'étuve à 37° pendant une heure. Au bout de ce temps, on ajoute à chaque tube la même dose d'émulsion de globules lavés de mouton par exemple et $0^{cc},1$ d'un sérum hémolytique cheval anti-mouton (dont $0^{cc},005$ est la dose minima hémolytique en présence d'un excès d'alexine). On porte de nouveau à l'étuve à 37° et on lit les résultats après trente minutes d'abord, puis après dix-huit heures de séjour à la température du laboratoire.

(1) Courmont et Masol, *C. R. Soc. de biol.*, 15 janv. 1910.

Si l'on constate qu'il n'y a pas d'hémolyse dans les tubes qui contiennent 0cc,3 et plus de la dilution de tuberculine, tandis que l'hémolyse est totale dans ceux qui n'en renferment que 0cc,1 et 0cc,2, on en conclut qu'à la dose de 0cc,3 la dilution d'antigène dont il s'agit fixe 0cc,05 d'alexine, soit dix doses d'une alexine dont 0cc,005 représente la dose minima capable de provoquer l'hémolyse en présence d'un excès de sérum hémolytique inactivé.

2° Pour déterminer avec plus de précision la valeur de notre antigène, nous employons une dose unique de ce dernier, 0cc,25 par exemple, déterminée par l'expérience précédente, et des doses variables d'alexine (0cc,01, 0cc,02, 0cc,03,... 0cc,1) en laissant toutes les autres conditions constantes. Des tubes témoins contiennent séparément l'antigène seul et la sensibilisatrice seule avec les mêmes doses d'alexine. Cette expérience détermine exactement le nombre (N) de doses minima d'alexine que peut dévier le volume d'antigène employé (V). Pour comparer les divers antigènes, il suffira d'établir pour chacun d'eux les rapports $\dfrac{N}{V}$.

Un antigène dont 0cc,01 fixera 10 doses d'alexine aura pour valeur $\dfrac{10}{0,01} = 1000$. Un centimètre cube de cet antigène est capable de dévier 1000 unités d'alexine. Un autre antigène dont 0cc,02 fixera 9 doses aura pour valeur $\dfrac{9}{0,02} = 450$. Ce dernier sera 2,22 fois plus faible que le précédent.

La valeur d'un antigène exprimée en unités d'alexine fixée représente un nombre qui ne varie pas, tandis que le système hémolytique (hématies lavées et hémolysine) est constant, et d'ailleurs aisément mesurable.

Détermination quantitative des sensibilisatrices ou anticorps. — La détermination quantitative des sensibilisatrices peut être calquée sur celle des antigènes. Pour les sérums dits « antituberculeux », riches en anticorps, tels que celui de Ruppel et Rickmann (dont 0cc,001 suffit à dévier 0cc,075 d'alexine en présence de 0cc,25 de bacilles tuberculeux tués par la chaleur et servant d'antigène), la mesure quantitative, pour être suffisamment précise, doit être effectuée d'après les règles établies ci-dessus. Pour les sérums de malades tuberculeux qui sont toujours beaucoup plus pauvres en anticorps, la méthode n° 2, dans laquelle les proportions d'antigène et de sérum (0cc,5) restent constantes alors que les proportions d'alexine varient, peut suffire à condition que les derniers tubes contenant les plus grandes quantités d'alexine soient hémolysés.

L'expérience comporte toujours trois séries de tubes :

1ʳᵉ série : Antigène + sérum à étudier ;

2ᵉ série : Antigène seul ;

3ᵉ série : Sérum à étudier seul.

Chacune de ces séries reçoit des doses d'alexine allant en croissant depuis la dose minima (bien précisée au préalable) permettant l'hémolyse en présence d'un excès de sérum hémolytique inactivé. *La réaction est positive, si l'alexine déviée par le mélange antigène + sérum est supérieure à la somme des volumes d'alexine déviée par l'antigène et l'anticorps séparément.*

Si le volume V de sérum dévie N doses minima d'alexine, le rapport $\frac{N}{V}$ représente le nombre de doses minima d'alexine que peut dévier 1 centimètre cube de sérum. Il en résulte que l'unité de sensibilisatrice ou d'anticorps, comme celle d'antigène, peut être représentée par la quantité d'anticorps capable de dévier une dose minima d'alexine (1).

On doit reconnaître que, jusqu'à présent, malgré les simplifications de technique proposées par Armand-Delille par exemple (2), et qui ont l'inconvénient grave de diminuer la précision de leurs indications, les méthodes qui précèdent n'ont pas encore été introduites dans la pratique médicale courante. Elles ne sont d'ailleurs pas d'un usage commode hors des laboratoires d'hôpitaux ou de sanatoriums, car elles nécessitent un outillage très spécial, et une grande habitude technique. Mais il semble cependant que, si peu fixés que nous soyons encore sur les relations entre les anticorps et la défense de l'organisme contre la tuberculose, la tuberculinothérapie ne puisse produire les résultats vraiment utiles qu'on est en droit d'en attendre, *que si l'on se décide à mesurer et à suivre avec précision ses effets par la recherche et par le titrage des anticorps formés dans l'organisme du tuberculeux au cours de son traitement.*

Le phtisiothérapeute qui choisit une tuberculine pour traiter son malade doit désormais savoir comment a été déterminée la « toxicité » de celle-ci, et quelle est exactement sa « valeur antigène ». S'il néglige ces éléments d'information scientifique, il perd un temps précieux à essayer divers produits qu'il injecte au petit bonheur, avec le vague espoir que leurs effets seront favorables ; et, comme il arrive trop souvent que ceux-ci soient nuls ou parfois même désastreux, il se trouve déçu et préfère renoncer désormais à se servir d'une arme qui, plus habilement maniée, pourrait devenir entre ses

(1) CROUZET et MASSE, *Soc. de biol.*, 15 janv. 1912.
(2) P.-F. ARMAND-DELILLE, *Soc. de biol.*, 17 juillet 1909.

mains un précieux et très efficace instrument de lutte contre l'infection tuberculeuse.

III. — LES SÉRUMS ANTITUBERCULEUX

Tandis que les bacilles tuberculeux virulents ou modifiés et l'accoutumance aux tuberculines tendent à réaliser l'immunisation *active* contre l'infection ou contre l'intoxication tuberculeuse, on s'efforce, par l'emploi de sérums d'animaux vaccinés, de produire une immunité *passive*, c'est-à-dire d'imprégner l'organisme des sujets malades de substances capables, soit de favoriser la digestion intracellulaire, — la *bactériolyse* des bacilles, — soit de provoquer l'élimination de ces derniers, soit encore de neutraliser par une action antitoxique leurs produits de sécrétion nocifs.

Les premiers essais de sérothérapie antituberculeuse ont été faits en 1888 par Charles Richet et Héricourt qui réussirent à conférer aux lapins une résistance partielle, mais manifeste, à l'égard de la tuberculose aviaire, à laquelle ces rongeurs sont particulièrement sensibles, en leur transfusant dans le péritoine du sang de chien normal. La note présentée par ces savants le 23 février 1889 à la Société de Biologie fut bientôt suivie d'une série de communications montrant que le sérum des chiens préalablement inoculés avec des bacilles aviaires, ou d'abord avec des bacilles aviaires, puis avec des bacilles d'origine humaine, était beaucoup plus actif que celui des chiens normaux et qu'il retardait l'évolution de la tuberculose humaine chez divers animaux tels que le chien, le singe, et aussi l'homme. Mais Ch. Richet et Héricourt indiquaient eux-mêmes qu'il ne s'agissait là que d'une action peu durable et que leurs efforts ne parvenaient à procurer ni la guérison aux sujets malades, ni, aux animaux neufs, une véritable immunité.

On peut regretter que quelques-uns des chercheurs qui s'engagèrent plus tard dans la même voie n'aient pas toujours fait preuve de la même réserve prudente et que maints sérums, soi-disant « antituberculeux », aient été proposés aux médecins pour l'usage thérapeutique, avant d'avoir subi, comme il eût été désirable, dans les laboratoires, l'épreuve d'une expérimentation suffisamment rigoureuse et prolongée.

Disons tout de suite que, malgré le nombre considérable des travaux publiés sur ce sujet depuis vingt-deux ans, la sérothérapie antituberculeuse n'a pas fait de grands progrès. Nous ne disposons encore d'aucun sérum dont l'efficacité soit expérimentalement démontrée.

Parmi les sérums qui ont été le mieux étudiés, il convient de citer ceux de Maragliano, de Marmorek, de S. Arloing, de Lannelongue, Achard et Gaillard, de Vallée, d'André Jousset, et enfin celui de Ruppel et Rickmann, actuellement préparé par la fabrique de Hoechst.

A. *Sérum de Maragliano*. — En 1895, Maragliano commença à observer sur les malades tuberculeux les effets d'un sérum qu'il prépare en injectant à divers animaux (cheval, chèvre, bœuf) un mélange de bouillons filtrés de cultures jeunes et d'extraits aqueux de bacilles virulents. Les injections sont répétées à intervalles variables, d'abord tous les six mois.

Le sérum finalement obtenu aurait, d'après son auteur, des propriétés antitoxiques, agglutinantes et surtout bactériolytiques. Ses effets seraient très favorables dans certaines formes de tuberculoses au début, à condition de l'injecter à petites doses (1 ou 2 centimètres cubes à la fois) tous les deux ou trois jours pendant plusieurs mois. D'après Teissier (de Lyon), la bactériolysine que ce sérum est supposé contenir (et dont la présence n'est rien moins que démontrée) empêcherait le développement de la tuberculose *in situ* lorsqu'on injecte, par exemple dans la chambre antérieure de l'œil du lapin, un mélange de bacilles et de sérum ; elle agirait chez les malades en réalisant une véritable immunité active avec production d'anticorps, comme la tuberculine, au lieu d'immuniser passivement. S'il en est ainsi, il faudrait admettre que le sérum de Maragliano renferme de la tuberculine plus ou moins diluée et non des anticorps. Sa valeur thérapeutique est d'ailleurs contestée par un grand nombre de cliniciens, et les essais qui en ont été effectués par L. Guinard au sanatorium de Bligny, puis au Henri Phipps Institute, de Philadelphie, par Flick et Lardis, en suivant exactement les indications de Maragliano lui-même, sont loin d'avoir été favorables.

B. *Sérum de Marmoreck*. — Marmorek, dans une communication à l'Académie de Médecine en 1903, affirmait avoir obtenu un sérum très efficace, surtout dans le traitement des tuberculoses chirurgicales, en vaccinant des chevaux à l'aide de filtrats de cultures jeunes, dans lesquelles les bacilles, dits « primitifs », se développent rapidement en voile mince et ne sont pas encore revêtus de leur carapace ciro-graisseuse, de telle sorte que la majorité d'entre eux ne gardent pas la coloration de Ziehl. Il utilise comme milieu de culture du sérum de veau spécialement préparé et rendu « leucotoxique? », et du bouillon de foie de veau glycériné. Le sérum de ces chevaux retarderait notablement l'évolution de la tuberculose expérimentale chez le cobaye et chez le lapin. Son auteur pense qu'il neutralise la

« vraie toxine » du bacille tuberculeux que nous ne savons pas produire artificiellement hors de l'organisme vivant et qui, suivant lui, n'est pas la tuberculine. Un seul fait paraît certain ; c'est que ce sérum, qui ne renferme d'ailleurs que très peu d'anticorps, est ordinairement inoffensif, ou du moins qu'il n'est susceptible de produire que des accidents d'anaphylaxie. Pour les éviter, Marmorek recommande de l'employer d'abord à faibles doses quotidiennes par voie sous-cutanée, puis par voie rectale, en lavements. Mais les effets en sont alors très aléatoires ou nuls, car le passage des substances albuminoïdes à travers la muqueuse rectale n'a lieu que très exceptionnellement. Quelques médecins et chirurgiens, surtout en Allemagne, en Autriche et en Italie, estiment pourtant en avoir obtenu de bons résultats, que certains attribuent à ce que le sérum de Marmorek contiendrait une très petite quantité de tuberculine. Son emploi reviendrait donc à injecter sous la peau, ou dans le rectum, des doses minimes de cette dernière substance. J'ai pu m'assurer du moins, avec L. Massol, qu'il ne neutralise en aucune manière les effets de la tuberculine, et certains échantillons que nous avons étudiés ne renfermaient pas d'anticorps.

C. *Sérum de S. Arloing et L. Guinard* (1). — S. Arloing, en collaboration avec L. Guinard, puis avec Dumarest et F. Arloing, a essayé d'obtenir des sérums actifs en injectant, sous la peau de divers animaux, soit des cultures en bouillon filtrées, soit des bacilles tuberculeux « homogènes » ou d'autres races de bacilles de virulence variable, soit encore des extraits aqueux bacillaires. Dans certaines expériences, ces sérums auraient nettement accusé des propriétés « antituberculineuses », c'est-à-dire qu'ils se seraient montrés capables de neutraliser, par mélange *in vitro* avec de faibles doses de tuberculine, les effets toxiques de celle-ci. S. Arloing pensait aussi que ces sérums exercent sur les leucocytes, également *in vitro*, un pouvoir chimiotactique positif, antagoniste de la tuberculine à chimiotaxie négative. Mais, dans aucun cas, ils ne se montraient bactéricides et les essais thérapeutiques, peu nombreux d'ailleurs, qui en ont été effectués ne paraissent pas avoir été satisfaisants.

D. *Sérum de Lannelongue, Achard et Gaillard.* — Dans une communication à l'Académie des Sciences, le 25 juin 1906, Lannelongue, Achard et Gaillard exposaient les résultats de survie qu'ils avaient réussi à produire chez les cobayes traités avec leur sérum d'âne vacciné par injections d'extraits bacillaires préparés en chauffant à 110° des bacilles lavés, précipitant par l'acide acé-

____

(1) *Communication au Congrès intern. de méd.*, Paris, 1900.

tique et redissolvant le précipité dans une solution de carbonate de soude. Ce sérum a été expérimenté par Kuss, au sanatorium d'Angicourt, et par Comby, Le Noir et Legry, dans les hôpitaux de Paris. Il ne s'est révélé ni antitoxique à l'égard de la tuberculine, ni capable d'arrêter l'évolution des lésions tuberculeuses.

E. *Sérum de Vallée.* — Plus récemment, Vallée (d'Alfort) a fait expérimenter par L. Guinard, au sanatorium de Bligny, par Rénon, Castaigne, F.-X. Gouraud et quelques autres médecins des hôpitaux de Paris, un sérum obtenu par lui en vaccinant des chevaux par injections intraveineuses de bacilles tuberculeux peu virulents, d'origine équine, puis par injections successives, convenablement espacées et à doses suffisamment croissantes (jusqu'à 200 milligrammes en une seule fois) de bacilles humains. Les chevaux ainsi préparés reçoivent ensuite, également dans les veines, des cultures décantées (non filtrées) de bacilles humains et des endotoxines bacillaires extraites par broyage prolongé des corps microbiens non chauffés (1). Ce broyage est effectué à l'obscurité et dans une atmosphère d'hydrogène pour éviter les oxydations. Leur sérum, recueilli un mois après la dernière injection, puis chauffé à 56° et vieilli à la glacière pendant plusieurs mois pour réduire au minimum les accidents d'anaphylaxie, aurait, d'après Vallée, à la fois des propriétés antitoxiques, anti-endotoxiques et faiblement agglutinantes : 1/50 au maximum. Il manifesterait, en outre, une action nettement thérapeutique chez les bovidés tuberculeux et contiendrait en abondance des sensibilisatrices spécifiques.

Les essais qui en ont été faits sur les malades ont été parfois encourageants, mais irréguliers, souvent nuls et, dans quelques cas, très défavorables (2). Il semble, d'après Léon Bernard et J. Paraf, que les accidents fréquemment observés à la suite des injections ne soient pas attribuables à la toxicité particulière du sérum de Vallée, mais bien aux qualités propres, d'ailleurs inconnues, des humeurs des tuberculeux. Ces derniers accuseraient une aptitude toute spéciale à réagir à l'inoculation sérique.

J'ai eu, grâce à l'obligeance de Vallée, l'occasion d'étudier expérimentalement avec L. Massol, deux échantillons de son sérum. Nous avons constaté que sa teneur en sensibilisatrices était plutôt faible si on le compare à celle du sérum de Ruppel et Rickmann dont il sera question plus loin : 1 centimètre cube dévie 1cc,6 d'alexine normale dont la dose minima hémolytique est de 6cc,0075, ce qui revient à dire que 1 centimètre cube dévie 213 doses minima hémo-

(1) *Ann. de l'Inst. Pasteur*, sept. 1909.
(2) *Bull. de la Soc. d'études scientifiques sur la tuberculose*, mai 1911.

lytiques d'alexine. Par contre, les échantillons étudiés par nous ne possédaient aucun pouvoir antitoxique vis-à-vis de la tuberculine. Quatre cobayes, tuberculisés depuis six semaines, qui ont reçu sous la peau des mélanges de 0^{cc},5 de tuberculine brute avec 19^{cc},5 de sérum de Vallée, sont tous morts en moins de six heures. D'autres cobayes tuberculeux, qui ont reçu dans le péritoine des mélanges de 0^{cc},1 de tuberculine brute et de 10 centimètres cubes de sérum, ont également succombé dans le même délai que les témoins tuberculeux inoculés avec la même quantité de tuberculine mélangée de sérum normal.

F. *Sérum de A. Jousset.* — Plus récemment encore, André Jousset a étudié sur le cobaye et sur les malades les effets d'un sérum qu'il prépare en immunisant des chevaux avec des mélanges de bacilles et d'extraits bacillaires provenant de vieilles cultures d'origine humaine. Ce sérum exercerait une action préventive sur la tuberculose du cobaye et certains cas de tuberculose humaine, aigus et suraigus, auraient été nettement améliorés sous son influence, tandis que les cas chroniques et les tuberculeux pulmonaires avancés n'en tireraient aucun bénéfice. Nous ne possédons d'ailleurs aucun renseignement précis sur le mode d'obtention de ce sérum, ni sur sa teneur en anticorps, en agglutinines, etc.

G. *Sérum de Ruppel et Rickmann.* — En Allemagne comme en France, on a cherché à obtenir des sérums antituberculeux par des méthodes analogues à celles qui viennent d'être décrites, et sans plus de succès d'ailleurs.

C'est ainsi qu'en 1897, Niemann (1) injectait à des chèvres une tuberculine spéciale, puis des cultures entières de bacilles. Schweinitz et Dorset (2) entraînaient des chevaux et des bovidés à recevoir des doses progressivement croissantes de tuberculine, puis des bacilles atténués. Leur sérum paraissait exercer une action favorable chez les animaux tuberculeux.

Ruppel et Rickmann (3) partent de ce principe, assurément logique, que les animaux sains, employés jusqu'à présent, sont incapables de fournir des anti-endotoxines tuberculeuses, puisqu'ils ne sont pas intoxiqués par les endotoxines, tandis qu'au contraire les animaux tuberculeux, très sensibles à ces endotoxines, peuvent réagir en produisant des substances antagonistes. Ils commencent donc par injecter à des bovidés et à des mulets des bacilles vivants d'origine humaine, par voie intraveineuse. Ils attendent que des

<hr>

(1) *Deutsche med. Woch.*, 1897, p. 59.
(2) *Centr. f. Bakt.*, Band XXII, Heft 8-9.
(3) *Zeitsch. für Immunität*, 5 juillet 1910.

lésions tuberculeuses se soient produites, puis ils chargent leurs animaux avec des quantités croissantes de tuberculine, d'extraits bacillaires et de bacilles vivants, jusqu'à ce qu'ils soient devenus insensibles aux réactions tuberculiniques. Ils arrivent ainsi à obtenir des « immunsérums », dont les propriétés sont bien étudiées expérimentalement et qui se montrent hautement précipitants, riches en agglutinines spécifiques, riches surtout en anticorps, mais incapables de neutraliser l'action toxique de la tuberculine de Koch pour les cobayes tuberculeux, tandis qu'ils neutraliseraient la toxicité (pour ces mêmes cobayes tuberculeux) des tuberculines privées d'albumoses et celle des émulsions de bacilles.

Pour Ruppel et Rickmann, un sérum dont 1 centimètre cube donne la réaction de déviation du complément (Bordet-Gengou) en présence de $0^{cc},01$ de Standard-tuberculine renferme 1 unité d'anticorps. L'unité d'antigène est la quantité d'antigène contenue dans $0^{cc},01$ de Standard-tuberculine. 1 gramme de bacilles tuberculeux humains desséchés ou 1 gramme d'extrait sec de TO et TR contient 62 500 unités d'antigène.

Grâce à l'obligeance des auteurs, nous avons pu étudier des échantillons de leur sérum qui nous ont été envoyés par la fabrique de Hoechst. Le titrage des sensibilisatrices qu'il contient nous a permis de constater que, pour l'un de ces échantillons, $0^{cc},001$ de ce sérum dévie $0^{cc},075$ d'alexine normale en présence de l'antigène dont nous faisons usage. 1 centimètre cube dévie donc 15 000 doses minima hémolytiques d'alexine, tandis que 1 centimètre cube du sérum de Vallée, dont nous avons parlé précédemment, n'en dévie que 213 doses.

Il ne nous a pas été possible de recueillir des renseignements précis sur les résultats fournis par les divers essais de ce sérum dans la thérapeutique de la tuberculose humaine. Nous savons seulement qu'il a été étudié par F. Meyer (1) pour la « sensibilisation » de bacilles tuberculeux suivant la technique générale instituée par Besredka, et que les cobayes préalablement tuberculisés par 1 milligramme de bacilles humains (pesés à l'état sec), traités, de dix à dix-sept jours après l'infection, par des bacilles sensibilisés, présentent une survie considérable (plus de cinq mois et demi) par rapport aux témoins qui succombent en cinq à six semaines.

II. *Sérum de Bruschettini*. — Considérant que les divers sérums préconisés jusqu'à présent contre la tuberculose sont d'une efficacité insuffisante, A. Bruschettini (de Gênes) (2) a préparé un

(1) *Berlin. klin. Woch.*, 16 mai 1910.
(2) *Centralbl. f. Bakt.*, I. Abt. LVIII, 1911, p. 148-151.

vaccin-sérum en injectant à des chevaux, d'abord des cultures de bacilles tuberculeux chauffées à 60° et des endotoxines, puis des bacilles vivants ayant séjourné quelque temps à l'intérieur de sacs de collodion dans le péritoine d'animaux vaccinés, puis des bacilles vivants de culture, et enfin un extrait de poumons d'animaux infectés par voie intraveineuse avec des bacilles et avec des endotoxines. Ce sérum est employé en mélange avec des bacilles tuberculeux atténués. Il représente ainsi un vaccin qui exercerait, d'après l'auteur, une influence curative manifeste sur l'infection tuberculeuse expérimentale, et ses premiers essais sur l'homme auraient fourni des résultats encourageants.

1. *Sérum de Rappin*. — Enfin, dans une récente communication à l'Académie des Sciences, Rappin (de Nantes) (1) a fait connaître l'état de ses recherches tendant, elles aussi, à produire un sérum antituberculeux. Il vaccine un cheval par voie intraveineuse avec des bacilles (dont l'origine bovine ou humaine n'est pas indiquée), lavés à l'eau salée, puis traités successivement par l'alcool, l'éther et le chloroforme pour les dépouiller en partie de leur enveloppe cirograisseuse, et enfin soumis à l'action d'une solution de fluorure de sodium à 2 p. 100. Ainsi traités, les bacilles ne sont plus vivants, mais restent toxiques. Le sérum obtenu aurait, d'après Rappin, des propriétés antitoxiques vis-à-vis de la tuberculine, et il déterminerait la bactériolyse des bacilles. L'auteur ne fournit d'ailleurs aucune expérience établissant par des mesures précises l'existence de ces propriétés. Il se borne à indiquer que son sérum possède un haut pouvoir agglutinant, et il n'a pas étudié sa teneur en anticorps. Sur un échantillon qu'il a bien voulu m'envoyer, j'ai constaté, avec C. Guérin et L. Massol, que ce pouvoir agglutinant est faible (1/100 vis-à-vis du bacille humain, 1/300 vis-à-vis du bacille bovin) et qu'il n'est pas très riche en anticorps, mais il est cependant plus riche que celui de Vallée. Avec les bacilles ou l'extrait bacillaire peptoné que nous employons comme antigènes, il faut 0gr,005 de sérum pour fixer 0cc,05 d'alexine, soit 2 000 unités.

Mode d'action des sérums antituberculeux. — L'exposé qui précède énumère avec impartialité les efforts des expérimentateurs, et il conduit à cette conclusion qu'il n'existe encore aucun sérum qu'on puisse considérer comme vraiment efficace ou même utile pour enrayer l'infection tuberculeuse. Sans doute, on trouve dans la littérature médicale récente un grand nombre d'observations de cliniciens tendant à attribuer à tel ou tel des sérums dont il a été question

_____

(1) *C. R. Acad. des sciences*, 27 nov. 1911.

ci-dessus des effets favorables, voire même de véritables guérisons.
Mais il n'est pas possible d'établir scientifiquement que ces effets
favorables sont dus aux propriétés spécifiques des sérums dont il
s'agit. Chacun sait qu'en phtisiothérapie il arrive à chaque instant
que les améliorations les plus surprenantes surviennent à la suite
des circonstances les plus variées ou des médications les plus anodines. Le simple repos, la cure d'air, les changements de régime
modifient ou arrêtent parfois en quelques jours l'évolution d'une
tuberculose qui s'annonçait comme grave. Chacun sait aussi combien fréquente est la curabilité apparente d'une lésion tuberculeuse
au début, sous l'influence de petites doses de tuberculine répétées
assez fréquemment et assez longtemps. Or, il ne paraît pas douteux
que certains sérums, dits « antituberculeux », agissent comme s'ils
renfermaient de très faibles quantités de tuberculine : à ce titre, ils
peuvent donc exercer une action utile. Mais celle-ci est souvent
contrariée par les accidents d'anaphylaxie qu'ils produisent lorsque
les injections sont répétées, et aussi par la sensibilité toute spéciale
et bien connue que présentent les tuberculeux à l'égard des sérums
étrangers, sérums antidiphtériques (L. Martin), sérums antiménin-
gococciques (Nobécourt et Tixier) (1), sérums normaux ou physiologiques, et aussi à l'égard de médicaments d'ordinaire bien tolérés,
tels que l'iodure de potassium. La plus grande prudence s'impose
donc quand il s'agit d'apprécier la part qui revient à un sérum
dit « antituberculeux » dont on a fait usage pour le traitement
d'un malade, lorsqu'on constate une amélioration passagère ou
définitive. Le seul criterium qui permette de porter un jugement
est l'*expérimentation sur l'animal tuberculeux*. Encore celle-ci est-elle
sujette à de nombreuses causes d'erreur qu'on doit s'efforcer d'é-
carter.

L'une des plus communes résulte de ce fait que les animaux neufs,
cobayes aussi bien que bovidés, auxquels on injecte des produits tuberculeux (bacilles morts ou vivants atténués, endotoxines, extraits
bacillaires ou tuberculines) acquièrent fréquemment, après une
seule injection de ces produits, une grande résistance aux infections
tuberculeuses artificiellement provoquées dans la suite. Les mêmes
produits, injectés *après infection* aux animaux déjà malades, ralen-
tissent toujours, parfois pour un temps extraordinairement long,
l'évolution de la maladie. Les témoins succombent alors longtemps
avant les animaux traités, et la forme de tuberculose présentée par
ces derniers prend fréquemment une allure de bénignité et de

____

(1) *Rev. des Sc.) nov. 1903.*

chronicité tout à fait saisissante. On pourrait croire à une guérison, si la mort ultérieure, plus ou moins tardive, des animaux,
n'apportait la preuve de la persistance de l'infection tuberculeuse
dans leur organisme.

Avec les divers sérums d'animaux, même *hypervaccinés*, on a de
ces surprises. J'ai pu m'en convaincre avec C. Guérin, car, dans les
expériences que nous avons publiées (1), nous avons vu que des
sérums particulièrement riches en anticorps, — doués du pouvoir
agglutinant le plus intense qu'on ait jamais observé (1/10000) et
provenant de bovidés vaccinés si solidement qu'ils pouvaient supporter tous les deux mois, sans faire aucune lésion tuberculeuse,
jusqu'à 200 milligrammes de bacilles (d'origine bovine cultivés en
séries sur bile de bœuf) par voie intraveineuse, — hâtaient, chez le
cobaye, l'évolution de la tuberculose expérimentale, au lieu de la
retarder, tandis qu'ils conféraient aux bovidés la faculté d'éliminer
par la voie hépatico-intestinale, avec leurs déjections, les bacilles
tuberculeux virulents introduits dans leur organisme. Il nous a
paru évident que, dans certains cas, les injections de sérum faites
aux animaux tuberculeux mobilisent les bacilles, et ce peut être un
grave danger lorsqu'il s'agit du traitement sérothérapique de la
tuberculose humaine.

L. Guinard et Louis Rénon, qui ont fait l'étude clinique comparative des principaux sérums antituberculeux, déclarent avec raison,
dans une note récente à l'Académie de Médecine (2), que jusqu'ici le
problème de la sérothérapie antituberculeuse, posé dès l'année 1895,
attend encore sa vraie solution, et qu' « on n'a pas le droit de conclure que la sérothérapie soit la meilleure voie pouvant conduire à
la guérison de la tuberculose ».

C'est aussi mon avis. En cherchant à traiter les malades par des
injections de sérums plus ou moins riches en sensibilisatrices, en
agglutinines, en précipitines, etc., nous faisons vraisemblablement
des efforts tout à fait vains; car, si riches que puissent être les
meilleurs de nos sérums en ces diverses substances, ils n'ajoutent
presque rien aux quantités normalement beaucoup plus considérables
de sensibilisatrices, d'agglutinines, etc… que renferme le sérum
des malades eux-mêmes. Au surplus, en introduisant des bacilles
ou des produits bacillaires (endotoxines, tuberculines, etc.) à doses
progressivement croissantes dans l'organisme d'animaux neufs ou
déjà tuberculeux, personne n'est encore parvenu, quoi qu'en aient
dit certains auteurs, à faire produire à ces animaux de véritables

<hr>

(1) *Ann. de l'Inst. Pasteur*, 25 sept. 1911.
(2) *Acad. de méd.*, 17 oct. 1911.

antitoxines (antituberculines), ou de véritables *lysines* capables de favoriser, soit *in vitro*, soit par l'intermédiaire des leucocytes, la dissolution des bacilles protégés par leur enveloppe de chitine, de cires et de graisses. Les animaux hypervaccinés eux-mêmes sont impuissants à dissoudre ces bacilles dans leur propre organisme : ils les conservent pendant des mois ou des années, inertes mais vivants et virulents, dans leurs ganglions lymphatiques; ou bien ils les éliminent en nature par les voies normales d'excrétion des déchets cellulaires (principalement avec les pigments biliaires). Comment admettre que le fait d'injecter à un sujet tuberculeux des sérums provenant de tels animaux, qui gardent intacts dans leur organisme les bacilles vaccinants, puisse produire des effets de bactériolyse sur les bacilles inclus dans des cellules tuberculeuses?

Les méthodes employées pour la préparation des sérums antituberculeux semblent donc défectueuses, et la voie dans laquelle il conviendrait d'engager les recherches pour réaliser l'immunité passive contre l'infection bacillaire est probablement très différente de celle qui a été suivie jusqu'à présent. *Il faut viser à produire des substances capables d'intoxiquer la cellule tuberculeuse et d'assurer l'élimination rapide de celle-ci par les émonctoires naturels.* Mais on peut se demander si, dans les maladies infectieuses chroniques en général et dans la tuberculose en particulier, ce but ne sera pas plus sûrement atteint, soit par la *Chimiothérapie*, soit par l'emploi judicieux des procédés de vaccination *active*. Ces derniers, reposant sur l'utilisation des bacilles eux-mêmes, modifiés ou atténués, auront au moins l'avantage de conférer aux organismes sains ou malades une capacité de résistance durable aux infections graves ou aux réinfections, qu'aucune méthode d'immunisation *passive* ne parviendra jamais à leur assurer.

ANAPHYLAXIE ET ANTIANAPHYLAXIE

PAR

A. BESREDKA,
Professeur à l'Institut Pasteur.

Si les médicaments microbiens ont cet incontestable avantage sur les remèdes empiriques d'être d'un effet certain, de faire souvent des miracles de résurrection, ils nécessitent en revanche l'introduction dans l'économie d'albuminoïdes étrangères. Or, l'homme, comme les animaux d'ailleurs, n'assimile pas impunément les albuminoïdes qui lui arrivent directement dans le sang, sans avoir passé par le tube digestif. Tout médicament microbien, donc tout médicament de nature albuminoïde, injecté sous la peau, a pour corollaire fréquent des phénomènes d'intolérance dits d'anaphylaxie ; c'est le revers inévitable de la médaille. C'est pourquoi tous ceux qui font usage de cette médication spéciale doivent être prévenus des accidents auxquels elle les expose et ils doivent être prêts à y parer. Voici pourquoi le chapitre sur l'anaphylaxie et l'antianaphylaxie apparaît comme un complément tout naturel de ceux qui traitent de la médication microbienne, en particulier, de celle par les sérums.

Qu'est-ce que c'est donc l'anaphylaxie qui suit comme une ombre la sérothérapie ? On aurait posé cette question aux bactériologistes les plus qualifiés, il y a seulement cinq à six ans, que, dans neuf cas sur dix, on n'eût obtenu aucune réponse. Les rares bactériologistes qui avaient entendu parler des expériences de Richet sur l'actino-congestine, étaient certainement d'avis que c'est là une question de physiologie pure, qui ne saurait en aucune manière intéresser le bactériologiste, moins encore le clinicien.

Depuis, cette question a fait du chemin, tant et si bien qu'aujourd'hui, si l'on ne veut pas passer pour un clinicien « vieux jeu », il est indispensable de connaître, au moins dans ses grandes lignes, tout ce qui a trait à l'anaphylaxie et surtout ce qui concerne les moyens de s'en préserver. Comme il arrive souvent en pareil cas, on a aujourd'hui tendance à voir l'anaphylaxie partout, et, pour peu qu'on ait affaire à un phénomène sortant du cadre ordinaire, on ne manque pas d'en accuser l'anaphylaxie.

L'écho en est venu jusqu'aux oreilles les moins professionnelles : on entend déjà des mères de famille accuser la sérothérapie des pires méfaits, à cause des accidents sériques.

L'anaphylaxie est donc devenue très à la mode ; elle est, en effet, d'intérêt tout à fait captivant, et comme nous assistons encore à son évolution, il reste nécessairement des points obscurs qui lui donnent, l'imagination aidant, un air de mystère, très propice à toutes sortes de considérations théoriques.

Ce problème n'est pas, d'ailleurs, d'un intérêt uniquement spéculatif ; par certains côtés, il touche à nos intérêts les plus vitaux et à l'avenir de la sérothérapie, en particulier.

Ce qui constitue le trait caractéristique de l'anaphylaxie, c'est son caractère quasi paradoxal, qui est de nature à dérouter quiconque a été élevé dans les traditions de l'immunité. C'est ce caractère qui nous fit qualifier un jour l'anaphylaxie d'immunité à rebours. Comment, en effet, qualifierait-on autrement le fait que l'animal, qui a reçu déjà une injection, réagit à la seconde beaucoup plus fortement qu'à la première ; la pratique des vaccinations ne nous a-t-elle pas habitués à ce que les animaux supportent d'autant plus facilement les injections que celles-ci sont faites plus fréquemment ?

Or, que voyons-nous dans l'anaphylaxie ? Un cobaye, qui a reçu jadis sous la peau une dose minime de sérum quelconque, devient pour ainsi dire « marqué » pour le reste de ses jours ; si on le reprend quelque temps après, quinze jours, six mois ou un an après, et si on lui injecte dans les veines 1/20 de centimètre cube du même sérum, ou bien, si on lui introduit sous la dure-mère 1/10 de centimètre cube de ce sérum, c'est-à-dire des doses tout à fait inoffensives pour tout cobaye ordinaire, voici qu'il est pris d'accidents d'une extrême gravité et qu'il meurt en quelques minutes, au milieu de phénomènes graves, de phénomènes convulsifs et paralytiques, suivis d'arrêt de respiration et de mort.

Le caractère paradoxal de l'anaphylaxie nous apparaît sous une lumière particulièrement curieuse, parce qu'elle est provoquée par des substances tout à fait anodines ; c'est alors que l'anaphylaxie vient bouleverser ainsi toutes nos idées sur la nocivité et l'innocuité de la matière. Voici un animal auquel nous injectons une dose, pour ainsi dire, infinitésimale de sérum sanguin ou de lait, ou de blanc d'œuf. Nous abandonnons l'animal pendant six mois ou un an ; puis, un jour, nous lui injectons dans les veines une dose extrêmement faible de sérum, de lait ou de blanc d'œuf ; à peine l'injection est-elle terminée que l'animal se trouve littéralement foudroyé. N'est-ce pas, en effet, stupéfiant de voir des substances réputées inoffensives depuis que le monde existe, qui deviennent, chez les animaux anaphylactisés, c'est-à-dire chez des animaux ayant été déjà injectés une fois, d'une toxicité si formidable ? N'est-il pas déroutant au suprême degré de voir des substances, telles que le blanc d'œuf, le lait et le sérum, dont on peut injecter des quantités presque illimitées en temps ordinaire, devenir meurtrières tout d'un coup, en temps d'anaphylaxie ?

C'est cette énigme que de nombreux savants ont cherché et cherchent encore à éclaircir.

D'où vient donc cette toxicité que l'on était si loin de soupçonner et qui s'annonce avec tant de violence, dès que l'animal a reçu déjà un peu de cette même substance ?

Cette toxicité ne peut provenir évidemment que du changement qui s'est opéré dans l'organisme de l'animal, sous l'influence de la première injection.

Sans entrer dans la discussion de diverses théories faites à ce sujet, nous pouvons nous représenter les choses de la façon suivante. Par un mécanisme dont les détails intimes nous échappent encore, la première injection de sérum, ou de lait, ou de blanc d'œuf, dépouille l'animal de l'immunité naturelle que celui-ci possédait vis-à-vis de ces substances; privé de ces moyens naturels de défense, l'animal se comporte comme s'il avait été injecté avec de véritables poisons.

Nous pouvons bien admettre que les matières albuminoïdes étrangères, telles que l'albumine de sérum ou la caséine de lait, ou le blanc d'œuf, sont en réalité des poisons pour tout organisme étranger, pour celui de l'homme, par exemple; si ce dernier n'en est pas empoisonné dans les conditions ordinaires, c'est qu'il sait s'en défendre. Nous pouvons bien concevoir que les albuminoïdes en question arrivent dans l'organisme en partie coagulées; les leucocytes, qui sont à l'affût de tout élément étranger à l'organisme, se mettent en devoir de les englober dès leur arrivée et de leur couper ainsi l'accès aux cellules sensibles, les cellules nerveuses en l'occurrence. La première injection se trouve de la sorte neutralisée, et l'animal n'en ressent aucun effet.

Mais, survient la deuxième injection, quinze jours, six mois ou même un an après; l'animal a eu le temps de fabriquer pendant ce temps un anticorps, doué de propriétés lytiques ou coagulantes, peu importe pour le moment. A la faveur de cet anticorps qui paralyse les leucocytes, la substance, injectée pour la deuxième fois, échappe aux agents de défense; cette substance franchit donc le cordon leucocytaire sans être arrêtée au passage, et elle vient frapper directement les cellules sensibles, d'où ce que nous avons appelé « choc anaphylactique ».

Ce phénomène, ainsi que l'interprétation que nous venons d'en donner, n'est pas sans présenter une certaine analogie avec l'expérience classique de Pasteur relative à la poule qui, refroidie, prend le charbon.

La poule est, comme on le sait, normalement réfractaire au charbon, tout comme, dirions-nous, l'homme est normalement réfractaire au sérum de cheval. Il suffit pourtant d'un facteur susceptible de lever cette immunité naturelle — le froid dans le cas de la poule, l'anticorps encore mal déterminé dans le cas de l'homme — pour que ces deux animaux, la poule et l'homme, deviennent d'une réceptivité extrême : la poule, jusque-là réfractaire à la bactéridie, prend le charbon et en meurt ; l'homme, généralement peu sensible au sérum, prend la maladie sérique, qui est parfois grave et même mortelle.

Cette analogie que nous venons de tracer entre la poule et l'homme n'est peut-être pas absolue, en réalité ; peut-être le mécanisme de la mort de la poule refroidie, que nous connaissons bien aujourd'hui, n'est-il pas tout à fait calqué sur le mécanisme de l'intoxication sérique chez l'homme ; ce que nous tenions surtout à faire ressortir, c'est que l'apparition inopinée de la toxicité, si énigmatique au cours de l'anaphylaxie, n'est pas un fait isolé en biologie ; il ne manque pas d'exemples où l'immunité naturelle de l'animal est levée par un artifice de laboratoire.

Historique. — Les considérations générales qui précèdent feront mieux comprendre l'exposé qui suit. Avant d'entrer dans le vif du sujet, nous devons, suivant l'usage, consacrer quelques lignes à l'historique.

On sait que c'est à un de nos meilleurs savants, Ch. Richet, qu'appartient le mérite d'avoir découvert l'anaphylaxie, au cours de ses études sur l'actino-congestine.

L'actino-congestine est un poison que Richet et Portier ont extrait des tentacules d'actinies : son nom de congestine vient de ce qu'il produit chez les animaux une congestion intense de tous les viscères, de l'estomac, du foie, du rein et de l'intestin.

La dose qui peut être injectée dans les veines du chien sans le tuer, est de 0^{gr},075 par kilogramme d'animal ; la dose mortelle est entre 0^{gr},08 et 0^{gr},10. La mort est précédée d'une assez longue période d'incubation, pendant laquelle l'animal ne présente aucun trouble apparent ; il meurt, généralement, vers le troisième jour.

Or, si l'on injecte à un chien qui avait reçu déjà auparavant un peu de congestine et qui est déjà complètement remis, une dose vingt fois plus petite que la dose mortelle, on voit aussitôt apparaître, dans les quelques secondes qui suivent l'injection, des phénomènes d'une gravité extrême, tels que vomissements violents, dyspnée, paraplégie, etc.

Cette faible dose d'actino-congestine, qui est vingt fois inférieure à la mortelle, qui est donc incapable d'affecter en quoi que ce soit un chien normal, rend extrêmement malade le chien qui, comme nous le disons aujourd'hui, avait été autrefois anaphylactisé.

Les premières publications de Richet et Portier remontent à 1902.

L'année suivante, Arthus a constaté qu'une anaphylactisation semblable pouvait être réalisée au moyen d'une substance tout à fait inoffensive, telle que le sérum du sang. En injectant à des lapins du sérum de cheval, à intervalles déterminés, Arthus a remarqué que le sérum se résorbait facilement à la suite des deux, trois premières injections, mais qu'il commençait à donner lieu à une infiltration après la quatrième injection; après la cinquième, l'infiltration, mobile d'abord, devenait indurée; elle pouvait prendre l'aspect gangréneux lors des injections ultérieures. Arthus a, de plus, constaté que, chez les lapins ayant reçu du sérum sous la peau, on pouvait déterminer des troubles graves et même la mort, si on leur injectait ensuite du sérum dans le péritoine ou dans les veines.

Des phénomènes, offrant une certaine analogie avec ceux observés par Arthus, ont été décrits chez l'homme par von Pirquet et Schick, sous le nom de *maladie sérique*.

Ces auteurs ont remarqué que, chez les enfants qui ont été traités, pour la première fois, avec du sérum antidiphtérique ou avec tout autre sérum, les accidents sériques apparaissaient après sept à huit jours d'incubation, jamais avant; par contre, chez les enfants injectés avec du sérum pour la deuxième fois, la période d'incubation était notablement raccourcie : chez ceux-ci, la maladie sérique se déclarait ou bien aussitôt après l'injection, ou quelques heures après, alors même que la dose de sérum injecté était très faible. La première injection de sérum a donc eu pour vertu de sensibiliser l'enfant vis-à-vis de la seconde, cette sensibilisation se traduisant par l'apparition rapide des accidents sériques, par leur régularité plus grande et par la facilité avec laquelle ils éclatent sous l'influence de doses très faibles de sérum.

Anaphylaxie chez le cobaye. — La phase vraiment fertile de ces études, surtout en ce qui concerne les sérums, n'a commencé que le jour où l'on a appris à créer l'anaphylaxie chez le cochon d'Inde.

Dans les laboratoires américains, on avait noté depuis longtemps ce fait curieux que les cobayes qui ont servi au dosage du sérum antidiphtérique, c'est-à-dire des cobayes qui ont reçu un mélange de toxine et d'antitoxine diphtérique, se montraient dans la suite d'une sensibilité toute particulière vis-à-vis du sérum de cheval. Cette observation fut l'objet d'une analyse expérimentale très soignée, faite simultanément par Otto en Allemagne, et par Rosenau et Anderson en Amérique.

Ces auteurs ont pu confirmer d'abord qu'un cobaye, qui a reçu quelque temps auparavant un mélange de toxine et d'antitoxine diphtérique ou qui a reçu de l'antitoxine seule, accuse des symptômes très graves ou mortels, dès qu'on lui réinjecte plusieurs centimètres cubes de sérum de cheval sous la peau ou dans le péritoine ; aussitôt après l'injection, le cobaye manifeste des signes d'inquiétude et de souffrance, la respiration devient accélérée, pénible, le cœur se met à faiblir, la température s'abaisse au-dessous de la normale et, suivant les cas, une demi-heure ou une heure après, l'animal meurt au milieu des symptômes asphyxiques ou bien se rétablit complètement.

Cette réaction, propre au cobaye que l'on injecte pour la deuxième fois, est bien spécifique ; ainsi, l'animal qui a reçu en première injection du sérum de cheval, ne réagit, à la seconde injection, que lorsqu'il est injecté avec du sérum de cheval ; par contre, il ne manifestera aucune sensibilité lorsqu'il est injecté avec un autre sérum, celui de chèvre ou de bœuf, par exemple.

Fait très curieux, cette réaction d'hypersensibilité apparaît avec d'autant plus de rapidité, que la dose initiale de sérum a été plus faible ; ainsi, les doses les plus propices pour la sensibilisation du cobaye sont aux environs d'un centième de centimètre cube ; on sensibilise aussi bien, sinon mieux, avec des doses beaucoup inférieures à celle que nous venons d'indiquer.

Autre fait important, l'hypersensibilité n'apparaît pas d'emblée à la suite de l'injection de sérum ; pour que l'animal devienne anaphylactisé, il faut qu'il s'écoule au moins dix ou douze jours ; ce n'est qu'après cette période d'incubation qu'il devient susceptible de réagir à la deuxième injection de sérum.

Pour simplifier l'exposé, nous resterons dans le domaine de l'anaphylaxie sérique, laquelle est, d'ailleurs, celle qui intéresse particulièrement le clinicien.

Nous allons prendre un animal neuf et lui ferons parcourir successivement les diverses phases de l'anaphylaxie. Nous commencerons par le sensibiliser. Ceci fait, nous verrons le changement qui s'est opéré dans son organisme, c'est-à-dire nous examinerons le substratum

biologique qui crée l'état anaphylactique. Nous soumettrons ensuite
l'animal à une deuxième injection, ce qui nous fournira l'occasion
d'étudier la toxicité des sérums. Nous terminerons par l'étude des
moyens dont on dispose pour vacciner l'animal contre les accidents
anaphylactiques, c'est-à-dire nous étudierons l'antianaphylaxie.

Fonction sensibilisante. — Commençons par sensibiliser le
cobaye. Pour le faire, nous n'avons qu'à lui injecter sous la peau ou
dans le péritoine un centième de centimètre cube de sérum. Attendons
ensuite dix, ou mieux encore, quinze jours, au bout desquels notre
cobaye deviendra anaphylactisé et le demeurera durant un ou deux
ans, ou, peut-être même, pour le restant de sa vie. Cela veut dire :
si, à un moment donné de sa vie, nous lui faisons une deuxième
injection de sérum, même très faible, sous la dure-mère ou dans les
veines, nous allons provoquer chez lui, inévitablement, des accidents
anaphylactiques, graves ou mortels, en deux ou trois minutes. Pour
le tuer à coup sûr, en injection intracérébrale, il faudra un huitième
à un dixième de centimètre cube de sérum ; en injection intraveineuse
il en faudra même un peu moins ; dans la plupart des cas, un quinzième et même un trentième de centimètre cube de sérum suffirait
pour déterminer la mort.

Faisons remarquer, en passant, que la sensibilisation des cobayes
peut être réalisée aussi bien avec du sérum chauffé qu'avec du sérum
non chauffé ; dans le premier cas, en chauffant le sérum à une température élevée, il faut seulement avoir soin d'éviter la coagulation,
ce qui est très facile à obtenir. Il suffit pour cela, de diluer le sérum
avec de l'eau distillée : si l'on mélange une partie de sérum avec
trois parties d'eau distillée, la coagulation en masse devient impossible, même si on chauffe le sérum à 120° ; plus le sérum est dilué,
mieux il résiste à la coagulation et mieux il conserve son pouvoir
sensibilisant. Le pouvoir sensibilisant est donc thermostable ; le fait
est aujourd'hui bien établi, quoiqu'il y ait eu quelques contestations
à cet égard.

Revenons à notre cobaye sensibilisé. Mettons que le délai nécessaire d'au moins dix à quinze jours soit déjà passé, ce qui veut dire
que le cobaye est bien en état d'anaphylaxie latente. Il nous reste à
voir en quoi ce cobaye, très bien portant en apparence, diffère-t-il
d'un cobaye neuf.

L'expérience montre que ce cobaye, normal en apparence, renferme
dans son sérum une substance nouvelle qui n'existe pas à l'état
normal, qui est un anticorps ; cet anticorps, que nous avons appelé
sensibilisine, circule, en partie, à l'état libre dans le sang et se fixe,
en partie, sur les centres nerveux.

L'apparition de cet anticorps, chez l'animal anaphylactisé, explique bien des choses. Elle explique d'abord pourquoi la réaction anaphylactique est si spécifique; elle explique aussi pourquoi l'anaphylaxie ne peut jamais être constatée plus tôt que dix ou quinze jours après la première injection; enfin, sa localisation explique pourquoi l'animal est si sensible lorsque l'injection d'épreuve est faite par la voie intracérébrale.

Cet anticorps, ou la sensibilisine, n'est pas imaginaire; sa présence dans le sérum peut être démontrée de la façon la plus nette, surtout si l'on s'y prend d'une certaine façon. Le plus simple est de saigner l'animal en plein état d'anaphylaxie et de transfuser ensuite son sang à un animal neuf; ce dernier devient alors d'emblée anaphylactique. Mais il y a un moyen beaucoup plus sûr, que nous recommandons tout particulièrement; il consiste en ceci: on prend un lapin auquel il avait été injecté du sérum de cheval (5 à 10 centimètres cubes) trois ou quatre fois, à six jours d'intervalle. Huit jours après la dernière injection, on saigne le lapin et on constate que son sérum renferme, en abondance, de la sensibilisine; il suffit, en effet, d'injecter 1 centimètre cube de ce sérum de lapin à un cobaye neuf, pour constater, déjà quelques heures après, que ce cobaye est devenu anaphylactique, c'est-à-dire qu'il est capable de réagir anaphylactiquement à une réinjection de sérum de cheval (Doerr).

Cette substance contenue dans le sérum des animaux anaphylactiques, que nous désignons sous le nom de sensibilisine, a été appelée toxogénine par Ch. Richet.

Fonction toxique; dosage de la toxicité des sérums; moyen de neutraliser cette toxicité. — Dès le moment que le cobaye est devenu sensibilisé, il suffit de lui injecter une dose très faible de sérum — un dixième ou un vingtième de centimètre cube — dans le cerveau ou dans les veines, pour voir se dérouler chez lui aussitôt les symptômes anaphylactiques classiques dans l'ordre toujours le même: toux, dyspnée intense, excitation, soubresauts, convulsions, paralysie avec arrêt de respiration et mort en deux ou trois minutes.

En règle générale, tout sérum est toxique pour l'animal qui a été une fois injecté avec ce même sérum. Mais, tous les sérums ne sont pas toxiques au même degré. Ainsi, nous avons constaté que l'on peut doser très exactement la toxicité d'un sérum, soit par voie cérébrale, soit par voie veineuse, tout comme on dose celle d'une toxine microbienne ou de tout autre poison. Pour chaque sérum, on peut établir exactement la dose toxique et mortelle.

Il existe des différences individuelles considérables d'un sérum à l'autre. Ainsi, l'âge du sérum est un facteur très important de la toxicité. L'expérience nous a montré que la toxicité est sensiblement égale chez les chevaux d'une même écurie au moment de la saignée, mais qu'elle décroît assez rapidement avec le temps. Très toxique le jour de la saignée, le sérum perd rapidement de sa toxicité dans les dix premiers jours qui la suivent; elle continue à décroître, lentement il est vrai, pendant un mois et demi environ; passé ce délai, la toxicité se maintient pendant des mois au même taux (dose mortelle: un dixième ou un huitième de centimètre cube en injection intra-cérébrale); comme nous l'avons fait déjà remarquer, elle ne disparaît jamais totalement; ainsi, un sérum antidiphtérique, conservé pendant treize ans au laboratoire de M. Roux, a tué, néanmoins, un cobaye anaphylactisé, à la dose d'un quart de centimètre cube dans le cerveau.

Le premier renseignement pratique qui se dégage de ces recherches est que, pour atténuer le plus possible la toxicité des sérums thérapeutiques, on a tout intérêt à n'employer que des sérums âgés de plus de deux mois.

Cela ne suffit cependant pas pour éviter les accidents anaphylactiques, car, comme nous l'avons vu tout à l'heure, même des sérums très âgés sont encore assez toxiques.

Le problème de la toxicité des sérums étant d'une importance pratique très grande, on a cherché, naturellement, à la faire disparaître.

Partant de l'idée que le sérum renferme un poison, on s'est mis à attaquer ce dernier par les substances chimiques les plus variées: permanganate de potasse, alcool, eau oxygénée, chloroforme; ferments, alcaloïdes, sels, mais tout cela sans le moindre succès.

Seul s'est montré efficace, pour supprimer la toxicité, le chauffage du sérum à 100°. Ce procédé de chauffer les sérums n'est cependant pas pratique, surtout lorsqu'il s'agit des sérums thérapeutiques; car, si à la température de 100° la toxicité des sérums disparaît, il en va de même de leur propriété curative; ce procédé est donc à rejeter.

Nous nous sommes cependant demandé si l'on n'arriverait pas, sinon à supprimer complètement la toxicité, au moins à l'atténuer, en chauffant les sérums d'une façon modérée. L'expérience nous a montré que la toxicité décroît, en effet, progressivement et parallèlement avec la température. Elle nous a montré que, si l'on chauffe le sérum seulement à 56°, pendant quatre jours consécutifs, une heure par jour, on arrive à diminuer la toxicité d'une manière très sensible; elle diminue, notamment, dans ce cas, de quatre fois environ, sans que les propriétés curatives soient, de ce fait, sensiblement endommagées.

A l'Institut Pasteur, nous avons l'habitude de chauffer les sérums thérapeutiques à 56° quatre fois de suite, pendant une heure chaque fois ; on pratiquait ce chauffage au début dans un but tout différent, notamment pour prévenir la contamination toujours possible au cours des manipulations des sérums ; or, sans s'en douter, par cette opération de chauffage, on rendait en même temps les sérums notablement moins toxiques, ce qui fait qu'en France les accidents sériques ont été, de tout temps, relativement rares ; et dans les cas où ils se produisent (dans 13 p. 100 des cas environ), ils n'ont point le caractère de gravité qu'ils présentent dans les pays où les sérums ne sont pas chauffés.

Nous devons bien reconnaître, cependant, que ce chauffage du sérum n'est qu'un pis-aller ; ce n'est qu'un palliatif, précieux il est vrai, mais bien insuffisant dans certains cas.

Il existe pourtant un moyen permettant, non seulement d'atténuer les accidents sériques, mais de les éviter tout à fait ; pour cela, il faut agir, non pas sur le sérum, mais sur l'animal lui-même, en le rendant réfractaire à la seconde injection, qui est l'injection d'épreuve.

Cet état réfractaire, nous pouvons le réaliser de façon transitoire ou durable. Examinons les deux cas.

S'il est vrai que la maladie sérique est tributaire des centres nerveux, nous sommes-nous dit avec M. Roux, on devrait pouvoir supprimer le choc anaphylactique en abaissant la sensibilité nerveuse de l'animal.

L'expérience nous a montré, en effet, que, lorsqu'on endort le cobaye anaphylactique au moyen d'éther et qu'on lui injecte, pendant le sommeil narcotique, dans le cerveau, un quart de centimètre cube de sérum, ce qui est la dose sûrement mortelle, on n'observe aucune réaction, et l'animal se réveille sain et sauf.

Il en va de même avec l'alcool. Prenons un cobaye anaphylactisé et faisons lui boire de l'alcool, ou bien administrons-lui de l'alcool par le rectum en lavement. Laissons-le ensuite cuver son alcool pendant une ou deux heures, et attendons qu'il revienne entièrement à son état normal. A ce moment-là, injectons-lui une dose mortelle de sérum dans le cerveau. L'animal ne réagira pas plus qu'un cobaye neuf, c'est-à-dire il ne manifestera point le moindre trouble. Cette expérience montre donc que, en déprimant la sensibilité de l'animal par l'alcool, on peut rendre le cobaye réfractaire à l'injection mortelle de sérum, et cela au moins pendant les vingt-quatre heures qui suivent l'absorption de l'alcool.

Mais, à côté de cet état réfractaire, passager, de courte durée, on peut obtenir une véritable immunité, pendant un temps très long, par un mécanisme tout différent. C'est ici que nous touchons au problème si plein d'imprévu et si intéressant surtout pour le clinicien qui est celui de l'antianaphylaxie.

Fonction antianaphylactique. — Lorsqu'on eut constaté pour la première fois qu'un cobaye, sensibilisé au sérum de cheval par une première injection, réagit à la seconde par des symptômes mortels en quelques minutes, la première idée qui vint à l'esprit était que le sérum renfermait un poison, même très violent.

C'est ainsi que le phénomène fut interprété, en effet, par les observateurs qui ont eu, les premiers, à s'occuper de l'anaphylaxie sérique chez le cobaye, par Rosenau-Anderson et Otto, d'une part, et par nous-même et notre collaboratrice Steinhardt, d'autre part.

Ce fut si bien la manière de voir de Rosenau-Anderson que ces auteurs ont commencé par attaquer le prétendu poison du sérum au moyen de réactifs chimiques les plus variés ; puis, lorsqu'ils virent qu'ils n'y réussissaient point, ils se sont mis à vacciner contre ce poison et, pour le faire, ils se sont pris exactement comme s'ils avaient à vacciner des cobayes contre une véritable toxine ; ils ont soumis leurs animaux à une série d'injections, chacune étant séparée de la suivante par l'intervalle réglementaire de six jours et chacune comportant une dose massive de sérum (5 centimètres cubes). Après avoir fait ainsi trois à quatre injections, ils attendaient encore six jours avant de procéder à l'injection d'épreuve. Cette épreuve n'ayant pas amené la mort de l'animal, ils crurent avoir ainsi réalisé la vaccination active contre le poison du sérum.

C'est dans le même esprit que nous fîmes nous-même nos premières tentatives pour obtenir l'immunité passive. Pour immuniser passivement contre les accidents de l'anaphylaxie, c'est-à-dire contre l'empoisonnement par le sérum de cheval, nous avons commencé par faire à des cobayes une série d'injections massives de ce poison, c'est-à-dire de sérum de cheval ; et, lorsque nous jugeâmes les cobayes bien immunisés, nous les saignâmes et nous mélangeâmes leurs sérums avec le présumé poison dans l'espoir de neutraliser son effet.

Notre espoir ne s'est pas réalisé ; le sérum de cheval restait aussi toxique après ce mélange qu'avant. Cela pouvait tenir, nous sommes-nous dit, à ce que le poison contenu dans le sérum est de ceux qui ne donnent pas facilement d'anticorps. Mais, tout en faisant cette réflexion, nous conçûmes des doutes ; après tout, nous sommes-nous dit, il n'existe peut-être pas de poison dans le sérum de cheval. En admettant même qu'il existe, de quel droit voulons-nous appliquer à l'anaphylaxie des idées empruntées à l'immunité, notamment celles relatives à la vaccination, active ou passive ?

Nos doutes ont pris plus de consistance lorsque, dans une expérience, nous vîmes que, pour conférer l'immunité contre l'anaphylaxie, une seule injection de sérum suffisait, et non pas une série d'injections espacées, comme dans le procédé de Rosenau-Anderson.

Enfin, nos doutes firent place à la certitude que Rosenau et Anderson faisaient fausse route, et nous-même avec eux, le jour où nous avons constaté, avec surprise, que, dès le lendemain de l'unique injection de sérum, et même quelques heures après celles-ci, l'animal est déjà solidement vacciné contre les accidents anaphylactiques.

Il était dès lors certain que l'hypothèse du poison dans le sérum devait être rejetée, et que le procédé d'immunisation, tel que le pratiquaient Rosenau et Anderson et que nous le pratiquions nous-même, ne tenait pas debout. Force nous fut de faire table rase de tout ce que nous savions sur la vaccination et de chercher dans un autre ordre d'idées. Une chose restait acquise, c'est qu'en vaccinant les cobayes contre l'anaphylaxie de la manière dont on vaccine contre une toxine, c'est-à-dire en multipliant les injections et en les espaçant, Rosenau et Anderson mettaient en œuvre une technique qui ne répondait aucunement au but qu'ils se proposaient ; nous dirons même plus, cette technique de vaccination va résolument à l'encontre de ce but, car, en multipliant les injections, au lieu de vacciner l'animal, on le sensibilise. C'est un fait aujourd'hui bien établi, à savoir que plus on répète les injections de sérum, mieux on sensibilise l'animal.

Nous nous trouvions donc en présence d'un phénomène extrêmement curieux : un cobaye anaphylactisé au sérum de cheval, après avoir reçu une certaine dose, non mortelle, de ce sérum sous la peau, se trouve, de ce fait, en état de supporter, déjà quelques heures après, une ou même deux doses mortelles de sérum. Au point de vue des conceptions régnantes sur l'immunité, c'est un fait extraordinaire, qui n'a pas son pareil en biologie. Réduit à sa plus simple expression, il se résume ainsi : un poison, — en admettant, jusqu'à nouvel ordre, qu'il y en a un dans le sérum, — injecté à dose non mortelle, préserve l'animal contre la dose sûrement mortelle de ce même poison, lorsque ce dernier est injecté une ou deux heures après ; en d'autres termes : l'addition de deux doses de poison dont une mortelle, faite à une distance de une à deux heures, annihile toute action nocive de celui-là ; il y a là une sorte de phénomène d'interférence que seuls connaissent les physiciens.

Quel que soit, du reste, le mécanisme intime de ce phénomène, le fait en lui-même était certain, et notre unique préoccupation fut dès lors d'en tirer le plus grand parti.

C'est ce phénomène qui fut le point de départ de notre procédé de vaccination par petites doses et par doses subintrantes ; c'est à l'exposé de ce procédé que nous passons maintenant.

Procédé de vaccination par petites doses et doses subintrantes. — En poursuivant nos recherches sur ce que nous avons appelé l'antianaphylaxie, c'est-à-dire l'immunité contre les accidents anaphylactiques, nous avons acquis la conviction que l'on pouvait obtenir un effet vaccinant avec des doses extrêmement faibles de sérum, tellement faibles qu'elles pouvaient passer inaperçues de l'animal à vacciner.

Nous avons vu, en effet, que le cobaye, qui est en pleine anaphylaxie, supporte sans le moindre trouble une dose sûrement mortelle (1/8 de centimètre cube) de sérum dans le cerveau, si on lui injecte préalablement, par exemple, 1/50 ou même 1/100 de centimètre cube de sérum dans le péritoine, c'est-à-dire une dose qui est 200 à 500 fois au-dessous de la dose dangereuse.

Fait important, cette vaccination par doses faibles est extrêmement rapide ; elle peut être réalisée en une ou plusieurs heures ou même en quelques minutes, suivant le cas. Prenons un exemple.

Soit un cobaye anaphylactisé au sérum de cheval; injectons-lui sous la peau 1/20 de centimètre cube de ce même sérum, ce qui est une dose au moins 50 fois inférieure à la dose nocive ; il va sans dire que le cobaye supporte cette dose sans le moindre inconvénient; mais, du coup, il commence à s'antianaphylactiser ; on peut lui injecter, quatre heures après, une dose sûrement mortelle ou même deux doses mortelles dans les centres nerveux ou dans la circulation générale, sans qu'il en ressente le moindre trouble.

Les petites doses de sérum injectées sous la peau (1/20 de centimètre cube) ou dans le péritoine (1/50 de centimètre cube), remplissent donc, dans les deux exemples cités, l'office de véritables vaccins.

Suivant le point où l'on porte ces vaccins, c'est-à-dire suivant que l'on introduit la petite dose de sérum sous la peau, dans le péritoine, dans le rachis ou dans les veines, l'immunité antianaphylactique s'établit avec une plus ou moins grande rapidité. Ainsi, chez le cobaye, elle est acquise, en moyenne, quatre heures après l'injection sous-cutanée, une à deux heures après l'injection intrapéritonéale ou intrarachidienne ; elle est, pour ainsi dire, instantanée après l'injection intraveineuse.

Cette rapidité surprenante avec laquelle s'établit l'état antianaphylactique est des plus précieuses, car elle permet de réaliser, en peu de temps, toute une série de vaccinations que nous qualifiâmes de « subintrantes », lesquelles confèrent à l'animal une immunité à toute épreuve.

La petite dose de sérum, qui jouait tout à l'heure le rôle de vaccin, ne préserve, comme nous l'avons spécifié plus haut, que contre une ou deux doses mortelles de sérum.

Or, il y a des cas où l'on a besoin de pouvoir préserver contre plusieurs doses mortelles ; le cas se présente, entre autres, chez l'homme auquel, dans des cas graves, on a à administrer des doses massives de sérum sous la peau ou bien dans les veines ; c'est alors que le procédé des vaccinations subintrantes devient tout indiqué.

Voici en quoi ce procédé consiste : au lieu d'une seule injection de sérum, on en fait deux, ou trois, ou même quatre ; à chaque nouvelle injection qui suit de quelques minutes (trois à cinq) la précédente, on augmente la dose de sérum, et, comme chaque nouvelle injection renforce davantage l'immunité de l'animal, on arrive très rapidement à créer un état d'antianaphylaxie d'une solidité remarquable. En voici quelques exemples.

Un cobaye anaphylactisé reçoit, à titre de vaccin, 1/40 de centimètre cube de sérum dans les veines, la dose mortelle étant de 1/20 de centimètre cube. A la suite de cette première injection qui est absolument inoffensive et ne provoque aucun trouble, l'animal est à même de supporter, cinq minutes plus tard, 1/10 de centimètre cube de sérum, soit une dose déjà deux fois mortelle. Cette deuxième injection fait à son tour office de vaccin, ce qui fait que l'animal devient à même de recevoir, deux minutes plus tard, 1/4 de centimètre cube, soit cinq doses mortelles. Si nous attendons encore deux minutes, nous verrons que l'animal va accepter 1 centimètre cube dans les veines, c'est-à-dire 20 doses mortelles, et cela sans le moindre trouble. Toutes ces injections peuvent être faites l'une après l'autre, sans qu'on ait même besoin de retirer la canule de la veine.

Donc, en moins de dix minutes, on arrive par ce procédé à vacciner contre vingt doses mortelles ; nous avons pu, d'ailleurs, voir, dans des expériences souvent répétées, que l'on vaccine de cette manière contre autant de doses mortelles qu'on le désire.

En voici encore un autre exemple portant sur un cobaye passivement anaphylactisé. Le degré d'hypersensibilité des cobayes de cette série, tous anaphylactisés dans les mêmes conditions, fut tel que la dose mortelle de sérum, en injection intraveineuse, était entre 1/40 et 1/80 de centimètre cube.

Nous avons soumis un de ces cobayes passivement anaphylactisés à des vaccinations subintrantes :

```
A midi 10 il a reçu 1/20 cc. de sérum dans le péritoine.
A 1 h. 30     —      5 cc.        —              —
A 3 h. 30     —      1/10 cc.     —      dans la veine jugulaire.
A 3 h. 35     —      1/2 cc.      —              —
A 3 h. 45     —      5 cc.        —              —
```

Nous voyons donc qu'un cobaye, pour lequel la dose de 1/40 de centimètre cube de sérum eût été déjà plus que mortelle, devient capable de supporter, à la suite de quatre vaccinations subintrantes, faites en l'espace de moins de quatre heures, 5 centimètres cubes de sérum dans les veines, c'est-à-dire plus que 200 doses mortelles en une seule fois, et cela sans présenter le moindre symptôme anaphylactique.

Les cobayes, qui sont vaccinés de la façon indiquée, résistent ensuite à toutes les épreuves, si sévères qu'elles soient. On a beau leur injecter des doses 100 ou 1000 fois mortelles de sérum dans le péritoine, dans le cerveau, dans le canal rachidien, ou dans les veines, ils opposent à toutes ces épreuves une indifférence absolue.

Dans les deux exemples que nous avons cités, les cobayes ont été vaccinés, soit par la voie veineuse, soit par la voie péritonéale ; mais, on peut vacciner, en partant du même principe, par n'importe quelle autre voie ; ainsi, nous avons eu des animaux vaccinés en plusieurs temps, par la voie sous-cutanée, qui ont résisté ensuite aux épreuves les plus sévères, faites dans le péritoine, dans le cerveau, dans le rachis ou dans les veines.

On peut emprunter, si l'on veut, pour vacciner, plusieurs voies différentes à la fois : on peut commencer, par exemple, par une injection sous-cutanée, la faire suivre d'une injection intraveineuse, et terminer par une injection dans le rachis ; un animal pareillement vacciné résistera ensuite à des doses mortelles multiples, quel que soit le point de l'économie où l'on porterait le sérum.

Anaphylaxie rachidienne et antianaphylaxie. — Après avoir exposé les faits les plus importants relatifs à l'anaphylaxie et les procédés de vaccination, permettant de réaliser l'antianaphylaxie, nous voulons appeler l'attention sur un point particulier qui touche à des faits cliniques journaliers.

Au commencement de cet article, nous avons fait observer qu'en

France les accidents sériques sont rares, et nous en avons indiqué la raison principale. Or, si cette rareté des accidents était réelle jusqu'il y a un an ou deux ans, elle ne l'est plus aujourd'hui, et cela depuis que l'on s'est mis à introduire du sérum dans le canal rachidien. Dans Paris seul, il s'est produit, à notre connaissance, en très peu de temps, une dizaine de cas mortels, imputables uniquement à l'injection de sérum dans la cavité rachidienne.

Tout récemment encore, Hutinel a poussé un cri d'alarme, après avoir enregistré quatre cas mortels chez des sujets ayant reçu du sérum dans le canal rachidien.

Certes, ces cas ne manqueront pas de se multiplier, si l'on n'y apporte pas de remède. Aussi avons-nous cherché à porter cette question sur le terrain expérimental, le seul qui comporte des solutions nettes.

En collaboration avec M¹¹ᵉ Lissofsky, nous avons pu montrer que chez le cobaye on pouvait reproduire le tableau classique de l'anaphylaxie, en s'adressant à la voie intrarachidienne. On n'a qu'à prendre les cobayes sensibilisés au sérum de cheval depuis quinze jours au minimum, et à leur injecter du sérum, 1/2 à 1/15 de centimètre cube selon le cas, au niveau de la région lombaire, dans le premier espace intervertébral, juste au-dessus du sacrum.

L'injection intrarachidienne détermine souvent, chez le cobaye, un choc immédiat que l'on ne saurait confondre avec le choc anaphylactique ; dans la plupart des cas, l'animal se ressaisit vite, et ce n'est qu'après une période d'accalmie d'une à cinq minutes que l'on voit se dérouler chez lui les symptômes anaphylactiques typiques que l'on connaît.

Dès que nous eûmes établi que l'on pouvait créer chez le cobaye l'anaphylaxie par la voie rachidienne, nous nous sommes aussitôt mis en devoir d'aborder le problème de l'antianaphylaxie. Nous acquîmes bientôt la certitude que, dans ce cas, comme dans les autres cas d'anaphylaxie, le procédé de vaccination par petites doses assure à l'animal une immunité absolue.

Sans entrer dans les détails de ces expériences, qu'il nous suffise de remarquer que, quelle que soit la voie de la vaccination, que celle-ci soit faite sous la peau, par le rachis ou par les veines, on est toujours certain de pouvoir préserver l'animal contre l'anaphylaxie rachidienne ; les seules différences que l'on observe sont celles relatives à la rapidité d'apparition de l'immunité antianaphylactique.

Ainsi, au point de vue de la rapidité, la voie sous-cutanée est la moins favorable de toutes, c'est-à-dire elle est la plus longue à s'établir; ainsi, chez le cobaye, au moins, la vaccination par la voie sous-cutanée ne fait apparaître l'immunité contre l'épreuve rachidienne qu'à partir de la cinquième heure.

La vaccination par la voie rachidienne est notablement plus rapide; c'est à elle que l'on doit de préférence recourir chez l'homme, toutes les fois que l'on voudra se mettre à l'abri des accidents sériques. Les expériences montrent que la vaccination par la voie rachidienne amène un état d'antianaphylaxie au bout d'une ou deux heures, au plus tard; l'immunité s'établit donc, dans ce cas, au moins, deux fois plus vite que par la voie sous-cutanée.

Mais la voie de vaccination la plus rapide de toutes est la voie veineuse; elle n'est pas seulement la plus rapide, elle est aussi la plus sûre; comme nous l'ont montré de nombreuses expériences, un animal vacciné par la voie veineuse possède l'immunité antianaphylactique absolue, déjà au bout de dix à quinze minutes.

Quelle doit donc être la conduite du clinicien au lit du malade, au point de vue antianaphylactique ?

Avant d'y répondre, nous tenons à consacrer quelques lignes à l'anaphylaxie au cours de la tuberculose.

Anaphylaxie dans la tuberculose. — On connaît la sensibilité particulière des tuberculeux à l'injection des sérums. Le clinicien n'ignore pas que, plus que tout autre, le tuberculeux ressent les inconvénients de la sérothérapie, ceux-ci pouvant prendre les proportions de véritables accidents, surtout lorsqu'on s'adresse à la voie veineuse ou rachidienne.

Nous nous sommes demandé : premièrement, si cette sensibilité des tuberculeux est du même ordre que celle qui caractérise les organismes sensibilisés au sérum; deuxièmement, s'il n'y a pas moyen de faire disparaître cette sensibilité si fâcheuse.

Pour résoudre ces problèmes, nous avons eu recours aux cobayes; comme les cobayes tuberculeux sont peu sensibles au sérum, nous avons jugé utile de nous adresser à des cobayes *sensibilisés* au sérum que nous avons tuberculisés ensuite.

Les expériences nous ont montré que, dans ces conditions, les cobayes tuberculeux manifestent une sensibilité plus grande au sérum que les cobayes indemnes de tuberculose quoique aussi sensibilisés; que ceux-là succombent à des doses environ deux fois plus faibles de sérum que ces derniers. Il y a donc là un phénomène qui est tout à fait calqué sur celui que l'on observe chez l'homme.

Ce fait établi, nous avons pu aborder la question de savoir si l'hypersensibilité qui nous occupe, est de même nature que l'anaphylaxie ou non.

Dans le cas où il s'agirait d'un phénomène de même nature, on doit pouvoir annihiler cette hypersensibilité en vaccinant l'animal par notre procédé des injections subintrantes. C'est ce que l'expérience a montré, en effet. Il suffit de soumettre les cobayes tuberculeux à la vaccination anti-anaphylactique pour lever entièrement leur hypersensibilité, et les mettre en état de supporter des doses de sérum dont une centième partie les aurait sûrement tués une heure auparavant.

Ces expériences montrent d'une façon péremptoire que l'hypersensibilité des tuberculeux aux sérums rentre dans le cadre de l'anaphylaxie déjà connue et, comme telle, elle est passible du même traitement que nous avons décrit sous le nom d'anti-anaphylaxie.

Cette digression faite, revenons à notre question posée plus haut, à savoir comment le clinicien doit se comporter au lit du malade pour combattre l'anaphylaxie.

Application du procédé de vaccination dans la pratique. — Disons d'abord — et cela une fois pour toutes — que le clinicien n'a pas besoin de se préoccuper de savoir si son malade avait déjà été injecté avec du sérum antérieurement ou non : d'abord, le malade n'est pas toujours à même de renseigner à cet égard son médecin ; puis, il y a des malades qui réagissent déjà à la première injection d'une manière très intense. Nous conseillons donc, pour toutes ces raisons, de prendre des mesures anti-anaphylactiques toujours, dans tous les cas où l'on a à injecter du sérum et de considérer chaque malade comme susceptible d'être en état d'anaphylaxie latente.

Ceci posé, quelle est la voie de vaccination que l'on va choisir ? Ce choix doit être dicté au médecin uniquement par l'état du malade. Prenons comme exemple un malade atteint de méningite cérébrospinale, car c'est chez lui que l'on a le plus à redouter les accidents sériques.

Plusieurs cas peuvent se présenter.

Vous êtes appelé auprès d'un malade qui présente quelques symptômes de méningite, mais le diagnostic est douteux. N'ayant pas la certitude, vous préférez ne pas intervenir tout de suite et remettre l'injection de sérum au lendemain. Dans ce cas ne partez pas, sans avoir injecté 5 à 10 centimètres cubes de sérum sous la peau ; le malade ne s'en portera pas plus mal ; en revanche, si demain vous êtes décidé à lui pratiquer une ponction lombaire et à lui injecter ensuite du sérum dans le rachis, votre malade bénéficiera de cette injection ; il sera déjà vacciné contre l'anaphylaxie et pourra supporter d'emblée, sans le moindre trouble, 20 à 25 centimètres cubes de sérum dans le canal rachidien.

Autre cas :

Vous êtes en plein foyer épidémique de méningite cérébro-spinale. Le diagnostic n'est pas douteux. Vous êtes décidé à injecter dans le rachis 20 à 30 centimètres cubes de sérum. Si ce n'est pas un cas bien urgent, commencez par injecter 2 centimètres cubes dans le rachis ; laissez passer deux heures, puis réinjectez dans le rachis la dose que vous vous proposiez d'injecter, c'est-à-dire 20 à 30 centimètres cubes.

Si le cas est très urgent, si vous estimez que chaque heure qui s'écoule enlève au malade des chances de guérison, n'hésitez pas à avoir recours à la voie veineuse. Commencez par injecter dans les veines 1/4 de centimètre cube, puis, dix minutes après, 1 centimètre cube ; ou bien injectez d'emblée 1 centimètre cube dans les veines ; attendez quinze minutes ; puis, le malade étant ainsi vacciné contre les accidents anaphylactiques, injectez d'emblée dans le rachis 20 à 30 centimètres cubes de sérum.

Ces quelques exemples suffisent, nous le croyons, pour que le clinicien soit à même de décider à quel mode de vaccination anti-anaphylactique il doit s'adresser dans chaque cas particulier. Qu'il s'agisse de la méningite cérébro-spinale ou de toute autre maladie, il n'a qu'à se rappeler qu'il faut :

Quatre heures pour la vaccination anti-anaphylactique sous la peau ;

Deux heures pour la vaccination anti-anaphylactique dans le rachis ;

Un quart d'heure pour la vaccination anti-anaphylactique dans les veines.

SÉROTHÉRAPIE ANTIVENIMEUSE

PAR

A. CALMETTE,

Directeur de l'Institut Pasteur de Lille,

Dès 1887, Sewall, dans un important travail sur le venin de Crotale, avait montré qu'on peut rendre les pigeons graduellement plus résistants à l'action de ce venin en leur injectant des doses d'abord très petites, sûrement incapables de provoquer des accidents graves, puis des doses de plus en plus fortes. Il était ainsi parvenu à faire supporter à ces petits animaux, pourtant très sensibles, des doses dix fois supérieures à la dose minima mortelle.

Kaufmann, un peu plus tard, obtenait le même résultat avec le venin de vipère de France. Il ne réussissait cependant pas à produire l'accoutumance au delà de doses deux ou trois fois mortelles.

En 1892, lors de mes premières expériences sur le venin de *Cobra*, à Saïgon, j'arrivais à cette conclusion qu'on peut, par des inoculations successives de venins chauffés, donner aux animaux un certain degré de résistance aux doses sûrement mortelles pour les témoins.

A partir de 1894, les recherches poursuivies simultanément par Phisalix et Bertrand sur le venin de *Vipère* et par moi-même sur le venin de *Cobra*, puis sur d'autres venins de diverses origines, aboutirent à des résultats beaucoup plus précis. Elles montrent, d'une part, qu'on peut, en vaccinant les animaux avec certaines précautions, leur conférer une immunité vraiment solide contre le venin; d'autre part, que *le sérum des vaccinés renferme des substances antitoxiques capables de transmettre l'immunité aux animaux neufs*.

La vaccination contre les venins s'obtient le plus sûrement par la méthode que j'ai préconisée et qui consiste à injecter d'abord de petites doses de ce venin mélangé d'une quantité égale d'une solution à 1 p. 100 d'hypochlorite de chaux. On augmente peu à peu la quantité de venin, en diminuant progressivement celle d'hypochlorite, et on répète les injections tous les trois ou quatre jours, en suivant attentivement les variations de poids des animaux. On suspend les inoculations dès qu'il survient de l'amaigrissement, pour les reprendre lorsque le poids redevient normal. Après quatre injections de venin chloruré, on supprime le chlorure et on inocule directement une demi-dose minima mortelle de venin pur, puis, trois ou quatre jours après, les trois quarts de cette même dose minima mortelle, et enfin, trois ou quatre jours après, une dose mortelle.

Si les animaux résistent, on peut dès lors pousser rapidement la vaccination et augmenter la quantité de venin injectée chaque fois, en tâtant la susceptibilité de l'organisme par les variations de poids.

Il faut, en général, trois mois pour vacciner un lapin contre 20 doses mortelles. En six mois, on arrive à lui faire supporter très facilement 100 doses mortelles.

Le sérum des lapins ainsi traités ne tarde pas, déjà après qu'ils ont reçu cinq à six doses mortelles, à montrer des propriétés anti-toxiques *in vitro*; mais ces dernières ne sont bien manifestes qu'après un long traitement. Elles deviennent peu à peu aussi intenses que celles que l'on observe chez les animaux vaccinés contre la diphtérie ou contre le tétanos.

Fraser (d'Edimbourg) a confirmé, en 1895, ces résultats et a présenté à la Société médico-chirurgicale d'Edimbourg (15 mai 1895) un lapin vacciné contre une dose de venin 50 fois mortelle.

Envisageant aussitôt la possibilité d'obtenir des sérums très anti-toxiques contre le venin des serpents et utilisables pratiquement dans la thérapeutique des morsures de reptiles venimeux, j'entre-pris de vacciner de grands animaux (chèvres, ânes, chevaux) pour obtenir de grandes quantités de sérum actif. Je suis arrivé à faire supporter à des chevaux jusqu'à 2 grammes de venin sec de Cobra en une seule injection (dose environ 80 fois mortelle).

L'immunisation des chevaux jusqu'à ce degré très élevé de tolé-rance pour le venin ne s'obtient pas sans difficultés : beaucoup d'ani-maux succombent en cours de traitement, avec des lésions d'endo-cardite ou de néphrite aiguë; d'autres font, à chaque injection de venin, d'énormes abcès aseptiques, qu'on est obligé d'ouvrir et de drainer. On peut compter qu'en moyenne un délai de *seize mois* est nécessaire pour obtenir un sérum suffisamment antitoxique.

Le sérum antivenimeux, *Anticobra* par exemple, peut être consi-déré comme utilisable lorsqu'un mélange de 1 centimètre cube de sérum avec 1 milligramme de venin de *Cobra* ne produit aucun accident d'intoxication chez le lapin, et lorsque 2 centimètres cubes de sérum, injectés préventivement à un lapin de 2 kilogrammes par voie sous-cutanée, lui permettent de résister, deux heures après, à l'inoculation — également par voie sous-cutanée — de 1 milli-gramme de venin.

L'épreuve du *pouvoir préventif* peut être faite très rapidement en injectant au lapin 2 centimètres cubes de sérum *dans la veine marginale de l'oreille droite*, et en injectant, *cinq minutes après, dans la veine marginale de l'oreille gauche, 1 milligramme de venin*.

Cette dose de 1 milligramme tue généralement les lapins témoins en moins de trente minutes lorsqu'on l'introduit dans les veines, et en deux à trois heures lorsqu'on l'injecte sous la peau.

Cette épreuve rapide par injection intraveineuse est extrêmement saisissante et démonstrative ; on peut la réaliser en public, dans un cours ou une conférence, en moins d'une heure, et elle permet de juger immédiatement la valeur d'un sérum antivenimeux. Il est essentiel, lorsqu'on veut la répéter, de se servir d'une solution récente de venin, car les solutions vieilles de huit à quinze jours, quoique stériles, ont déjà perdu une grande partie de leur toxicité.

Spécificité des sérums antivenimeux.

J'ai établi par de très nombreuses expériences que les venins de serpents, quelle que soit leur origine, renferment deux substances principales : la *neurotoxine*, qui exerce son action sur les éléments du système nerveux, et l'*hémorragine* (Flexner et Noguchi) ou *diastase protéolytique*, dont les effets restent exclusivement locaux lorsque le venin est introduit par voie sous-cutanée dans le tissu cellulaire, mais qui produit la coagulation du sang lorsque le venin est injecté directement dans la circulation sanguine.

Le venin des *Colubridæ* en général est caractérisé par la prédominance constante de la *neurotoxine*. C'est à celle-ci qu'il doit sa toxicité extrême, surtout intense dans le venin de *Cobra*. Il ne contient pas ou presque pas d'*hémorragine* ; c'est pourquoi les symptômes locaux de l'envenimation par le venin de *Colubridæ* sont à peu près nuls.

Cette *neurotoxine*, nous l'avons vu, présente une très grande résistance à la chaleur.

Le venin de *Viperidæ*, au contraire, surtout celui de *Lachesis*, est caractérisé par l'absence presque complète de la *neurotoxine*, tandis que sa richesse en *hémorragine* est considérable. Aussi le chauffage à 75° pendant quelques minutes le rend-il presque complètement inactif, l'*hémorragine* étant très sensible à la chaleur.

Étant donné un venin quelconque, dont on ne connaît pas la provenance, il est donc possible de déterminer s'il a été extrait d'un reptile appartenant à la classe des *Colubridæ* ou à celle des *Vipe-*

ridæ, par la détermination de sa richesse en *neurotoxine* résistante au chauffage à 75°.

Certains venins de *Viperidæ*, tels que ceux de *Vipera berus*, de *Vipera aspis* (Vipères de France), de *Cerastes* d'Afrique, de *Crotalus* d'Amérique, renferment à la fois une petite proportion — très variable d'ailleurs suivant les espèces — de *neurotoxine* et une proportion beaucoup plus grande d'*hémorragine*. C'est pourquoi ces venins, quoique très atténués et privés par le chauffage de leur action locale, restent encore toxiques lorsqu'on les injecte à hautes doses aux animaux après qu'ils ont été chauffés à 75°

Par contre, quelques venins de *Colubridæ*, tels celui de *Bungarus cœruleus*, très riches en *neurotoxine*, contiennent une quantité d'hémorragine suffisante pour différencier en apparence leurs effets de ceux que produit le venin de *Cobra*, lorsqu'on les injecte, non plus sous la peau, mais directement dans les veines. Leurs effets sur le sang se superposent alors à ceux de leur neurotoxine.

Il semble, en outre, que les venins de *Colubridæ* d'Australie (*Hoplocephalus*, *Pseudechis*) forment un groupe spécial plus riche en *hémorragine* que ceux des *Colubridæ* de l'ancien continent.

Lorsqu'on étudie sur ces divers venins l'action *in vitro* et *in vivo* d'un sérum antivenimeux purement *antineurotoxique* comme l'est, par exemple, celui d'un animal vacciné contre le venin de *Cobra* chauffé à 75°, on constate que ce sérum est très actif sur le venin de *Cobra*, très actif également sur celui des serpents appartenant aux espèces voisines (*Naja bungarus*, *Naja haje*), et que son action sur les autres venins est d'autant moindre que ceux-ci renferment moins de *neurotoxine*.

Il empêche l'hémolyse *in vitro* et supprime les effets d'intoxication sur le système nerveux, mais ne modifie en aucune manière les phénomènes de coagulation ou de protéolyse.

Si l'on fait agir ce sérum *in vitro* sur ceux des venins de *Viperidæ* qui, chauffés à 75° et privés de leur hémorragine, restent neurotoxiques, comme le venin de *Vipère* de France, on trouve qu'il les rend complètement inoffensifs.

Donc, chez toutes les espèces de reptiles venimeux, et peut-être aussi chez d'autres animaux (tels que les scorpions), il semble que la substance *neurotoxique* soit une et toujours neutralisable par un sérum *antineurotoxique* comme celui des animaux vaccinés contre le venin de *Cobra*.

La *neurotoxine* étant la substance essentiellement active des venins, celle à laquelle les serpents venimeux doivent surtout d'être redoutables pour l'homme et pour les animaux domestiques, c'est elle dont il est le plus nécessaire d'empêcher les effets.

Par conséquent, la première qualité que doit présenter un sérum antivenimeux, pour être utilisable dans la thérapeutique de l'envenimation, est d'avoir un pouvoir *antineurotoxique* aussi élevé que possible. Ce pouvoir antineurotoxique s'obtient aisément en employant le venin de *Cobra* pour l'immunisation fondamentale des chevaux destinés à la production du sérum.

Le sérum *antineurotoxique* ainsi préparé se montre parfaitement capable d'empêcher tout accident d'intoxication à la suite des morsures de *Cobra*, de beaucoup les plus fréquentes de l'Inde.

Il se montre de même très suffisamment efficace à l'égard des venins de *Colubridæ* et de certains *Viperidæ* dont l'activité neurotoxique peut entraîner la mort.

Mais il ne possède aucune action empêchante sur les effets locaux de l'*hémorragine* à laquelle la plupart des venins de *Viperidæ* — tels les *Lachesis* — doivent presque exclusivement leur nocuité.

Dans les pays où ces derniers reptiles sont très répandus, il est donc nécessaire de ne pas se borner à vacciner les animaux producteurs de sérum contre la *neurotoxine* seule du venin de *Cobra*, par exemple : on devra préparer ces animaux en leur injectant — après les avoir immunisés contre le venin de *Cobra* — des doses progressivement croissantes des divers venins provenant des serpents les plus répandus dans la région.

Rien n'est plus facile d'ailleurs que d'entraîner les animaux vaccinés contre le venin de *Cobra* à supporter de fortes doses de venin de *Lachesis*, de *Vipera russelii*, de *Crotalus*, d'*Hoplocephalus* ou de *Pseudechis*. En quelques mois, on arrive à en obtenir des sérums très actifs sur ces divers venins.

En utilisant le cheval comme producteur d'antitoxine, j'ai préparé par cette méthode des sérums *polyvalents*, capables d'empêcher l'action locale des venins de *Viperidæ* et de supprimer *in vitro* leurs effets coagulants et protéolytiques sur le sang.

Malheureusement, quelque grande qu'ait été la complaisance des nombreuses personnes qui m'ont prêté leur très obligeant concours depuis quinze ans que j'étudie cette question, il m'a été impossible de me procurer des quantités suffisantes de venins de diverses origines pour fournir à chaque pays les sérums polyvalents qui correspondent à ses besoins particuliers. J'ai donc dû me borner à préparer surtout des *antineurotoxines*, grâce aux abondantes provisions de venins de *Cobra* et de *Bungarus* que je dois à la libéralité du gouvernement de l'Inde française et à celle de mes élèves et amis qui dirigent actuellement les laboratoires coloniaux d'Indo-Chine.

Du reste, la création récente des instituts sérothérapiques de *Bombay* et de *Kasauli* (Inde anglaise), de *Sydney* (Australie), de *Sao-Paulo* (Brésil) et de *Philadelphie* (États-Unis) rend aujourd'hui très facile l'approvisionnement régional de chaque pays en sérum antivenimeux spécifique ou polyvalent.

D'autres instituts naîtront sans doute pour étendre les bienfaits d'une méthode dont l'efficacité est suffisamment évidente pour que son adoption s'impose à tous ceux que préoccupe la sauvegarde des existences humaines.

Neutralisation du venin par l'antitoxine.

Malgré les importants travaux publiés au cours de ces dernières années sur les relations entre les toxines et leurs antitoxines, nous ignorons encore si, dans les mélanges de ces substances, il se produit une combinaison chimique aboutissant à la formation d'un corps nouveau possédant des propriétés toutes différentes de celles de ses composants, ou si les deux substances, simplement juxtaposées, gardent leurs caractères particuliers.

De toutes les matières albuminoïdes toxiques, susceptibles de former des anticorps, les venins sont les plus propres à nous fournir des données précises pour la solution de ce problème. Outre qu'il est facile d'en obtenir des quantités relativement considérables qu'on peut conserver pendant des années à l'état sec, sans que leur toxicité subisse des variations sensibles, ils offrent le précieux avantage d'être très résistants à la chaleur et de ne pas être modifiés par certains réactifs tels que les acides faibles, l'alcool, etc..., auxquels les autres toxines sont particulièrement sensibles.

Déjà, en 1895, j'avais montré que, si l'on mélange *in vitro*, en proportions déterminées, du venin et du sérum antivenimeux et qu'on chauffe ce mélange à 68° pendant une demi-heure, l'injection du mélange chauffé tue les animaux, comme si l'on inoculait le venin seul, quoique avec un retard notable. On devait en conclure que le sérum antitoxique ne détruit pas la toxine à laquelle il est mélangé. On était, dès lors, conduit à admettre qu'il ne se forme aucune combinaison chimique entre les deux substances et que le sérum se borne à exercer parallèlement une action opposée en empêchant les effets nocifs du venin, ou tout au moins que, s'il se forme une combinaison, elle est dissociable.

C.-J. Martin et Cherry, en répétant ces expériences, trouvèrent qu'elles étaient bien exactes lorsqu'on chauffait le mélange *venin + antitoxine* moins de dix minutes après qu'il avait été effectué, mais

que, si l'on chauffait seulement vingt ou trente minutes plus tard,
la toxicité du venin ne reparaissait plus.

J. Morgenroth a jeté sur la question une vive lumière en indiquant
que, lorsqu'on ajoute une petite quantité d'acide chlorhydrique au
composé atoxique *venin + antitoxine*, le venin récupère la propriété
d'entrer en combinaison avec la *lécithine* pour former un *lécithide*
hémolysant (P. Kyes), tandis qu'en présence du sérum antitoxique
seul, sans addition d'acide, la combinaison *lécithine + venin = lécithide*, ne peut pas s'effectuer. Dans un autre mémoire, J. Morgenroth
a démontré que le composé *venin + antitoxine*, chauffé à 100 degrés,
pendant trente minutes, en présence d'une faible acidité chlorhydrique, pouvait restituer la moitié de sa neurotoxine.

J'ai repris, avec L. Massol (1), l'étude de ces phénomènes et aussi
celle des différentes propriétés du composé atoxique *sérum + venin*.
Comme il est vraisemblable que les autres toxines microbiennes,
végétales ou animales, ne se comportent pas autrement que les
venins à l'égard de leurs antitoxines spécifiques, on peut espérer
qu'une connaissance plus approfondie des combinaisons formées
par l'une d'entre elles permettra d'aborder plus facilement la
recherche des lois qui président à leurs relations.

Nous avons constaté tout d'abord que la substance toxique du venin
de Cobra est soluble dans l'alcool à 50° et même à 80° (Gay-Lussac).
Par contre, l'antitoxine est insoluble dans l'alcool et, après un faible
temps de contact, elle est même détruite par ce réactif.

Mais si l'on opère préalablement le mélange du venin avec l'antitoxine, on voit que celle-ci devient résistante à l'alcool à 80 p. 100.
Le chauffage agit d'une manière analogue : tandis que l'antitoxine
seule est détruite à 68°, si on la mélange préalablement au venin,
lequel présente une grande thermostabilité, on trouve que ce mélange
reste thermostable jusqu'à 75°. A cette température, du moins pour
le sérum que nous avons étudié, le composé atoxique *sérum + venin*
est dissocié partiellement, et le venin, en partie libéré, passe en
solution. On peut le mettre en évidence par l'inoculation aux
animaux.

Inversement, en présence de la plupart des acides minéraux ou
organiques libres et sous l'influence du chauffage à 72°, l'antitoxine
des composés atoxiques *sérum + venin* redevient thermolabile et le
venin est libéré. Celui-ci n'est pas détruit par l'antitoxine et on peut
le récupérer presque complètement.

On doit donc admettre que le composé atoxique *sérum + venin* pos-

____

(1) *Annales de l'Institut Pasteur*, décembre 1907.

sède des propriétés nettement différentes de celles de ses composants et que la combinaison du venin avec l'antitoxine est *dissociable*.

Influence des doses de sérum antivenimeux injectées et du temps écoulé depuis la morsure venimeuse.

J'ai indiqué précédemment que le sérum antivenimeux possède un pouvoir préventif et un pouvoir curatif tellement intenses qu'il est capable de communiquer en quelques minutes, aux animaux auxquels on l'injecte, une insensibilité absolue à l'égard des venins les plus fortement neurotoxiques, comme ceux de *Naja* ou de *Bungarus*.

J'ai constaté, d'autre part, que, plus les animaux sont sensibles à l'intoxication par le venin, plus grande est la quantité de sérum antivenimeux nécessaire pour les immuniser passivement ou pour les guérir.

Quand on expérimente sur des souris, des cobayes et des lapins, on voit que, pour préserver une souris de 25 grammes, par exemple, contre l'inoculation de $0^{mgr},05$ de venin, dose dix fois mortelle pour ce petit animal, il faut lui injecter préventivement $0^{gr},75$ de sérum, alors que $0^{gr},025$ de ce même sérum suffit à rendre inoffensive la dose de $0^{mgr},05$ de venin lorque le venin et le sérum sont préalablement mélangés *in vitro* avant l'injection.

Pour le cobaye, on trouve également que la dose de sérum à injecter préventivement pour empêcher l'intoxication par une dose dix fois mortelle de venin est environ *deux fois plus considérable* que la quantité de ce même sérum qu'il suffit de mélanger *in vitro* au venin pour rendre cette dose dix fois mortelle de venin inoffensive.

Si l'on injecte aux animaux le venin d'abord, aux doses calculées pour tuer les témoins de même poids en deux ou trois heures, et le sérum *trente minutes après*, on constate que la quantité de sérum qu'on doit injecter pour empêcher la mort est environ *dix fois plus grande* que celle qui neutralise *in vitro* la dose de venin inoculée.

On constate, en outre, que *la proportion de sérum curatif que doit recevoir un animal intoxiqué par le venin est inversement proportionnelle à son poids*.

Les expériences sur les chiens, faites à l'Institut Pasteur de Lille par mon collaborateur C. Guérin, sont très démonstratives à cet égard.

Un chien de 12 kilogrammes, inoculé avec 9 milligrammes de venin (dose mortelle en cinq à sept heures pour les témoins de même poids), est parfaitement guéri si on lui injecte sous la peau, *deux heures après l'inoculation venimeuse*, 10 centimètres cubes de sérum.

Lorsque l'intervention n'a lieu que *trois heures après l'injection* du venin, il faut injecter 20 centimètres cubes de sérum pour empêcher l'animal de mourir. Et, au delà de ce délai, la mort est inévitable, parce que les centres bulbaires sont déjà atteints et que la paralysie des muscles respiratoires commence à se manifester.

Ces faits montrent que :

1° *Plus les animaux sont sensibles au venin, plus grande est la quantité de sérum nécessaire pour empêcher leur intoxication par une même dose de venin ;*

2° *Pour une même espèce animale et pour une même dose de venin, plus l'intervention thérapeutique est tardive, plus grande est la quantité de sérum qu'il faut injecter pour arrêter l'envenimation.*

On comprend, dès lors, qu'un homme pesant 60 kilogrammes, mordu par un serpent qui lui inocule, je suppose, 20 milligrammes de venin ramené à l'état sec (quantité moyenne qu'un *Naja* est susceptible d'inoculer en une morsure) n'aura besoin, pour échapper à la mort, que de recevoir la quantité de sérum antivenimeux suffisante à neutraliser la portion de ce venin qui excède ce qu'il pourrait supporter sans mourir.

Admettons, par exemple, que l'homme de 60 kilogrammes soit mortellement intoxiqué par $0^{gr},014$ milligrammes de venin de *Naja*. On devra, dans le cas qui nous occupe, injecter assez de sérum pour neutraliser 20 — 14, soit $0^{gr},006$ milligrammes de venin ; c'est-à-dire, l'injection de sérum étant faite immédiatement après la morsure, 6 *centimètres cubes*, si le sérum employé neutralise *in vitro* 1 milligramme de venin par centimètre cube.

Bien entendu, si le sérum est plus actif, il en faudra moins, et il en faudra davantage si l'intervention est plus tardive ou si la quantité de venin inoculée par le serpent mordeur est supposée devoir être plus grande.

Voilà pourquoi, en pratique, il n'est généralement besoin que de très peu de sérum pour accroître la résistance naturelle d'un homme de poids moyen ou d'un grand animal, et il suffit, le plus souvent, d'injecter 10 ou 20 centimètres cubes aux personnes mordues pour les guérir.

La preuve clinique en est d'ailleurs rendue évidente par les observations déjà très nombreuses qui ont été publiées au cours de ces dernières années dans les recueils scientifiques de tous les pays (1).

(1) Voir, pour plus de détails, sur le même sujet : *Les venins, les animaux venimeux et la sérothérapie antivenimeuse*, par le Dr Calmette, Paris, 1907, 1 vol.

TABLE ALPHABÉTIQUE

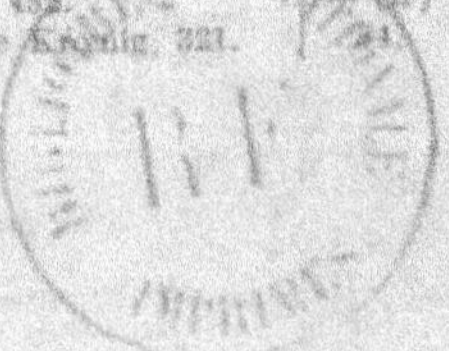

TABLE DES MATIÈRES

14001-14. — Corbeil. Imprimerie Crété.

6 décembre 91